ベスト×《バイ》ベストシリーズ

名医が語る
最新・最良の治療
変形性関節症（股関節・膝関節）

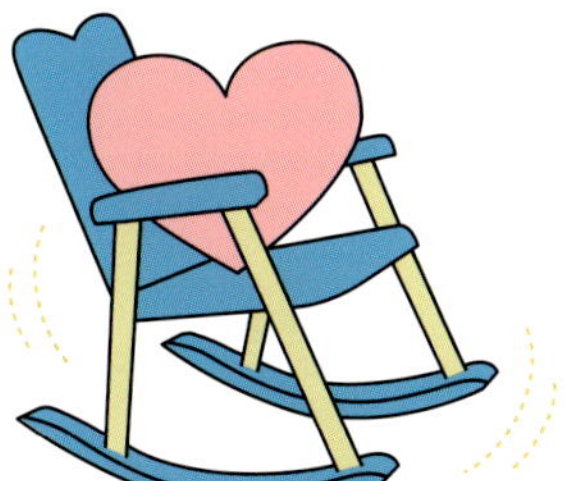

最新の治療法で痛みがとれる!!

Best × Best

変形性股関節症
治療に挑む
名医たち

本書にご登場いただく、
変形性股関節症治療のエキスパート
7人の先生方をご紹介します。
それぞれの先生の解説ページについては、
表記のページをご参照ください。

股関節疾患の病態を熟知
緻密な戦略で治療に臨む

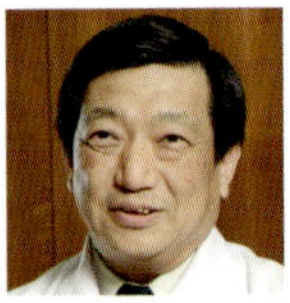

神奈川リハビリテーション病院
整形外科部長

杉山 肇 すぎやま・はじめ

診断と治療法の決定 P10
関節鏡視下手術 P24

「患者さんから教わる」姿勢を大切にする股関節疾患のスペシャリスト。股関節の関節鏡視下手術の可能性も熱意をもって追求している。

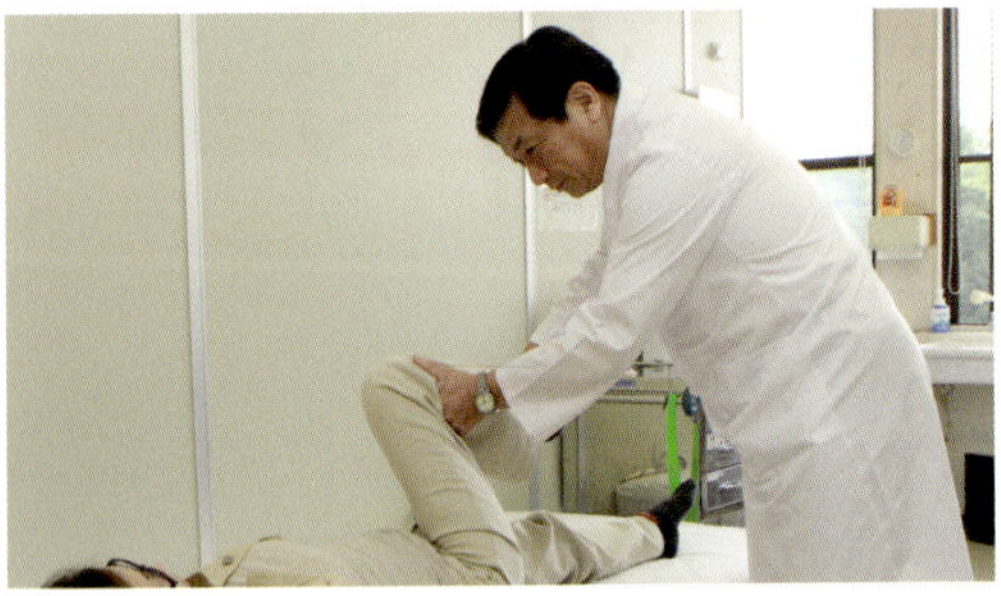

関節温存術への熱いこだわり
外反骨切り術のエキスパート

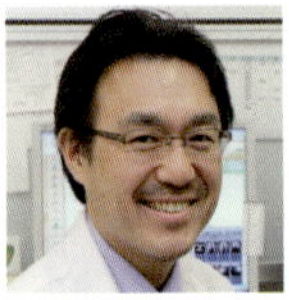

北里大学医療衛生学部
リハビリテーション学科教授
北里大学東病院 整形外科診療科長

高平尚伸 たかひら・なおのぶ

外反骨切り術 P56

圧倒的な面倒見の良さと、関節温存に対する熱いこだわりで、患者さんと深い信頼関係を結ぶ。海外のドクターとも積極的に交流している。

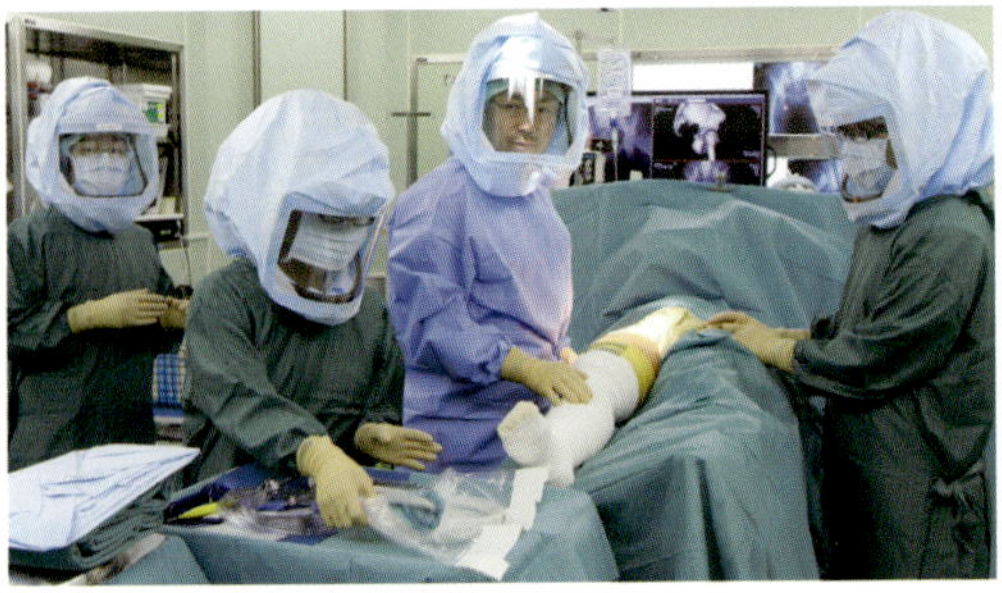

寛骨臼回転骨切り術を
独自の工夫で発展させる

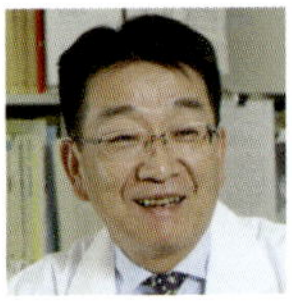

広島大学大学院 医歯薬保健学研究院
人工関節・生体材料学講座教授

安永裕司 やすなが・ゆうじ

寛骨臼回転骨切り術 P40

「守・破・離」の心構えで手術の技術を継承、発展させてきた。患者さんの個性・特性に合った治療の重要性を訴えている。

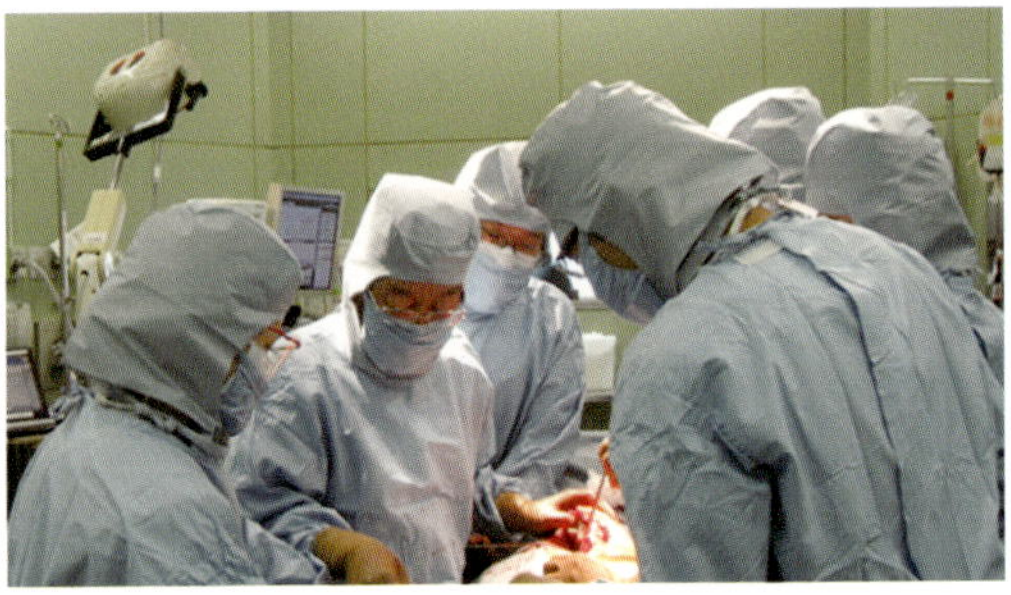

股関節のみならず
全身状態を把握し指導する

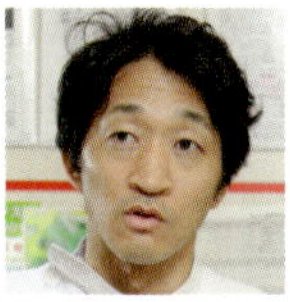

神奈川リハビリテーション病院
理学療法科 理学療法士
金 誠熙《きん・せいき》

運動療法 P92

理学療法士として変形性股関節症の患者さんのリハビリを数多く経験。患者さんの年齢や気持ちを考えたコミュニケーションを重視。

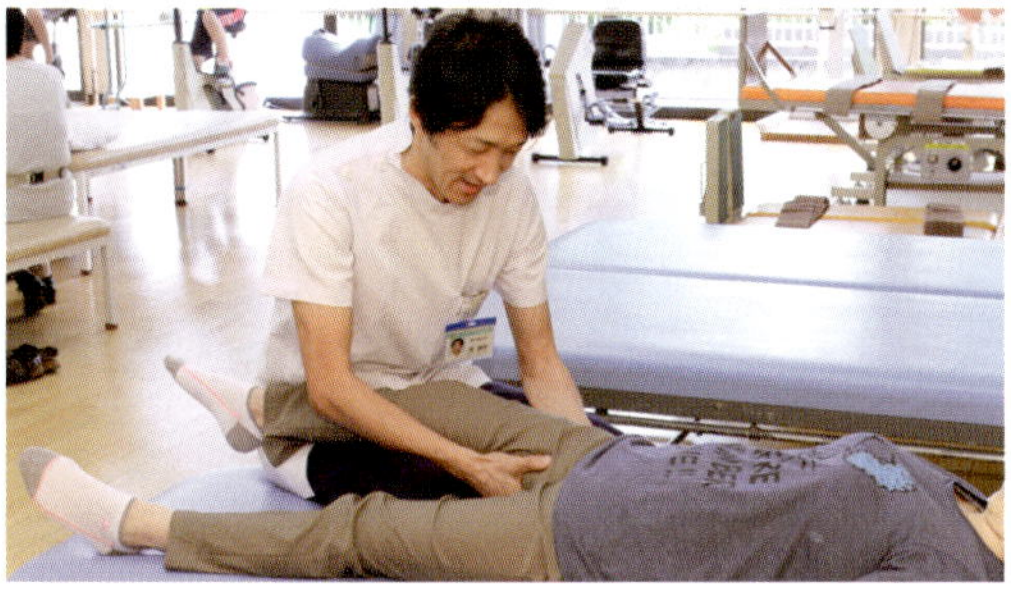

人工股関節の未来をひらく
ナビ手術のパイオニア

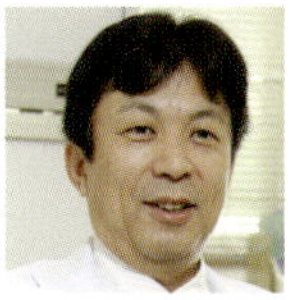

大阪大学大学院 医学系研究科
運動器医工学治療学寄附講座教授
菅野伸彦《すがの・のぶひこ》

人工股関節全置換術 P72

コンピュータ支援のナビゲーション手術を追求し、極めて正確な人工股関節全置換術を実現。人工股関節の素材開発にも取り組む。

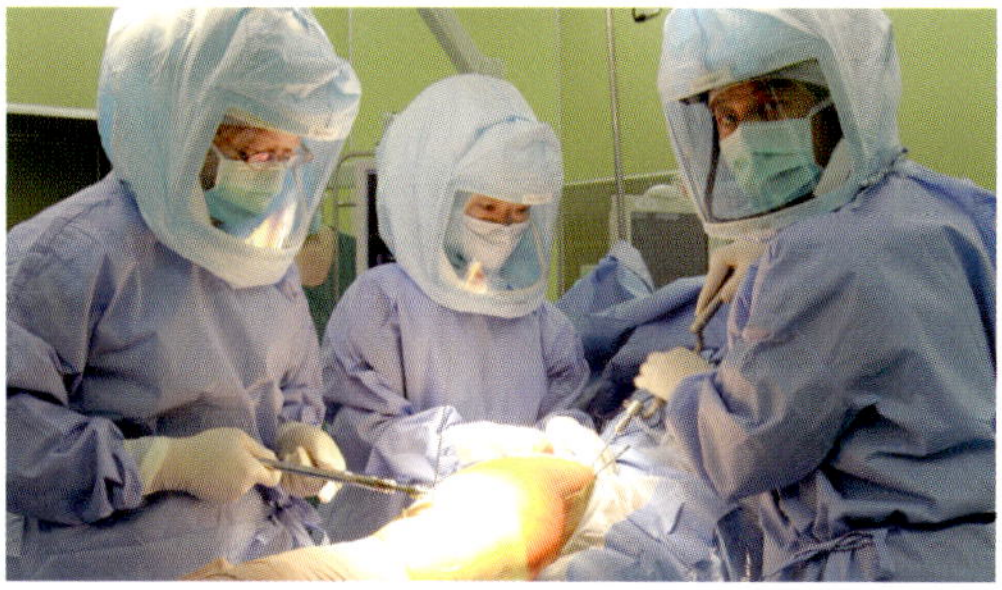

薬物療法の効果と限界を考え
温和に患者さんと向き合う

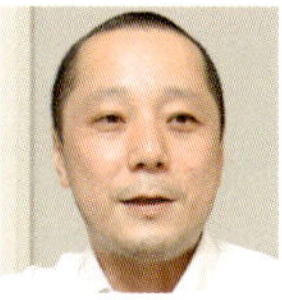

川崎医科大学
骨・関節整形外科学教授
三谷 茂《みたに・しげる》

薬物療法 P118

生活指導、運動療法も重視したうえでの薬物療法の効用を説く。小児整形外科も専門で、赤ちゃんの股関節脱臼の予防にも尽力している。

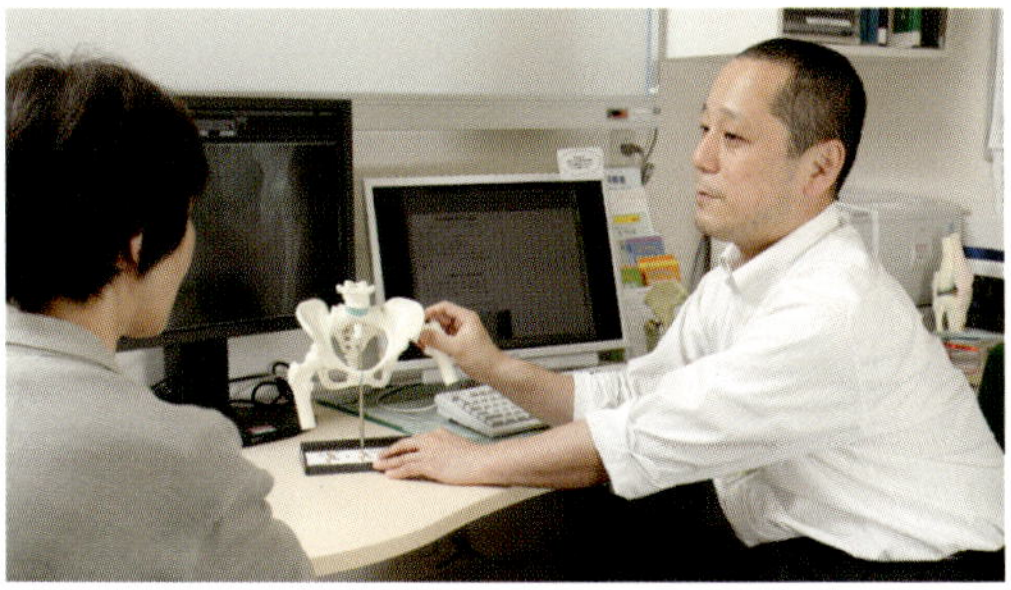

患者の意欲を支えるチーム力
水中運動では指南役

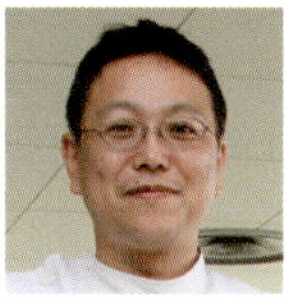

神奈川リハビリテーション病院
理学療法科 理学療法士
相馬光一《そうま・こういち》

運動療法 P92

ティーチングとコーチングを意識的に使い分け、患者さんの自立した生活をサポートする理学療法士。水中運動の指導にも詳しい。

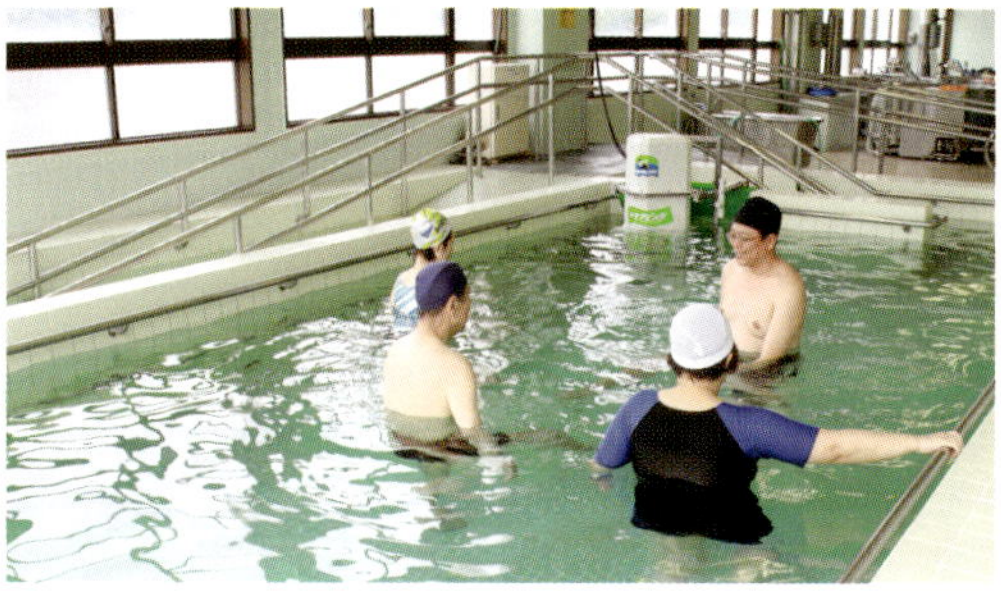

Best
×
Best

変形性膝関節症 治療に挑む 名医たち

本書にご登場いただく、
変形性膝関節症治療のエキスパート
5人の先生方をご紹介します。
それぞれの先生の解説ページについては、
表記のページをご参照ください。

「病気ではなく病人を診る」信念でベストのアドバイス

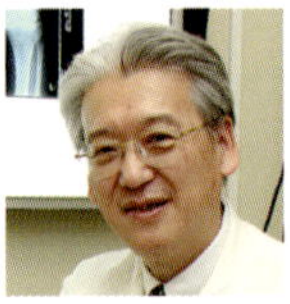

東京慈恵会医科大学 整形外科学講座教授

丸毛啓史《まるも・けいし》

診断と治療法の決定 P134
人工膝関節全置換術 P174

膝の病気に対して生化学的アプローチで研究に取り組む。温厚な人柄で患者さんを包み込み、手術の不安を取り除いてくれる。

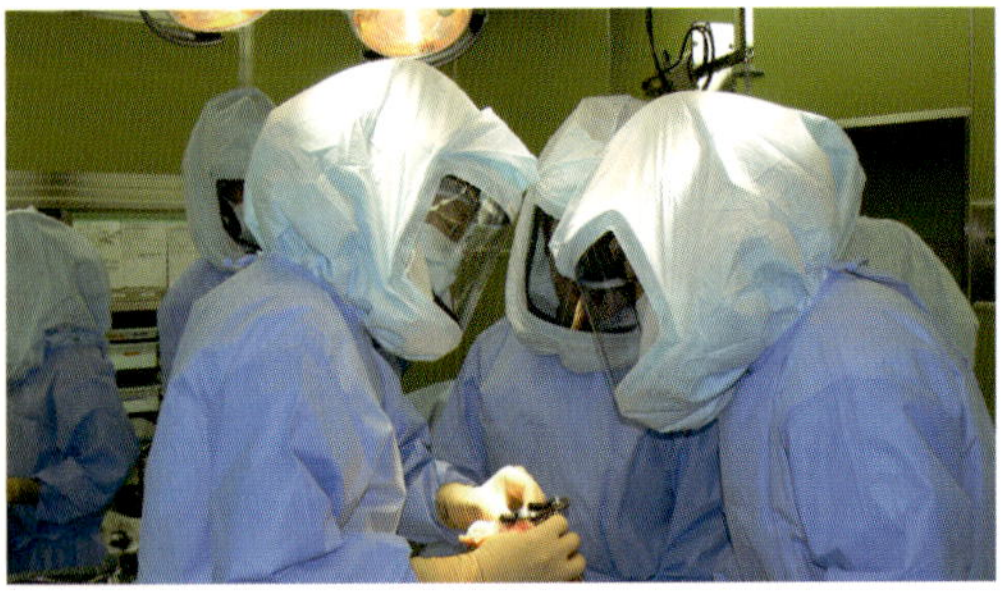

移植すると吸収され骨になる画期的な人工骨材開発に成功

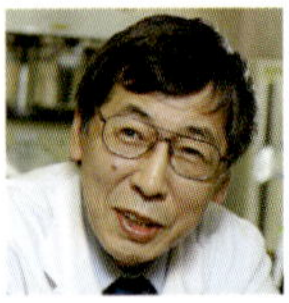

国立病院機構宇都宮病院
副院長

田中孝昭《たなか・たかあき》

高位脛骨骨切り術 P158

移植すると吸収されて骨になる画期的な人工骨補填材料β-TCPをメーカーと共同開発、高位脛骨骨切り術の発展に大きく貢献。

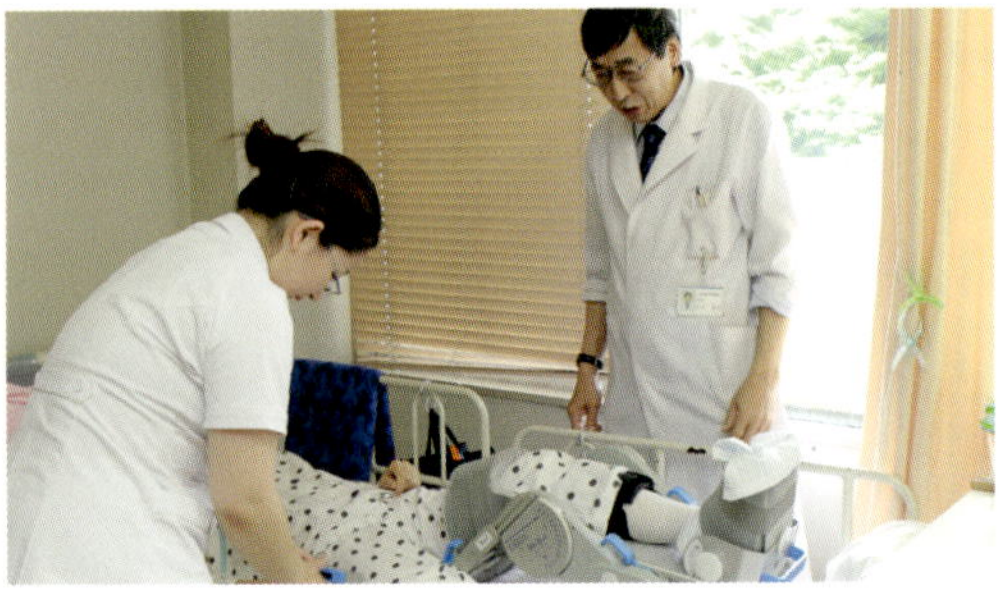

誠実な人柄で診療を牽引 関節鏡で高度な手術も

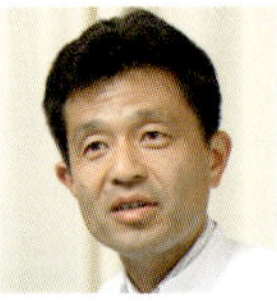

千葉大学医学部附属病院
整形外科講師

佐粧孝久《さしょう・たかひさ》

関節鏡視下手術 P146

簡便で確実な診断や効果判定など、臨床に直結するテーマを研究。医療はサービス業との信念から、若手医師の育成にも熱意をもつ。

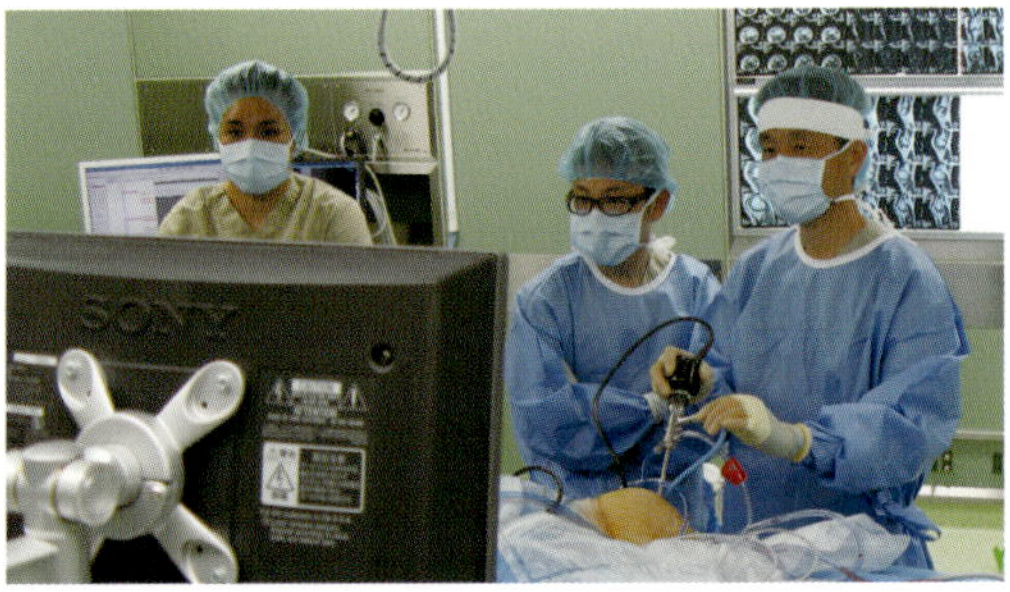

痛みを感じない運動療法を診察室で直接くり返し指導

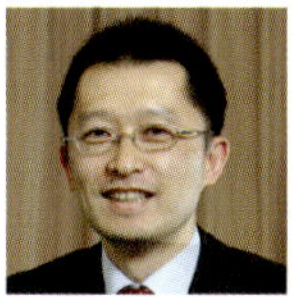

順天堂大学医学部
整形外科学講座准教授
石島旨章《いしじま・むねあき》

運動療法 P192

運動の仕方を診察室でていねいに、くり返し指導してくれる。手術しないで病気を克服する方法の研究に注力。海外の動向にも詳しい。

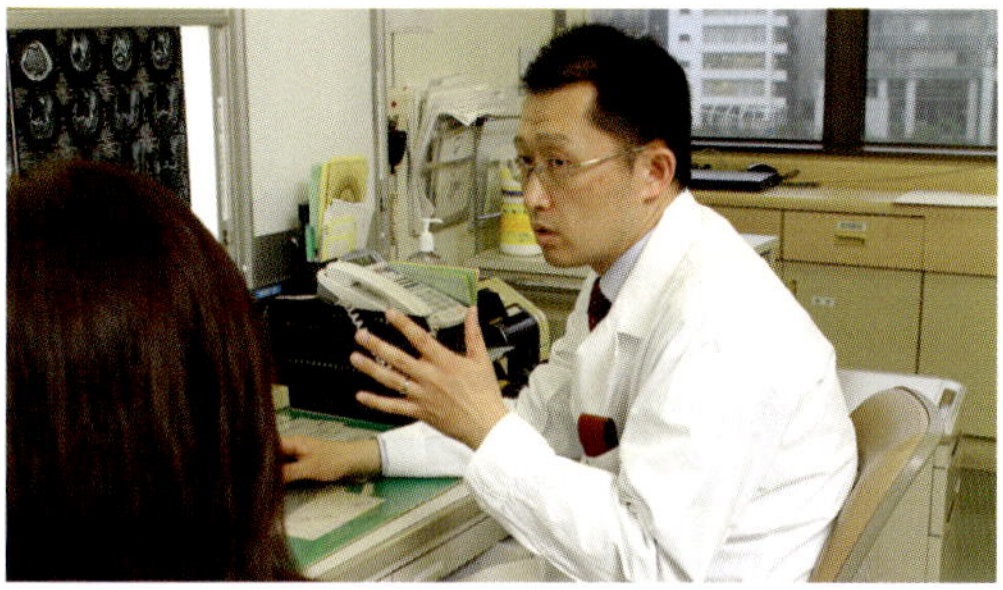

受け身の薬物療法だけでなく治療参加を患者さんに促す

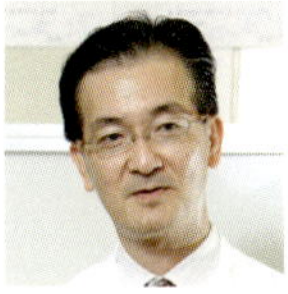

慶應義塾大学医学部
整形外科学教室専任講師
榎本宏之《えのもと・ひろゆき》

薬物療法 P208

膝を専門とする整形外科医として、高度な手術もこなす一方、患者さんには自ら治療に参加する前向きな気持ちが大切と励ましている。

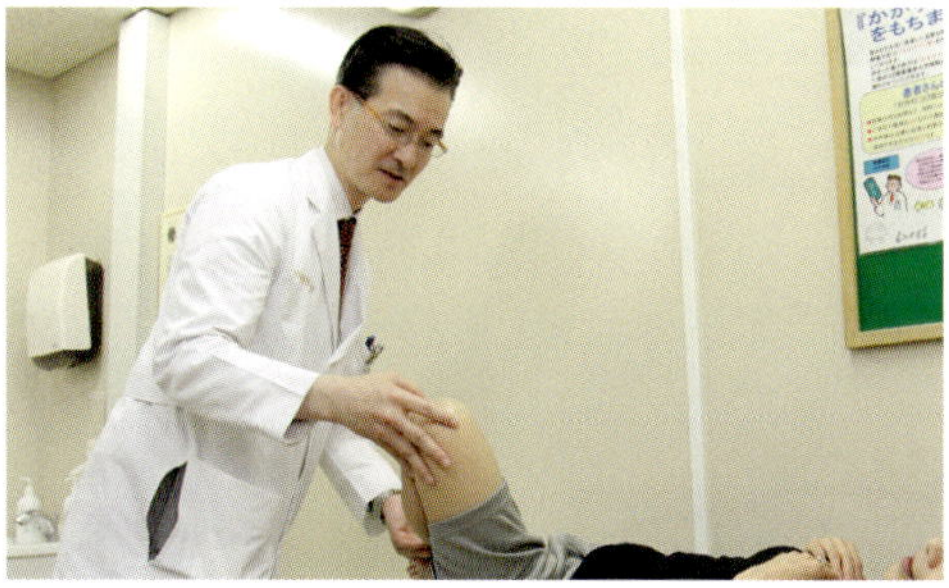

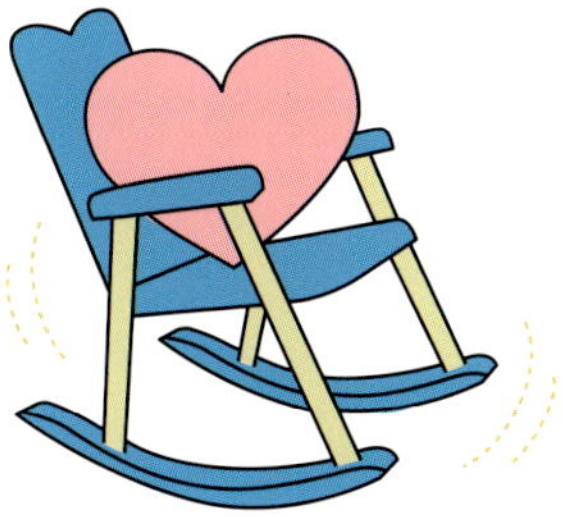

発刊によせて

聖路加国際病院院長
福《ふく》井《い》次《つぐ》矢《や》

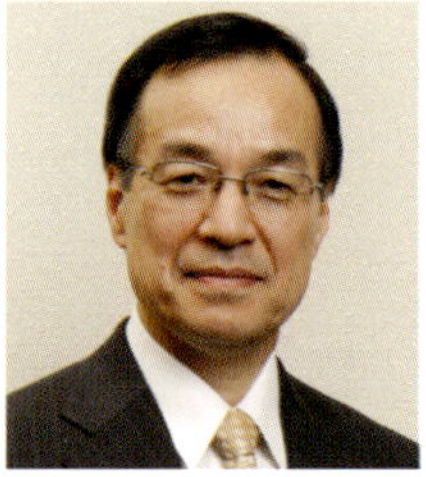

骨や関節、筋肉など、運動器の病気は、歩ける、動けるといった自立した生活の基本となる動作と直結しています。運動器になんらかの問題があると、日常生活が不自由になったり、寝たきりになったりと、生活の質が低下します。

そこで、運動器の病気の重要性に着目し、近年、日本整形外科学会では、ロコモティブシンドローム（運動器症候群）という新しい言葉を提唱しています。ロコモティブシンドロームとは、要介護の状態や、要介護のリスクが高い状態を表すものです。同学会では、多くの国民ができるだけ自立した生活を続けることができるように、効果的な運動を呼びかけるなど、ロコモティブシンドロームの予防に積極的に取り組んでいます。

これまでに経験したことのない長寿社会を迎えている日本において、加齢に伴っておこる運動器の病気は、大きな課題です。運動器をこれほど長い年月にわたって使い続けた人々が生活する時代はなく、適切で、信頼性の高い予防法や治療法の確立に向けて大規模な疫学研究やさまざまな臨床研究が行われているところです。本書では、そうした研究に積極的に取り組み、さらに、臨床の最前線で診療にあたっている医師たちが一堂に会し、変形性股《こ》関節症、変形性膝《ひざ》関節症の治療法についての現在の動向を余すところなく解説します。

これら二つの病気は、ロコモティブシンドロームのなかでも代表的な病気です。変形性股関節症の患者さんは２００万～３００万人、変形性膝関節症の患者さんは約８００万人と推計され、非常に多くの人々がこれらの病気に悩まされていることになります。どちらも、軽症のうちに適切な運動療法を行えば、進行をゆるやかにできることがわかっています。しかし、受診が遅れたり、運動療法を怠ったりするなどして、病気が進行すると、歩行が困難になり、日常生活の動作に大きな支障が出てくるため、手術が必要になる患者さんも少なくありません。手術療法には、患者さんへの負担の軽いもの、重いもの、手術後のリハビリ期間が短いもの、長いものなど、いくつかの選択肢があります。手術療法の選択やそのタイミングには、病状ばかりでなく、患者さんの生活スタイル、家庭環境、社会的背景など多くの要素がかかわり、医師と患者さんのコミュニケーション、話し合いが非常に重要です。

診療現場では、担当の医師と患者さんが互いに情報を共有し、十分な意思の疎通を図りながら適切な治療法が選ばれるべきです。医師との話し合いに際し、みなさんにとって最適の治療が選択できるように、本書が有用な資料・教材となることを願っています。

もくじ

名医が語る治療法のすべて

第2部 変形性膝関節症

治療法を選ぶ前に

名医が語る治療法のすべて

人工膝関節全置換術

傷んだ膝関節を入れかえ、膝の動きを回復させる

保存療法

運動療法

毎日続けていくことで効果が上がる

薬物療法

◆本書の編集方針
本書では、編集部医療チームの取材により、治療法ごとに推薦をうけたドクターを名医として紹介させていただいております。患者さんにベストな治療とケアを施すドクターこそ患者さんにとっての名医です。患者さんにとっての名医と最善の治療に出会うための一助となることを目指すものです。
◆本書に掲載の内容はすべて２０１２年９月現在のものです。

【協力者一覧】
デザイン 川畑一男
イラスト 野口賢司・椛澤隆志・なかいえひろこ
編集協力 はせべみちこ・渡辺百合・竹内義朗・佐野悦子
DTP D・Free

第1部
変形性股関節症

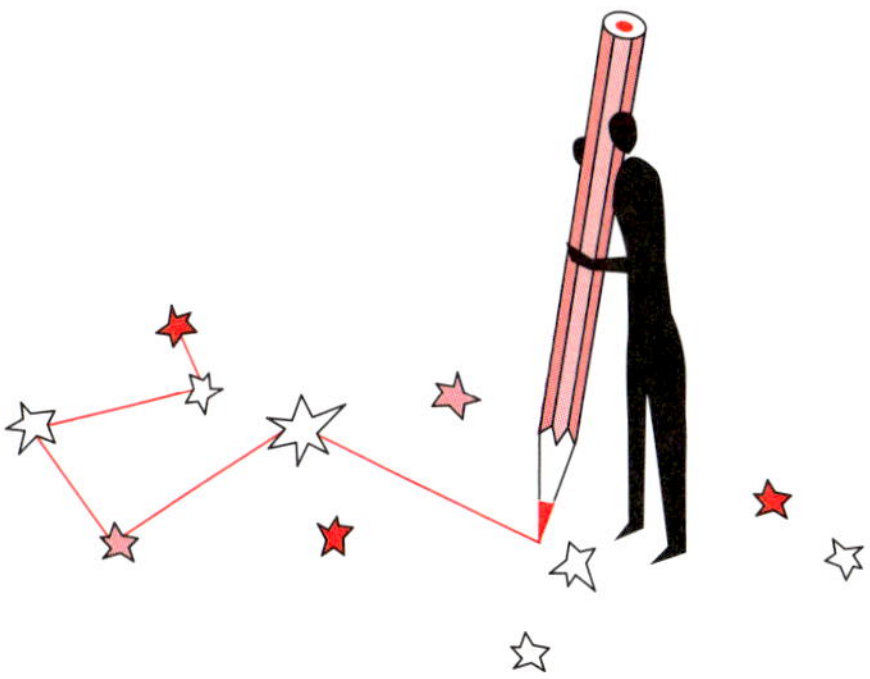

診断と治療法の決定

病気の進行に合わせて適切な治療法を選択する

神奈川リハビリテーション病院
整形外科部長
杉山 肇（すぎやま・はじめ）

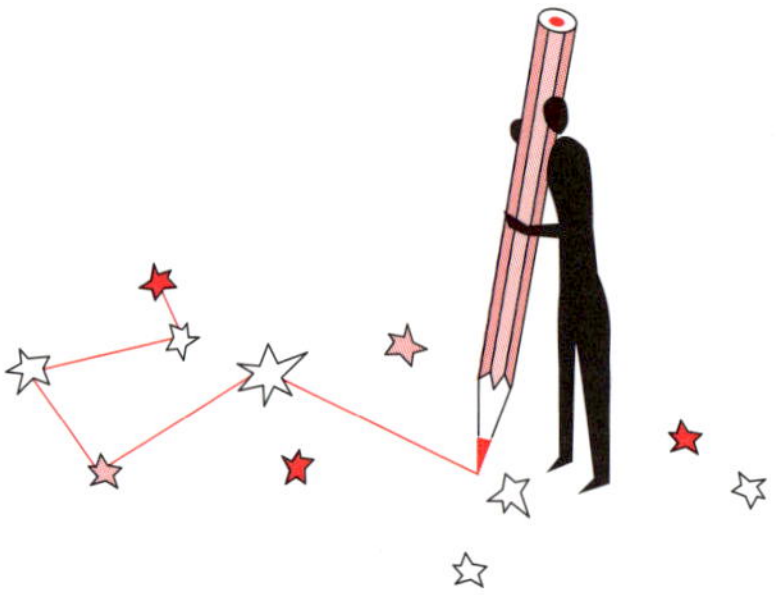

軟骨がすり減り痛みがおこる 40～50歳で発症、女性に多い

変形性股《こ》関節症は、関節軟骨が徐々にすり減り、炎症がおこって股関節の周辺に痛みが出てくる病気です。炎症によって関節軟骨の破壊が進むと、その下の骨にも障害がおこり、股関節に変形が生じます。治療をせずにほうっておくと症状は進行していき、慢性的な痛みのために、歩行も不自由になり、日常生活にさまざまな支障が出てきます。

厚生労働省の調査によると、関節の慢性的な痛みは、高齢者が自立した生活ができなくなり、要支援、要介護になる大きな原因の一つとされています。早めの対策によって、症状を進行させないことが大切です。

日本での患者数は２００万～３００万人と推定され、発症年齢は平均で40～50歳です。特に女性に多い病気で、男性の5倍以上とするデータもあります。加齢に伴って発症するため、高齢化社会を迎えた今後は、患者数の増加が予測されています。

●股関節の構造

体と脚を結び、体重を支えている大きな関節。前後左右への運動が可能な球関節で、２足歩行に大きな役割を果たしている。安定性が非常に高く、関節のなかで最も脱臼《だっきゅう》しにくい。

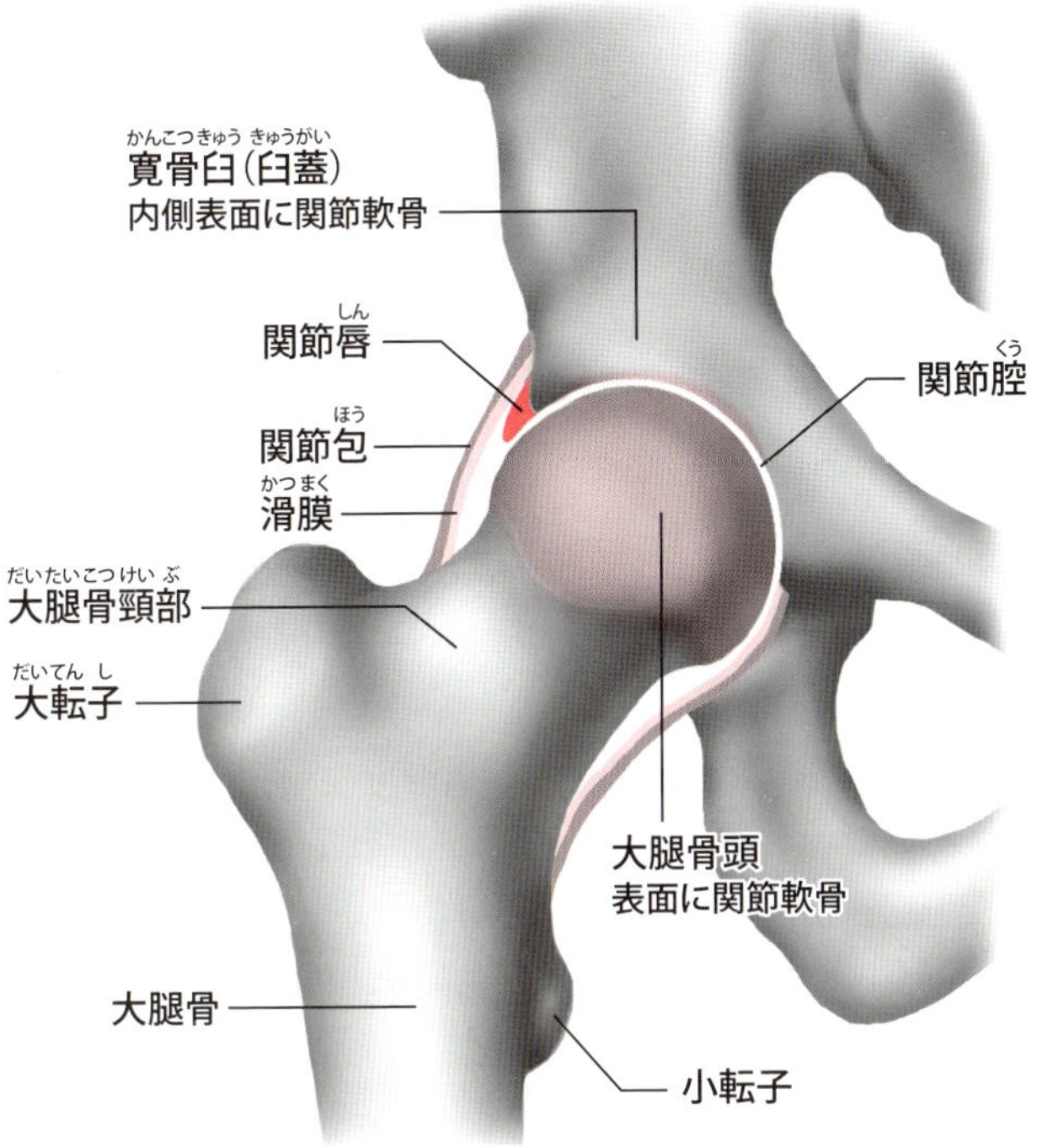

変形性股関節症の特徴

関節のスムーズな動きに欠かせない関節軟骨がすり減って痛みが出る病気です。股関節の形の異常が発症の引き金となります。

動きのよい球状の関節で体重を支え、脚を動かす

　股関節は胴体と脚をつなぐ関節です。体のなかでいちばん大きな関節で、骨盤の左右にあり、骨盤にある寛骨臼《かんこつきゅう》（臼蓋《きゅうがい》）と呼ばれるお椀《わん》状の受け皿に、大腿骨《だいたいこつ》の先端にある球状の大腿骨頭がはまり込む構造で、非常に安定性が高くなっています。寛骨臼は大腿骨頭に丸い屋根のようにかぶさり、その約3分の2を覆っている形です（上図参照）。

　寛骨臼と大腿骨頭の表面は関節軟骨という、厚さ2～4㎜の弾力のある軟らかな組織で覆われていて、硬い骨どうしが直接ぶつかったり、こすれたりしないようになっています。関節軟骨は衝撃を吸収するクッションの役割を果たして股関節を保護するとともに、滑《なめ》らかな表面が関節のスムーズな動きを助けます。

　関節軟骨の主な成分は、コラーゲンとプロテオグリカンですが、約80％は水分です。関節軟骨が、関節の保護など、その役割を果たせるの

●骨盤と大腿骨でみる股関節のしくみ

股関節は骨盤側の寛骨臼に、大腿骨側の大腿骨頭がはまり込む形状でできている。大腿骨頭の角度や頸部のくびれが、大腿骨頭と寛骨臼の衝突を防ぐ構造となっていて、それぞれの表面の関節軟骨は、硬い骨どうしが直接ぶつかるのを防いでいる。

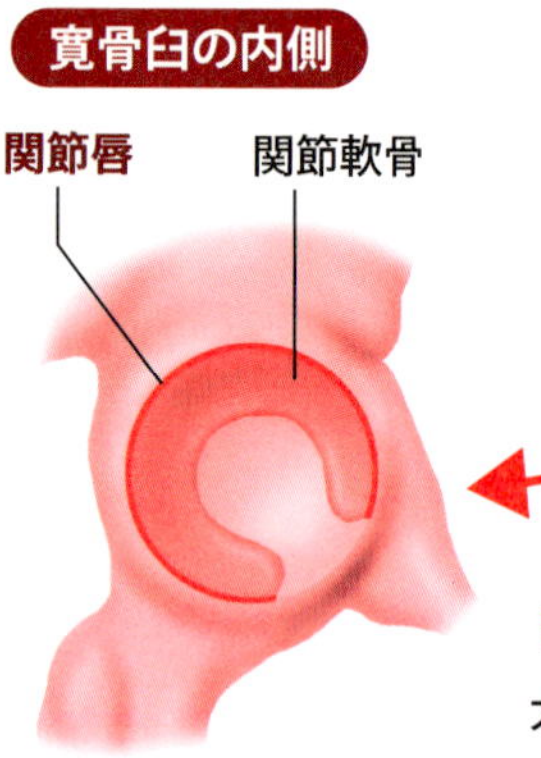

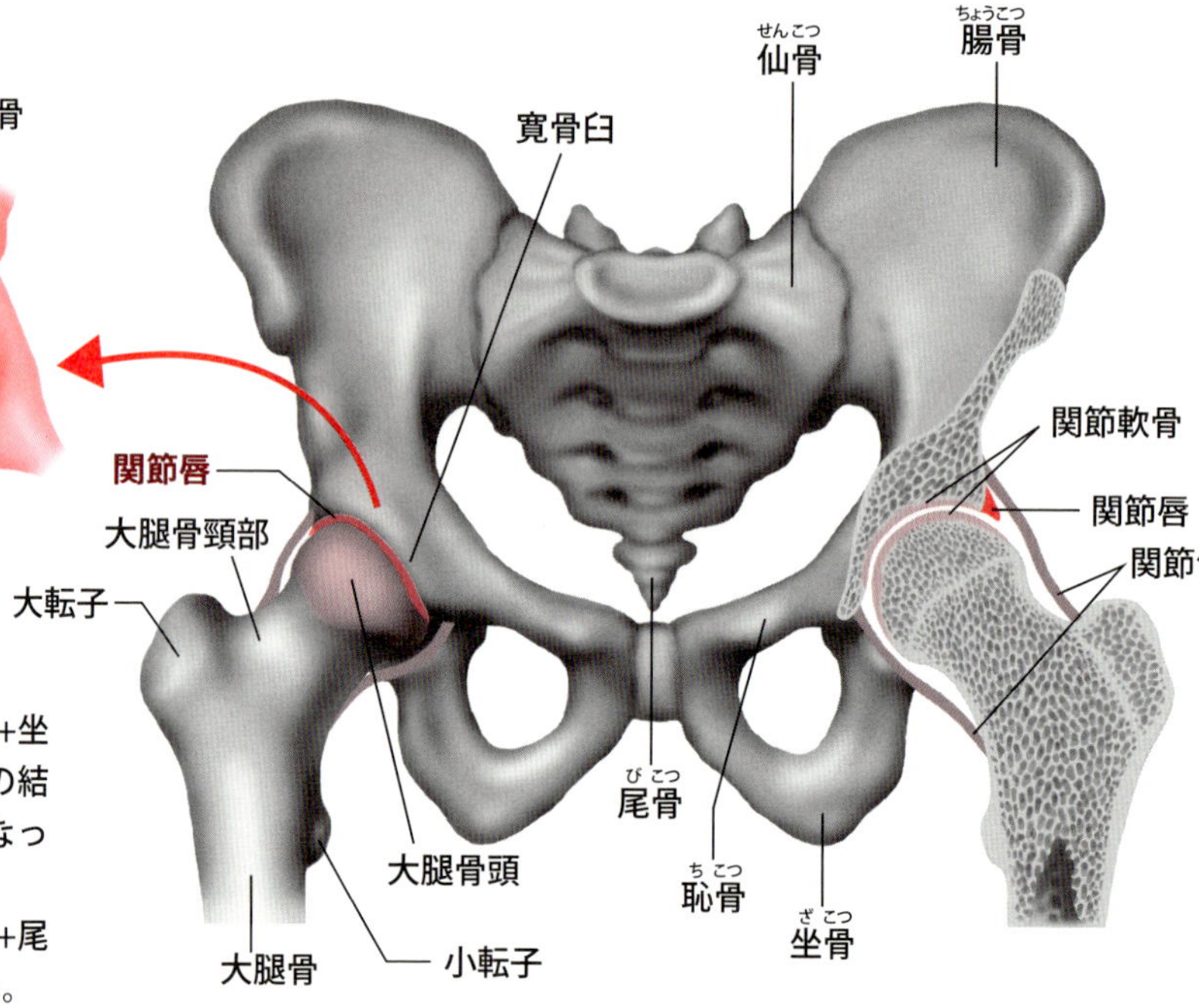

・寛骨は腸骨+恥骨+坐骨で構成され、その結合部分が寛骨臼となっている。
・骨盤は寛骨+仙骨+尾骨で構成されている。

は、たっぷりと水分を含んでいるおかげです。ただし、関節軟骨には血管や神経がありません。栄養の補給や老廃物の排出といった代謝は、関節内にある関節液に頼っています。そのため、すり減った関節軟骨の再生・修復は難しく、いったん関節の変形が始まってしまうと、止めることはできません。

　寛骨臼の縁にはぐるりと関節唇《しん》と呼ばれる幅15㎜ほどの線《せん》維《い》性の軟骨組織があって、体重をより広い面で支え、大腿骨頭と寛骨臼の密着度を高めています。

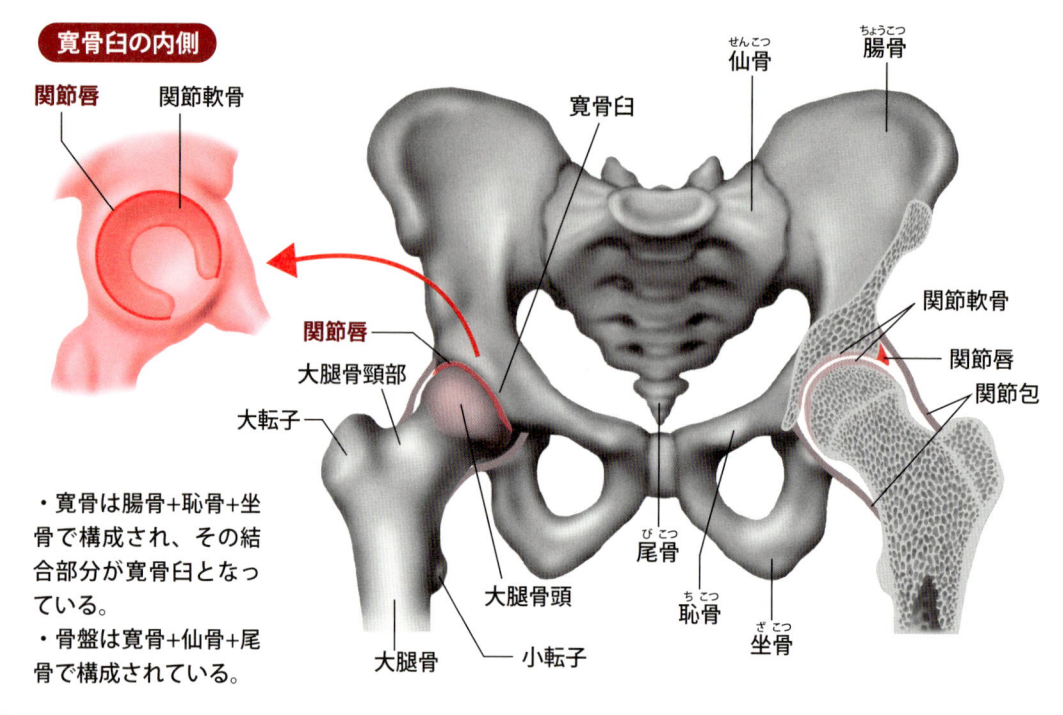

　股関節全体は関節包《ほう》という柔軟な組織に包まれて保護されています。関節包の内側には滑膜《かつまく》という薄い膜があり、関節の動きの潤滑油となる関節液を分泌しています。

　股関節の重要な役割の一つは、体重を支えることです。両脚で立つ姿勢をとっているとき、片方の股関節には体重の約30～40％の重みがかかっています。また、片脚で立つと、浮かせているほうの脚の重さや、体のバランスをとる筋肉の動きなどの影響で、股関節には体重の3～4倍という負担がかかります。歩くときには片脚立ちの状態に、着地の衝撃も加わるので、片方の股関節に、体重の約10倍もの負担がかかる場合が出てきます。

　股関節は体重を支えるだけではありません。丸い大腿骨頭が寛骨臼の中で回転するように動くため、脚を前後、左右に動かしたり、曲げたり、外側や内側に回したりと、いろいろな方向への動きを可能にしています。日常生活のなかで股関節を意識することはあまりないかもしれませんが、日常の動作に欠かすことのできない働きをしているわけです。

関節軟骨がすり減り炎症がおこって痛む

　変形性股関節症による痛みは、股関節への過剰な負担によって、関節軟骨がすり減ることでおこります。すり減った関節軟骨のかけらが滑膜を刺激して炎症を引きおこし、これが痛みの原因となります。関節軟骨がさらにすり減ると、骨と骨が直接ぶつかるようになり、骨まで変形し、痛みはさらに増していきます。

　痛みは股関節に近い脚のつけ根（鼠径部《そけいぶ》）に感じることが多いのですが、大腿部、あるいは腰や膝《ひざ》の場合もあります。最初は立ち上がったときや歩きはじめ、長く歩いたあとなどに痛みを感じますが、我慢しているうちに痛みが強くなり、やがて安静にしていても痛みを感じるようになります。

　さらに、病気が進行すると大腿骨頭の位置が上方にずれて、変形のある側の脚が短くなります。すると、体を揺らすような独特の歩き方になります。痛みのある側の脚をかばおうとして、反対側の脚に負担がかかり、両側の股関節が痛むようになることもあります。

　また、股関節を動かせる範囲も狭くなります。このため、日常生活では、足の爪《つめ》が切りにくい、靴下が履きにくい、正座ができない、和式トイレが使用できない、階段の昇降に手すりが必要になる、といったように、さまざまな面で支障が出ます。

股関節の形状に異常があると関節軟骨がすり減りやすい

　変形性股関節症には一次性と二次性があります。

　関節軟骨は程度の差はあれ、加齢により誰でもすり減ってきます。肥満は股関節に過剰な負担をかけ、関節軟骨が傷つく原因となります。一次性の変形性股関節症は、このように加齢や肥満によっておこるものです。もともとの股関節の形状に異常はみられません。

　一方、二次性の変形性股関節症の発症の背景には、発育の過程で生じた股関節の形状の異常があります。

　欧米では一次性のものが多くみられますが、日本では9割以上が二次性の変形性股関節症です。

　二次性の変形性股関節症を引きおこす股関節の形状の異常に臼蓋形成不全があります（臼蓋＝寛骨臼）。寛骨臼が大腿骨頭を覆う面積が狭い形態で、胎児期の状態だけでなく、出産時の影響、育児中の抱き方やオムツの当て方の影響などで脱臼がお

●寛骨臼と大腿骨頭の関係をみるCE角

CE角とは大腿骨頭の中心を通る垂直の線と、大腿骨頭の中心と寛骨臼の縁を結んだ線との間の角度で、正面から撮影したX線画像で測定する。その人の寛骨臼が大腿骨頭をどの程度覆っているかを示す。

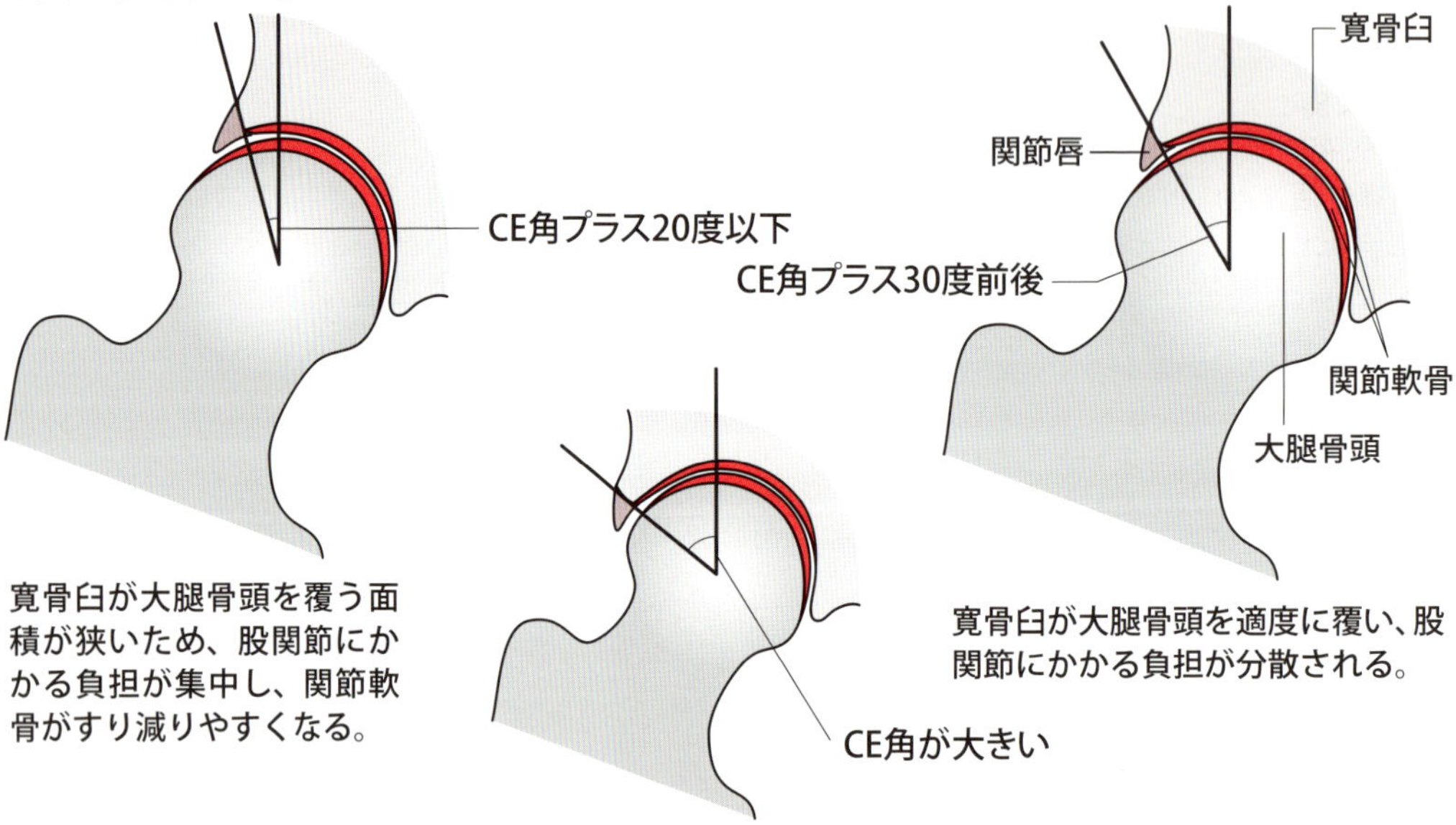

●臼蓋形成不全の股関節

寛骨臼が大腿骨頭を覆う面積が狭いため、股関節にかかる負担が集中し、関節軟骨がすり減りやすくなる。

●正常な股関節

寛骨臼が大腿骨頭を適度に覆い、股関節にかかる負担が分散される。

●寛骨臼の覆いが広すぎる股関節

寛骨臼が発達しすぎて大腿骨頭を過度に覆うため、寛骨臼の縁が大腿骨頭にぶつかり、関節唇や関節軟骨が傷つくことがある。

こり、股関節の発育に問題が生じたものと考えられています。以前は、先天性股関節脱臼と呼ばれていましたが、脱臼は必ずしも生まれつき（先天性）ではなく、出生後におこることも多いことから、現在では発育性股関節脱臼、発育性股関節形成不全と呼ばれることが多くなっています（128ページコラム参照）。この状態では、関節軟骨の狭い範囲で集中的に体重を支えることになるため関節軟骨がすり減りやすく、変形性股関節症を誘発することになります。

臼蓋形成不全は、寛骨臼が大腿骨頭を覆っている程度を示す患者さんのCE角を目安に判断します。CE角は大腿骨頭の中心を通る垂直の線と、大腿骨頭の中心と寛骨臼の縁を結んだ線との間の角度のことです（上図参照）。CE角はプラス30度前後が正常な状態で、プラス20度以下の場合は臼蓋形成不全があると考えます。これを「屋根が足りない」と呼ぶこともあります。寛骨臼が大腿骨頭を覆う形になっているので、寛骨臼を屋根にたとえているわけです。

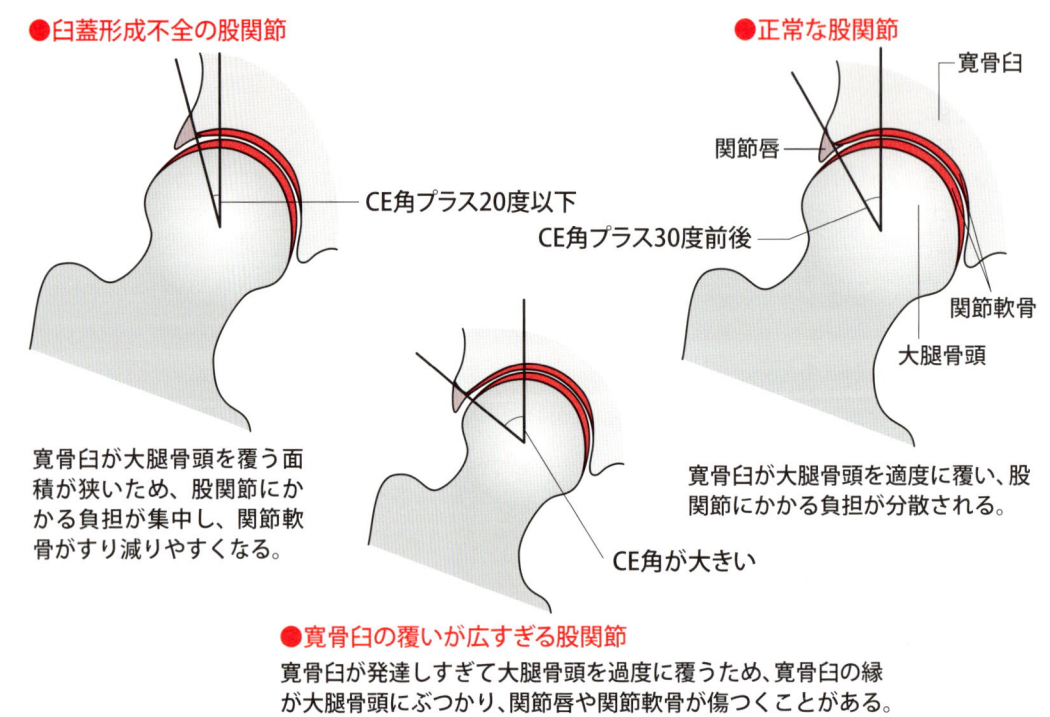

検査と診断

X線検査で股関節の状態をみるのが基本。問診・触診で痛みや関節の動きをチェックし、関連する病気にも目を配ります。

関節を動かして痛みを確認 X線でほぼ診断できる

診断は問診、触診、X線検査が基本になります。また、姿勢や歩き方などを医師が目で見て確認します。

問診では、痛みをいつから感じているか、どのくらいの強さか、どんなときに痛みを感じるか、といった痛みに関することと、日常生活のなかで困っていることなどを聞きます。

歩行に関して、歩きはじめに痛みはないか、歩いている途中に痛みはないか、どのくらいの距離の歩行ができるか、歩く速度は普通か、歩くときの姿勢にふらつきはないか、などもチェックポイントとなります。

また、家族に変形性股関節症の人がいるかどうかも尋ねます。変形性股関節症になりやすい股関節の形状は、家族で似ていることが多いからです。さらに、過去に発育性股関節脱臼や臼蓋形成不全と診断されたこ

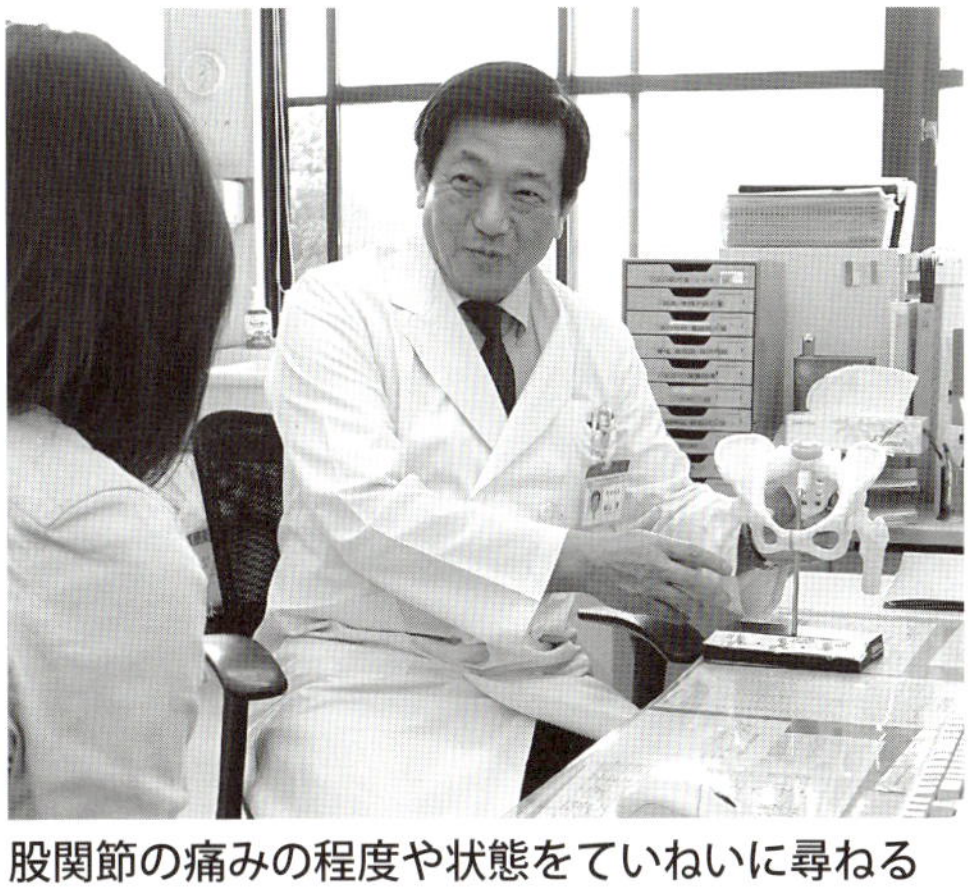

股関節の痛みの程度や状態をていねいに尋ねる

●問診と視診

問診の内容

- 痛みについて
  どこが痛むか（鼠径部《そけいぶ》、大腿前面、膝《ひざ》、膝から足首まで、腰、臀部《でんぶ》など）
  痛みはじめた時期、痛みの強さ、どんなときに痛むか（動作開始時、長時間歩行後、夜間、動きに関係なくなど）
- 日常生活で不自由していること（立ったり座ったり、立ち仕事、階段の昇り降りなど）
- 歩行について
  歩きはじめや歩行中の痛み、歩ける距離、歩く速度、歩行時の姿勢など
- 家族に変形性股関節症の人はいるか
- 過去に発育性股関節脱臼、臼蓋形成不全と診断されたことがあるか、けがをしたことはあるか
- 重労働に従事していたか

身体的特徴

- 左右の脚の太さや長さが違う
- 歩くときに、体幹が痛むほうの脚側に傾く
- 痛むほうの脚で片脚立ちすると、正常な側の骨盤が下がる

●触診　股関節を動かして痛みの出かたをみる

医師が手で患者さんの脚を持って股関節を動かす。屈曲（曲げる）、外転《がいてん》・内転（外側に開く・内側に動かす）、外旋《がいせん》・内旋（ひねる）などの動きをさせ、どの状態で痛みが出るかをみて股関節の状態を診断する。

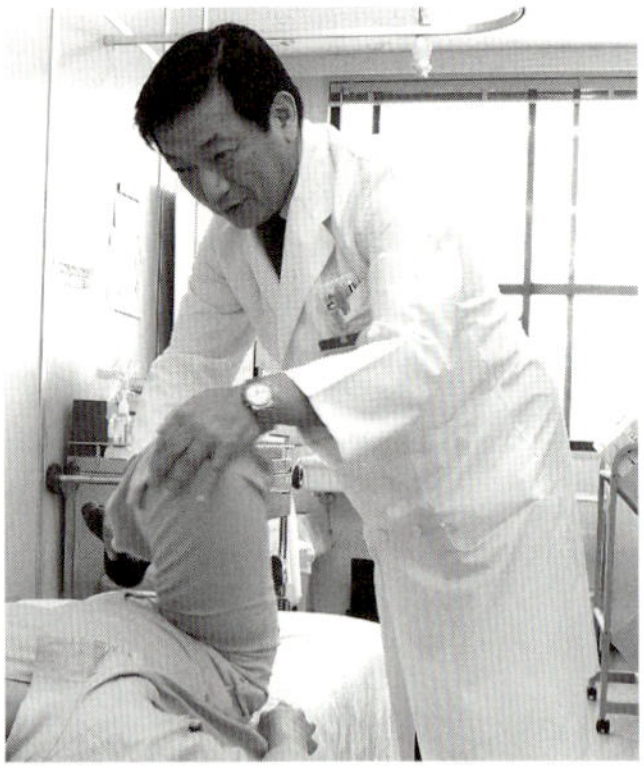

骨盤を押さえながら股関節を曲げる

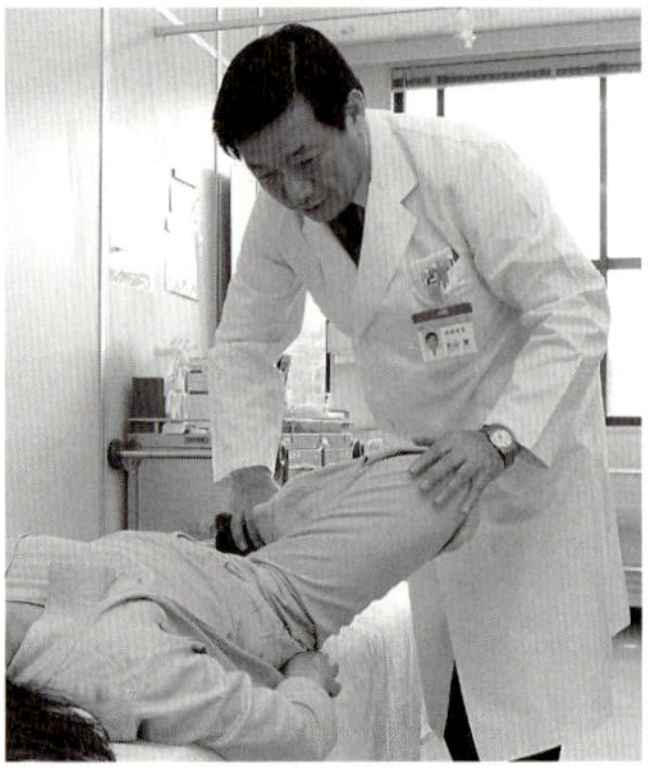

脚を外側に開く、外側にひねる

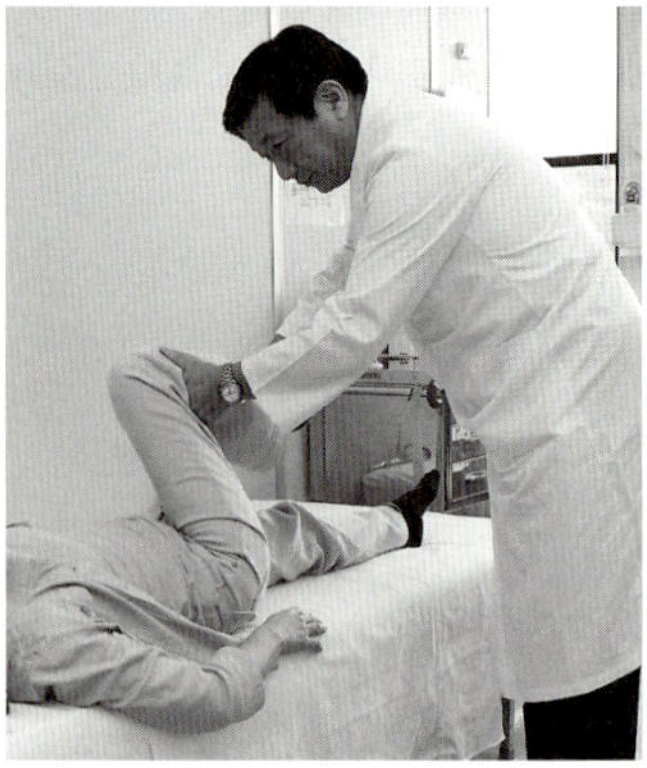

脚を内側に動かす、内側にひねる

●屈曲　股関節を曲げる

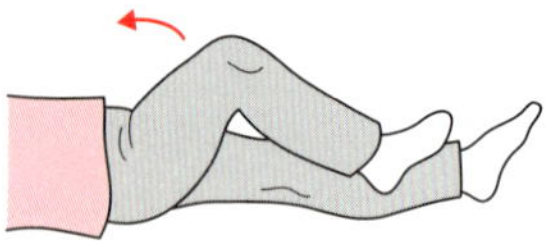

●外転・内転　脚を外側に開く、内側に動かす

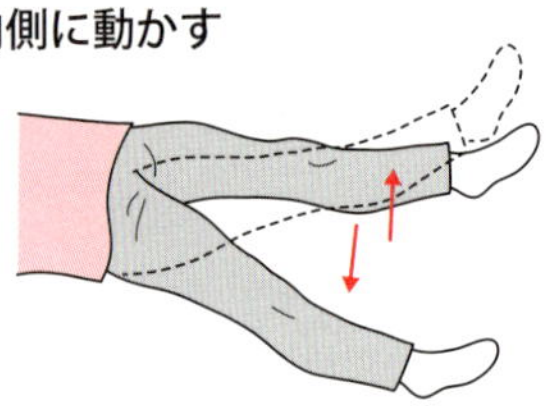

●外旋・内旋　脚を外側にひねる、内側にひねる

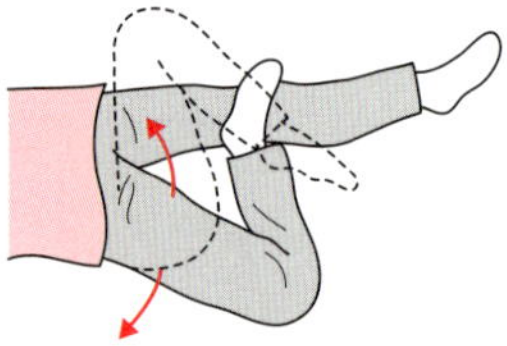

とがあるかどうかも確認します。

このほか、重い荷物を持つ仕事や激しいスポーツをしていないかどうかも聞きます。これらが股関節に負担をかけ、発症に関係することもあります。

触診は横になった患者さんの脚を医師が持って、股関節を曲げる（屈曲）、外側に開く（外転《がいてん》）、外側にひねる（外旋《がいせん》）、内側に動かす（内転）、内側にひねる（内旋）といった動作をしたときに、痛みが出るかどうかを確認します。また、これらの動作をどの程度までできるか、股関節の動かせる範囲(可動域)を調べます。股関節が変形すると周囲の筋肉が硬くなり、可動域が狭くなることが多いためです。

触診では、スカルパ三角形を押して、痛みがあるかどうかも調べます。スカルパ三角形とは、次ページの図に示した部分で、変形性股関節症の人はここを押すと痛みを感じます。

変形性股関節症の画像検査は、X線検査が基本です。多くはX線画像

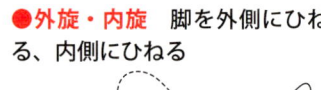

だけで診断をつけることができます。関連する病気が疑われたり、治療のために必要だったりする場合には、CT（コンピュータ断層撮影）やMRI（磁気共鳴画像法）で検査をする場合もあります。

診断する際に注意すべき股関節痛のある病気

変形性股関節症のほかにも、股関節に痛みを感じる病気があります。変形性股関節症と関係の深い病気と、直接は関係ない病気とがありますが、代表的なものを紹介しておきます。

特に、関節リウマチ、骨粗しょう症、鼠径ヘルニアは、変形性股関節症との鑑別が大切な病気です。

●触診　スカルパ三角形を押す

筋肉と靭帯《じんたい》（骨と骨を結合させている強い組織）で囲まれた三角形の領域で、変形性股関節症の場合、この部分を押すと痛みがある。

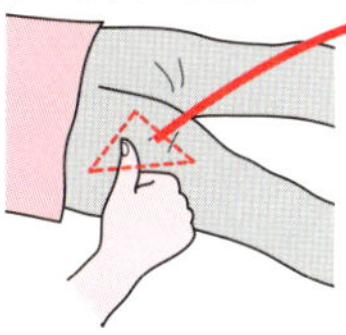

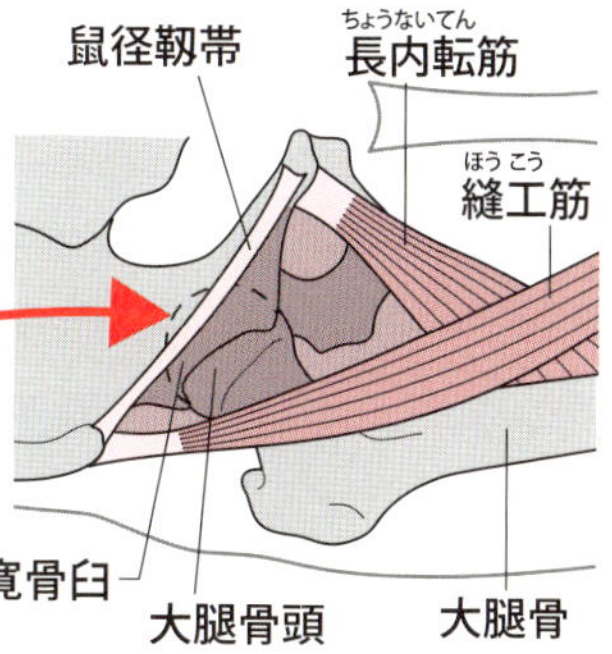

関節唇損傷

関節唇は寛骨臼の縁についている組織（12ページ参照）で、大腿骨の安定性を高めています。

臼蓋形成不全があると、体重による負担を多く受けるため、関節唇も損傷がおこりやすくなります。また、股関節を大きく動かすスポーツなどによって股関節を深く曲げる動作をすると、大腿骨頭が関節唇にぶつかって傷つきやすくなります。

関節軟骨と違って関節唇には感覚神経があり、損傷があると痛みを感じることがあります。変形性股関節症の人の多くに、関節唇の変性や断裂などの損傷がみられます。

FAI（大腿骨寛骨臼インピンジメント）

股関節の形状に異常があって、大腿骨頭と寛骨臼がぶつかりやすく、そのために痛みがおこる状態を、「FAI」といいます。英語ではFemoroacetabular Impingementと表記するため、略してFAIと呼んでいます。インピンジメントは「ぶつかる」という意味です。

大腿骨頭と寛骨臼という二つの骨がぶつかりやすい原因には、大腿骨頭の頸部に出っ張りがあるために寛骨臼とぶつかりやすい「カムタイプ」と、寛骨臼のかぶりが大きすぎて大腿骨頭とぶつかりやすい「ピンサータイプ」という二つの形態があり、さらには両者の特徴をあわせもつ「混合タイプ」があります。多くは「混合タイプ」です。

二つの骨がぶつかるため、関節軟骨が損傷したり、関節唇が損傷したりします。

大腿骨頭壊《え》死《し》症

大腿骨頭は関節軟骨で覆われてい

ますが、関節軟骨の下にある骨の組織が壊死する病気です。原因ははっきりわかっていませんが、ステロイド薬の使用や大量飲酒との関係が深いと考えられています。

　壊死がおこっても初期の段階では痛みを感じないことがあります。しかし、壊死した部分に体重がかかり、その部分が広がってつぶれると次第に痛みを感じるようになります。薬物療法で痛みを止める治療をしますが、進行した場合は手術が必要です。

急速破壊型股関節症

　強烈な痛みとともに、股関節の破壊が半年から1年程度で急速に進んでいく病気です。閉経後の女性に多い骨粗しょう症と関係が深いため、高齢の女性にみられます。

　人工股関節を使った手術で治療するのが一般的です。

大腿骨頭軟骨下脆弱《ぜいじゃく》性骨折（SIF）

　大腿骨頭の関節軟骨の下にある骨で骨折がおこる病気で、骨粗しょう症が進行した人にみられます。この骨折がおこると、1年以内に股関節が急速に壊れて変形性股関節症になります。SIFは急速破壊型股関節症の原因の一つになっているとも考えられています。

ヒップ―スパイン・シンドローム

　股関節と脊椎《せきつい》（腰椎）が互いに悪影響を及ぼし合って、さまざまな症状が出る状態をいいます。たとえば、片方の股関節に異常があると、脚の長さに左右差が生じ、骨盤が傾きます。すると、その傾きを補正するために脊椎が湾曲し、腰痛の原因になります。このように股関節痛だ

●X線画像で診断

変形性股関節症の画像検査の基本はX線画像。正常股関節と変形性股関節症の関節をX線画像で比較すると、股関節の状態の変化がわかる。

正常股関節

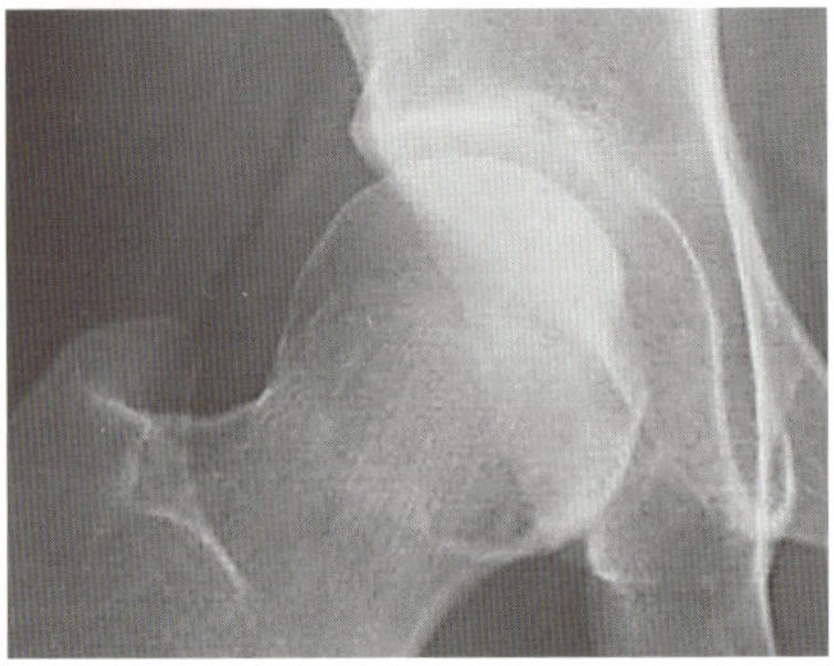

寛骨臼に大腿骨頭がはまって安定している。関節軟骨はX線画像には映らないので、写真上は寛骨臼と大腿骨頭の間に隙《すき》間《ま》が見える。正常な股関節ではこの隙間が2.5㎜以上ある。

変形性股関節症の股関節

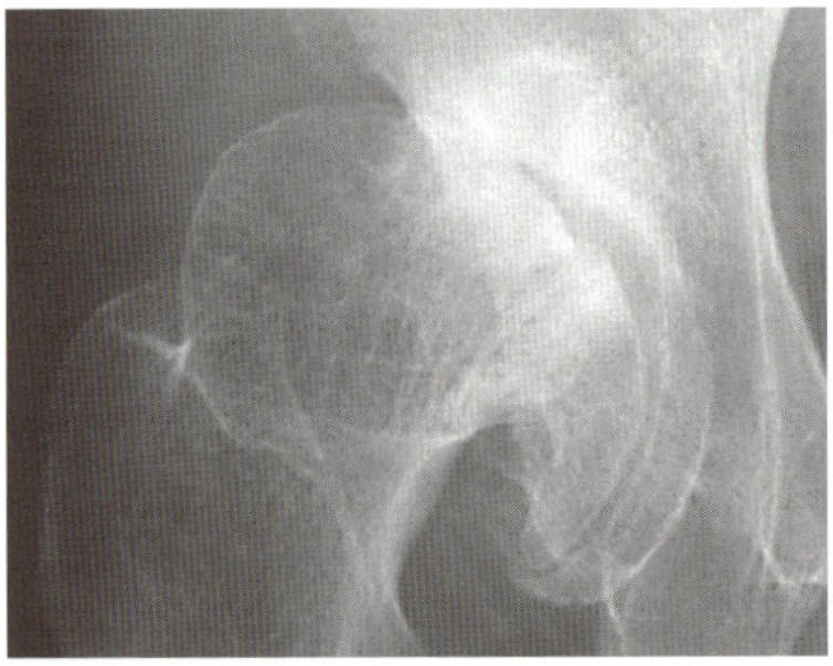

寛骨臼と大腿骨頭の隙間が狭くなり、骨と骨が直接ぶつかっている。大腿骨頭の位置にずれが見られ、ずれがひどくなると、変形のあるほうの脚の長さが短くなることがある。

写真提供：神奈川リハビリテーション病院 整形外科

けでなく、腰痛などの症状も伴ってきます。

関節リウマチ

関節に慢性的な炎症がおこり、進行すると関節が破壊される病気です。免疫に異常が生じて、自分の体を攻撃してしまう自己免疫性疾患と考えられています。手指や手関節から症状が現れるのが一般的ですが、全身の関節が傷害される病気なので、股関節に痛みを感じることもあります。

骨粗しょう症

骨量が少ないために骨がもろくなって、骨折をおこしやすくなる全身性の病気です。変形性股関節症の発症に骨粗しょう症は、直接の関係はありません。ただし、骨粗しょう症も中年以降の女性に多いため、変形性股関節症の治療と同時に骨粗しょう症の治療をすることはしばしばあります。

私自身は、骨粗しょう症の治療をすると変形性股関節症の進行を遅らせる効果があるのではないかと感じていますが、まだ、信頼性の高い研究結果は出ていません。

鼠径ヘルニア

脚のつけ根（鼠径部）に腸の一部が飛び出した状態で、一般には「脱腸」と呼ばれるものです。脚のつけ根に痛みを感じるため、股関節の痛みと勘違いすることがあります。

関節唇損傷とＦＡＩが注目されている

多くの変形性股関節症の人にみられる関節唇損傷は、ある種のＭＲＩ画像や関節鏡検査で観察することができますが、これまで変形性股関節症との関係が重視されず、あまり研究されてきませんでした。しかし、最近になって、臼蓋形成不全があると変形性股関節症の病期の早い段階から、関節唇損傷がみられ、痛みの発生にも関係していると考えられるようになりました。

関節唇損傷と変形性股関節症の関係に注目し、より早い治療につなげることは、今の整形外科における大きな話題の一つです。

ただし、関節唇損傷があっても、臼蓋形成不全ではない場合、関節唇損傷が変形性股関節症の発症や進行の原因となるかどうかはわかっていません。

関節唇損傷とは別に、ＦＡＩも変形性股関節症との関連が、近年、注目されています。もともと日本では、変形性股関節症の大半は、臼蓋形成不全によって関節軟骨がすり減ることが原因であると考えられてきました。

ところが米国では、大腿骨頭と寛骨臼という二つの骨がぶつかって関節唇が損傷するＦＡＩが変形性股関節症の原因の一つだとされ、日本でもＦＡＩはこれまで考えられてきたよりも多いのではないかとする報告がみられるようになりました。

関節唇損傷とＦＡＩについては、まだデータが少なくわかっていないことも多いので、これから研究が進んでいくと考えられています（詳しくは34、36ページコラム参照）。

病期と治療法の選択

X線で関節の変形を見て病期を判断。痛みを軽減し、活動的な日常生活を維持するために適切な治療法を選びます。

変形の度合いに応じて四つの病期に分類

変形性股関節症は、X線画像による関節の変形の度合いに応じて四つの病期に分類されています。

前股関節症

第一段階で、臼蓋形成不全など変形性股関節症になる可能性の高い股関節の形状はあるものの、関節軟骨はまだすり減っていない状態です。X線画像で見ると、寛骨臼と大腿骨頭の間の隙間《すきま》も十分保たれていて、痛みもほとんど感じません。厳密にいうと、まだ変形性股関節症ではないので、「前」とついています。

初期股関節症

第二段階です。関節軟骨が少しすり減っていて、多少の痛みを感じるようになります。X線画像で見ると、寛骨臼と大腿骨頭の間の隙間が、部分的に狭くなっています。関節軟骨に凸凹が生じたり、体重のかかっている一部が変性して硬くなったりしています。

こうした関節の異常を体が察知し、自ら補修しようとする働きがおこって、寛骨臼や大腿骨頭に、とげ状の骨「骨棘《こつきょく》」が生じはじめます。

進行期股関節症

第三段階です。関節軟骨がかなりすり減り、強い痛みを感じるようになります。X線画像で見ると、寛骨臼と大腿骨頭の間の隙間が狭くなっていて、関節軟骨の下にある骨の一部が直接ぶつかる状態です。

寛骨臼と大腿骨頭に「骨棘」が増え、骨の一部が吸収されて空洞になる「骨のう胞」もみられるようになります。

末期股関節症

第四段階になります。関節軟骨がほとんど消失し、寛骨臼と大腿骨頭の間の隙間もなくなって、骨どうしが直接ぶつかり合う状態です。「骨棘」や巨大な「骨のう胞」も多数みられます。強い痛みを感じますが、なかには変形が進行して関節が動かなくなり、痛みを感じなくなる場合もあります。

痛みを感じたら早めに受診 医師に相談する

変形性股関節症と診断されたら、痛みの程度や病期、年齢、患者さんの社会的な立場、ライフスタイルなどを考慮し、担当医と相談しながら

●変形性股関節症の四つの病期分類

●前股関節症

臼蓋形成不全などの軽い異常はあるが、関節軟骨は正常で、すり減ってはいない。

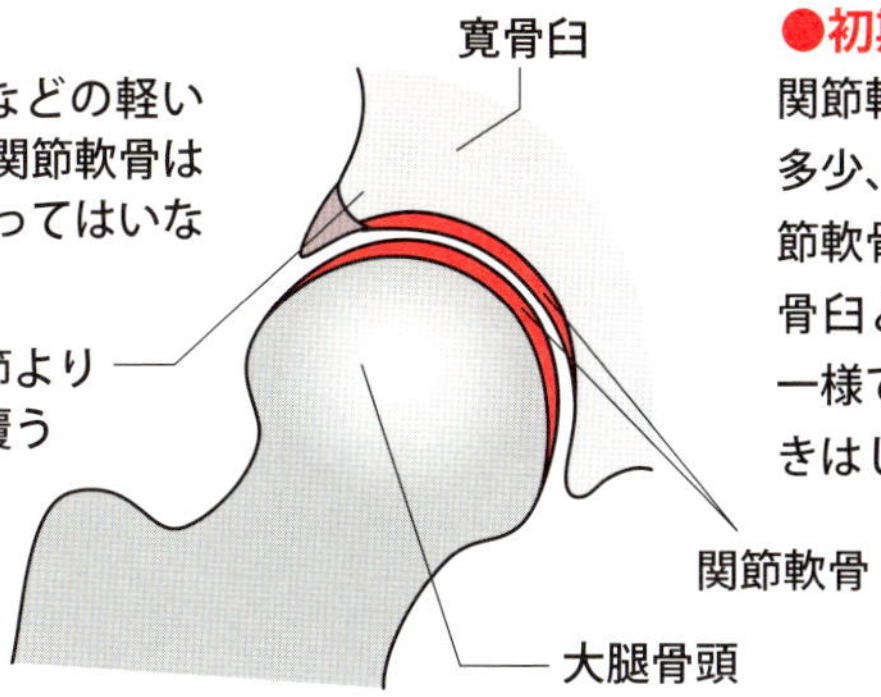
正常な股関節より
大腿骨頭を覆う
面積が狭い

●初期股関節症

関節軟骨が少しすり減り、多少、痛みが出てくる。関節軟骨に凹凸が見られ、寛骨臼と大腿骨頭の隙間が一様でなくなる。骨棘《こっきょく》ができはじめる。

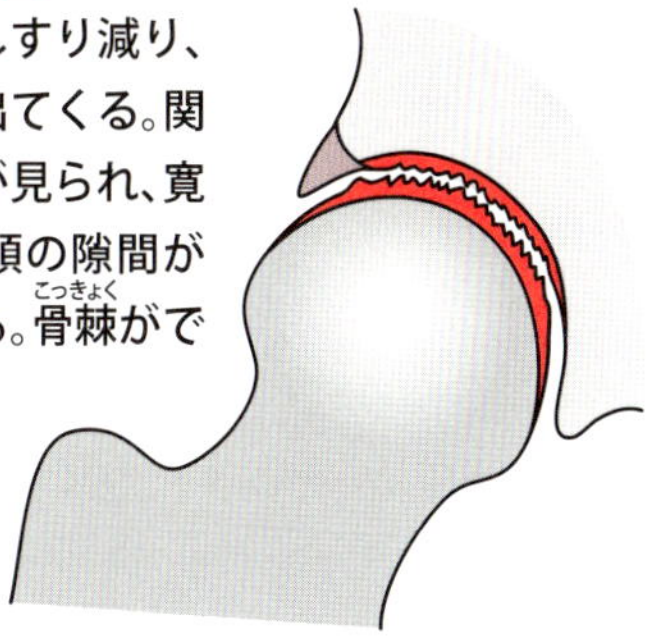

●進行期股関節症

関節軟骨のすり減りが進行し、強い痛みを感じるようになる。寛骨臼と大腿骨頭の隙間が狭くなって、骨の一部が直接ぶつかる。寛骨臼と大腿骨頭に骨棘が形成され、骨のう胞が生じる。

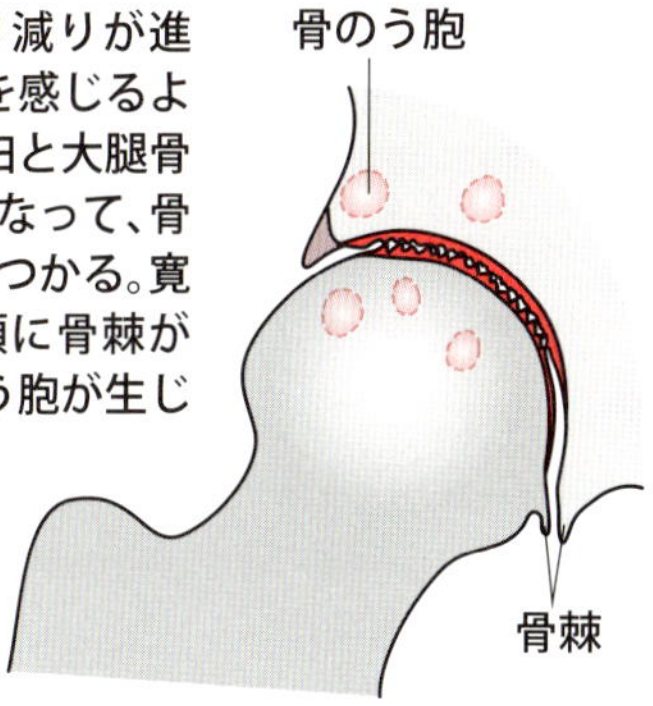

●末期股関節症

関節軟骨がほぼなくなり、寛骨臼と大腿骨頭の隙間もなくなって、骨どうしが直接ぶつかるようになる。多くは強い痛みがある。骨棘の形成が明らかで、骨のう胞の空洞が大きくなり、ともに数が増す。

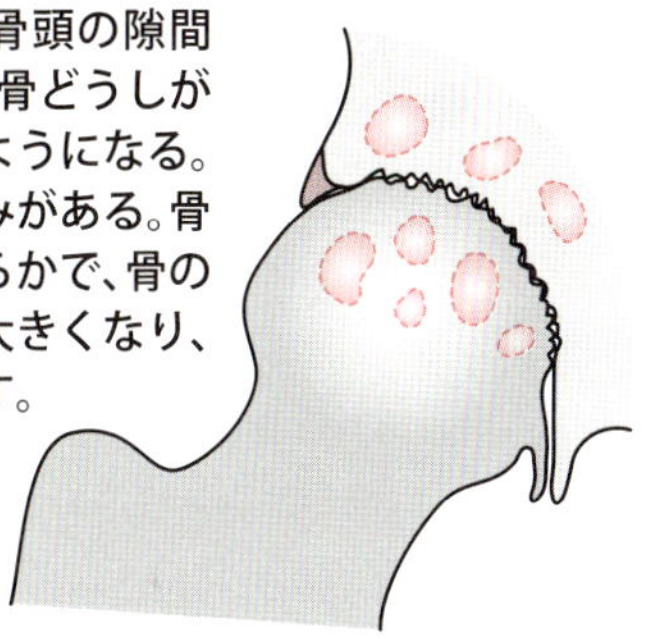

治療法を決めることになります。

変形性股関節症は、前股関節症あるいは初期股関節症の段階で発見し、適切な生活指導を受け、手術を受けずに運動療法に取り組めば、過ごすことができます。股関節に痛みや違和感を感じたら、早めの受診を心がけましょう。

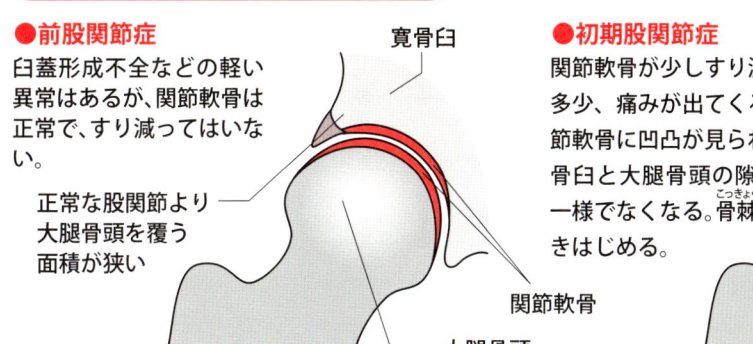

特に、乳幼児期に股関節の脱臼を指摘されたことのある人や、股関節の形状に異常がある（臼蓋形成不全）と指摘されたことのある人などは、痛みを感じなかったり、痛みが弱かったりする段階でも、股関節の病気に詳しい整形外科医を定期的に受診することが大切です。

早期の診断は大切ですが、変形性股関節症は進行する病気なので、何年か経過するうちに痛みが強くなり、歩いたり体を動かしたりすることがつらくなって、日常生活が大きく妨げられるようになります。また、変形が進むと、脚の長さが短くなるといった目に見える変化も現れます。変形、痛み、生活の質の低下の悪循環がおこってしまうわけで、

●変形した股関節のCT画像

変形が進んだ股関節の典型的な状態を示すCT画像。関節軟骨がなくなって寛骨臼と大腿骨頭の骨がぶつかり合い、骨には大きな骨のう胞や、とんがった骨棘が見られる。

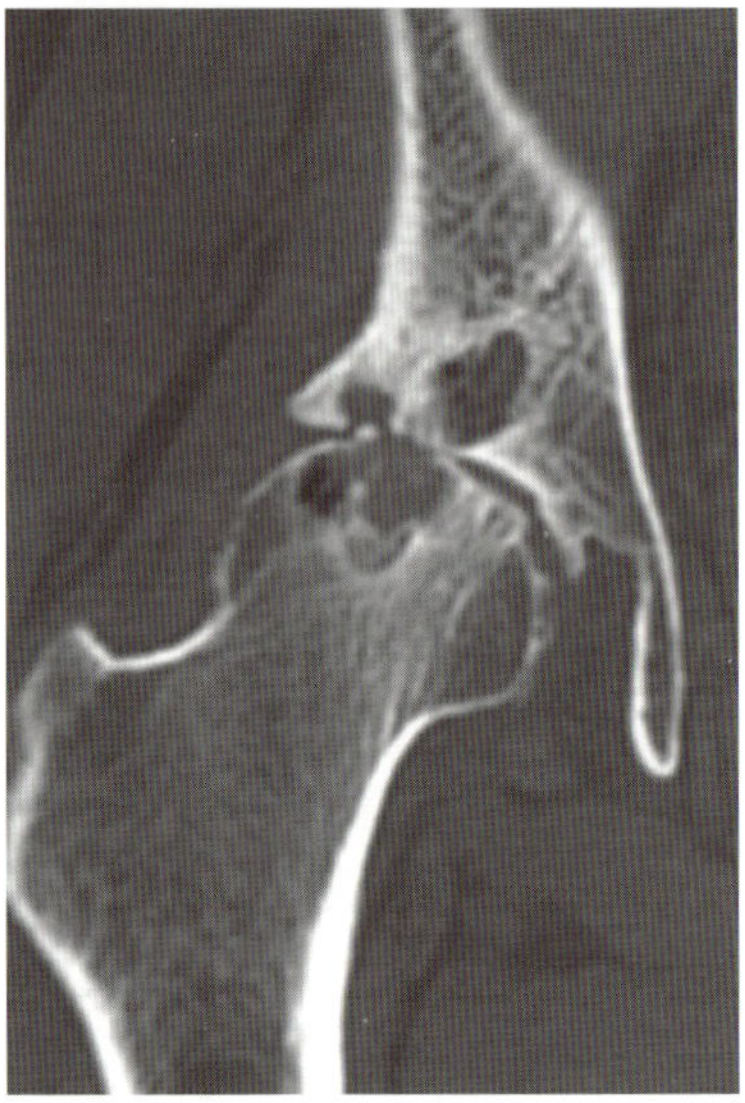

写真提供：神奈川リハビリテーション病院 整形外科

なんらかの手術をしなければならなくなることもあります。

　手術は骨の一部を切ったり、人工股関節を使ったりするもので、今のところ、変形した股関節をもとの状態に戻すことはできません。ただし、治療で痛みを軽減し、日常生活を楽に過ごせるようにすることは十分に可能なので、どんな治療法を選べばよいのか、担当医とよく相談しましょう。

痛みや進行の程度に合わせその時点に適した治療を検討

　次ページのチャート図は診断時の病期別に、治療の流れを示したものです。病期にかかわらず、指導を受けて生活を改善し、運動療法に取り組むことが治療の基本です。運動療法は患者さん一人ひとりの痛みの程度や股関節の動かせる範囲などを考慮して、無理のないメニューを選んで実施することになります。

　診断時に「前股関節症・初期股関節症」だった人は、運動療法を継続するだけでよい場合があります。ただし、最終的にはなんらかの手術が必要になる場合もあります。

　診断時に「進行期股関節症」だった人は、運動療法の継続だけで痛みを抑えるのは難しく、なんらかの手術をしなければならなくなることがほとんどです。

　診断時に「末期股関節症」だった人は、人工股関節置換術が勧められますが、実施時期については、運動療法や薬物療法をしながら、検討していきます。年齢などで人工股関節置換術が難しい場合は、比較的、体に対する負担の少ない関節鏡視下手術をするか、運動療法を継続する場合もあります。

　薬物療法は痛みを一時的に緩和する効果があります。薬物療法で痛みがやわらげば、運動療法への取り組みを再開できる場合もあり、それによって継続的に痛みが緩和され、進行が抑えられることもあります。ただし、薬物療法によって変形性股関節症が治ることはありません。また、副作用もあるため、しっかりとした医師の管理のもとに行う必要があります。患者さんによって異なりますが、多くの場合、将来的には、なんらかの手術を検討する必要が出てきます。

●変形性股関節症の治療の流れ

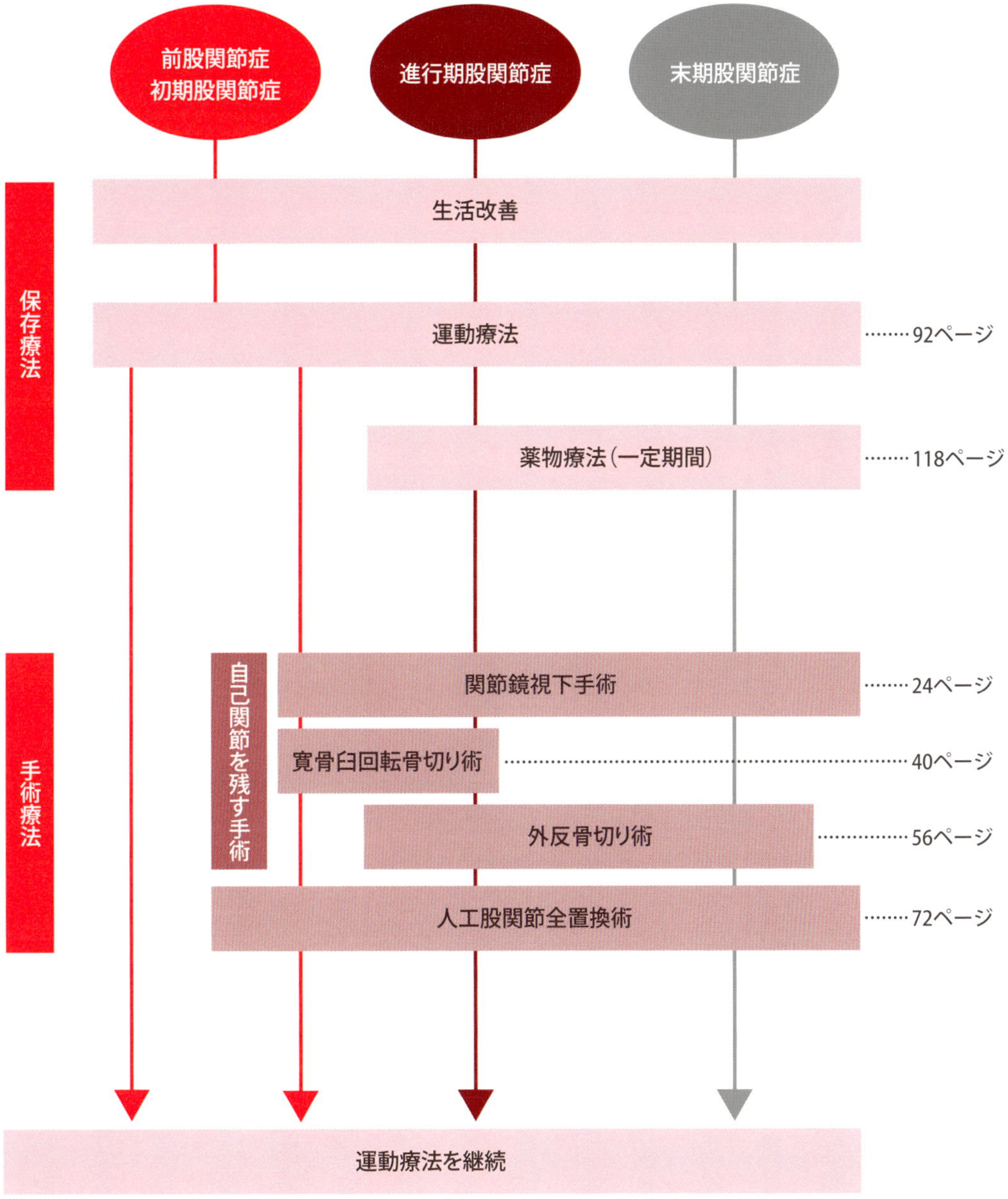

＊治療の流れは患者さんごとに異なります

手術療法
関節鏡視下手術

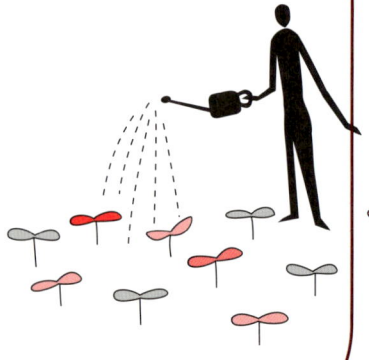

小さな孔からカメラと器具を入れて手術する

神奈川リハビリテーション病院 整形外科部長
杉山 肇（すぎやま・はじめ）

関節鏡という内視鏡を股《こ》関節の中に入れて、モニターに映し出された映像を見ながら進める手術法。骨を切らずに痛みを軽減する関節鏡視下手術の可能性を追求する杉山肇先生に、その最新状況をうかがった。

どんな治療法ですか？

体への負担が小さく、術後の回復が早いので、大きな手術のできない高齢者にも可能です。病期に応じて、適切な手術法を選択し、痛みの原因になっている部分を除去します。

痛みを取り除く効果があり病期にかかわらず治療が可能

関節鏡視下手術とは、関節鏡と呼ばれる内視鏡を股関節の中に入れて、モニターの映像を見ながら手術をする治療法です。関節唇《しん》の損傷部分や関節軟骨のかけらを取り除くなど、股関節の痛みの原因となっている状態を改善し、痛みを取り除く目的で行われます。股関節周辺の皮膚を2～4カ所、1㎝ほど切り、そこから先端に小さなカメラのついた金属製の管（関節鏡）や手術器具を入れます。

皮膚を大きく切開する必要がないので、体への負担が小さいのが特徴です。たとえば、高齢で持病があり、大きな手術には耐えられないような患者さんを含め、年齢にかかわらず関節鏡視下手術を受けることができます。また、前股関節症から末期股関節症まで、どの病期（20ページ参照）であっても受けることができるのも特徴です。

そのため、運動や薬物による保存療法ではなかなか症状の改善がみられないものの、骨切り術（40、56ページ参照）や人工股関節全置換術（72ページ参照）をするほどでもない比較的軽症の患者さんや、進行期や末期であっても、なんらかの事情で骨切り術や人工股関節置換術ができない患者さんが対象になります。

関節鏡視下手術の場合、痛みをとり除いたり、軽減したりすることは可能ですが、股関節の形状そのものを大きく変える手術ではないので、長い時間の経過のなかで、再び痛みが出てくることもあります。その場合は、再度、関節鏡視下手術をすることもできます。

また、変形性股関節症で骨切り術をする場合、同時に関節鏡視下手術をして、股関節内の状態を整えてから骨切り術を行う場合もあります。

●関節鏡視下手術の特徴

- 手術の傷口が小さい
- 術後の傷の痛みが軽い
- 術後の回復が早い
- 高齢者、持病のある人も受けられる
- どの病期にも対応できる
- 痛みの再発時には再手術も可能

それにより、術後の治療効果が高まると考えられています。

変形性股関節症のほかにも、股関節の病気はたくさんあり、その多くに関節鏡視下手術が行われています。また、関節鏡は検査の目的で使われることもあり、検査の画像を見て手術が必要と判断される場合は、そのまま手術に移行することができます。

ところで、最近、関節唇損傷やFAI（大腿骨寛骨臼《だいたいこつかんこつきゅう》インピンジメント）という股関節の状態が、変形性股関節症の前段階ではないか、といった議論が注目されています（詳しくは、34、36ページコラム参照）。その状態のうちに、関節鏡視下で適切な処置をすれば、進行を遅らせることができるのではないかといった指摘もあります。

ただし、まだ専門家の間でも議論が分かれており、完全な解明にはしばらく時間を要するでしょう。

いずれにしろ、股関節の成り立ちを考えると、関節唇や寛骨臼、大腿骨頭の形状、それへの刺激や損傷が変形性股関節症と少なからず関連している可能性はかなり大きいと考えられます。

●関節唇《しん》が傷つくと痛みがおこる

関節唇と関節軟骨の接合している部分は、構造的に力が加わると傷害を受けやすい。

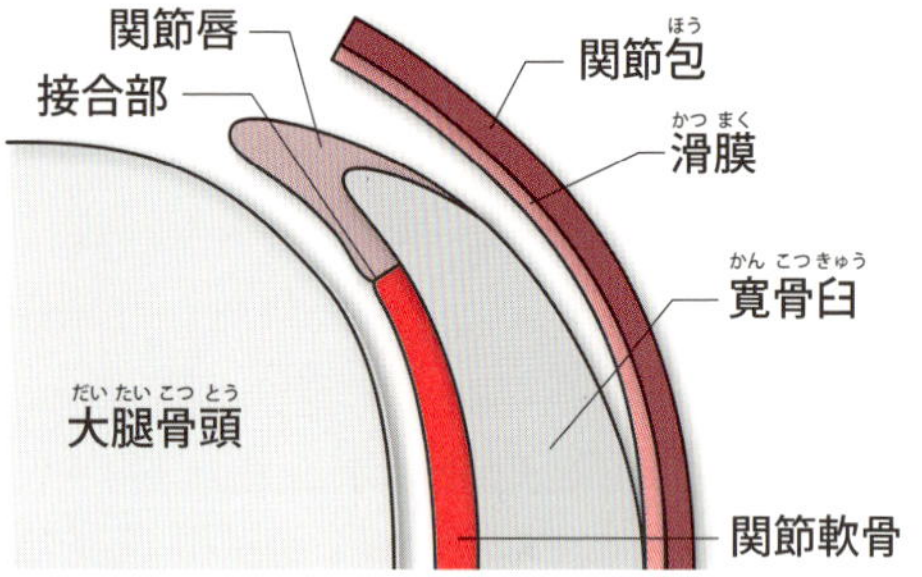

関節唇の接合部が断裂すると、滑膜に炎症がおこって増殖。これが痛みにかかわっていると考えられる。

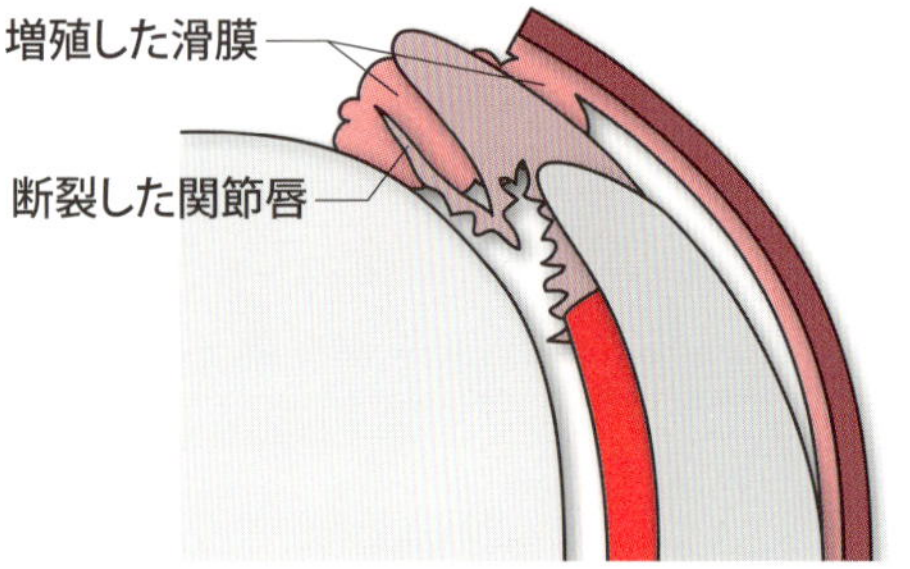

主な手術法は4種類 病期・状態に応じて使い分ける

変形性股関節症に対して行われる関節鏡視下手術には、いくつかの方法があります。どの方法が用いられるかは、変形性股関節症の病期、関節唇の損傷や関節軟骨のすり減り具合、滑膜《かつまく》の炎症による影響などによって決められます。

●関節唇部分切除術

関節唇損傷の治療には、関節鏡視下手術が適しています。前股関節症あるいは初期股関節症の病期の人を対象に、関節唇の損傷した部分や、その周囲の増殖した滑膜を切除する手術です。関節唇の損傷の状態によっては、断裂した関節唇を縫合する（縫合術）場合もあります。この手術をすると痛みが軽くなり、その後も良好な状態が期待できます。

●関節鏡視下手術の４種類の手術法

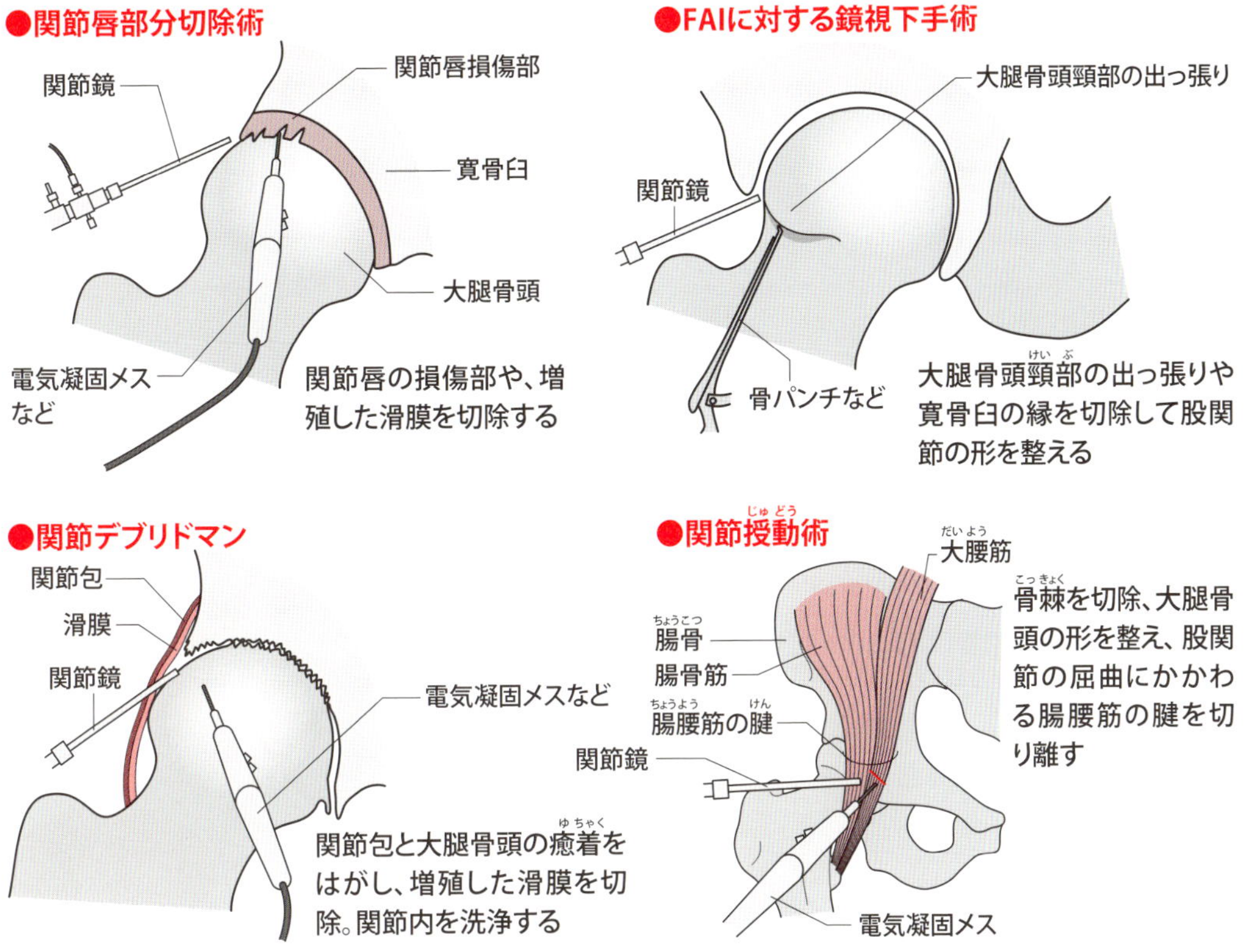

●FAIに対する鏡視下手術

まず関節唇の部分切除を行います。その後、寛骨臼のかぶりが大きすぎる場合は、寛骨臼の縁の部分を切除し、大腿骨頭頸部《こっとうけいぶ》に出っ張りがある場合は、癒着《ゆちゃく》をはがして出っ張りを切除します。混合タイプに対しては、両方の切除を行います。

●関節デブリドマン

外科手術では一般に傷を洗浄し、きれいに整えることをデブリドマンといいます。変形性股関節症の進行期あるいは末期になると、関節内に関節軟骨の〝かけら〟がみられるため、これを取り除いて股関節内を洗浄し、関節唇部分切除術も行います。関節包《ほう》と大腿骨頭の癒着、滑膜の炎症が痛みの主な原因と考えられるので、癒着をていねいにはがし、炎症で厚くなった滑膜を切除します。

●関節授動術《じゅどう》

関節唇部分切除術、関節デブリドマンに加えて、骨棘《こっきょく》の切除をしたり、大腿骨頭の表面の形を整えたり（トリミング）して、大腿骨頭と寛骨臼の接合面が滑《なめ》らかになるようにします。

そのほか、腸腰《ちょうよう》筋と呼ばれる筋肉の腱《けん》を切り離します。変形性股関節症が進行すると、股関節周辺の筋肉が硬くなって、股関節が不適切な位置で固まってしまい、痛みを引きおこします。腱を切り離すことにより、股関節を動きやすくする効果があります。

●各病期にどの手術法が行われるか

関節鏡視下手術は、痛みを軽減することを目的として、どの病期にも対応することができる。患者さんの股関節の状態に合わせて、手術法を選択する。

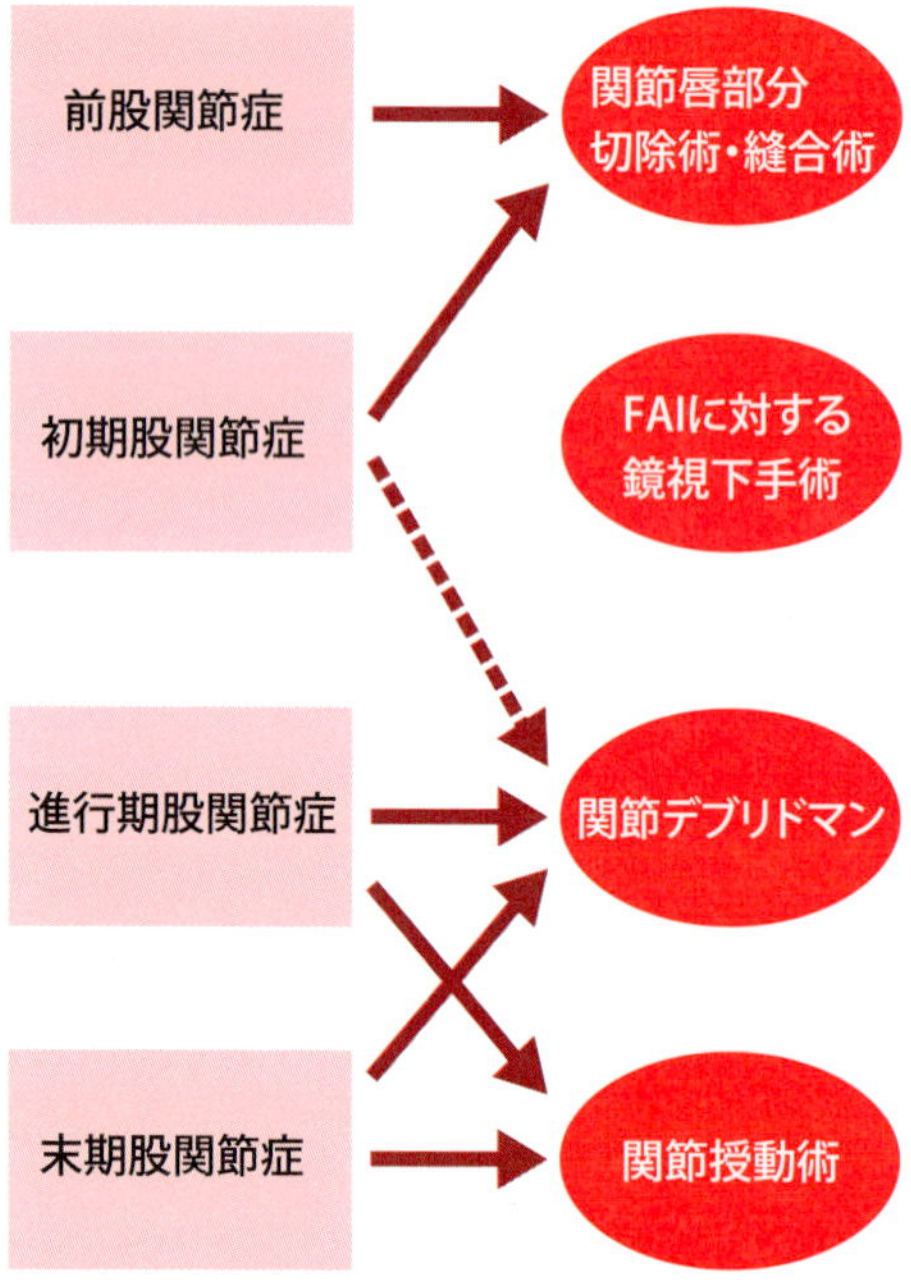

病期別にみた、手術法の選択は次のようになります。

【前股関節症、初期股関節症】

関節唇に損傷がある場合は、関節唇部分切除術が適しています。X線では確認できなくても、関節鏡で観察すると、関節唇の表面が毛羽《けば》立っていたり、線維《せんい》化をおこしたりしていることがわかります。また、痛みを訴える人の多くは、関節唇が部分的に断裂して関節内にはさみ込まれるようになっています。なお、初期股関節症でも、関節デブリドマンが適していることがあります。

ＦＡＩに対する鏡視下手術は、基本的に前股関節症、あるいは初期股関節症の段階で行われています。早い段階で治療することにより、変形性股関節症の進行を予防する効果が期待されていますが、予防効果を否定するデータもあり、結論は出ていません。

【進行期股関節症】

すでに関節内に出血があったり、滑膜が炎症をおこしていたりします。関節唇が断裂し、関節軟骨もすり減っていて、関節軟骨の下にある骨が露出していることもあります。関節デブリドマン、または関節授動術を行います。

【末期股関節症】

関節唇が断裂したり、著しく変性していたりすることが多く、荷重がかかる部位では関節軟骨が完全に失われて、軟骨の下にある骨が露出しています。関節デブリドマン、もしくは関節授動術が適しています。

治療の進め方は？

3カ所の孔から関節鏡と手術器具を挿入し、必要に応じて差しかえながら手術を進めます。手術時間は2〜3時間。関節内を洗浄し、皮膚を縫合して終了します。

手術は主として全身麻酔 脚を軽く牽引した状態で

関節鏡視下手術を受ける場合は、手術日の1、2日前に入院し、血液検査やX線、CT（コンピュータ断層撮影）、MRI（磁気共鳴画像法）などの画像検査を受けます。また、歩行状態を確認し、入院治療、手術、リハビリテーションなどについての説明を受けます。痛みがある場合は、鎮痛薬を使います。

関節鏡視下手術は、全身麻酔、もしくは腰椎《ようつい》麻酔をかけて行いますが、手術時間が長くなる場合があるので、私は全身麻酔が望ましいと考えています。患者さんの体位はあお向けです。脚を軽く開いて、股関節を少し曲げ、軽く脚を引っ張った状態（牽引《けんいん》）を保ちながら、手術を進めます。

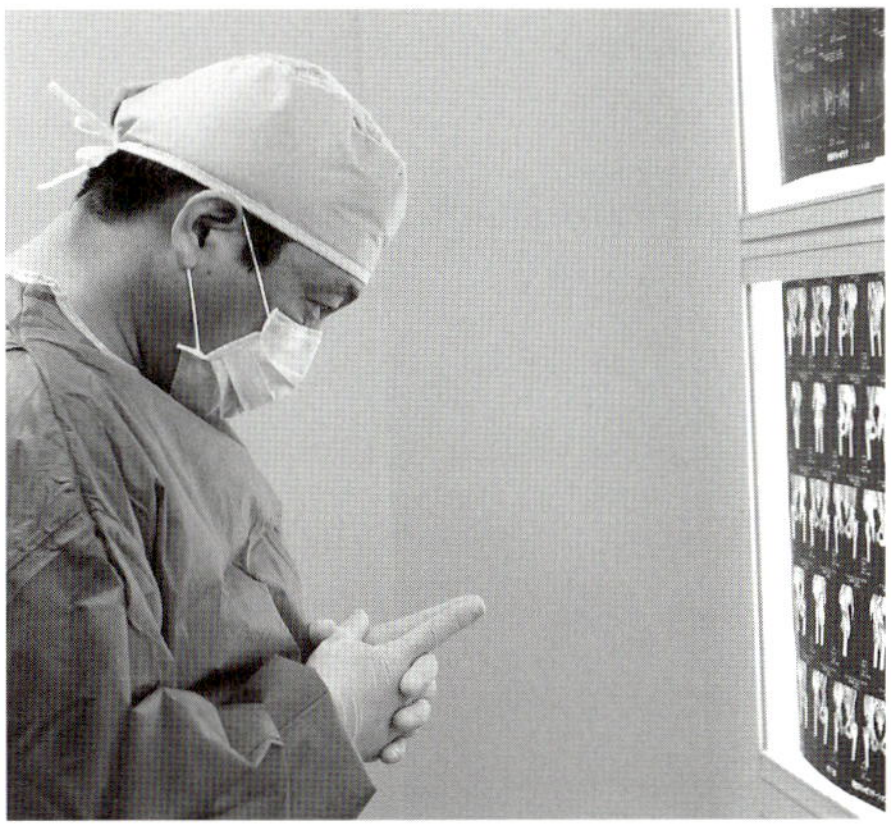
手術室で患者さんの検査画像を確認する

関節内の映像を見ながら 小さな3カ所の孔から手術する

手術は股関節付近に3カ所の小さな孔《あな》をあけて行う方式が一般的で、まず、股関節外側部分を1㎝ほど切って孔をあけます。この孔をポータルといい、先端にカメラのついた関節鏡をここから挿入し、モニターで映像を見ながら、前方、前外側の2カ所のポータルをあけます（次ページの図参照）。

この3カ所のポータルから、関節鏡と手術器具を入れて手術を進めますが、股関節内の処置する位置に応じて、関節鏡や手術器具を適切なポータルへと移動させていきます。

術者は片手に関節鏡、もう一方の手に手術器具を持ち、カメラが映し出す映像をモニターで見ながら、手術器具を操作します。手術に用いる器具は、鉗子《かんし》や電動シェーバー、電気凝固メス、硬い部分を切除する骨パンチなどで、これらの器具で、損傷のある関節唇や増殖した滑膜の切除、大腿骨頭と関節包の癒着の剥《はく》

●手術室のセッティングと手術の開始

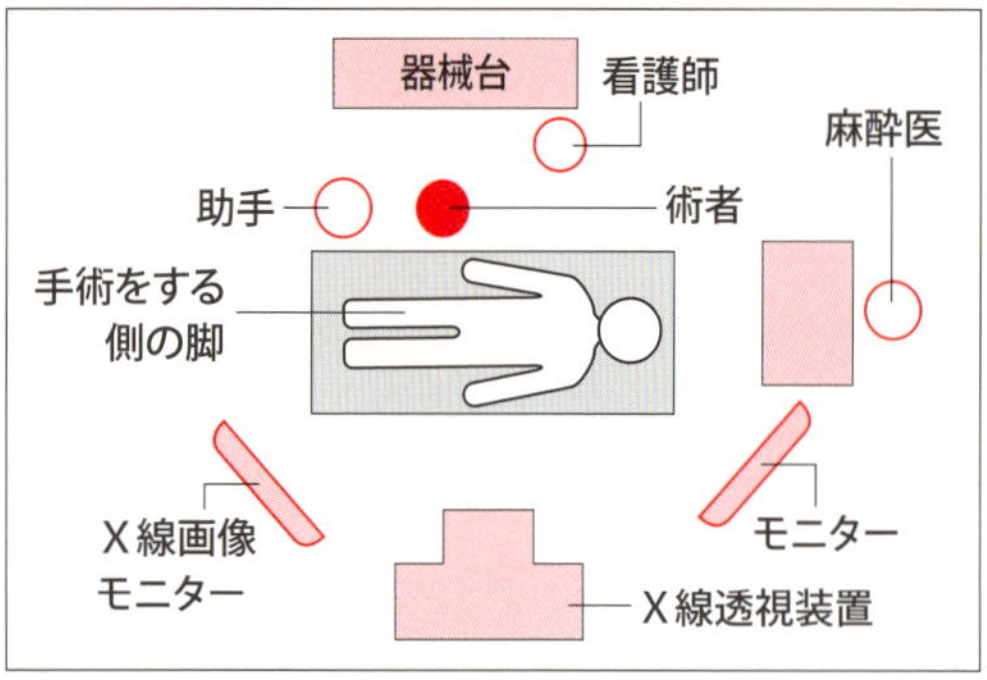

関節鏡

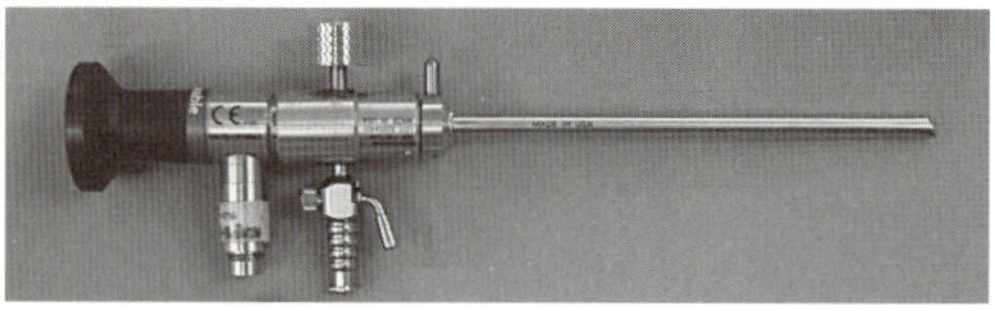

●ポータルの位置

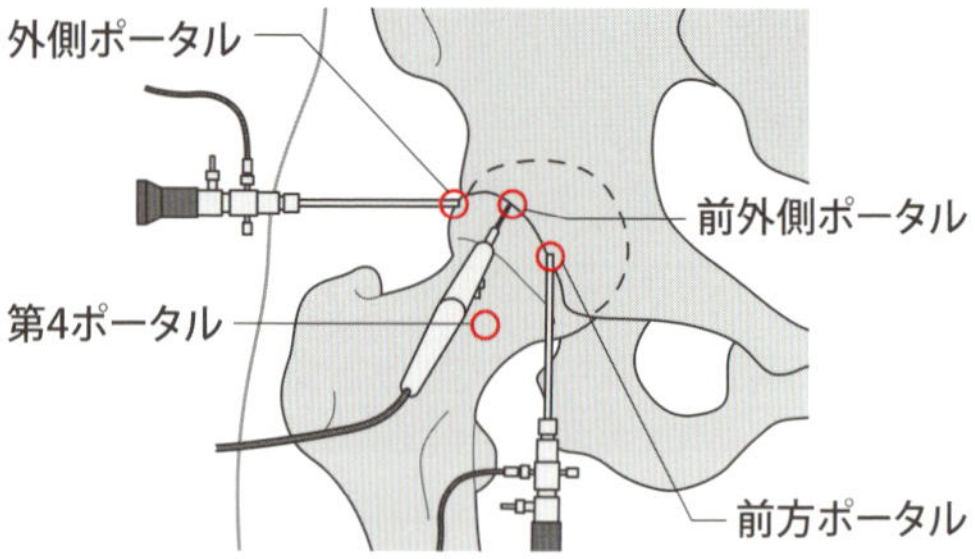

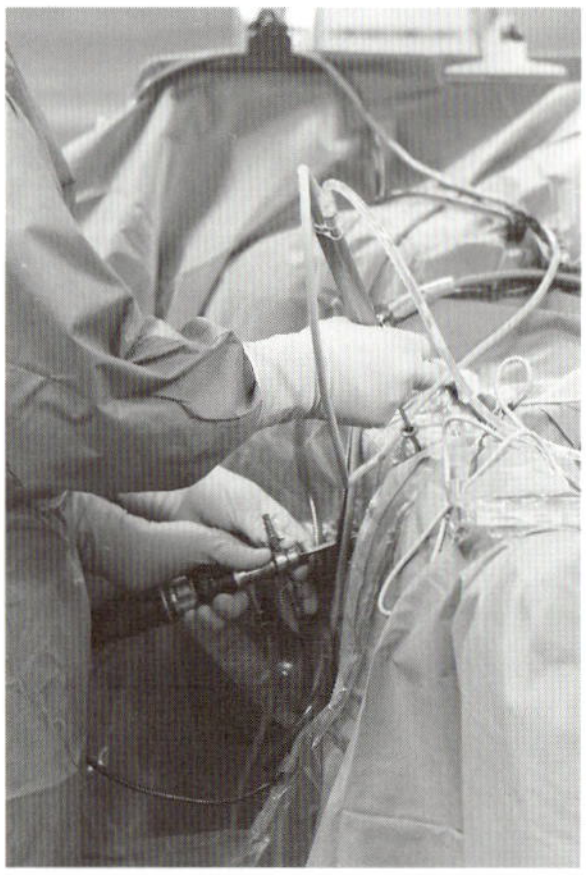

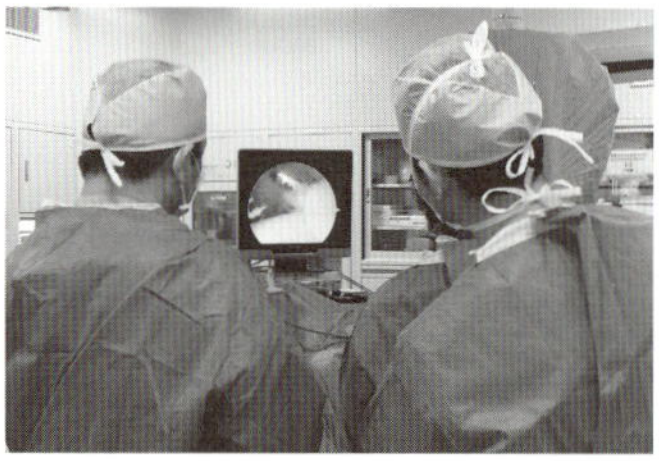

関節鏡と手術器具を挿入。モニターで股関節内を見る

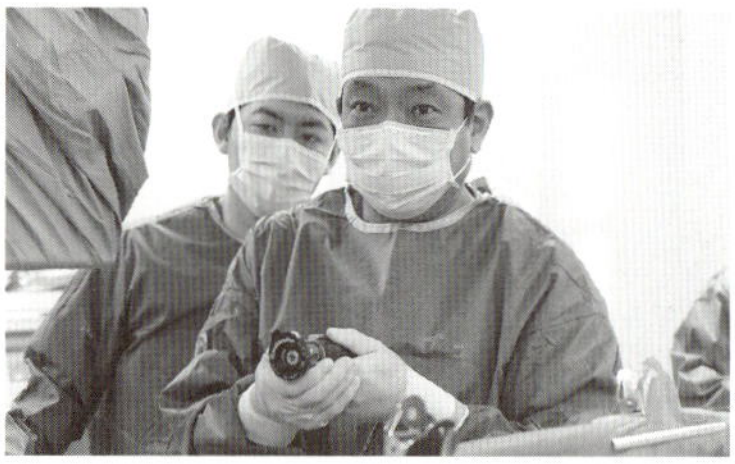

関節鏡を手に手術を開始

離《り》、骨棘の切除、大腿骨頭のトリミング、腸腰筋の腱の切り離しなど、必要な処置を行います。

なお、ＦＡＩに対する鏡視下手術が加わる場合は、大腿骨頭頸部の出っ張りを切除するためにもう１カ所、ポータルを増やします。

手術室には可動式のX線透視装置が備えてあり、必要に応じてこの装置を使い、手術器具の位置を確認しながら手術を進めます。

処置が終了したら、関節内をていねいに洗浄し、切除した関節唇や滑膜、骨などの破片がないかを確認して、あれば取り除きます。関節鏡や手術器具を抜き取り、最後に皮膚のみを縫合して手術を終えます。

手術時間は患者さんの股関節の状態により異なりますが、おおむね２～３時間です。

術後は５㎜程度の小さな傷あとが残るだけです。皮膚の傷が小さくて済むので、傷の痛みは弱く、回復も早いのが関節鏡視下手術の大きなメリットです。

●手術のようす

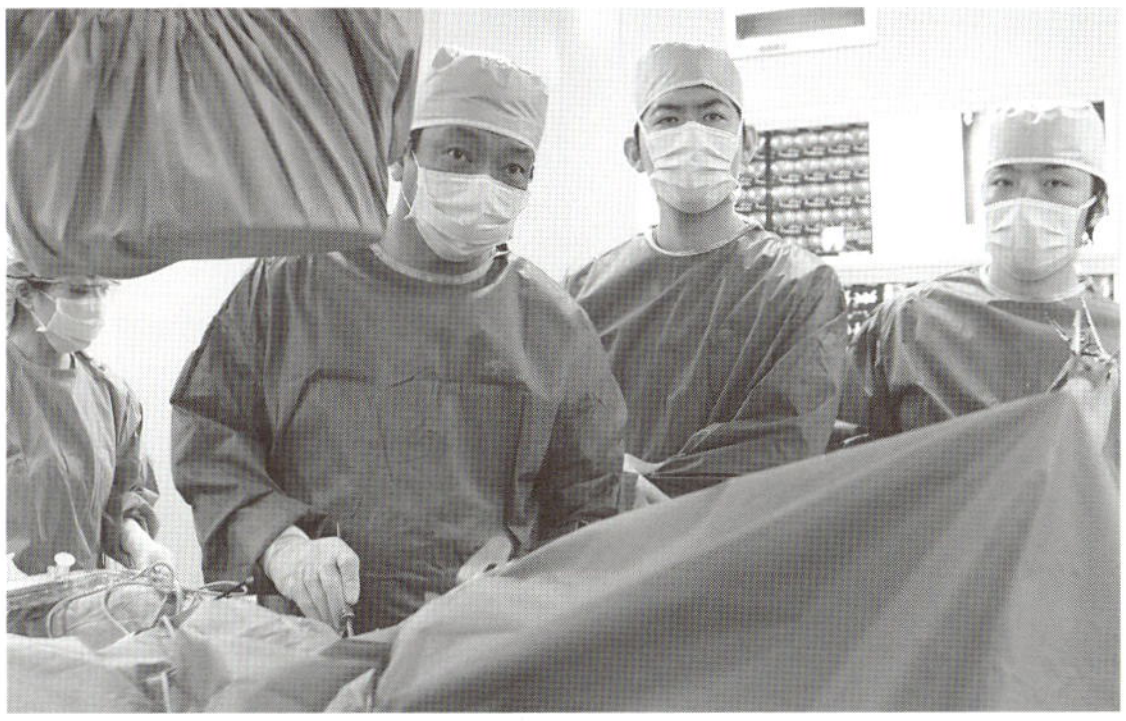

左手で関節鏡、右手で手術器具を操作し、モニターを見ながら手術を進める

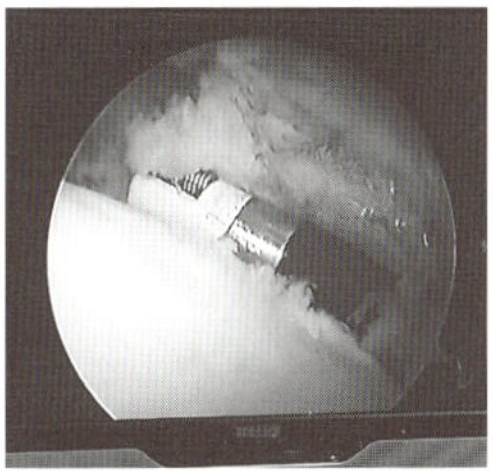

関節鏡のモニター画面。電気凝固メスで、損傷した関節唇を切除

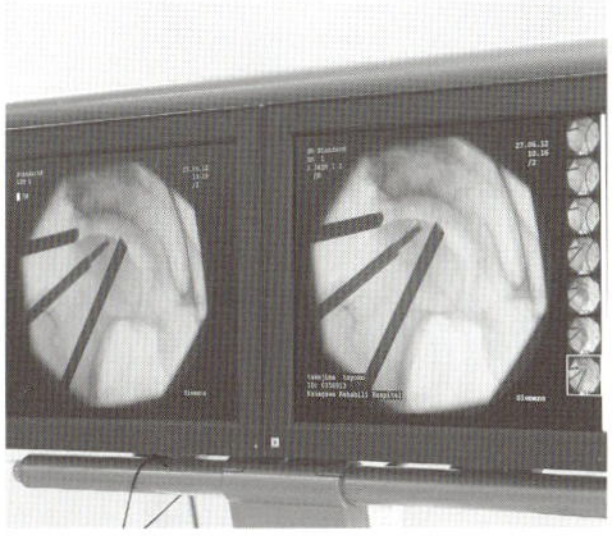

X線透視装置の画像で器具の位置などを確認する

●手術の手順

ポータルを1カ所あける

▼

関節鏡を入れて確認しながら、さらに2カ所のポータルをあける

▼

関節鏡、手術器具を挿入する

▼

損傷した関節唇、増殖した滑膜を切除

▼

股関節の状態によって、大腿骨頭と関節包の癒着の剥離《はくり》、骨棘《こっきょく》の切除、大腿骨頭トリミング、腸腰筋の腱の切り離しなどを行う

▼

必要に応じてX線画像で確認

▼

関節内洗浄

▼

関節唇、滑膜、骨などの破片を除去

▼

皮膚縫合

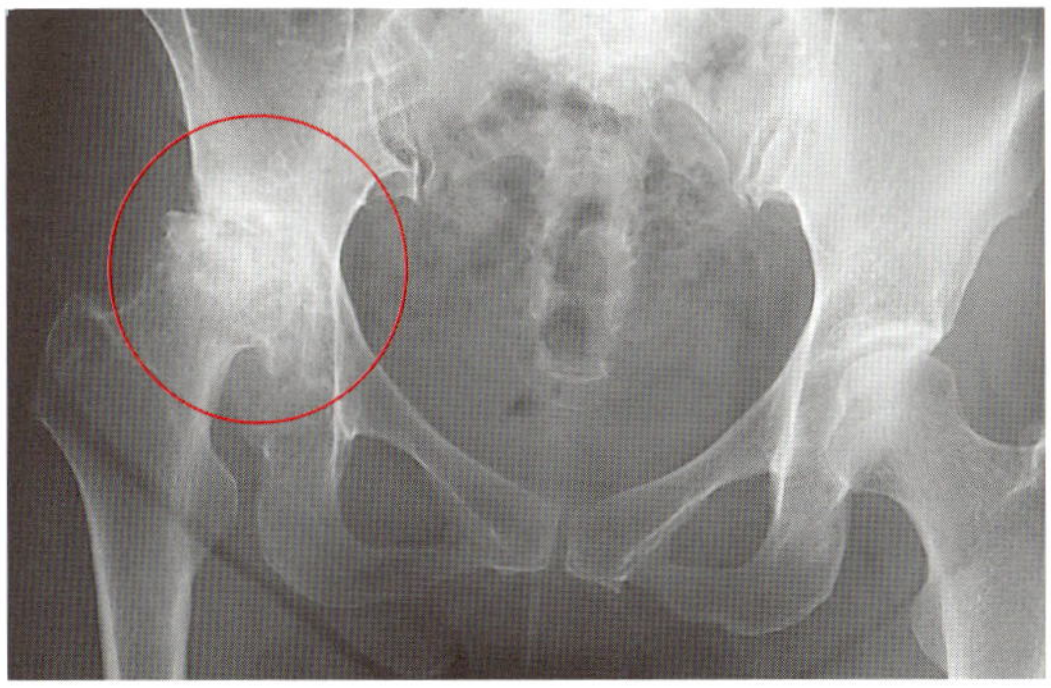

末期股関節症患者さんの手術前X線写真

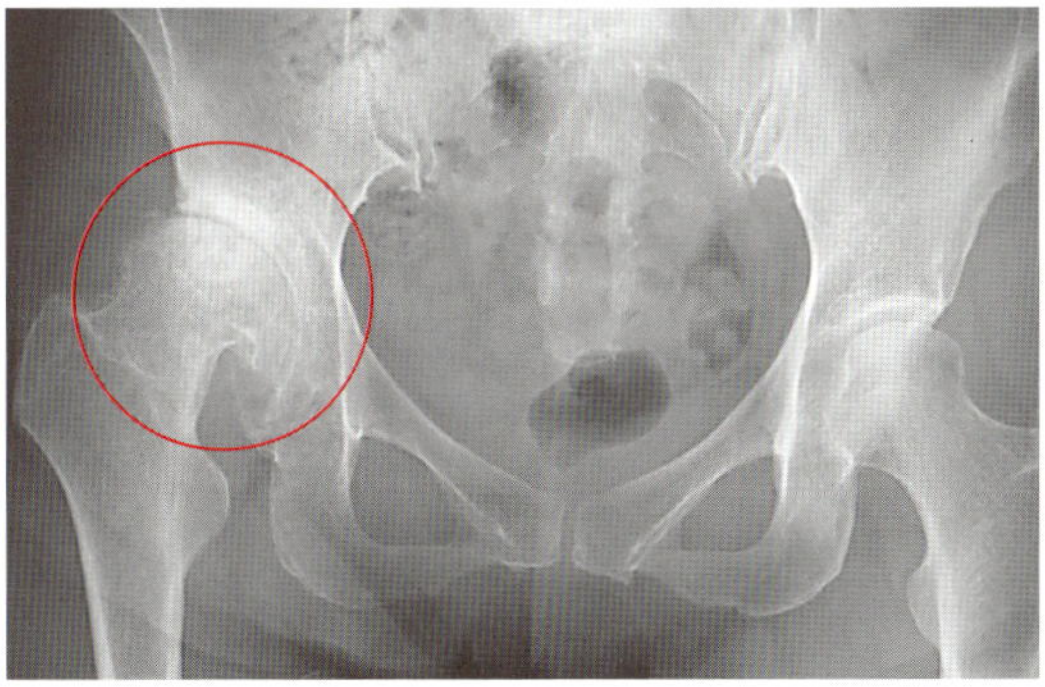

関節鏡視下手術後。股関節がきれいになり、大腿骨頭と寛骨臼の隙間《すきま》も見える

写真提供：神奈川リハビリテーション病院整形外科

術後の経過は？

入院期間は2～3週間から1カ月程度です。手術翌日からトレーニングを開始。十分なリハビリにより、日常生活に支障がないよう機能の回復を図ります。

翌日からリハビリ開始 術後2～3週間で全荷重歩行

手術の翌日から、ベッド上で横（側《そく》臥《が》位）になったり、腹這《ば》い（腹臥位）になったりしても大丈夫です。車いすに乗って移動することもできます。また、翌日には普通の食事をとれるようになります。

術後の経過で注意が必要なのは、女性の場合、陰部の腫《は》れです。手術時に両脚を軽く引っ張る（牽引する）ため、陰部が圧迫されて腫れてしまうことがあり、人によっては腫れが3週間ほど引かないこともあります。その場合は、産婦人科で診察を受け、薬を処方してもらうことになります。薬で改善できるので心配はいりません。男性の場合は、ＥＤ（勃《ぼっ》起《き》障害）になることがありますが、これも一時的なものです。

関節鏡視下手術でも、ほかの手術と同様に術後のリハビリが非常に重要です。リハビリをすることで、手術の効果を高めることができ、回復も早めることができます。

関節鏡視下手術では、筋肉や靱帯《じんたい》へのダメージはほとんどないので、手術の翌日から、ベッド上で股関節を動かすリハビリをすることができます。ＣＰＭ（持続的関節他動訓練器）と呼ばれる、電動で関節を屈伸させる器具を使って行います。

術後、日常生活にかかわる動作は自由に行って大丈夫なのですが、手術のときの牽引による痛みや股関節周囲の腫れなどの影響があるため、本格的なリハビリは術後3日目から始めるのが一般的です。最初は平行棒を使って歩くところから始め、術後2～3週間で全荷重歩行（杖《つえ》の助けを借りてもよいが、普通に歩くときと同様に、片脚に体重をすべてかけて歩く）が可能となります。

入院期間は前股関節症や初期股関節症の場合は2～3週間程度、進行

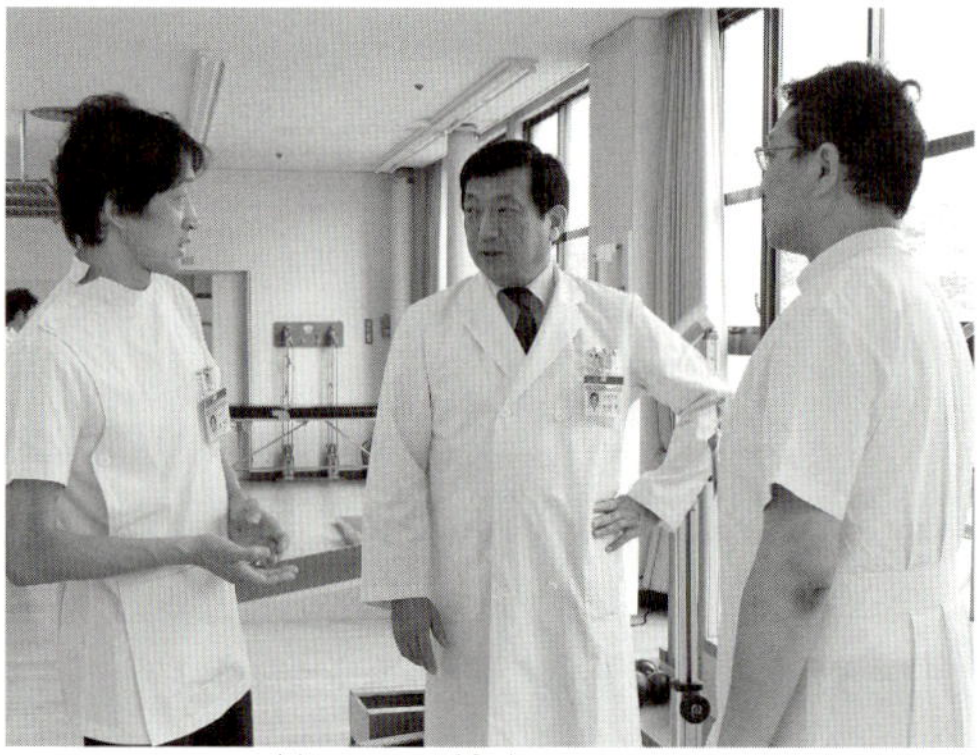

理学療法士の金《きん》先生、相馬《そうま》先生と打ち合わせ中の杉山先生

●入院から退院まで

入院 手術前日まで	・手術前検査 ・手術の説明 ・歩行状態確認、リハビリテーション説明
手術当日	・弾性ストッキング着用 ・手術室に入る。麻酔開始 ・手術 ・病棟に戻る ・ベッド上であお向け。手術した脚は24時間台形マットに乗せる
術後1日目	・横向き、うつぶせ寝可 ・痛みに応じて脚に体重をかけてよい ・食事は全がゆから常食へ ・電動器具でベッド上トレーニング可
術後3日目〜1週	・平行棒歩行（3日目） ・病棟内歩行可、T杖《つえ》歩行、弾性ストッキングを取る（5日目） ・抜糸（7日目）
術後2〜3週	・歩行訓練、自転車こぎ運動 ・立位姿勢の修正 ・退院時、家事動作、職場復帰指導
退院 術後2〜4週	・次回外来の予約

●関節鏡視下手術の基本情報

全身麻酔または腰椎《ようつい》麻酔	
手術時間	2〜3時間
入院期間	2週間〜1カ月
費用	技術料（15万〜30万円） 1カ月入院で約100万円（健康保険適用：70歳未満3割負担・70歳以上1割負担、高額療養費制度適用）

＊費用は2012年9月現在のもの。今後変更の可能性がある。
（神奈川リハビリテーション病院の場合）

期以降では1カ月以上必要となることもあります。

病気の進行を遅らせるが痛みが再発することもある

関節鏡視下手術は、病気の進行を遅らせて、痛みを取り除くことができます。しかし、手術によって変形性股関節症の進行を完全に止めることはできません。このため、長期的には、手術後に病気が進行し、痛みが再発する可能性はあります。

痛みが再発した場合は、患者さんの年齢、ライフスタイル、痛みの程度、関節の状態などを総合的に考えて、再度、関節鏡視下手術をするか、人工股関節置換術を検討することになります。

なお、変形性股関節症に対する関節鏡視下手術の手術料は15万〜30万円程度で、1カ月入院すると約100万円となりますが、健康保険が使えるので、70歳未満でその3割、70歳以上ならその1割の負担になります。さらに、高額療養費制度が使えるので、医療費に関する患者さんの実質的な負担は、収入に応じた上限額までとなります。

関節唇損傷

股関節の安定に役立っている関節唇
変形性股関節症の多くの患者さんに断裂がみられる

脚の内旋・外旋で痛みがあれば関節唇損傷の疑いが

変形性股関節症の患者さんの多くに、関節唇損傷がみられます。

股関節は、先端が球状の丸い骨（大腿骨頭）とそれを受けるお椀《わん》状の骨（寛骨臼）の組み合わせでできています。関節唇というのは、関節軟骨とは異なる種類の線維軟骨という軟骨でできた組織で、球状の大腿骨頭がはずれないようにお椀状の寛骨臼のへりにぐるりとついています。関節唇は関節内の圧力を低く保ち吸着を高めるゴムパッキンのような役割をしています。関節唇損傷とは、このゴムパッキンの一部が割れている（断裂している）状態のことです。

医師が患者さんの脚を持ち、股関節を内旋《ないせん》させたり、外旋《がいせん》させたりしたとき（16ページ参照）に痛みを感じる場合、関節唇損傷の疑いがあります。ある種のＭＲＩ検査や関節造影検査などの画像で、関節唇が損傷しているかどうかがわかります。

変形が初期の場合は関節唇の切除で痛みがとれる

前股関節症、または初期股関節症の患者さんの場合、関節鏡視下手術を行って損傷した関節唇を切除したり、場合によっては縫合したりすると、痛みが取れることが経験的に指摘されています。ただし、関節唇損傷と変形性股関節症との関係については、まだはっきりとはわかっていません。

関節唇損傷についてはわからないことが多いのは、多くの整形外科医が変形性股関節症の原因や治療に関節唇損傷は関係ないと考えていたからです。私自身も２０００年ころまでは、関節唇損傷について軽視していました。

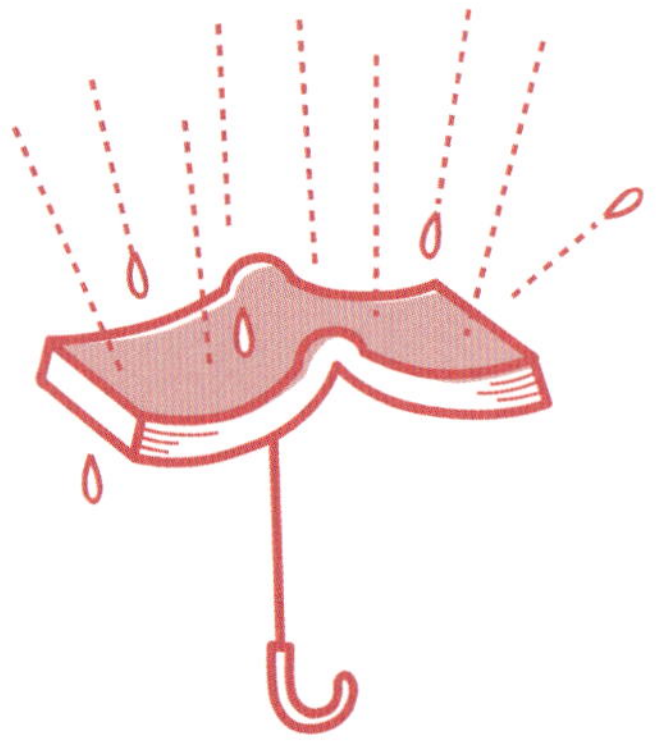

当時、たまたま勤務することになった山梨大学では、先輩の医師が関節鏡を使った診断・治療に熱心に取り組んでいました。そのため、変形性股関節症の患者さんの多くに関節唇損傷がみられること、その治療をすると痛みが取れることに気づいたのです。

関節唇損傷には手術が必須というわけではない

関節唇損傷は、寛骨臼が大腿骨頭を覆う面積の足りない臼蓋《きゅうがい》形成不全（13ページ参照）があるとおこりやすいと考えられますが、臼蓋形成不全とは無関係に、スポーツや外傷によっておこることもあります。臼蓋形成不全との関係の有無にかかわらず、関節唇損傷があれば、関節鏡視下手術の対象となります。

ただし、関節唇損傷があっても、軽度であれば保存療法で十分な場合もあります。以前、関節唇損傷に関して、ある著名な陸上競技選手の診察をしたことがあります。その選手は米国の医師に関節唇損傷と診断されて手術を勧められたため、私のところにセカンドオピニオンを求めてやってきたのでした。

その選手には確かに軽度の関節唇損傷が認められましたが、実は痛みをおこしている原因は別にあり、その治療をすることで痛みが消えて、競技で再び活躍できるようになりました。このように、関節唇損傷はあっても、それが痛みの直接の原因とは限りません。

関節唇損傷は、最近、整形外科医の間で注目されるようになってきています。関節唇損傷に対する関節鏡視下手術を手がける医師も増えていますが、股関節の病気に詳しい医師に診察してもらって治療方針を決めることが大切です。

●関節唇の損傷

関節唇には感覚神経があるので、損傷を受けると痛みを感じることがある。

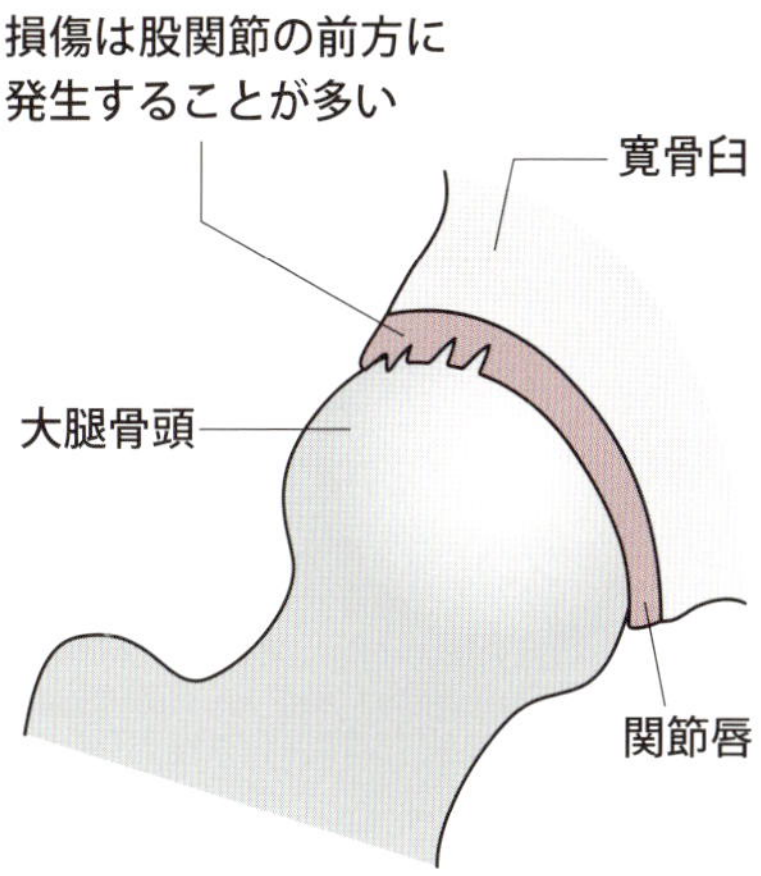
損傷は股関節の前方に
発生することが多い
寛骨臼
大腿骨頭
関節唇

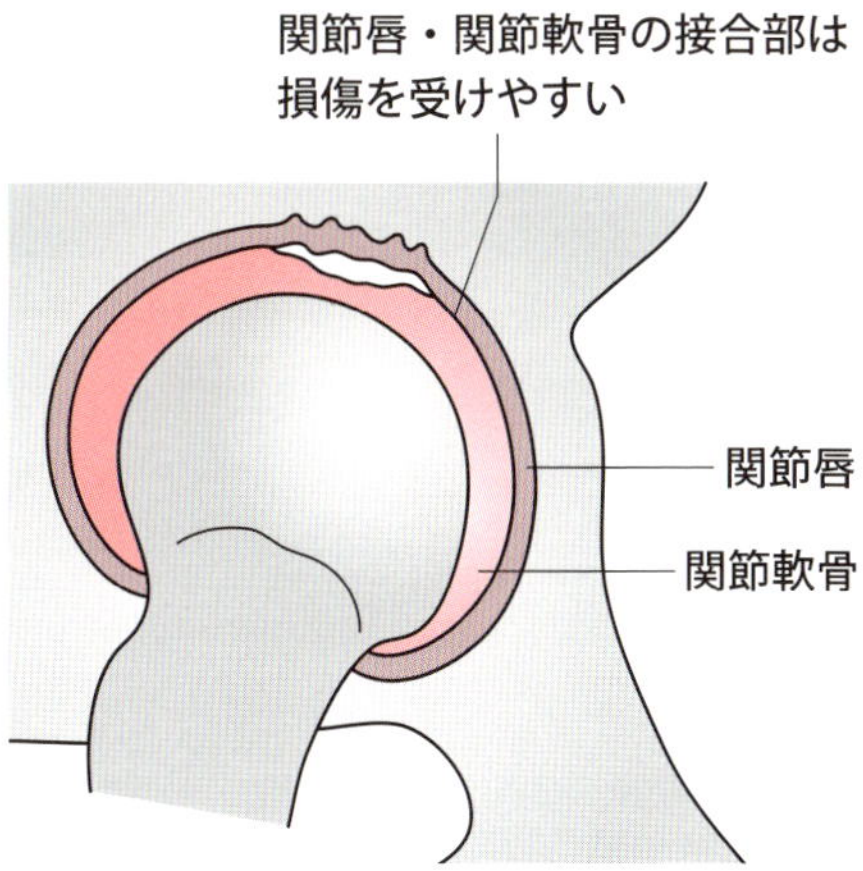
関節唇・関節軟骨の接合部は
損傷を受けやすい
関節唇
関節軟骨

ＦＡＩ（大腿骨寛骨臼インピンジメント）
形態異常の骨の一部を切除すると痛みをとり除く効果がみられる

関節鏡視下手術の対象となるＦＡＩ

ＦＡＩは寛骨臼と大腿骨頭がぶつかって痛みを生じる状態ですが、これに対しても、関節鏡視下手術が行われています。ＦＡＩには、大腿骨頭の頸部のくびれが少なく、普通の人より少し出っ張っているタイプ（カムタイプ）や、寛骨臼のかぶりが大きいために大腿骨頭とぶつかりやすいタイプ（ピンサータイプ）、両者の混合タイプがあります。

関節軟骨がすり減っていて、変形性股関節症と診断される人のなかに、ＦＡＩを合併している人がいます。ＦＡＩの人がすべて変形性股関節症というわけではありませんが、関係は深いと考えられます。

ＦＡＩに対する鏡視下手術は、大腿骨頭頸部の出っ張り部分を切除したり、寛骨臼の縁の部分を切除したりして、二つの骨がぶつからないようにするものです。

ＦＡＩは自転車の乗り降りなど、なんらかの動作をしたときに、脚のつけ根に短い痛みを感じるのが特徴です。座った姿勢からの動きはじめや、股関節を曲げたり、ひねったりする動作をしたときに痛みを感じることもよくあり、活動的に日常生活を過ごしている青・壮年に多くおこります。

股関節を曲げた状態で内旋させたときや、股関節を伸ばした状態で外旋させたときに痛みを感じるのも特徴で、医師が患者さんの脚を持って股関節を動かす触診（16ページ参照）で確認できます。

Ｘ線、ＣＴ、ＭＲＩといった画像検査でも、ＦＡＩ特有の骨の形態異常を確認することができます。

ＦＡＩは最近になって注目されはじめ、スポットライトが当たるようになったため、整形外科医の間でも、これを治療する関節鏡視下手術への関心が高まってきました。

手術が予防につながるかまだ結論が出ていない

ＦＡＩが注目されるようになったのは、２００３年にスイスのガンツ医師が、一次性の変形性股関節症のなかに、大腿骨と寛骨臼の微細な形態異常がみられるものがあり、それを治療すると変形性股関節症を予防できるのではないかと提唱したことがきっかけでした。

その後、米国で関節鏡視下手術が普及し、関節鏡を使ったＦＡＩの治療も多数行われるようになりました。日本とは医療保険制度が異なることもあり、米国には関節鏡を使った手術だけを専門とする医師が存在することも、こうした状況を後押ししました。

ところが、2011年11月に、米国の新聞ニューヨーク・タイムズの1面に、「FAIに対する関節鏡視下手術は、効果があるのか疑わしいのに多数行われている」という趣旨の記事が掲載されました。日本では新聞の1面に股関節の関節鏡視下手術についての記事が掲載されることは考えにくいのですが、米国では年間6万件も股関節の関節鏡視下手術が行われているため、重要なニュースとして扱われたようです。

FAIに対する鏡視下手術が、変形性股関節症の予防につながるのかどうか、国際的に一致した結論はまだ得られていません。実際のところ、日本では、FAIの明確な診断の基準や定義についても専門家の間で議論があり、決着をみていない状況です。ただ、当面の痛みを軽減する効果はあると考えられ、私自身もFAIに対する鏡視下手術を実施しています。

日本では現在、関節鏡視下手術に対する関心が整形外科医の間で高まっているため、FAIに対する鏡視下手術も増えていくことが予想されます。

●FAIをおこしやすい股関節

●カムタイプ

大腿骨頭頸部に出っ張りがあり、脚を動かしたときに寛骨臼とぶつかりやすい

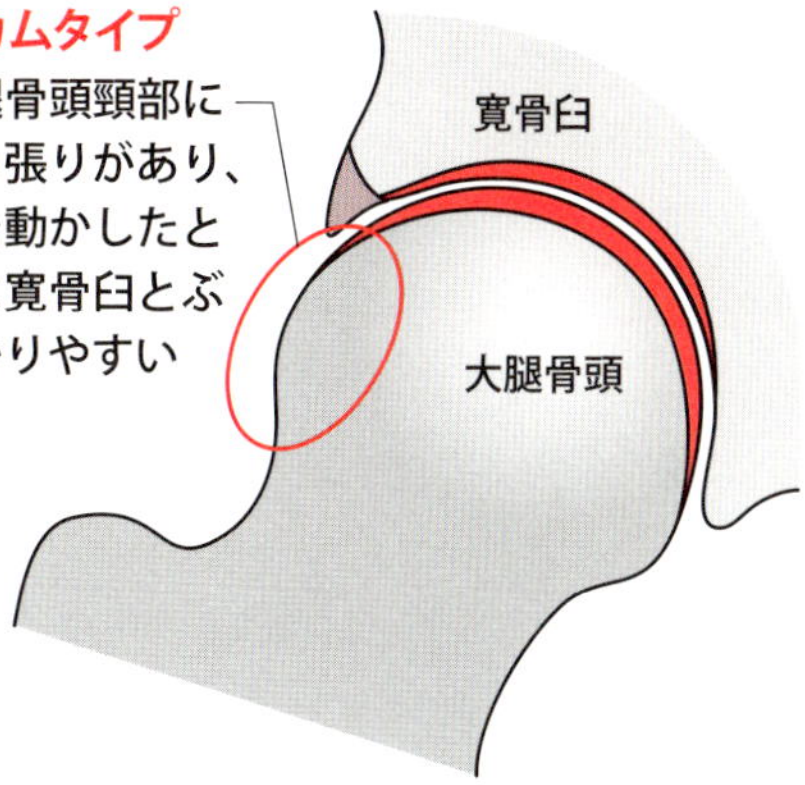

●ピンサータイプ

寛骨臼のかぶりが大きすぎて、大腿骨頭にぶつかりやすい

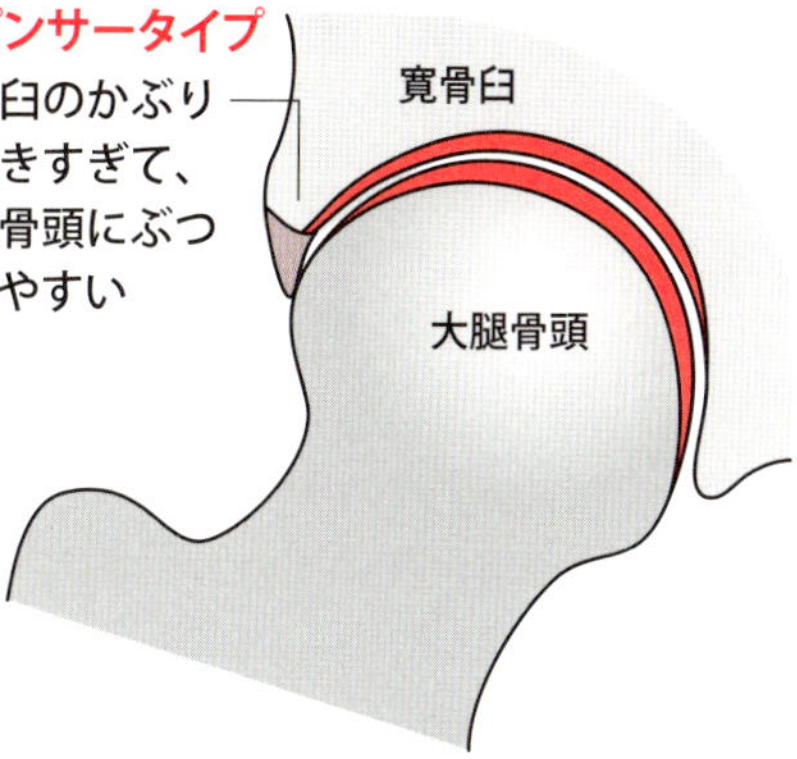

●FAIに対する鏡視下手術

手術によって、大腿骨頭頸部の出っ張りが取れている

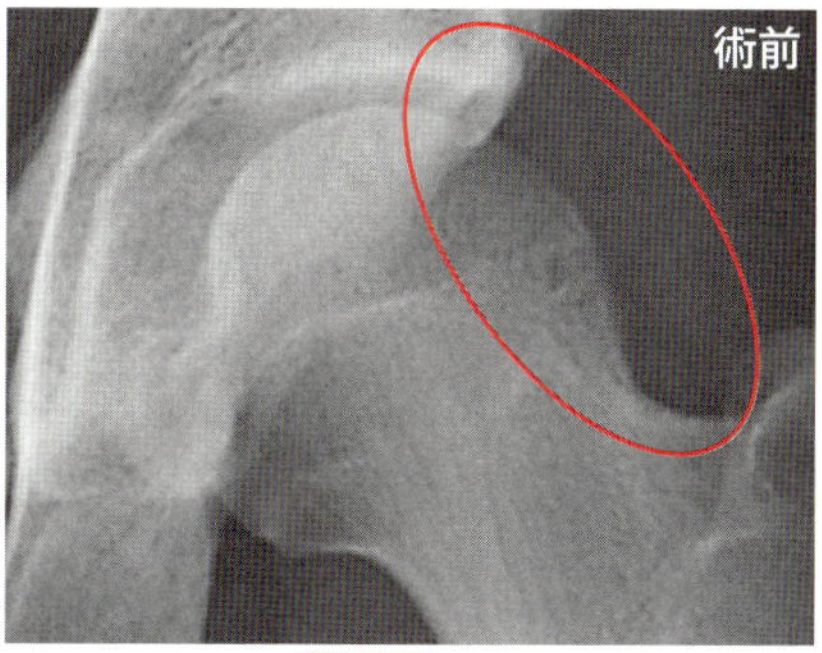

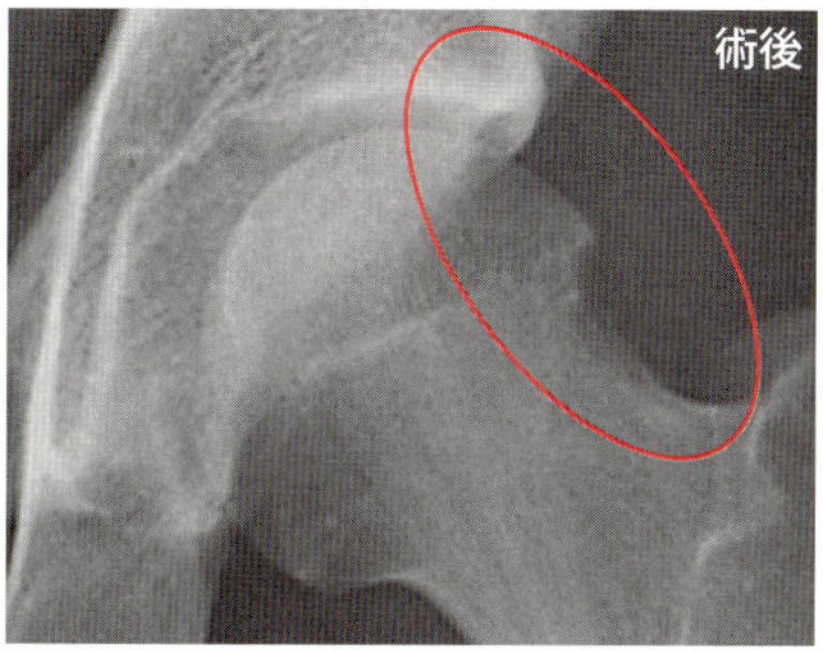

写真提供：神奈川リハビリテーション病院整形外科

Interview

杉山 肇（すぎやま・はじめ）

神奈川リハビリテーション病院
整形外科部長

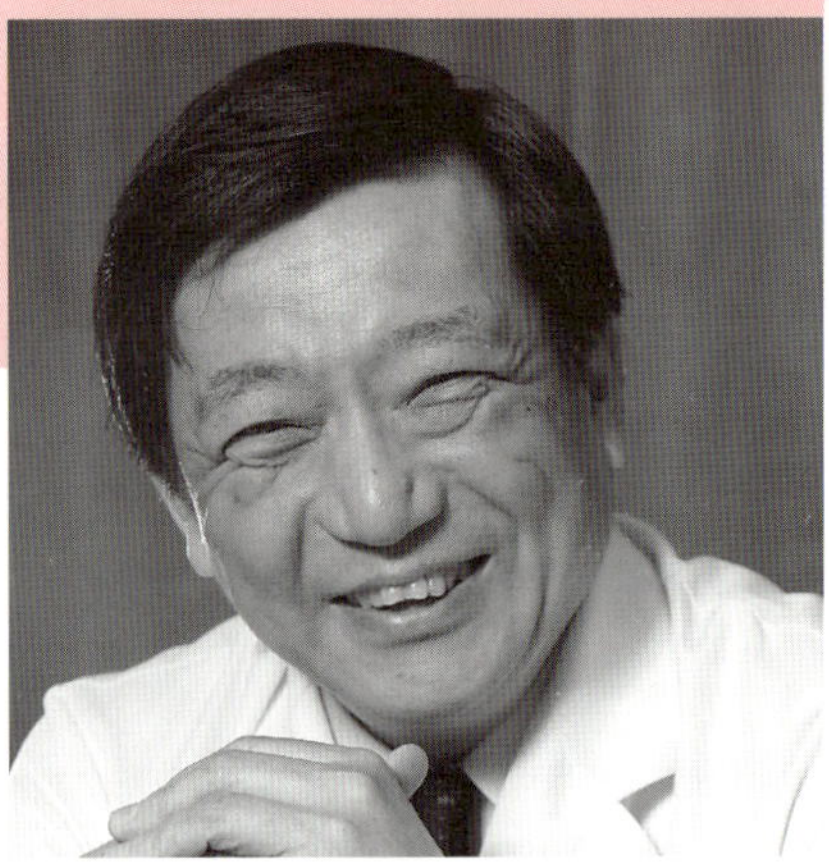

まさに患者さんから教えられ、固定観念を打ち破って関節鏡視下手術の有用性に気づくことになりました。

杉山先生は市民向けの講演のときにはよく「変形性股関節症の治療法はありません」のひとことから始めるそうです。

「患者さんには、自分の病気がどういうものか正しく理解してほしいので、あえて刺激的なことをいっています。実際、一度壊れた関節は元には戻りません。その事実を踏まえたうえで、ではどうしましょうかというところから治療が始まるのです」

杉山先生はご両親とも学校の先生という家庭に生まれ育ちました。弟さんも副校長先生で、親戚《しんせき》にも学校の先生が多いそうです。高校生のとき、医師になりたいとご両親に告げたところ、猛反対されました。

「教師の仕事の尊さを一晩中説かれましたが、親に反発する気持ちもあって、違う道に進みたかったのです」。やがてご両親が折れて、東京慈恵《じけい》会医科大学の学費を出してくれました。かなり大きな負担だっただろうと、杉山先生はいいます。

「医師国家試験を受けると同時に、父ががんで亡くなりました。このため、がんと闘う外科に進もうかと迷いましたが、自分は一つひとつ理論を組み立てていくタイプで、瞬時に物事を判断する外科には向いていないと思ったのです。子どものころからプラモデルを作るのが好きで細かい作業が得意だったこともあり、整形外科を選びました」

若手のころは主に人工股関節や生体材料について研究。米国に留学したときは、人工股関節に関する研究でJohn Charnley 賞を受賞し、全米から著名な整形外科医が集まる華やかなパーティーも経験しました。

「米国で驚いたのは、科学的な研究データに対して謙虚だということです。当時所属していた研究室のボスが、身をもって示してくれました」

人工股関節の手術には、セメント（医療用）を使う手法と使わない手法があります。杉山先生はボスの命令で、人工股関節の固定について両者の比較をしていました。すると、セメントを使ったほうがよいというデータが出たそうです。ボスはもともとセメントを使わない方法を手術で採用していたのですが、杉山先生の報告を聞いた翌日の手術で、セメントを使った手術法を採用したそうです。

「日本では科学的な研究結果を示されても、理屈をつけて持論を曲げない人が多いと思います。また、一人の留学生の研究結果を信じてくれたことにも驚きました」

その後、杉山先生は山梨大学に勤務していたときに、股関節の関節鏡視下手術と出合うことになります。関節鏡を用いる股関節の手術は、それまで変形性股関節症の治療にはあまり使われていませんでした。ところが、その手術法に熱心に取り組んでいる先輩の手術を手伝ううちに、関節鏡視下手術に興味をもつようになりました。

「私自身、最初は股関節に関節鏡はそれほど役に立たないという固定観念をもっていました。ところが、あるとき、関節唇が切れて内側にまくれ、関節の間にはさまれている状態の患者さんがみつかり、関節鏡視下手術で削って平らにしたところ、その患者さんは痛みがすっかりなくなったのです」

関節鏡視下手術は有用かもしれないと思うきっかけとなるできごとでした。その後、どうしても人工股関節を使いたくないという患者さんがいて、この方にも関節鏡視下手術を試みたところ、うまくいきました。

「前者は10年、後者は8年経過していますが、いずれも股関節にまったく痛みがなく生活されています」

こんな患者さんをたくさん経験し、杉山先生はこの手術を積極的にとり入れるようになりました。

「患者さんから関節鏡の有用性を教わりました。これからも患者さんに教わりながら、股関節疾患の治療に取り組んでいきたいと思います」

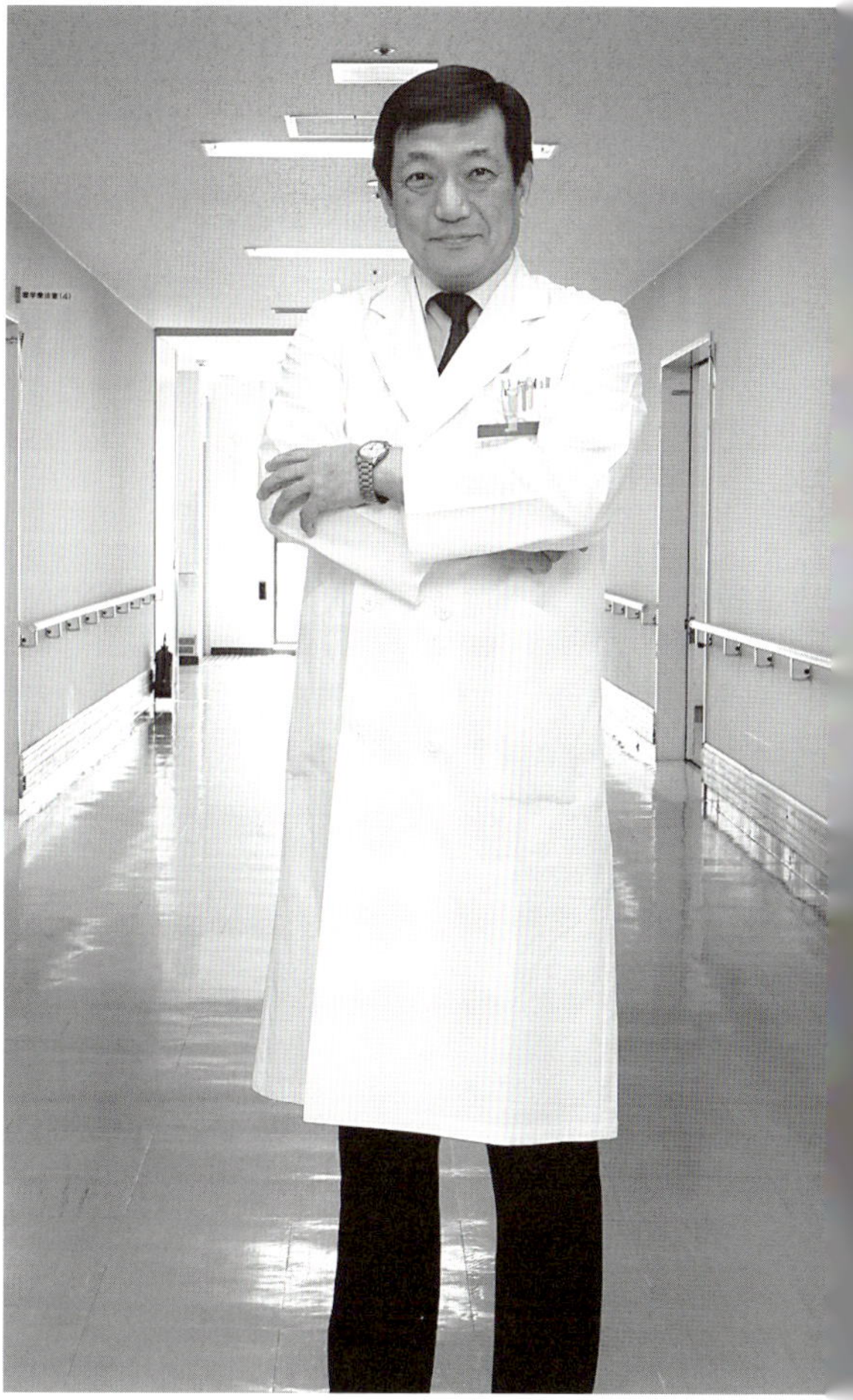

杉山肇（すぎやま・はじめ）

1957年神奈川県生まれ。82年東京慈恵会医科大学卒業。同大整形外科に入局、東京工業大学精密工学研究所へ国内留学し、人工股関節の生体材料開発に取り組む。88年から2年間、米国DePaul Biomechanical Lab.に留学、89年米国でJohn Charnley 賞受賞。94年東京慈恵会医科大学整形外科講師、2005年山梨大学大学院整形外科准教授を経て、10年より東京慈恵会医科大学准教授スポーツ・ウェルネスクリニック外来担当、神奈川リハビリテーション病院整形外科部長就任。12年より同病院医療局長兼務。

手術療法

寛骨臼回転骨切り術

股関節の形を正常に近づけて進行を防ぐ

広島大学大学院 医歯薬保健学研究院 人工関節・生体材料学講座教授
安永裕司（やすなが・ゆうじ）

前・初期股《こ》関節症に適した骨切り術の一つ、寛骨臼《かんこつきゅう》回転骨《こつ》切り術を約４００件経験している安永裕司先生に、手術法や長期成績を向上させる独自の工夫などについてお話をうかがった。

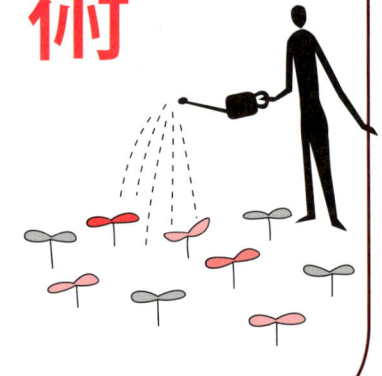

どんな治療法ですか？

股関節の屋根に相当する骨の一部を切り体重を広い面積で支えられるように外側に回転。股関節を安定させて、痛みをなくし病気の進行を止める手術です。

自分の股関節を生かす治療法 骨を切って股関節の形を整える

変形性股関節症に対して、股関節の骨に手を加える手術療法は、自分の股関節を生かすことができる骨切り術と、自分の股関節を取り除いてしまう人工股関節置換術の二つに大きく分けることができます。骨切り術は骨の一部を切り離し、形を整えることによって、股関節を正常な状態に近づける手術で、いくつかの方法があります。

寛骨臼回転骨切り術は、いわゆる屋根が足りない臼蓋《きゅうがい》形成不全（13ページ参照）のある変形性股関節症に対して行われるもので、股関節の屋根の部分に相当する寛骨臼の一部を切り取り、関節軟骨面とともに外側にずらす（回転させる）手術法です。

●寛骨臼《かんこつきゅう》回転骨《こつ》切り術の特徴

- 自分の股《こ》関節を生かして、股関節の形を改善する
- 痛みを取り除き、股関節の変形の進行を防ぐ
- 術後の動作制限がない
- 入院期間、リハビリ期間が長いというデメリットがある

大腿骨頭《だいたいこっとう》を覆う屋根の面積が広がるので、股関節の体重を支える部分を増やすことができます。この処置によって股関節を安定させ、痛みを取り除くとともに、関節軟骨がすり減るのを防ぎ、股関節の変形が進行しないようにします。

日本人の変形性股関節症の多くは、赤ちゃんのときの股関節脱臼《だっきゅう》の後遺症としておこる股関節の変形や、臼蓋形成不全が原因となった、二次性のものです。

臼蓋形成不全は、股関節の屋根に相当する寛骨臼（臼蓋）が、十分に大腿骨頭を覆っていない状態のことで、この状態だと寛骨臼の外側の部分に慢性的に負担が集中し、関節唇《しん》や関節軟骨が損傷を受けます。その結果、大腿骨頭が上方にずれやすくなり、股関節が不安定な状態になります。

寛骨臼回転骨切り術は、不安定な股関節を安定した状態にすることで、痛みを取り除くとともに、病気の進行を止めようとするものです。

なお、手術の細かい方式の違いを

●寛骨臼回転骨切り術の手法

臼蓋形成不全のある寛骨臼を、関節面から2〜3㎝ほどの幅で曲面に沿って切り離し、大腿骨頭を正常に覆う位置まで回転・移動させる。

●臼蓋形成不全で寛骨臼の覆いが足りない股関節

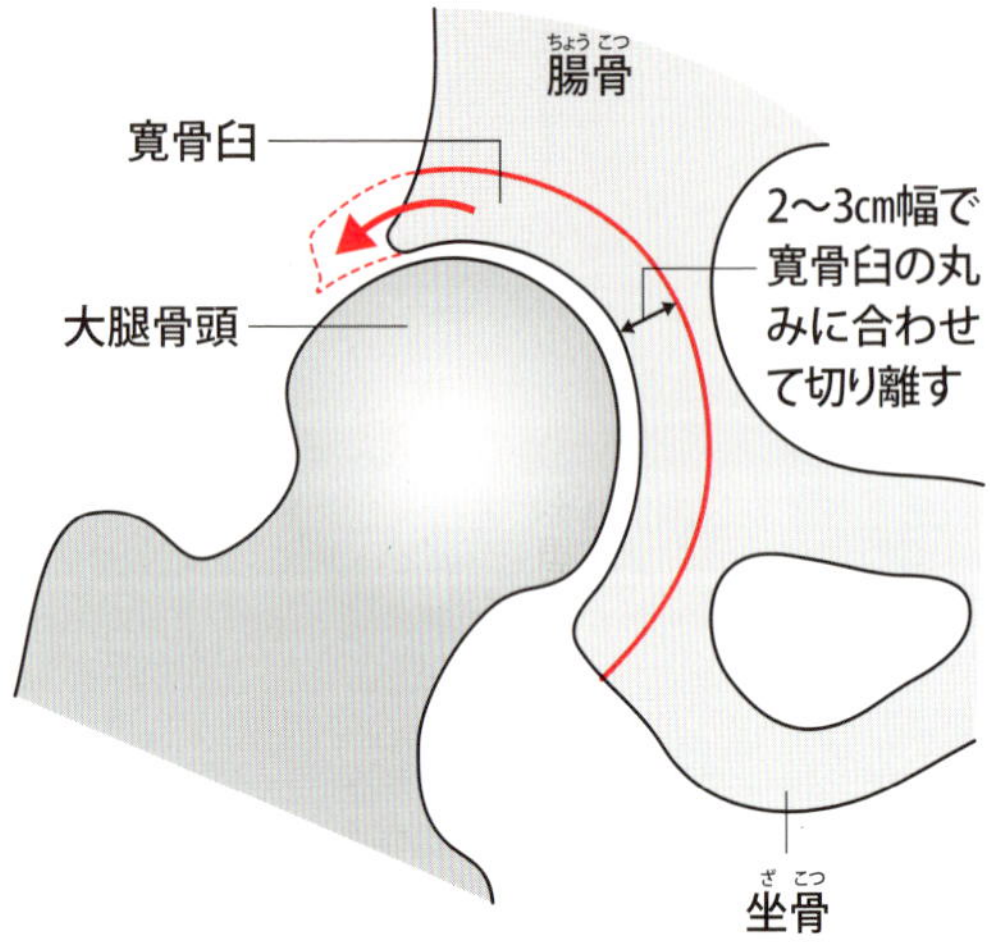

▼

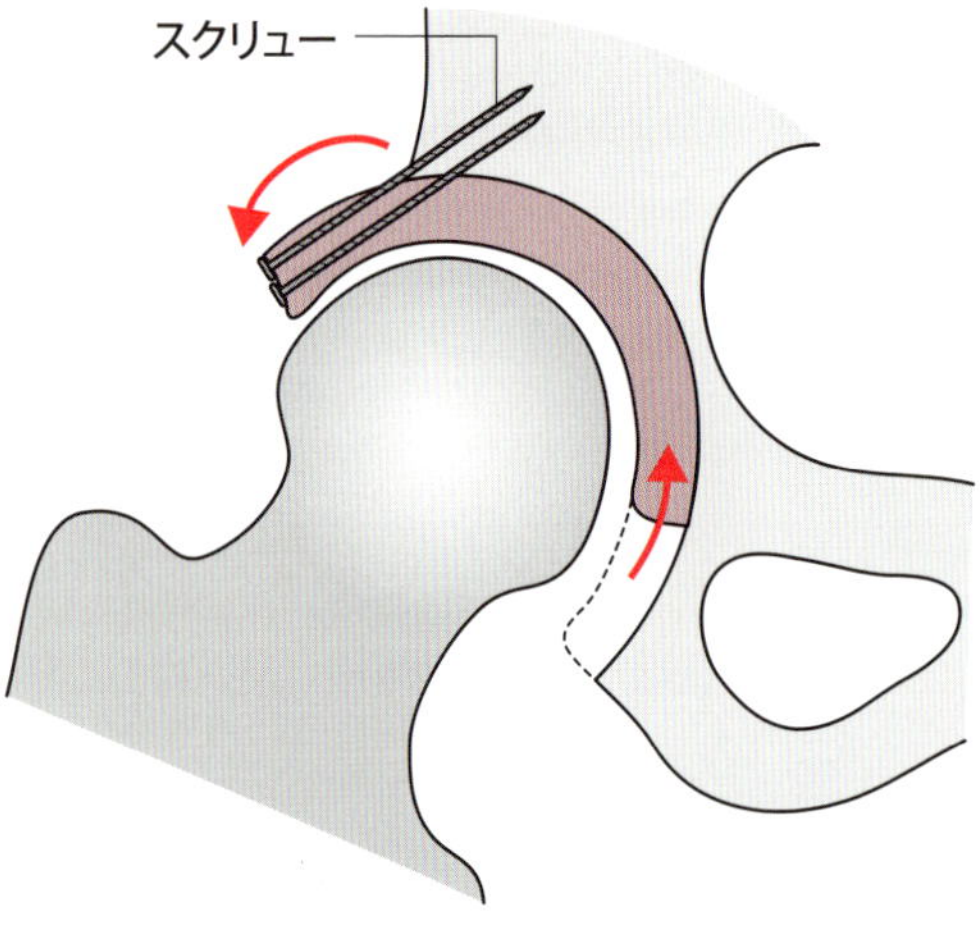

丸みに沿って切り離した寛骨臼を、大腿骨頭を十分に覆う位置までずらして、スクリュー（ねじ）でとめる

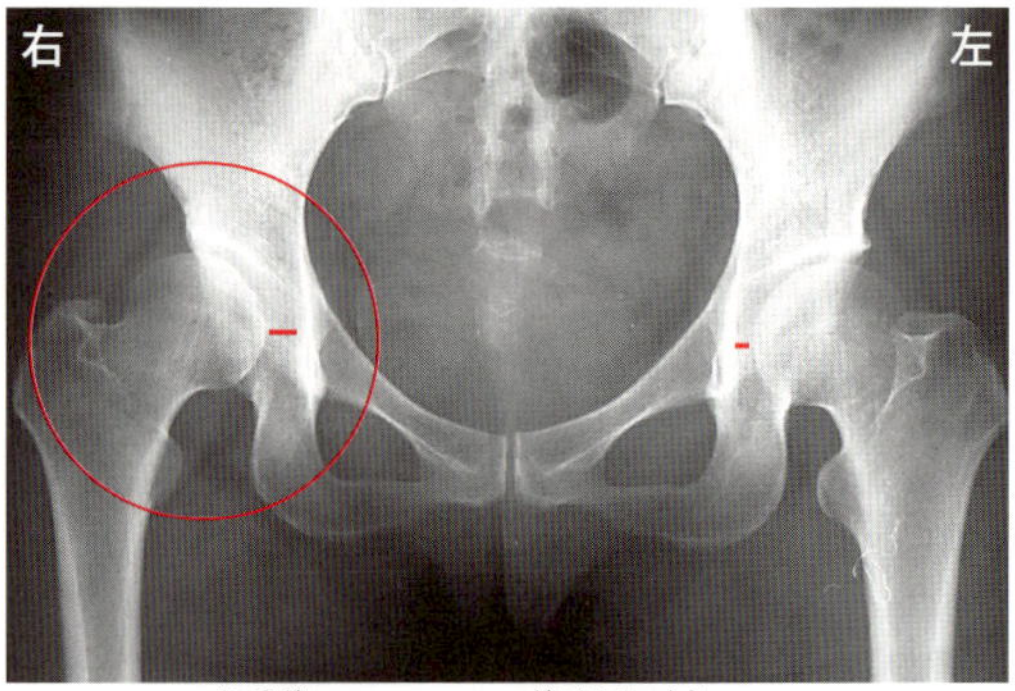

右股関節は臼蓋《きゅうがい》形成不全で大腿骨頭《だいたいこっとう》が上方にずれ、寛骨臼からはずれかけた状態になっている

写真提供：広島大学病院整形外科

区別したいときなどに、寛骨臼回転骨切り術のことを英語名（Rotational Acetabular Osteotomy）の略称でRAOと呼ぶことがあります。

脱臼の心配がなく自由に動かせるのも利点

寛骨臼回転骨切り術は、変形性股関節症の病期（20ページ参照）でいえば、前股関節症や初期股関節症に適した手術法です。関節軟骨が比較的残っていて、X線画像で見ると寛骨臼と大腿骨頭の隙間《すきま》が、ある程度は保たれている状態であり、痛みもそれほど強くはない患者さんが当てはまります。進行期股関節症でも行うことがありますが、治療成績は前股関節症や初期股関節症に比べてやや劣ります。

前股関節症や初期股関節症の場合は、寛骨臼回転骨切り術によって、一生使える関節を目指すことになります。一方、進行期股関節症の場合、約半数の人は一生使える関節となる可能性がありますが、病気が進行して人工股関節置換術が必要になる場合もあります。

寛骨臼回転骨切り術は、自分の関節をそのまま生かす手術法なので、骨の強度が十分にある12、13歳から50歳代までの、比較的若い年齢の人が対象になります。

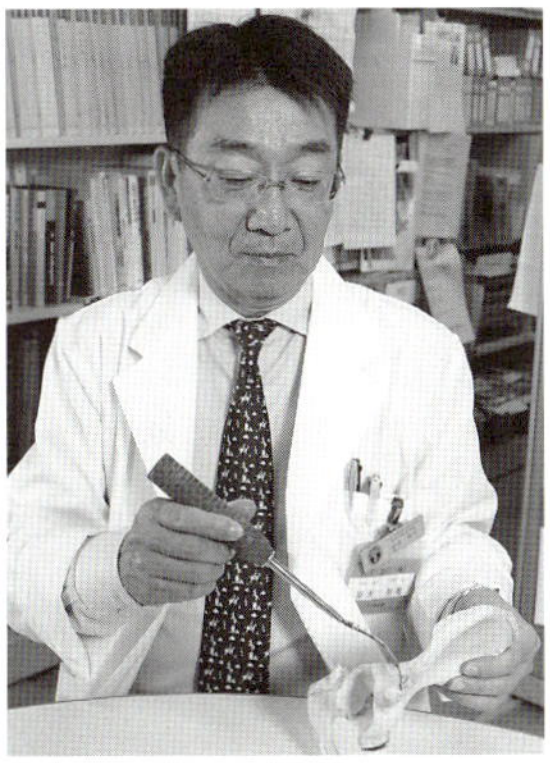

模型とノミを手に手術の説明をする安永先生

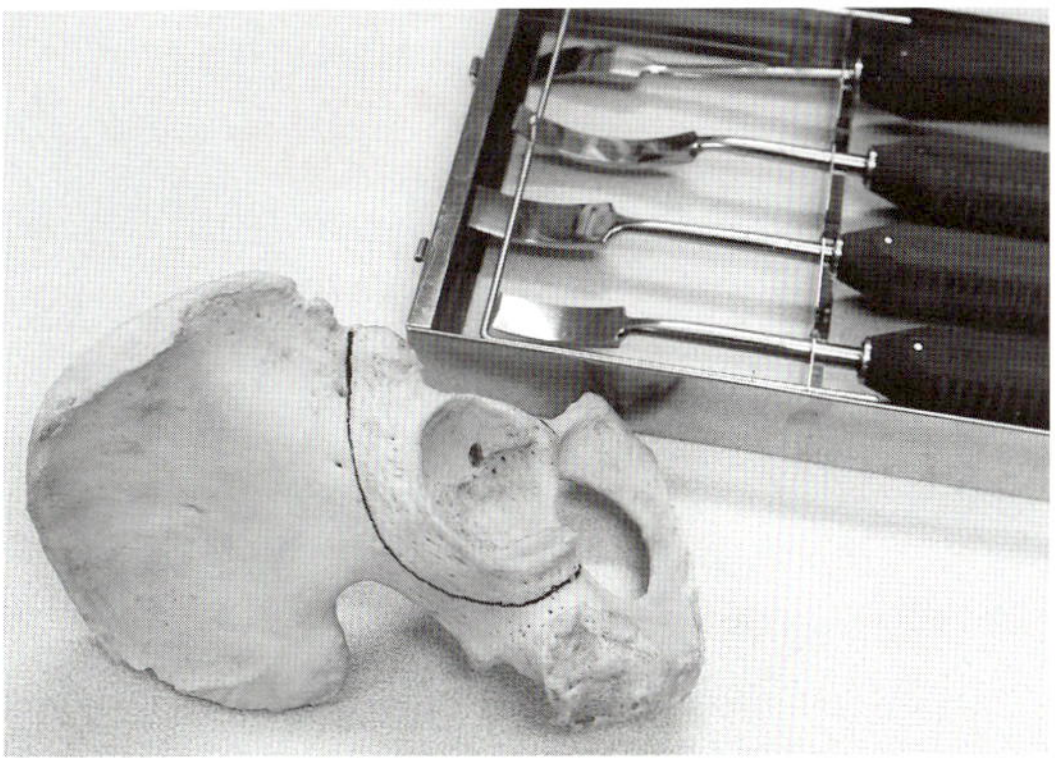

骨切り位置を示す股関節模型と、手術に用いる湾曲したノミ

人工股関節置換術の場合、脱臼の可能性があるため、術後にある程度、動作の制限が必要とされます。寛骨臼回転骨切り術の場合は、自分の股関節なので動作に制限はありません。健康な股関節と同じ動作が可能で、脱臼の心配もないのがメリットです。また、万一、病気が進行してしまった場合にも、次の選択肢として人工股関節置換術を選ぶことができます。

一方、寛骨臼回転骨切り術は、骨の一部を切って、それをずらして（回転させて）再びくっつけるので、骨どうしがつく（癒合《ゆごう》する）までに時間がかかります。

このため、入院期間も人工股関節置換術よりは長く、広島大学病院の場合は5〜6週間です。退院時にも3分の1荷重といって、関節に体重の3分の1の重さまでしかかけられず、両側に松葉杖《づえ》をついた状態でしか歩けません。リハビリテーションに時間がかかるのが、この手術法のデメリットです。

大腿骨頭の収まりを示す関節適合性が重要

寛骨臼回転骨切り術を行うかどうかの目安として非常に重要なのが、関節適合性です。関節適合性とは、脚を外側に開いた状態（外転《がいてん》・16ページ参照）で、大腿骨頭が内側にきちんと収まり、寛骨臼と大腿骨頭のカーブが一致しているかどうかの程度をみるもので、X線画像により確認します。

次ページ右図にあるように関節適合性を4段階に評価していて、エクセレント(Excellent)もしくはグッド(Good)であれば、術後も良好な関節適合性が期待でき、寛骨臼回転骨切り術に適していると判断しています。フェア（Fair）の場合はこの手術に適しているかどうかを慎重に判断する必要があり、プア(Poor)の場合は、この手術は適していません。

CE角（次ページ左図参照）も適応を判断する際の大切な指標です。臼

●臼蓋形成不全の程度をみる

寛骨臼が大腿骨頭をどの程度覆っているかを示すのがCE角で、大腿骨頭の中心から垂直に延ばした線と、大腿骨頭の中心と寛骨臼の端を結ぶ線とが作る角度。正常な股関節のCE角はプラス30度前後になる。臼蓋形成不全（寛骨臼の覆いが狭い）の場合は、この角度が小さくなる。

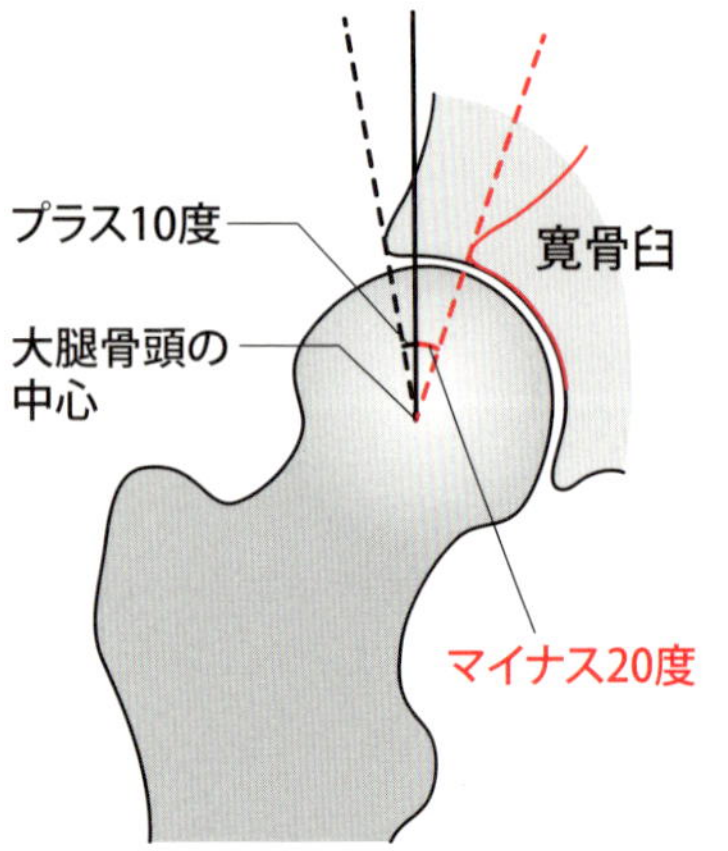

臼蓋形成不全があって、CE角がマイナス20度〜プラス10度の範囲が、寛骨臼回転骨切り術に最も適している

●関節適合性を示す図

脚を外側に開いた状態（外転《がいてん》）で撮影したX線画像で確認する。エクセレントまたはグッドの場合は寛骨臼回転骨切り術に適している。

エクセレント（Excellent）

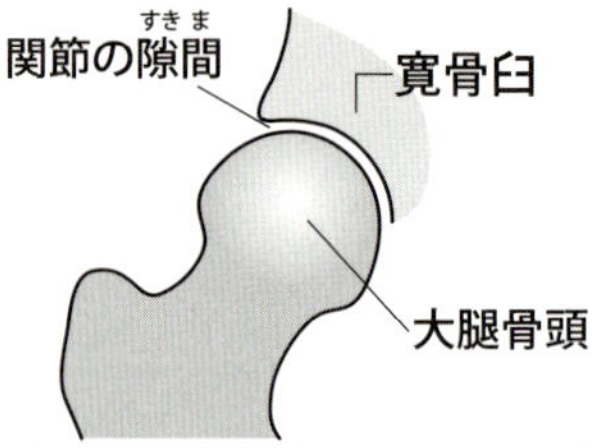

寛骨臼と大腿骨頭のカーブが同一で関節の隙間が維持されている

グッド（Good）

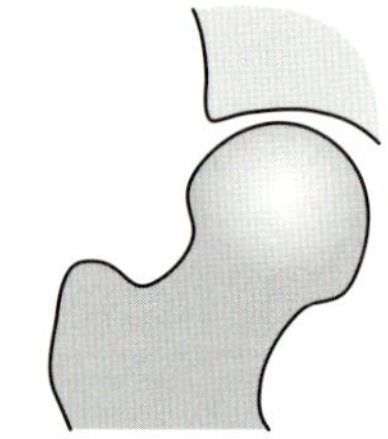

寛骨臼と大腿骨頭のカーブが同一ではないが、関節の隙間はおおむね維持されている

フェア（Fair）

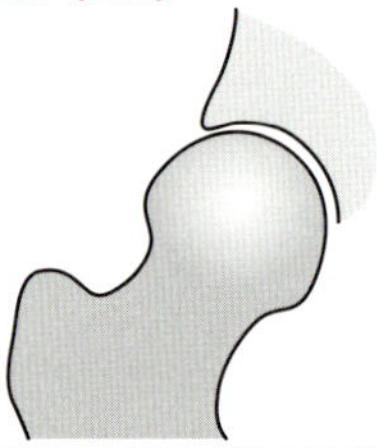

関節の隙間が部分的に狭くなっている

プア（Poor）

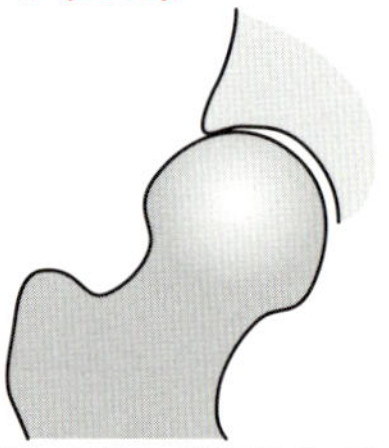

関節の隙間が消失している

蓋形成不全のあるマイナス20度〜プラス10度が寛骨臼回転骨切り術に最も適していると考えられます。ＣＥ角がマイナス40度以下など臼蓋形成不全の度合いが非常に強い場合は、この手術の適応にはなりません。

　また、入院期間やリハビリの期間が長いため、患者さんの社会生活上の問題も考慮しなければなりません。手術に際しては、仕事や家事が一時的にできない状態になることを、家族など周囲の人が理解し、サポートしてくれる態勢が必要となります。

　進行期股関節症の場合にも、寛骨臼回転骨切り術を行うことがありますが、前股関節症や初期股関節症の場合に比べて手術成績がやや劣るため、関節適合性や年齢、患者さんの社会的背景などを総合的に検討し、慎重に判断することになります。

　末期股関節症の場合は、寛骨臼回転骨切り術の適応にはなりません。末期股関節症の場合は、人工股関節置換術を考える必要があります。

大腿骨内反骨切り術・臼蓋形成術

軽い臼蓋形成不全の股関節を安定させる

【大腿骨内反《ないはん》骨切り術】

前股関節症・初期股関節症で、臼蓋形成不全の程度が軽く、また大腿骨頭の変形も少なく、さらに脚を外側に開いた状態（外転）で関節適合性がよい場合、大腿骨内反骨切り術という手術法が行われることがあります。

大腿骨の内側を楔《くさび》状に切る方法と、大腿骨を湾曲した形で切る方法がありますが、いずれも大腿骨頭の角度を変えて、関節を安定させることが狙いです。痛みを取り、病気の進行を10年以上にわたって止める効果があります。比較的高齢の人で片側のみに軽い臼蓋形成不全がある患者さんの場合、特に効果が高いと考えられます。

【臼蓋形成術】

股関節の屋根の側の面積を広げて、股関節の安定を目指すのが臼蓋形成術です。腸骨《ちょうこつ》から切り取った骨を寛骨臼の縁に移植します。ちょうど屋根の部分にひさしを作るような形です。思春期から若年成人期の、臼蓋形成不全の患者さんに対して行われることがあります。特に10～25歳くらいの若い人に最も適していて、一般に40歳以上の人には行われません。

股関節の状態でいうと、大腿骨頭の変形が強くなく、CE角がプラス10～15度程度の軽い臼蓋形成不全が対象となります。病期では前股関節症が最も適しています。

●大腿骨内反《ないはん》骨切り術

大腿骨の内側の骨を切って大腿骨頭の角度を変え、関節を安定させる

●楔《くさび》状に切る場合

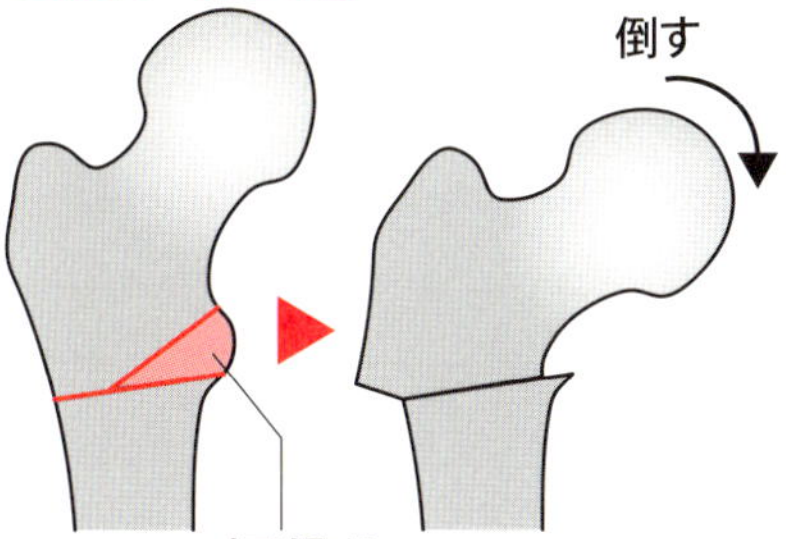

●湾曲した形で切る場合

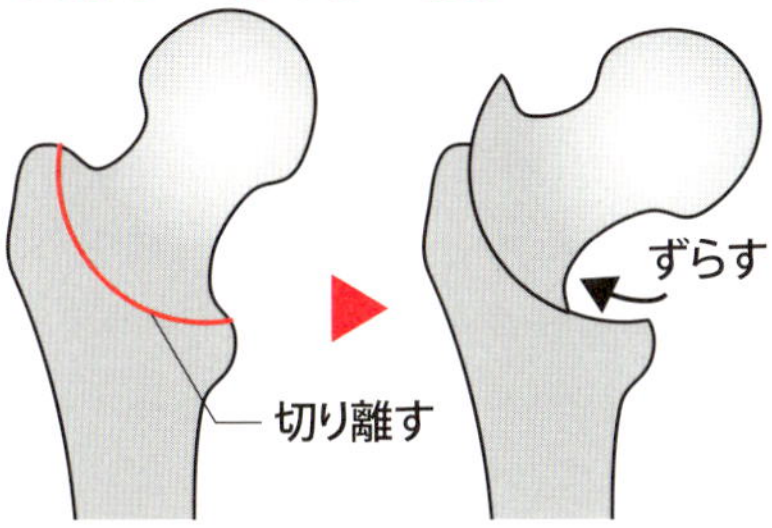

●臼蓋形成術

腸骨から骨を採取して、寛骨臼の覆いが足りない部分に移植する

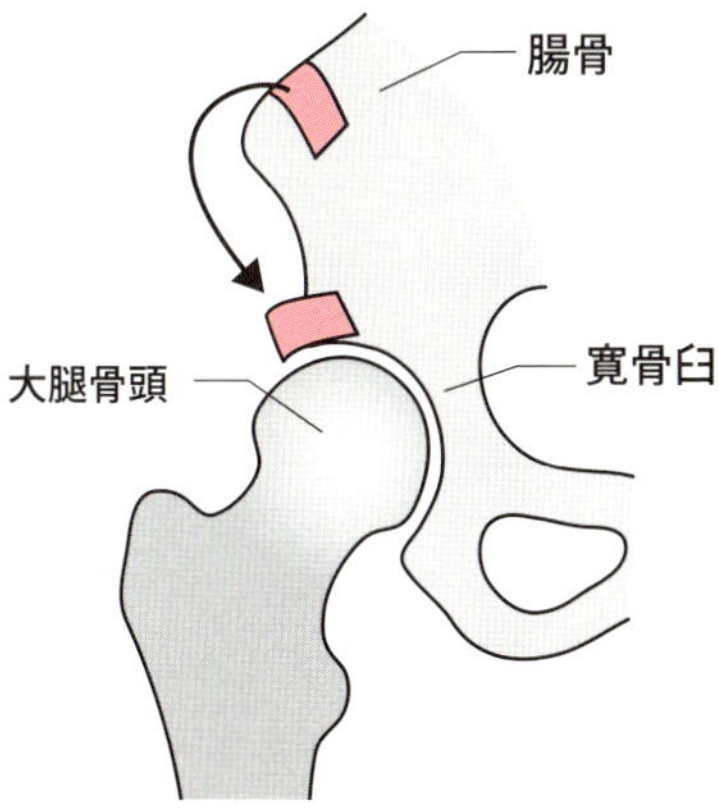

治療の進め方は？

手術用のノミやハンマーを用いて骨を切り、寛骨臼を移動させて固定します。古くから行われていますが、改良が加えられ、安全性も治療成績も向上しています。

骨盤の外側からノミを入れる安全な方式が日本で普及

寛骨臼回転骨切り術は１９６８年に田川宏《たがわひろし》先生（当時、東京大学医学部助教授。のちに東京女子医科大学教授）が考案したもので、その後、全国に普及しました。これとは別に、九州大学で開発された寛骨臼移動術という方法もあります。手術方法の細かい点は異なりますが、基本的な考え方は同じです。

寛骨臼回転骨切り術も寛骨臼移動術も、骨盤の外側からノミを入れて寛骨臼を切っていきますが、欧米では骨盤の内側からノミを入れていく手術法（ＰＡＯ）が普及しています。

欧米式は日本式よりも中殿筋《ちゅうでんきん》への影響が少なく、術後のリハビリ期間が短くて済むという利点があります。日本でも欧米式の手術法をとり入れている医療機関が一部にあります。ただし、欧米式はノミを入れる場所が医師から直接見えないため、誤って関節内にノミを刺してしまったり、神経まひや血管損傷をおこしたりするリスクが高くなります。これに対して日本式は、医師が直接目に見える位置からノミを入れるので、欧米式よりも安全性が高い方法といえるでしょう。

ここでは私が広島大学病院で行っている手術をもとに、手術の進め方を説明します。田川先生の開発した寛骨臼回転骨切り術に、二つの工夫を加えています。一つは手術時、骨切り前に関節鏡を使って股関節内を観察し、必要に応じてマイクロフラクチャーという処置を行っていることです。もう一つは、寛骨臼を切る際に、エアトームと呼ばれる器具を使うことです。

事前に輸血用の採血をし、術後に備えてリハビリ練習も

手術前の準備として、手術による出血を自身の血液で補うため、手術前２～３週の間に、患者さん自身の血液を６００～８００㎖程度採血し保存しておきます。また、脚を外側に開いた状態（外転）でＸ線撮影を行い、関節適合性をチェックします。さらに関節に造影剤を入れたＸ線撮影やＣＴ（コンピュータ断層撮影）、ＭＲＩ（磁気共鳴画像法）で関節軟骨の損傷の程度や、股関節内の状態を確認します。

入院してから手術日までの間を利

●手術室のセッティングと手術の開始

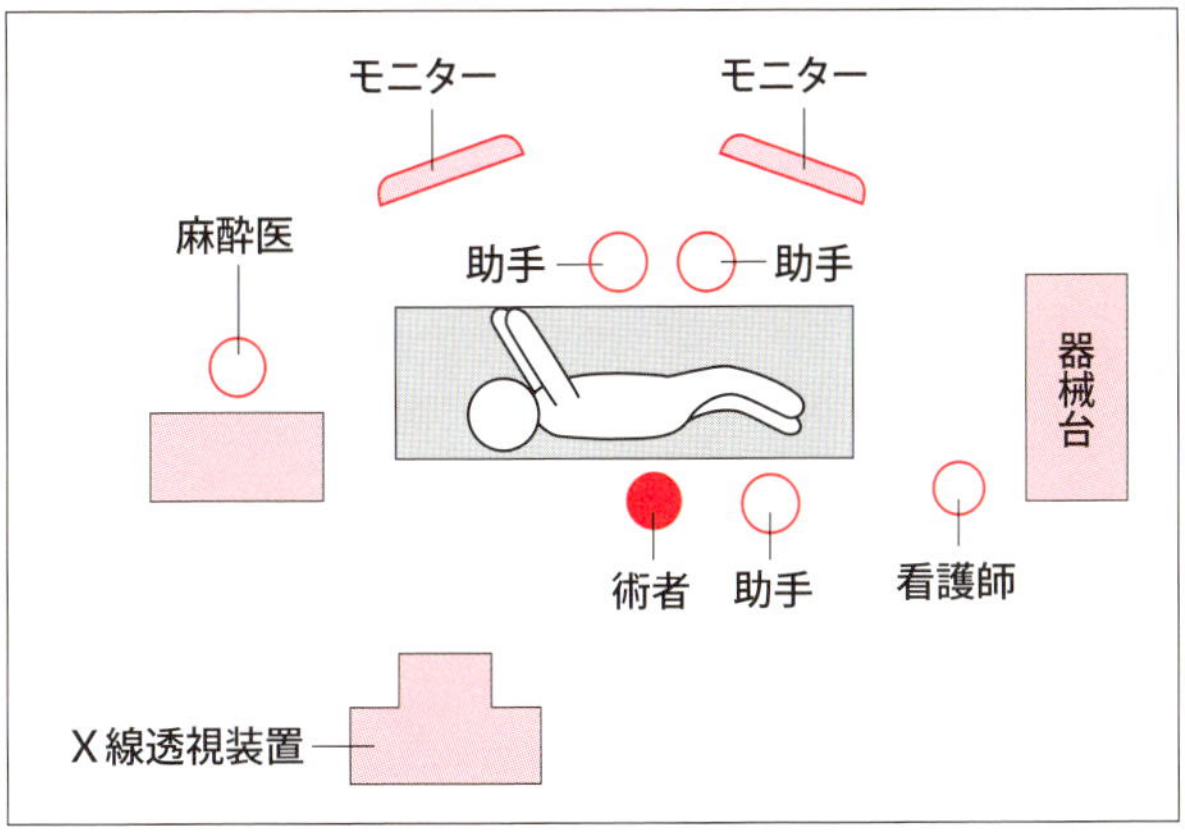

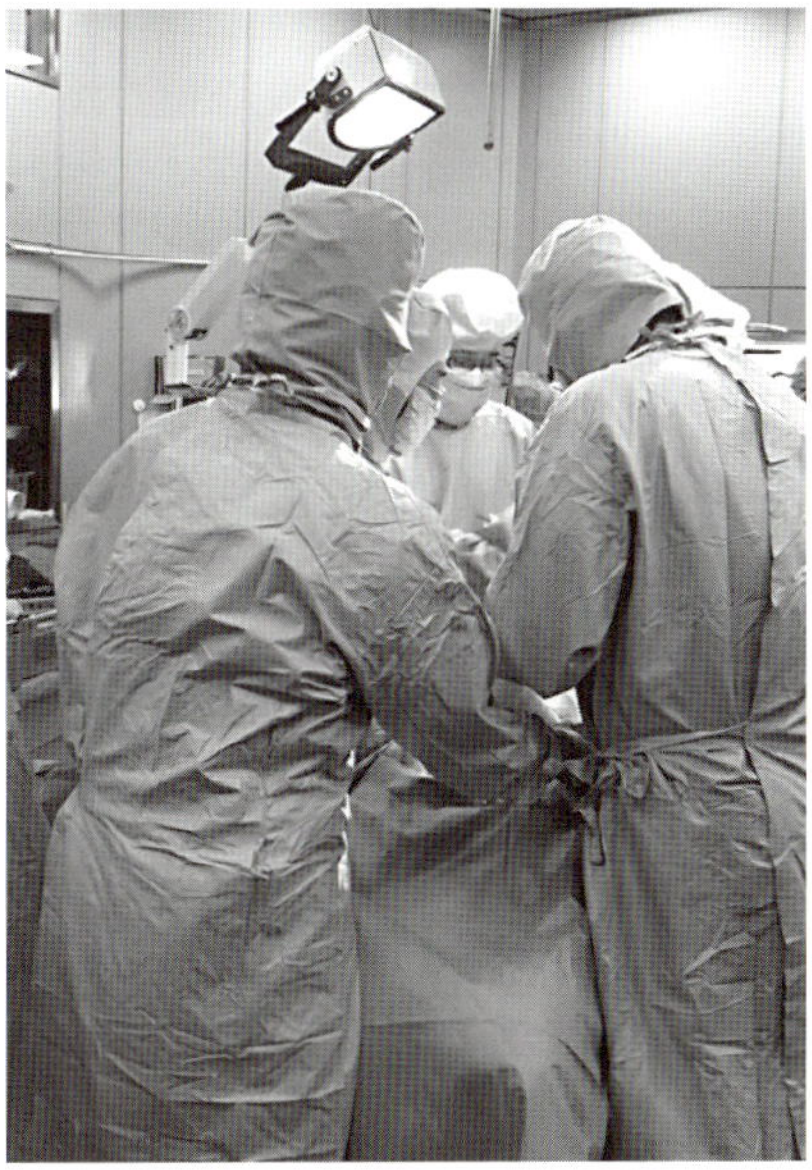

感染防止のため、頭まですっぽりと覆った手術着で手術に臨む

●皮膚を弓状に切開する

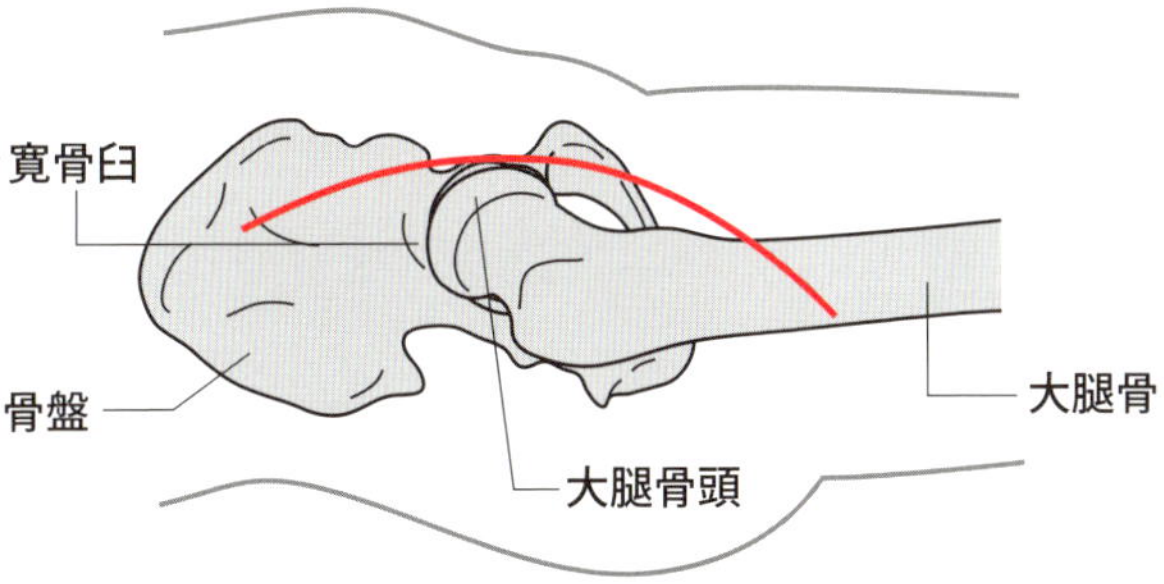

イラスト参照:「OS NOW Instruction13」（メジカルビュー社）
写真提供：広島大学病院整形外科

用して、運動療法や術後のリハビリの練習も行っています。車いすへの移動や車いすの利用の仕方、松葉杖の使い方など、術後のための練習をしてもらいます。手術の2、3日前には家族も含めて手術の説明を行います。

マイクロフラクチャーで関節軟骨の再生を期待

手術の際の麻酔は、全身麻酔と硬《こう》膜《まく》外麻酔を併用しています。硬膜外麻酔をかけることで、手術後に意識を取り戻したときの痛みを緩和できます。

手術時の体位は、手術を受ける側の股関節を上にした横向きです。皮膚を弓状に25cm程度切開し、骨切りがしやすいように筋肉を剥離《はくり》するなどして、骨切りの準備をします。骨切りの準備が整ったところで、関節鏡を使って股関節内を観察し、関節軟骨の状態を評価します。関節軟骨の変性の程度によって、術後の荷重（股関節に体重をかける）開始時期などを決定しています。

●関節鏡視下の処置

●マイクロフラクチャーを行う

関節鏡で関節内部を見ながら、関節軟骨がすり減って露出している軟骨の下の骨に小さな孔をあける。

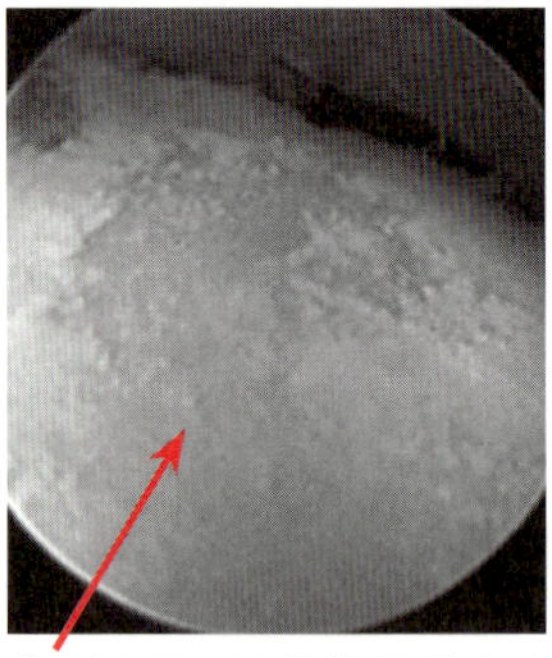

大腿骨頭の関節軟骨がすり減って、軟骨の下の骨が露出している

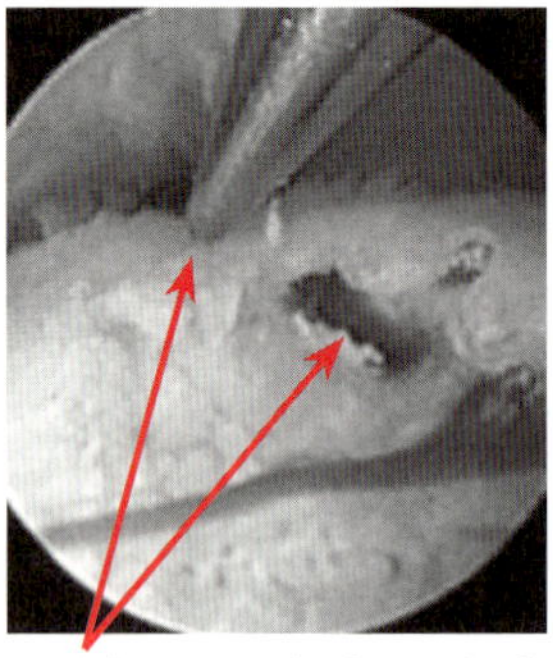

マイクロフラクチャーによって、骨髄液がしみ出している

●寛骨臼の軟骨面積を拡大するための処置

先のとがった器具で寛骨臼の内側に小さな孔をあけていく

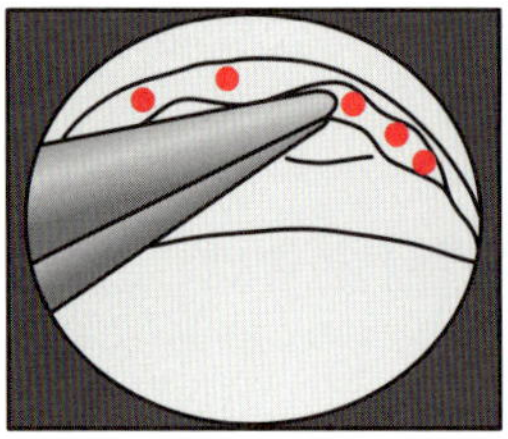

写真提供：広島大学病院整形外科

●手術の手順

皮膚を弓状に切開
▼
筋肉などの剥離《はくり》
▼
関節鏡で股関節内観察
▼
関節鏡視下の処置を実施
▼
骨切りラインを決定。腸骨の採取
▼
エアトームで腸骨・坐骨ラインに溝を掘る
▼
ノミで骨切りを行う
▼
切り離した寛骨臼を回転させる
▼
骨の欠損部に腸骨から取った骨片を入れる
▼
スクリューで固定
▼
筋肉、皮膚縫合。ドレーン留置

また、観察した結果、関節軟骨の下の骨が露出していたり、関節軟骨の変性が進んでいたりする場合は、マイクロフラクチャーを行います。

マイクロフラクチャーは、骨に小さな孔《あな》をいくつかあけ、骨髄液をしみ出させる処置です。骨髄液には、未分化の細胞がたくさん含まれていて、これらの細胞はやがて軟骨を再生してくれる可能性があります。

また、臼蓋形成不全では寛骨臼の関節軟骨面積も正常に比べて小さいので、軟骨面積を術後大きくするために、寛骨臼の内側の関節軟骨のない部分に小さな孔をあける処置をします。寛骨臼回転骨切り術のみでも、術後数年で軟骨面積はある程度拡大しますが、できるだけ早期に軟骨面積の拡大を図る処置です。

まずエアトームで溝を掘り、ラインに沿って骨切りを進める

関節鏡による処置が終わったら、骨切りラインを決めます。このときに、あとから使う腸骨の骨の採取もしておきます。

●骨切りを行い寛骨臼を回転させる

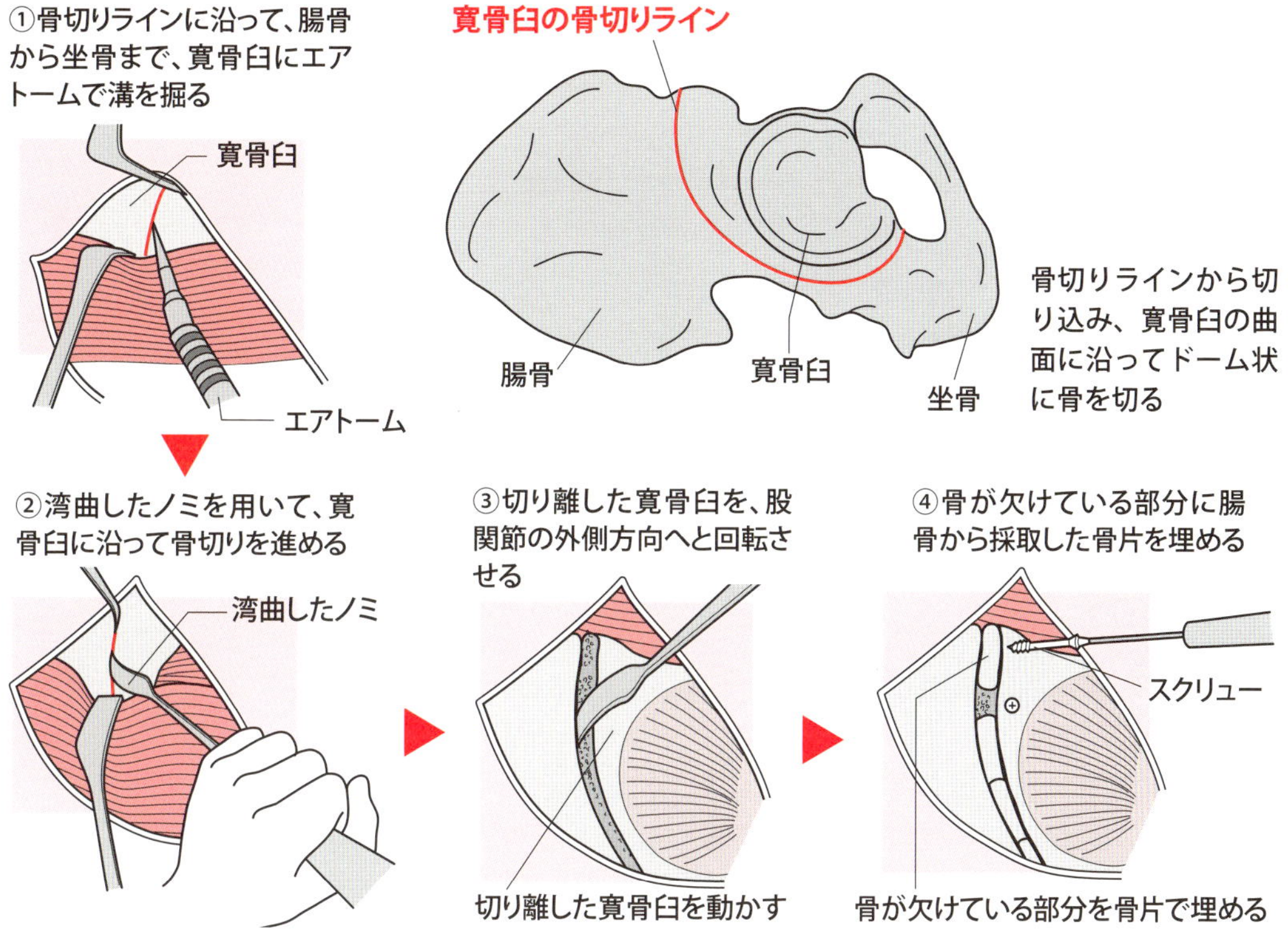
①骨切りラインに沿って、腸骨から坐骨まで、寛骨臼にエアトームで溝を掘る
寛骨臼
エアトーム
寛骨臼の骨切りライン
腸骨
寛骨臼
坐骨
骨切りラインから切り込み、寛骨臼の曲面に沿ってドーム状に骨を切る
②湾曲したノミを用いて、寛骨臼に沿って骨切りを進める
湾曲したノミ
③切り離した寛骨臼を、股関節の外側方向へと回転させる
切り離した寛骨臼を動かす
④骨が欠けている部分に腸骨から採取した骨片を埋める
スクリュー
骨が欠けている部分を骨片で埋める

イラスト参照：「OS NOW Instruction13」（メジカルビュー社）

骨切りラインが決まったら、エアトームで腸骨・坐骨《ざこつ》のラインに溝を掘ります。エアトームは歯科で歯を削るときに使われる器具のより大きなもので、整形外科でも使われています。田川先生の開発した手術法にはなかったものですが、エアトームを用いておくと、湾曲ノミの切れがよくなり、より安全に操作できることから、私はこのひと手間を加えることにしました。

この後、ノミを使い、切り離す曲面に沿って骨切りを進め、寛骨臼を回転させます。切り離した寛骨臼を回転させてずらしたためにできた骨の欠損部分に、採取しておいた腸骨の骨片を入れて仮固定します。

ここでX線撮影を行い、股関節の形状を整えて、スクリュー（ねじ）で固定します。このスクリューはポリ乳酸製で、体に自然に吸収されます。最後に剥離した筋肉を縫い合わせ、傷口から体液を排出するための管（ドレーン）を設置し、皮膚を縫い合わせて終了となります。手術時間は1時間半から2時間程度です。

術後の経過は？

5〜6週間の入院が必要です。退院後も焦らずじっくりリハビリテーションに取り組むことが大切で、4〜6カ月後には杖なしで歩けるようになります。

術後3〜4日で車いす使用 22日目から歩行訓練

患者さんによって術後の状態は異なるので、すべての患者さんが同じようになるわけではありません。ここで紹介するのはあくまで標準的な流れです。

手術室から出た直後は、酸素マスク、点滴、排尿のための管、背中に麻酔のための管、傷口から体液を排出するための管、肺塞栓《そくせん》症予防のためのフットポンプなどが体に取りつけられています。

手術当日は患部を動かさないよう、ベッド上であお向けのまま安静にして過ごすことが大切で、横向きにはなれません。食事、排便などもベッド上で行います。

医師からは、手術の前に手術時に圧迫されていたために脚のしびれや感覚異常がおこる腓骨《ひこつ》神経まひ、脚の筋肉を動かさないために血栓ができやすくなる深部静脈血栓症などについて説明します。これらの合併症の予防のために、ベッド上で脚を動かす運動が勧められます。

術後1日目もベッド上で過ごします。食事は普通食を食べることができます。3〜4日目からは車いすに乗ることができるようになり、そろそろリハビリ室でのリハビリが始まります。術後10〜14日目に抜糸をします。

術後22日目から平行棒を使った4分の1荷重歩行を始め、次第に平行棒を使った3分の1荷重歩行、松葉杖を2本使った歩行、階段歩行などの練習に進みます。

5〜6週間で退院となりますが、退院時にはまだ松葉杖を2本使って歩く状態で、退院後のリハビリが重要です。

20歳代なら早い人で4カ月後、30歳代以降なら6カ月後くらいをめどに、杖を使わずに歩くことができるようになります。

寛骨臼回転骨切り術では、切り取って回転させた骨が、移動させた位置にくっつくための時間が必要なので、焦らずにじっくりリハビリに取り組むことが大切です。

退院後、最初は1カ月後に外来で診察をし、その後は1カ月半から2カ月に1回受診してもらいます。1年を過ぎたあとは、半年から1年に1回の定期的な診察でフォローアップしています。

●入院から退院まで

入院（手術前日まで）	・手術前検査 ・リハビリ、車いす、松葉杖《づえ》などの練習 ・手術の説明
手術当日	・弾性ストッキング着用 ・手術室に入る。麻酔開始 ・手術 ・ベッド上であお向け、安静 ・手術した脚は外転用枕に乗せる ・合併症予防のため、フットポンプ。ベッド上で脚を動かす運動 ・夕食から七分がゆ
術後1～2日目	・抗菌薬点滴 ・看護師等の介助を受けながら横向き可 ・食事は普通食に ・ベッド角度45度から60度に
術後3日目～1週	・点滴は終了し、背中と傷口の管を抜く ・フットポンプ、弾性ストッキングをはずす ・車いす可。トイレ排便可 ・状態に応じて排尿の管を抜く ・リハビリ室でリハビリテーション開始
術後2～3週	・術後10～14日目で抜糸。シャワー可
術後22日目以降	・平行棒を使った４分の１荷重歩行開始 ・術後29日目以降に、平行棒を使った３分の１荷重歩行、松葉杖を２本使った歩行、階段歩行などの練習開始
退院（術後5～6週）	・松葉杖を２本使って歩行 ・退院後の日常生活、リハビリテーションなどの説明 ・次回外来の予約

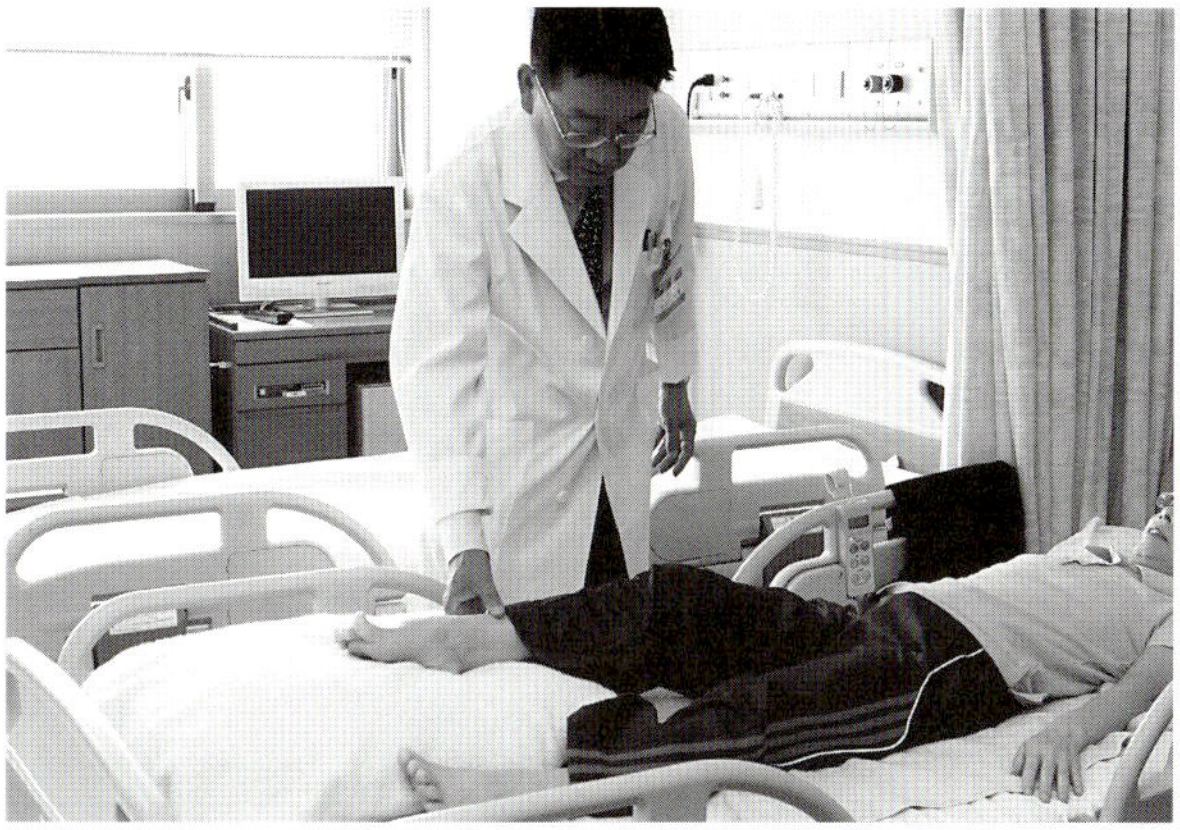

手術を受けた患者さんの股関節の具合をみる

前・初期股関節症なら87％の関節で良好な結果

私自身は１９８７年から寛骨臼回転骨切り術を始め、これまでに約４００関節を手がけてきました。このうち２００４年までの症例をまとめたデータがあります。２７１関節に対して寛骨臼回転骨切り術を実施していましたが、追跡調査できた２２７関節についてのまとめが53ページ左上の表です。

前股関節症・初期股関節症の１７２関節では、平均年齢が35歳、平均追跡期間は14・５年です。女性が多く、両側とも変形性股関節症の人が多数を占めています。一方、進行期股関節症の55関節では、平均年齢が44・５歳、平均追跡期間は14・８年です。やはり女性が多く、両側とも変形性股関節症の人が多数を占めています。

術前・術後で平均のＣＥ角を比較してみました。ＣＥ角は大腿骨頭の中心から垂直に延ばした線と、大腿骨頭の中心と寛骨臼の端を結んだ線が作る角度で、股関節の形状を示す指標の一つとして使われています。

ＣＥ角が大きいほど寛骨臼が大腿骨頭を覆っている面積が広く、ＣＥ角が小さいほど寛骨臼が大腿骨頭を覆っている面積が狭いことを意味します。ＣＥ角プラス30度前後が正常な股関節とされ、プラス20度以下の場合は臼蓋形成不全と判断されます。

比較の結果、前股関節症・初期股関節症では、術前に平均でマイナス0・61度だったものが術後にはプラス35度に（53ページ図参照）、進行期股関節症では、術前にプラス0・6度だったものが術後にはプラス29度と、大きく改善していました。

20年間の経過観察の結果、前股関

●手術後は長期にわたって、股関節の変形が止められている

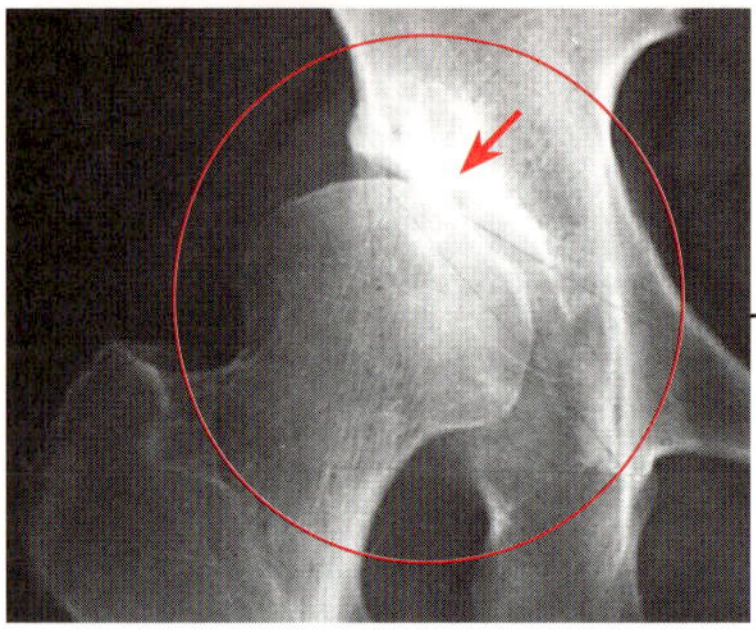

術前：関節の隙間がなくなり、大腿骨頭が上方にずれている（年齢56歳）

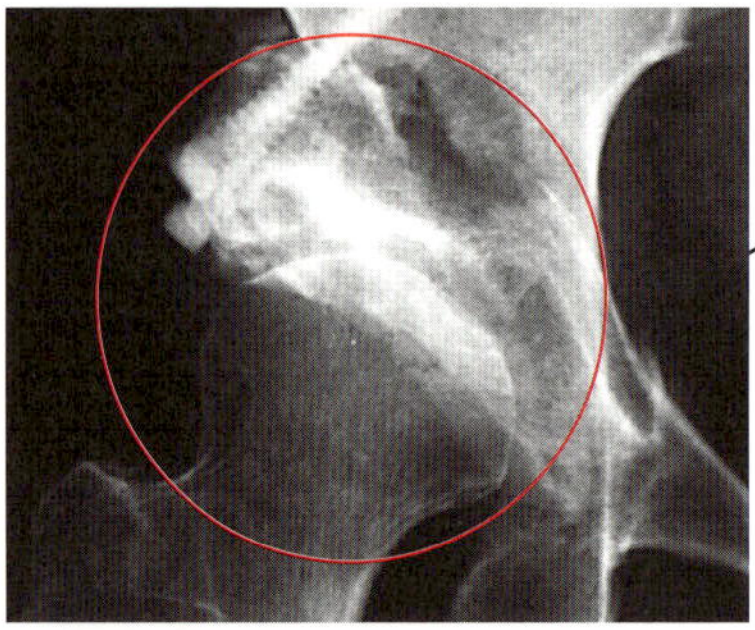

寛骨臼回転骨切り術後3カ月

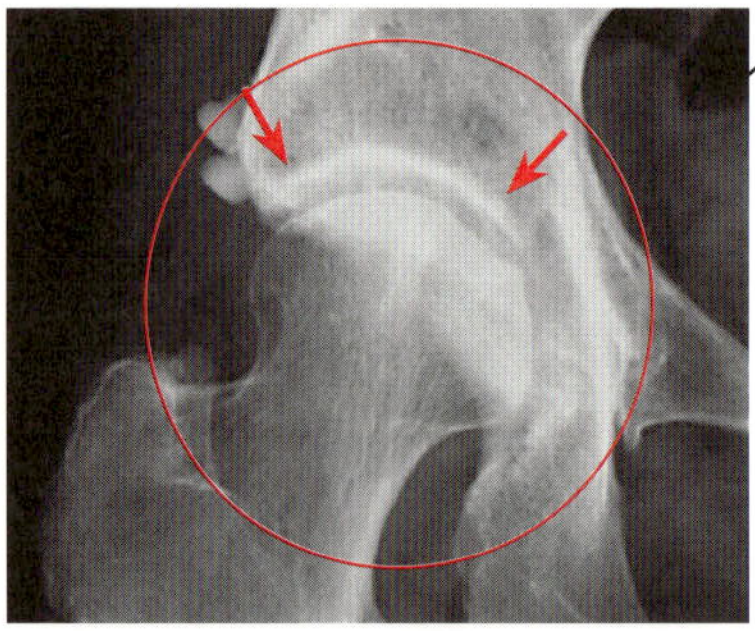

術後4年：骨頭が寛骨臼に覆われている。寛骨臼の軟骨面を示している軟骨の下の骨のライン（↓部分）が、手術直後に比べてはっきりしてきている

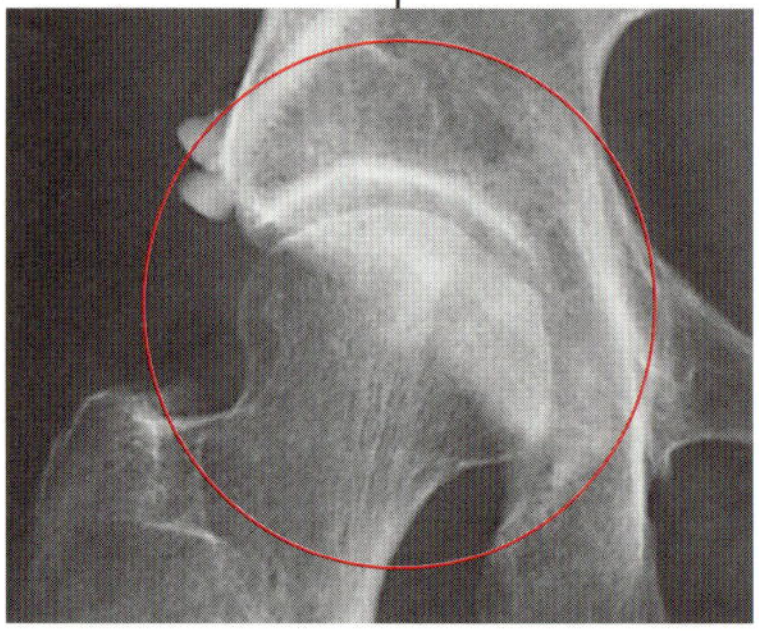

術後19年：長期経過後も関節の安定性が保たれている

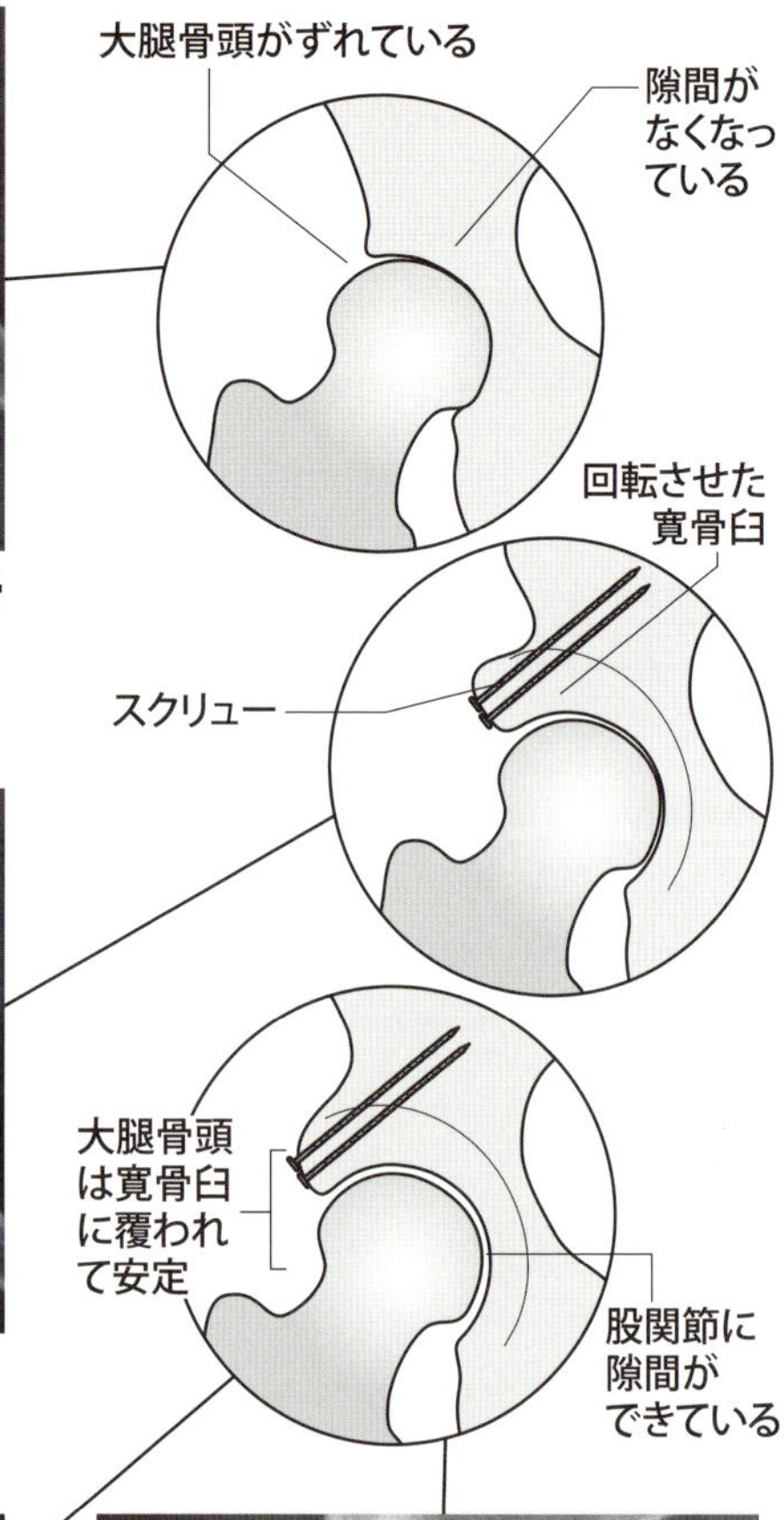
大腿骨頭がずれている
隙間がなくなっている
回転させた寛骨臼
スクリュー
大腿骨頭は寛骨臼に覆われて安定
股関節に隙間ができている

写真提供：広島大学病院整形外科

●寛骨臼回転骨切り術の実施数（1987－2004年）

271関節実施　追跡調査対象227関節（83.8％）

	前・初期 157例（172関節）	進行期 52例（55関節）
平均手術期年齢	35（13〜58）歳	44.5（21〜57）歳
平均追跡期間	14.5（7〜24）年	14.8（7〜23）年
女性	145	50
男性	12	2
片側の関節	42	15
両側の関節	115	37

広島大学病院整形外科のデータより

●寛骨臼回転骨切り術の基本情報

全身麻酔と硬膜《こうまく》外麻酔を併用
手術時間――――――１時間半〜２時間
入院期間―――――――――――５〜６週間
費用――――――手術した月は約100万円（入院費等含む。健康保険適用、高額療養費制度適用）

＊費用は2012年9月現在のもの。今後変更の可能性がある。
（広島大学病院の場合）

●手術後に股関節が安定

上の表の寛骨臼回転骨切り術を受けた前・初期の患者さんの股関節を、術前、術後で比較。CE角の変化を図示したもの。CE角が大きくなり、股関節の安定性が大きく改善していることがわかる。CE角はプラス30度前後が正常。

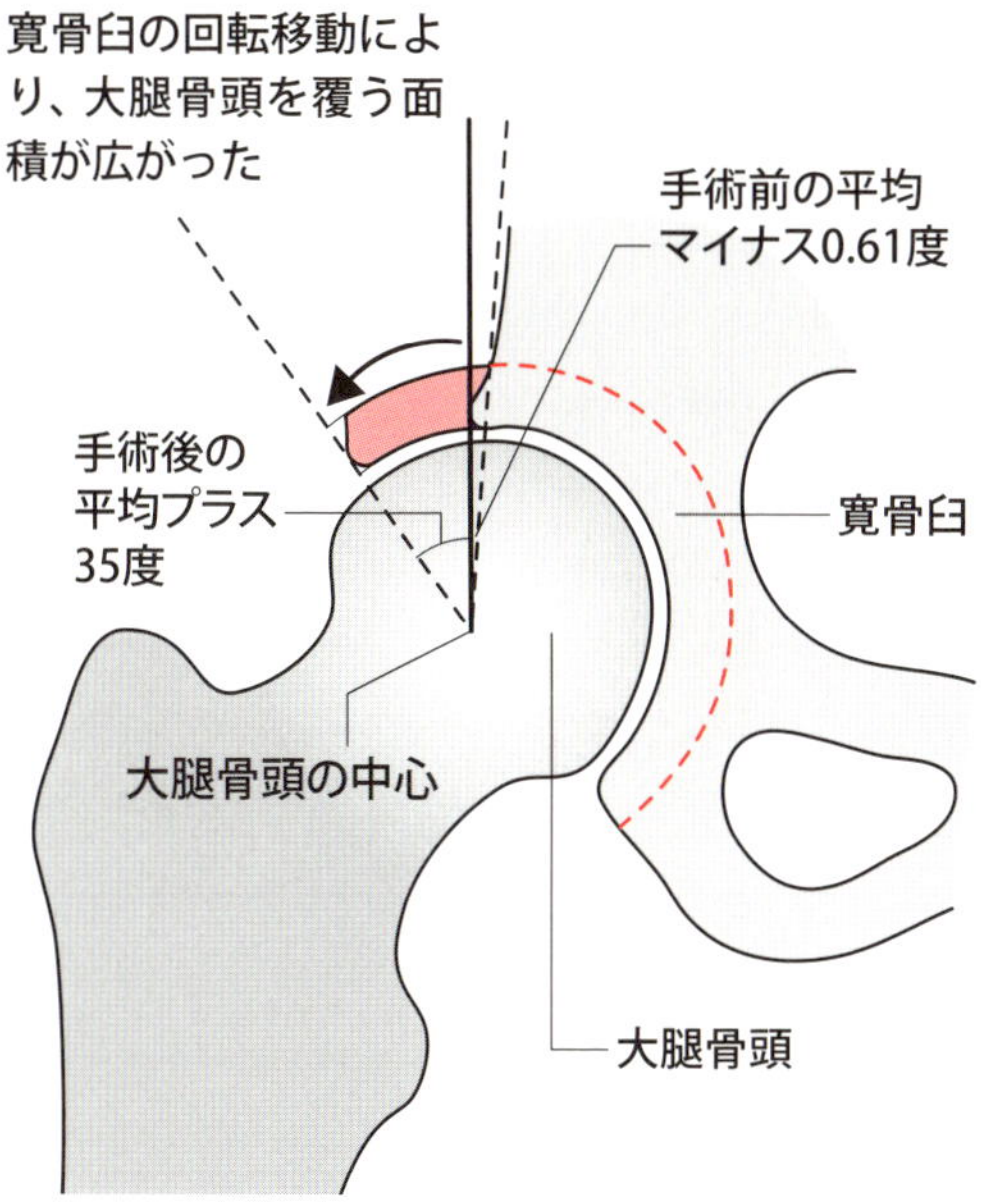

節症・初期股関節症では172関節のうち87％で股関節の隙間が保たれ、変形性股関節症の進行を止めることができているとわかりました。ただし、13％は関節症が進行し、2関節で人工股関節置換術をしています。

　進行期股関節症では、変形性股関節症の進行を止めることができたのは55関節のうち54％でした。46％で関節症が進行し、5関節で人工股関節置換術をしています。

　この結果、寛骨臼回転骨切り術は、前股関節症・初期股関節症の患者さんの場合は、高い確率で長期にわたり、病気の進行を止められることがわかります。

　進行期股関節症の患者さんの場合は、前股関節症・初期股関節症に比べて、やや成績が劣ります。

　寛骨臼回転骨切り術を受けたい場合は、ある程度この手術の経験を積んだ信頼できる医師に依頼するようにしましょう。

Interview

安永裕司（やすなが・ゆうじ）

広島大学大学院 医歯薬保健学研究院
人工関節・生体材料学講座教授

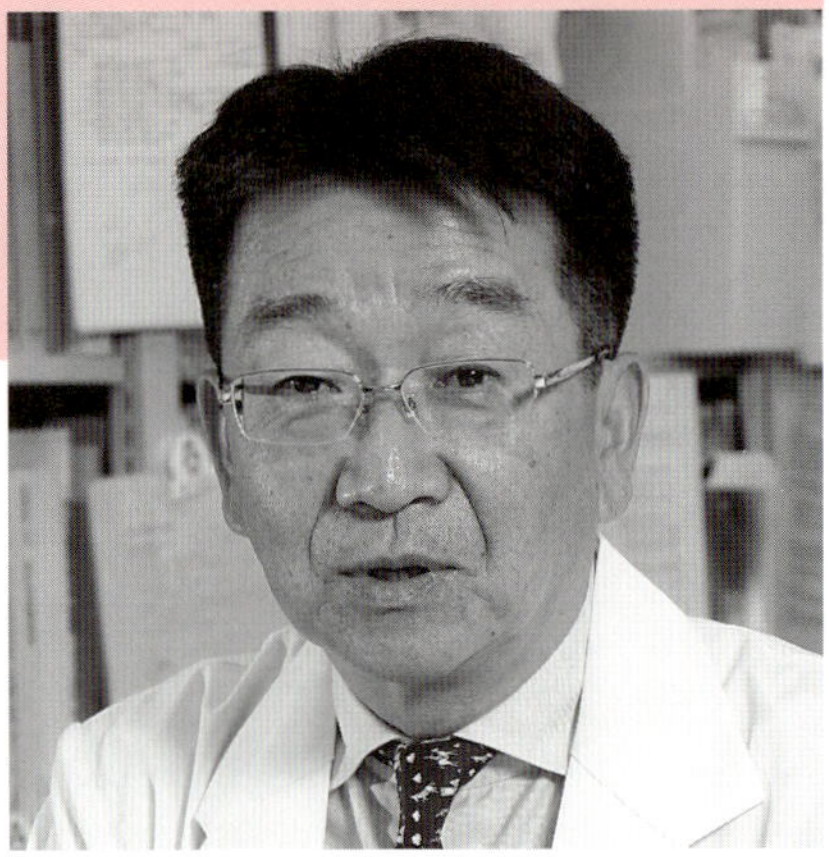

臨床医学はアートです。患者さん一人ひとりの個性・特性に合わせて治療をすることが大切です。

患者さんはどんなところで手術を受けるとよいのでしょうか。そんな質問に対して、安永先生は即答しました。「手術をしっかりできるところです」

整形外科医である以上、しっかり手術ができなければいけないという強い信念を感じさせる言葉でした。

では「手術をしっかりできる」とは、どんなところなのでしょうか。

「ある程度、数をこなしていることは必要です。ただし、手術数だけを自慢にしているような施設はお勧めしません。手術法自体はオーソドックスなもので構わないと思います」

安永先生のこうした考え方の背景には、ウィリアム・オスラーの教えがあります。ウィリアム・オスラーはカナダ出身の内科医で、血小板の発見など研究面でも優れた業績を残していますが、医学教育にも力を入れたことで知られています。

「オスラーは『臨床医学は科学に基礎を置いたアートである』といっています。臨床医学は人間を相手にしているところが、純粋な科学や技術とは異なります。アートとは、学問と体験によって得られた知識と技術を患者さんの体と心にもち込んで、個性を考慮したうえで適切に対処するということです。患者さんの個性・特性に合った治療をすることが大切で、同じパターンに当てはめて数をこなす、という発想ではありません」

安永先生は「守・破・離」という言葉も大切にしています。武道の世界でよく使われる言葉ですが、手術にも当てはまるといいます。

「技術を身につけていく過程を示した心構えで、発展には3段階があることを示しています。まず先生の教えを守って、忠実に先生の真似をするのが〝守〟、ある程度基礎を身につけたら、自分の師以外の方法も採り入れて応用していくのが〝破〟、それまでの〝守〟と〝破〟に基礎を置いたうえで、自分独自の技術を編み出していくのが〝離〟ということです」

安永先生は日本の伝統的な骨切り術に基礎を置きながら、独自の方法を試みており、まさに〝守・破・離〟のステップを踏んできたといえます。

医師になったきっかけは、子どものころに病弱で、よく近くの内科で診療してもらったこと。大学ではヨット部に所属、毎週末に合宿があり「合コンに出るヒマもなかった」そうです。そのヨット部に整形外科に進んだ先輩が多かったことから、整形外科の道を選びました。

安永先生が医師になった当時、広島大学は〝手の外科〟で知られていました。マイクロサージャリーという顕微鏡をのぞきながら手術をする手法が注目されていましたが、安永先生は「大きな関節を扱って、ダイナミックな手術がしたい」と考え、整形外科領域のなかで最も大きな関節である股関節を自らの専門領域に選びました。

現在、最も力を入れているのは、寛骨臼回転骨切り術の成績向上です。

「寛骨臼回転骨切り術は、前・初期股関節症の人には良好な成績ですが、進行期の人だと成績がやや落ちます。この成績を、なんとか向上させたいのです」

もちろん、安永先生は人工股関節置換術も手がけています。

「末期股関節症の人は人工関節しか選択肢はありません。ただし、進行期の人は年齢、片側罹患《りかん》か両側罹患か、さらに、家庭環境、仕事環境などを考え合わせて、骨切り術か人工股関節置換術か判断しなければなりません。これこそがアートなんですよね」

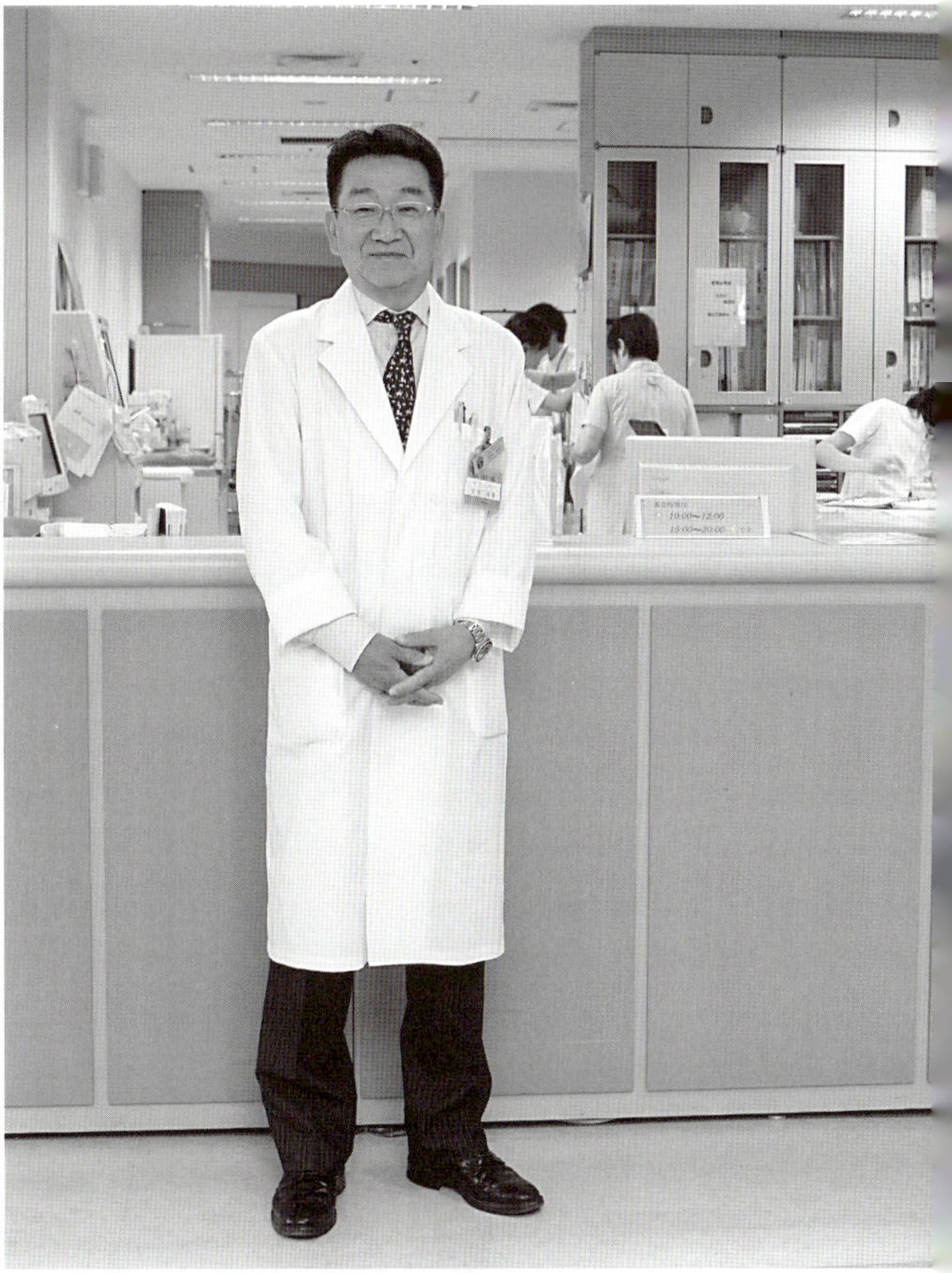

安永裕司（やすなが・ゆうじ）

1954年広島県生まれ。80年広島大学医学部卒業。同年同大医学部整形外科入局。松山赤十字病院整形外科副部長を経て、92年広島大学医学部整形外科助手。95年日仏整形外科学会交換研修制度により、パリ大学コシャン病院などで研修。2003年広島大学医学部整形外科講師、同年同大学院医歯薬学総合研究科助教授、05年から現職。

手術療法
外反骨切り術

進行期・末期でも自分の関節を残すことができる

北里大学医療衛生学部 リハビリテーション学科教授
北里大学東病院 整形外科診療科長
高平尚伸（たかひら・なおのぶ）

大腿骨《だいたいこつ》を外側から楔《くさび》形に切り取り、大腿骨頭《こっとう》の位置を変える。この手術法に熟達し、関節温存の重要性を提唱する高平尚伸先生に、外反骨《がいはんこつ》切り術の特徴、そして、どんな人に適するのかを語っていただいた。

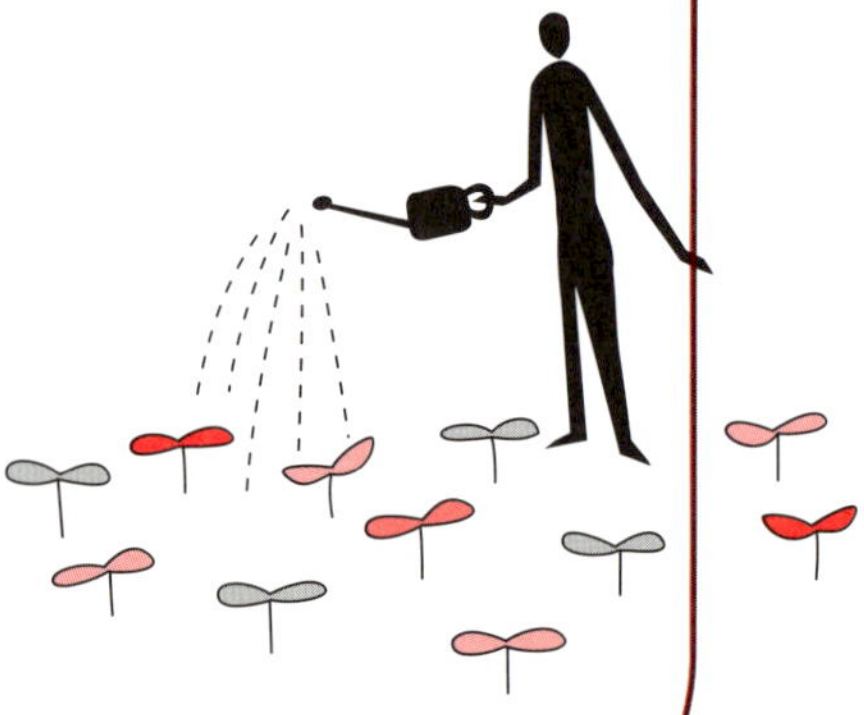

どんな治療法ですか？

患者さん自身の関節を生かして、大腿骨頭が外側に反るように骨切りを行います。関節軟骨の再生を図り、関節を安定させる手術で若い患者さんにも有力な選択肢となります。

大腿骨頭の位置を変え関節の再生を期待する

外反骨切り術は、患者さん自身の骨を切ることによって関節の形を修正し、関節機能の回復を図る治療法で、痛みをやわらげ、症状の進行を防ぐことができます。手術は、大腿骨の一部を外側から楔形状に切り取ります。切り取られて残った面をくっつけることで、大腿骨頭が外側に反る形になるため、外反骨切り術と呼ばれています。

大腿骨頭が外側に反ることで、寛《かん》骨臼《こつきゅう》との位置関係が変わります。体重の負担がかかる位置が大腿骨頭の内側に移動して、寛骨臼と大腿骨頭の間に隙間《すきま》ができることになります。同時に、体重のかかる面がずれることで、これまでより広い面積で体重を支えられるようになり、一定の範囲に集中していた負担が分散されます。このように、関節にとってよりよい環境をつくってあげることが、この手術の目的です。

健康な骨には新陳代謝があり、常に形成と吸収をくり返していて、ほぼ200日で古い骨は新しい骨へと入れかわっています。このサイクルを骨のリモデリングと呼びます。変形性股《こ》関節症で損傷を受けている股関節も、環境が整えられることによって、これまでバランスが崩れていた骨のリモデリングが正常化していき、関節は安定した形に再構築されていくことが期待されます。

つまり、手術によってできた隙間には、術後1、2年すると、関節軟骨が再生されます。もともとあった関節軟骨とまったく同じものではありませんが、関節軟骨としての役割を果たしてくれるのです。また、股関節の形状そのものも、徐々に安定化していきます。生体にはもともと、骨を再生しようとする力がありますが、外反骨切り術は、この再生

●外反骨《がいはんこつ》切り術の特徴

- 自分の股《こ》関節を残せる
- 大腿骨《だいたいこつ》を切って大腿骨頭を外側に傾け、股関節の形を修正
- 痛みをやわらげる
- 時間をかけて関節軟骨の再生、股関節の再構築を目指す

●外反骨切り術の手法

大腿骨の大転子《だいてんし》の下方を楔《くさび》形に切り取り、切断面をくっつけて、大腿骨頭《こっとう》を外側に反らせる。大腿骨頭と寛《かん》骨臼《こつきゅう》の位置関係を変えて隙間《すきま》を作り、股関節の再構築を狙う手術法。

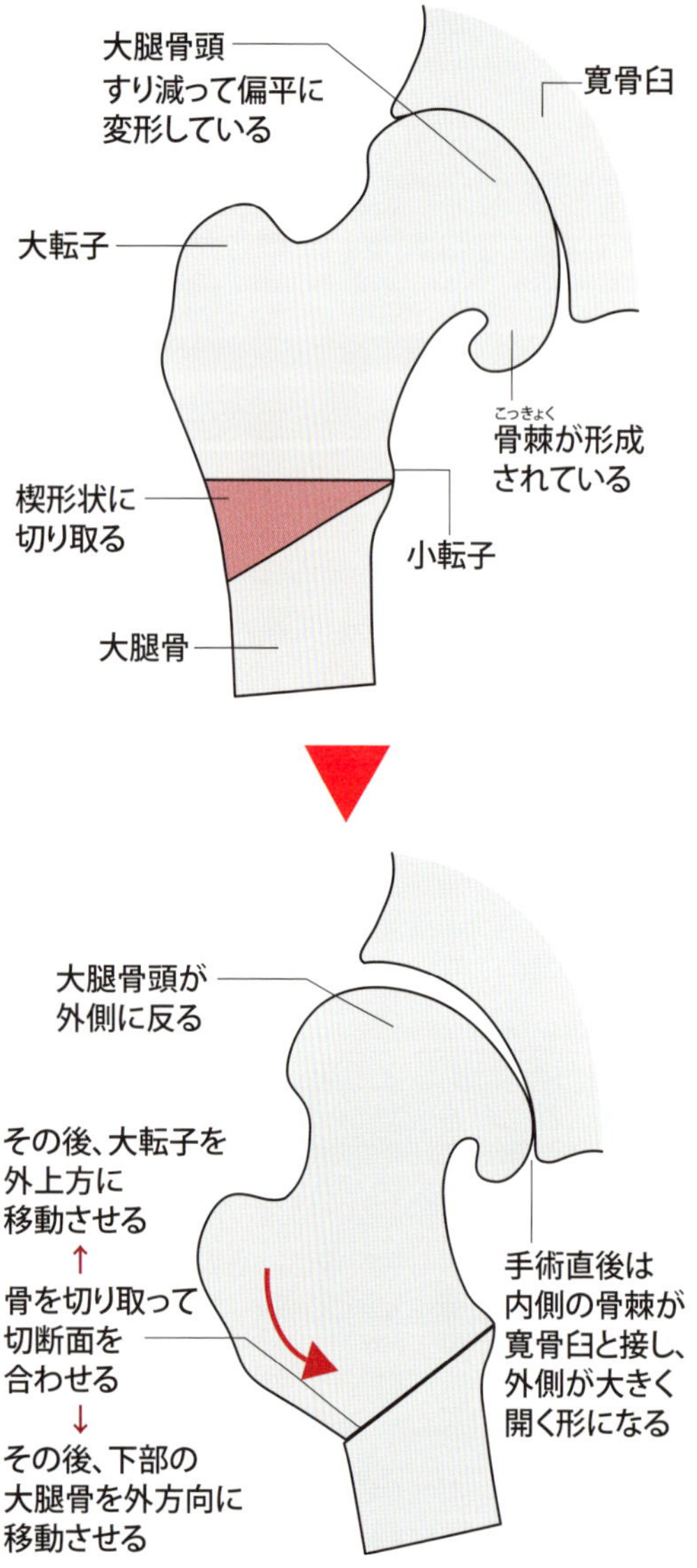
大腿骨頭
すり減って偏平に
変形している
寛骨臼
大転子
骨棘《こつきょく》が形成
されている
楔形状に
切り取る
小転子
大腿骨
大腿骨頭が
外側に反る
その後、大転子を
外上方に
移動させる
↑
骨を切り取って
切断面を
合わせる
↓
その後、下部の
大腿骨を外方向に
移動させる
手術直後は
内側の骨棘が
寛骨臼と接し、
外側が大きく
開く形になる

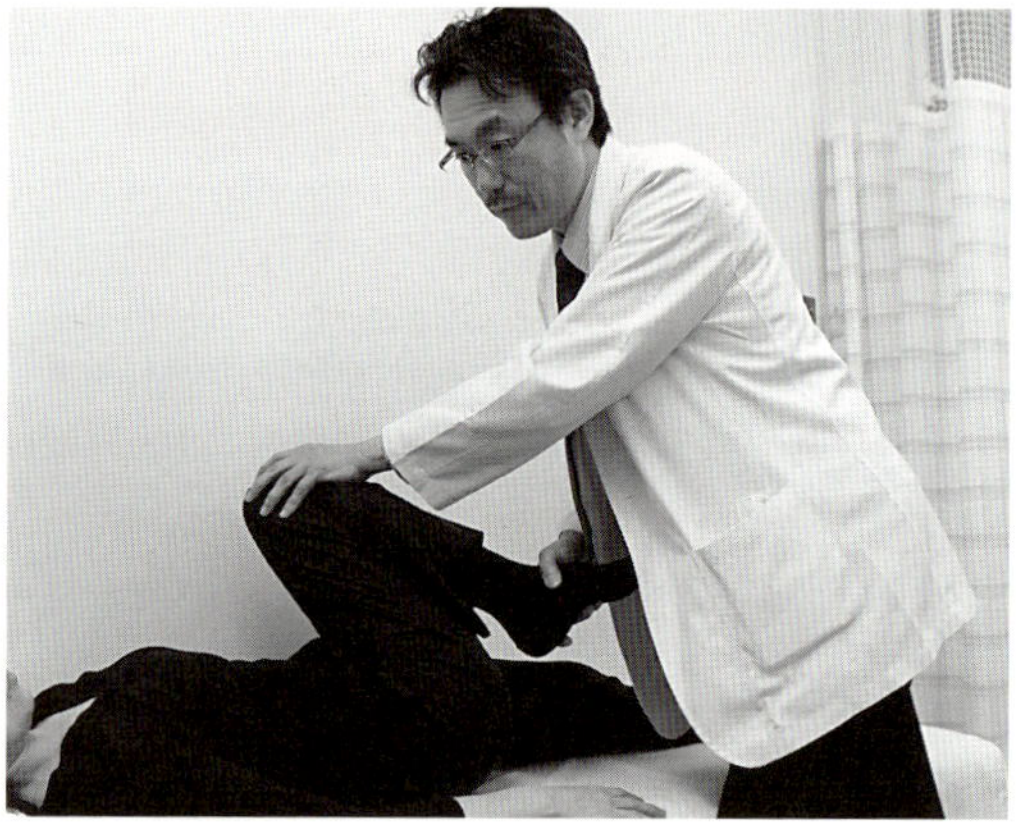

触診で股関節の可動域を確認

力を利用した治療になります。

関節を温存し、再生を促す若い人の有力な選択肢の一つ

外反骨切り術と同様に関節温存手術である、寛骨臼回転骨切り術や臼《きゅう》蓋《がい》形成術などは、前股関節症や初期股関節症の患者さんに対して行われます。これらは、痛みを取るとともに、関節軟骨がすり減ったり変性したりして病気が進むのを予防することを目的に行われます。

これに対して、外反骨切り術は、進行期股関節症や末期股関節症の患者さんを対象に行います。痛みを取ることはもちろんですが、先に述べたように、股関節の再生を促進させ、関節軟骨の再構築を図ることが大きな目的になっています。

外反骨切り術をすると、関節機能が改善され、10〜20年程度の期間、人工股関節置換術を先送りすることができます。比較的若くして、進行期・末期を迎えた患者さんでは、この手術が有力な選択肢になります。

　われわれの施設では、変形性股関節症の治療に対して、できるだけ関節の温存を基本とし、人工股関節は最終手段と考える方針で取り組んでいます。人間が本来もっている生物学的な再生力などを重要視し、患者さんの一生のライフサイクルをにらみながら、治療を選択していくうえで、外反骨切り術の意義は大きいと考えています。

　しかし、現実には、外反骨切り術で対応できる患者さんに対しても、人工股関節置換術が施される例が少なくありません。

　その背景には、実際に、大腿骨の外反骨切り術をできる整形外科医が少なくなってきたという現実もあります。昔から経験を積んできた医師が引退するなどして、外反骨切り術を指導できる医師が少なくなってきているのは非常に残念なことです。

　ただ、このところ外反骨切り術の指導を希望して、私のところに問い合わせをしてくださる医療機関が増えてきました。この手術を見直そうという機運が少しみられるようです。関節温存できる外反骨切り術は、ぜひとも受け継いでいってほしい手術法だと思っています。

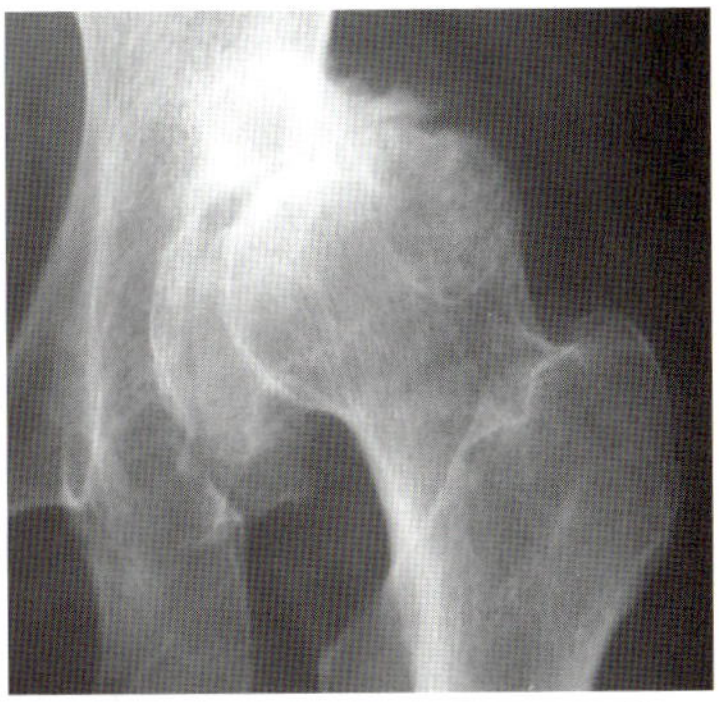
末期股関節症の患者さんの股関節。大腿骨頭と寛骨臼の骨がぶつかり、骨頭の位置も外にずれている

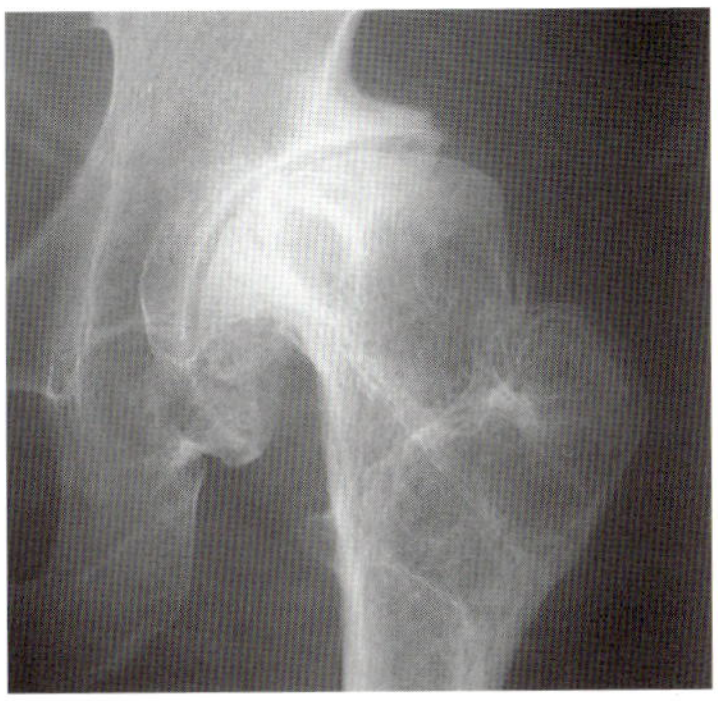
外反骨切り術から16年後。股関節に隙間ができ、関節の再生がみられる
写真提供：北里大学病院整形外科

外反骨切り術のメリット、デメリット

　もちろん、外反骨切り術をすれば、痛みを取ることができます。これは人工股関節置換術と同じです。

　では、外反骨切り術のメリットはどこにあるのでしょうか。人工股関節置換術と比較すると、次のようなポイントを挙げることができます。

・患者さん自身の関節が温存できる
・関節軟骨が再生される
・関節が再構築される
・人工関節にみられる摩耗や緩みの心配がない
・術後の感染率が低い
・脱臼《だっきゅう》の心配がない
・追加手術（人工股関節置換術）の必要性を比べた場合、長期成績は必ずしも劣らない

　一方、外反骨切り術は人工股関節置換術と比べて、次のようなデメリットがあります。

・脚の長さの左右差の補正が難しい
・術後、回復までの期間が長い
・痛みの改善が遅い
・可動域の改善が難しい
・後日、プレートやスクリュー（ねじ）を抜く手術が必要となる
・手術手技の難易度が高い

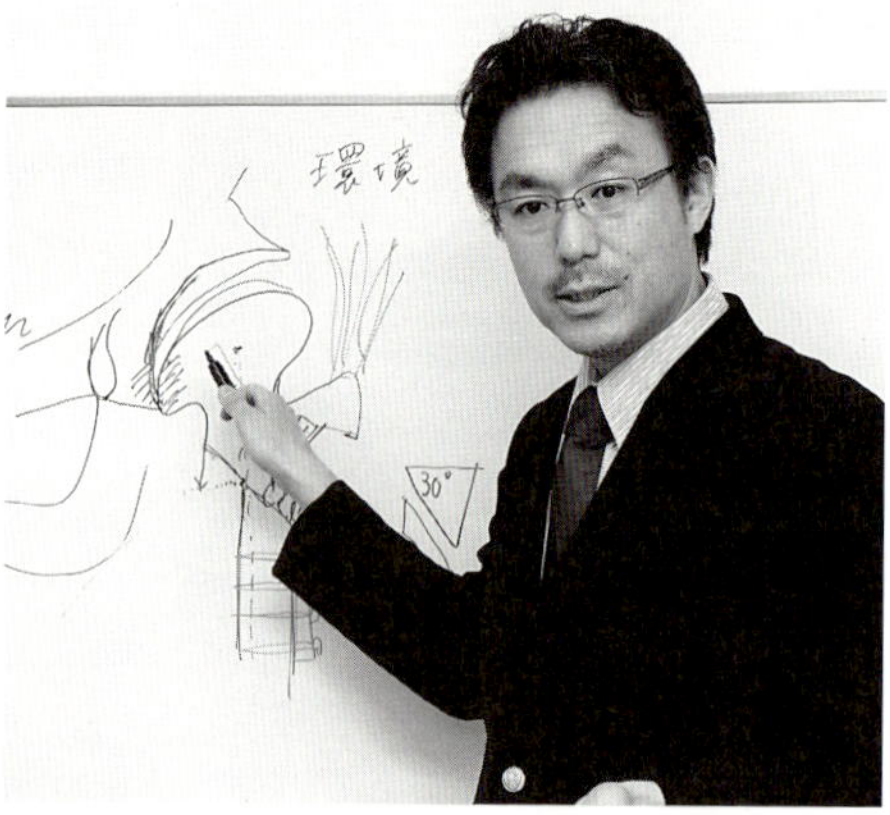

図を描いて手術の説明をする高平先生

・変形性股関節症特有の歩き方が残ることが多い
・適応となる患者さんが限られる

このようなメリット、デメリットがあることを踏まえたうえで、患者さんに応じて最適の治療法を選択することが大切です。

なお、脚の長さに関しては、変形性股関節症の場合、変形のある脚の長さが短くなっていることが多く、この補正は人工股関節にしないと難しいとされてきました。しかし、当施設では、手術法に工夫を加えて、脚を長く補正することができます。外反骨切り術によって脚の長さを補正できる患者さんは限られますが、補正が可能なことは、整形外科医の間でもあまり知られていないので、普及啓蒙《けいもう》に努めているところです。

進行期・末期の60歳未満の患者さんが対象

外反骨切り術は、通常では、病期でいえば進行期股関節症、末期股関節症で、年齢は60歳未満の患者さんが対象になります。特に若い患者さんの場合、人工股関節を入れると再置換の必要が出てくる可能性が高いため、外反骨切り術は検討すべき治療法です。

ただし、大腿骨頭の形状など、この手術を行うには、いくつかの条件があります。

大腿骨頭部がすり減って、本来の丸い形から偏平な形になっていることも、この手術に適している条件の一つです。この状態で大腿骨頭を外側に反らすと、寛骨臼と大腿骨頭の間の隙間が広がるからです。

痛みのある股関節の側の脚を内転《ないてん》（内側に動かす）させたときに、寛骨臼と大腿骨頭の間の隙間が広がるかどうかを確認し、隙間が広がる場合にはこの手術に適していると判断されます（次ページ図参照）。

進行期・末期股関節症の患者さんは、このような動作をすると強い痛みを感じる場合があります。この検査が難しい場合には麻酔をかけて行います。

股関節の屈伸可動域が60度以上あることも、この手術をするための条件です。膝《ひざ》を上に持ち上げるようにして脚を曲げた状態を股関節の屈《くっ》曲《きょく》、脚を伸ばした状態で前後に開く状態を股関節の伸展《しんてん》といいます。このような動作が少なくとも60度の開きでできる必要があります。

外反骨切り術は、人工股関節置換術に比べて手術部位の回復やリハビリテーションに時間がかかるので、入院期間も長くなります。仕事や家事、子育てなどへの影響も考えておかなければなりません。患者さんの社会的、経済的な背景も、この手術ができるかどうかに関係するので、術前の話し合いが大切です。

治療の進め方は？

大腿骨を外側から楔形に切り取って大腿骨頭を外側に傾け、股関節の状態を安定させてプレートとスクリューで固定します。

術前計画を立て骨切りラインを決める

当施設で行われている大腿骨の外反骨切り術を、簡単に紹介します。

この手術では、大腿骨頭の傾きの角度を変えて外側に反らし、股関節の体重の負担がかかる部分を、骨頭面の内側部分へと移動させます。傾きの角度をどれだけ変えるかは、手術前に計画を立てます。まず、麻酔をかけたうえで、変形のある股関節をできるだけ内側に動かした（内転）状態でX線撮影をします。このX線画像から、大腿骨頭を外側に傾かせる角度を割り出し、骨を切り取るラインや、骨頭をプレートで固定する角度を想定し、作図をして、術前計画を立てます。外反骨切り術の場合、大腿骨頭を外側に傾ける角度は、通常では30度となります。

●脚を内転《ないてん》させX線撮影をする

●脚を真っすぐにして撮影

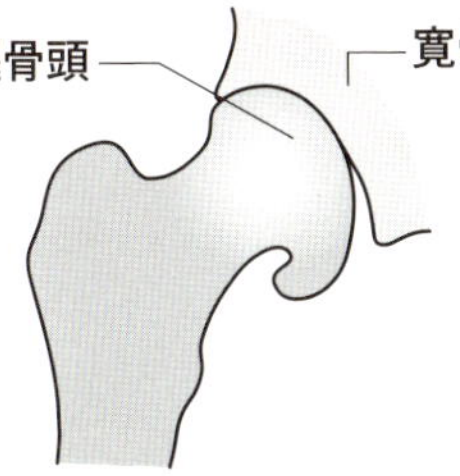

股関節の大腿骨頭、寛骨臼間に隙間は見られない

●内転状態で撮影

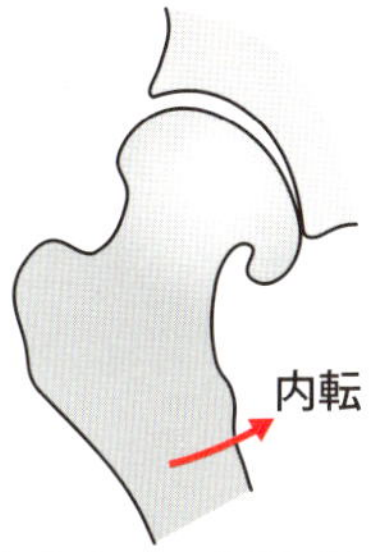

脚を内転させると、大腿骨頭、寛骨臼間の体重負担がかかる部分に隙間が広がる。この画像をもとに手術で大腿骨頭を傾かせる角度を決め、術前計画を立てる

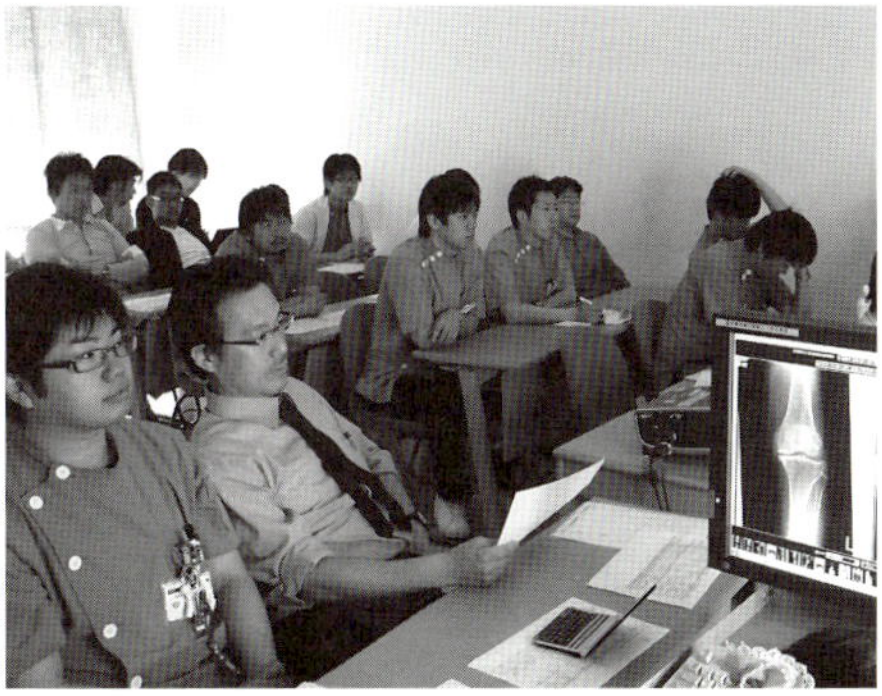

カンファレンス（症例検討会）で、患者さんのデータを見る

写真提供：北里大学病院整形外科

骨頭の角度を変えて固定し、隙間に切り取った骨を移植

この手術では、麻酔は硬膜《こうまく》外麻酔

●術前計画作図

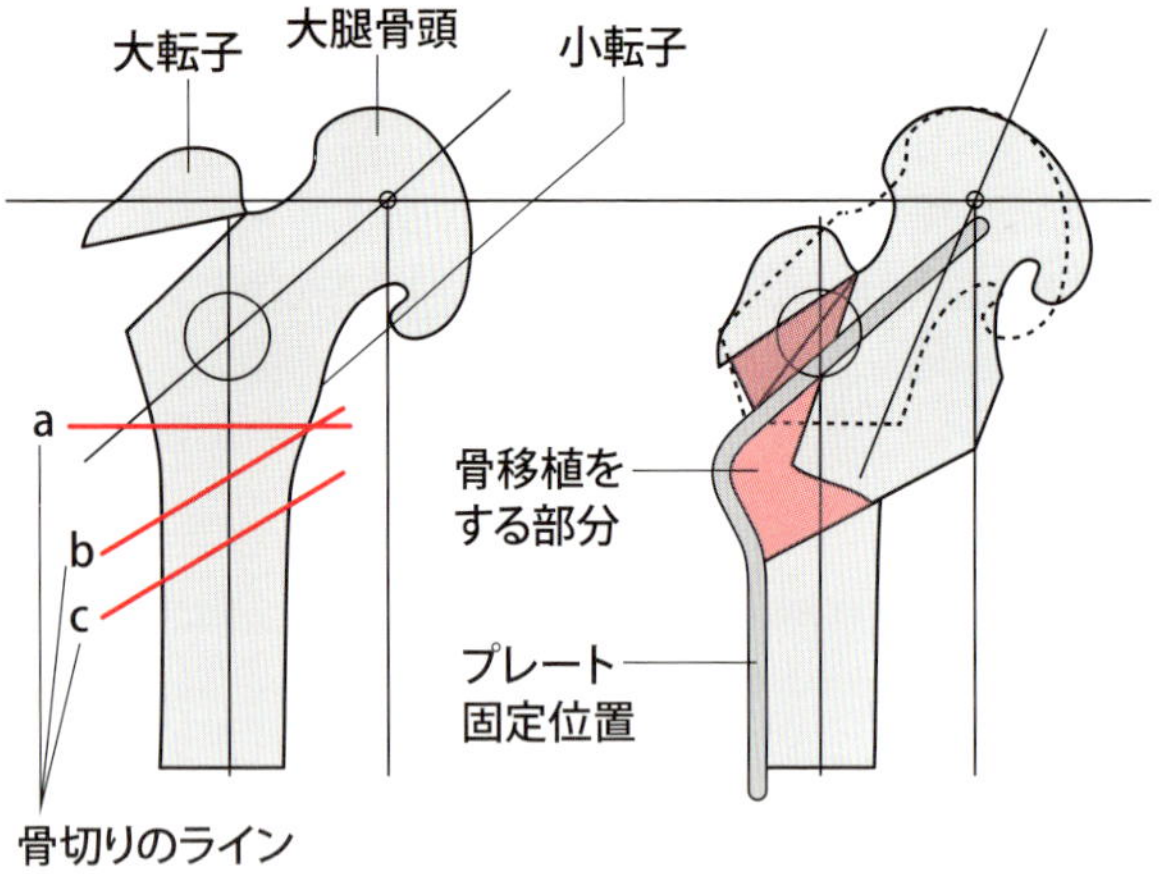

内転状態のＸ線画像をもとに、的確な大腿骨頭の傾きの角度を割り出し、骨を切るライン、プレートの角度や位置、骨移植部を想定。作図を行う

イラスト参考：「OS NOW Instruction13」（メジカルビュー社）

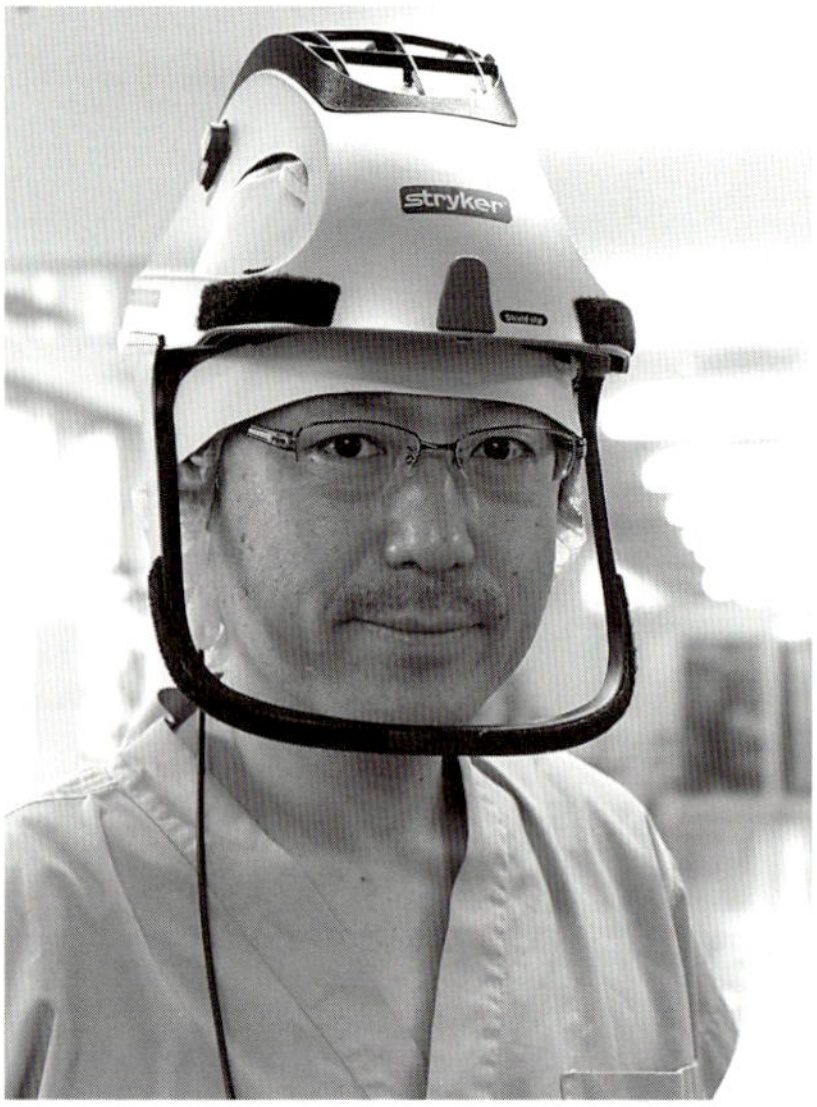

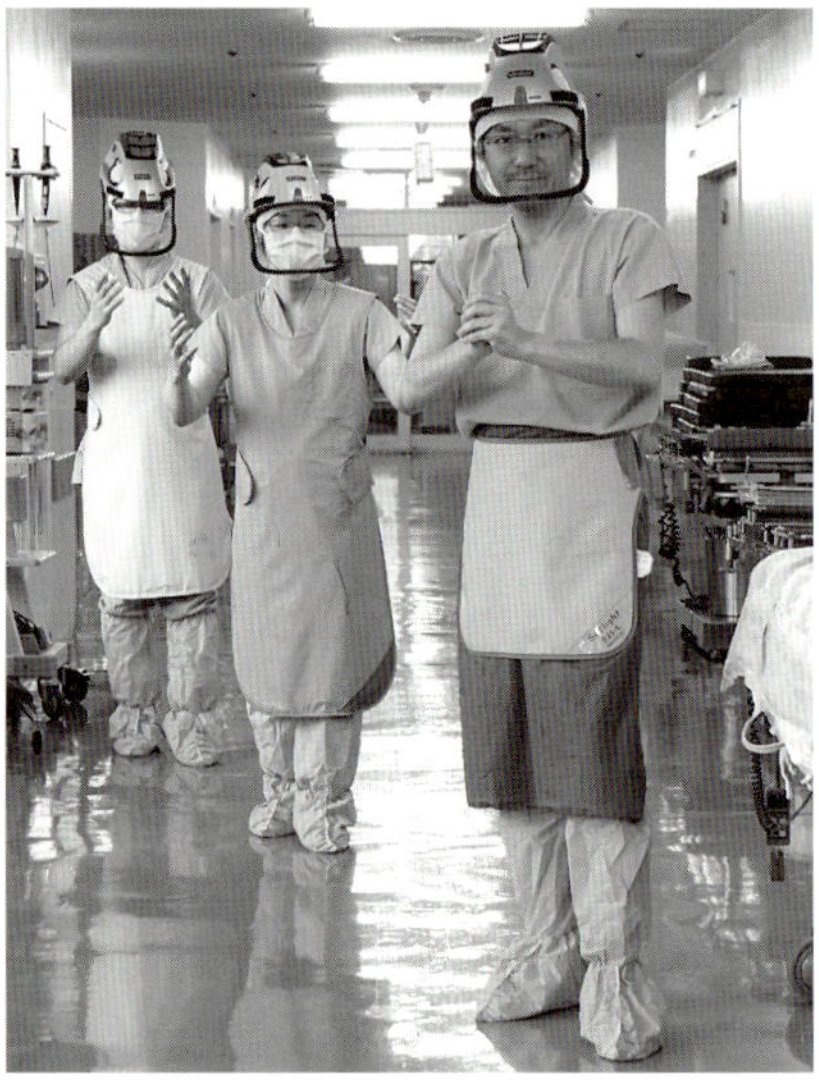

執刀前の入念な手洗い後、手術室に向かう高平先生と手術スタッフ。感染防止のため、手術用ヘルメットを着用する。手術室ではこの上にすっぽりとフードをかぶる

●手術室のセッティング

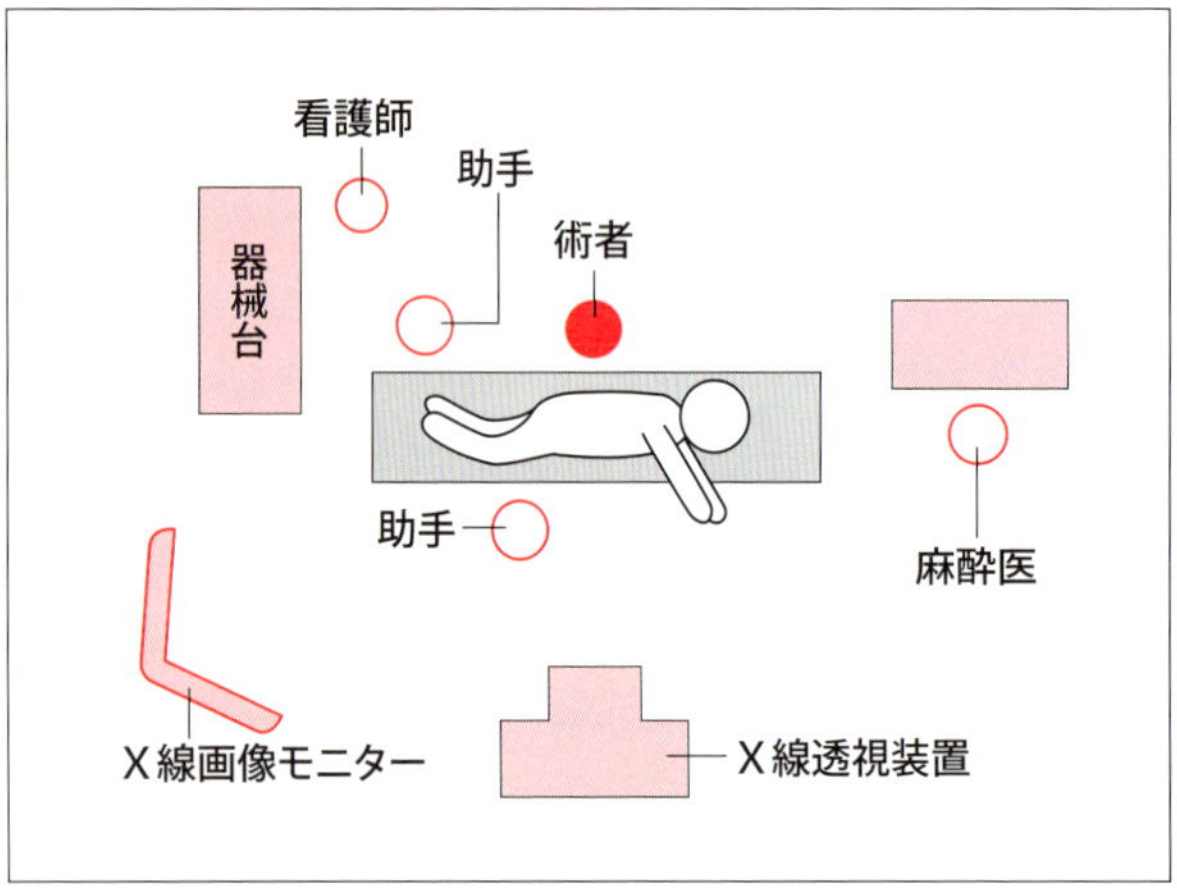

●手術開始

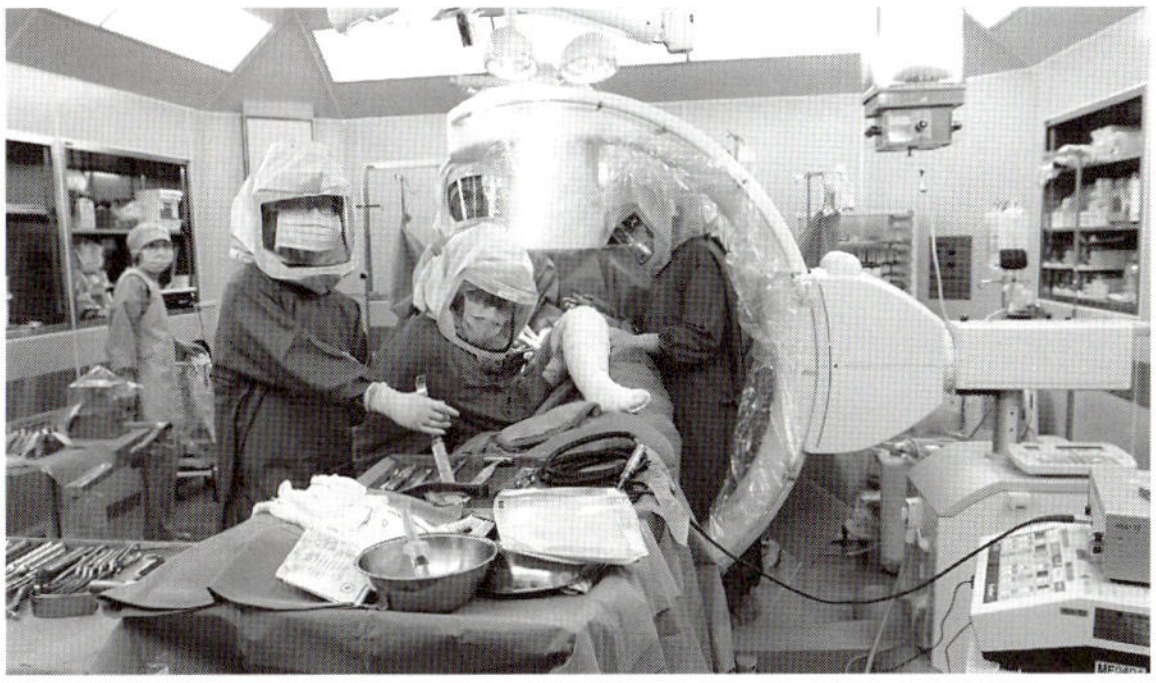

術前計画や骨切り位置の確認に用いるＸ線透視装置も準備する

●皮膚を12㎝ほど切開する

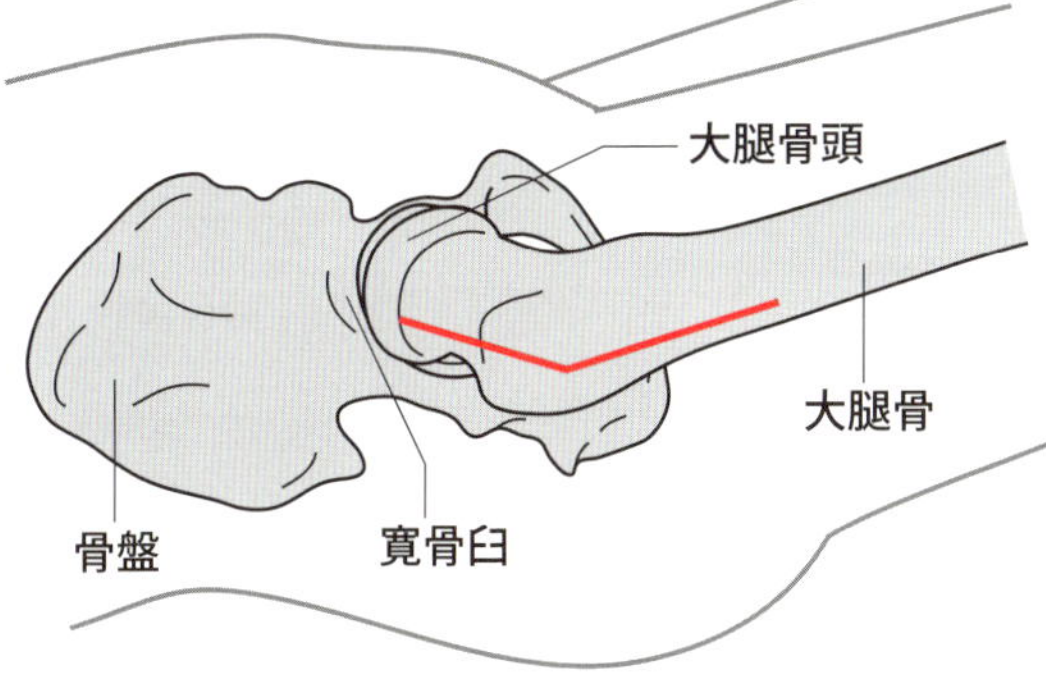

●手術の手順

皮膚を切開する
▼
筋膜を切開、筋肉を剥離《はくり》し、骨切り部を露出
▼
大転子に切り込みを入れる
▼
切り込みから大腿骨頭方向にプレートを入れる
▼
大腿骨外側を楔形に骨切りする
▼
第2の骨切りをする
▼
小転子から腸腰《ちょうよう》筋を切り離す
▼
骨切り部分の形を整える
▼
プレートをスクリューで固定する
▼
切り取った骨片をあいた部分に移植する
▼
ドレーン設置、筋膜、皮膚縫合

と呼ばれる下半身麻酔をかけます。脊髄《せきずい》を包んでいる硬膜の外側に背中から細いチューブを挿入し、そこから麻酔薬を入れる方法です。麻酔科の医師の判断で、硬膜外麻酔に全身麻酔を加える場合もあります。

手術を受けるときの体位は、手術を受ける側の股関節を上にして横たわる状態（側臥位《そくがい》）です。

手術の準備が整ったところで、手術室の可動式Ｘ線透視装置を用いて透視しながら、脚を内転させたときの寛骨臼と大腿骨頭の隙間の広がりの程度を再チェックして、術前計画を最終確認します。

確認ができたら、皮膚を切開しますが、基本的には12㎝程度の傷口で手術を行います。次に筋膜を切開し、筋肉を剥離《はくり》していって、大腿骨の骨切りをする部位がよく見えるように露出させます。

最初に平たいノミを使い、大転子《だいてんし》（大腿骨頭の外側の出っ張り部分）に切り込みを入れていきますが、完全には切り離さず、端はつけたままにしておきます。骨のポケットを作

●手術の流れ

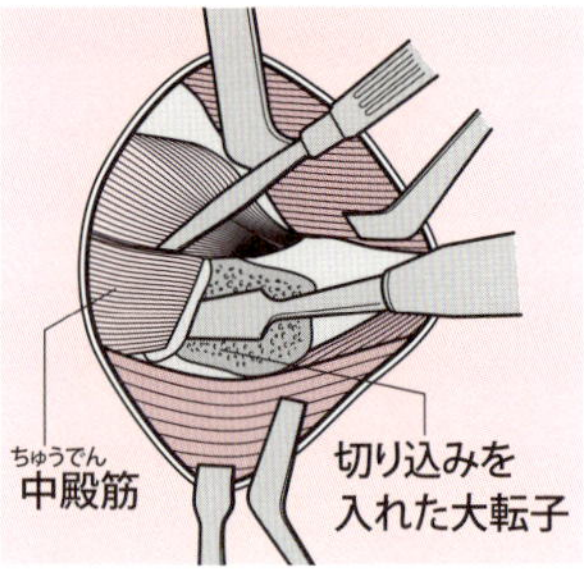

平たいノミで大転子に切り込みを入れ、ポケット状にする

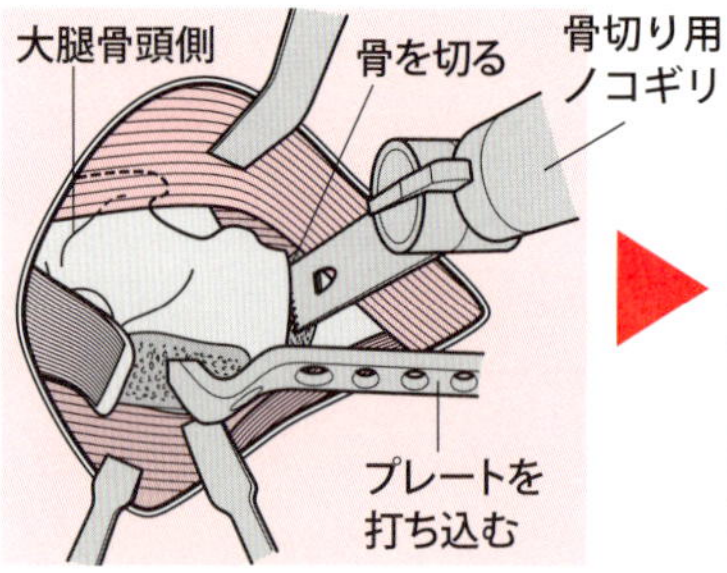

術前計画の骨切りラインに従って、骨切り用のノコギリで骨を切る

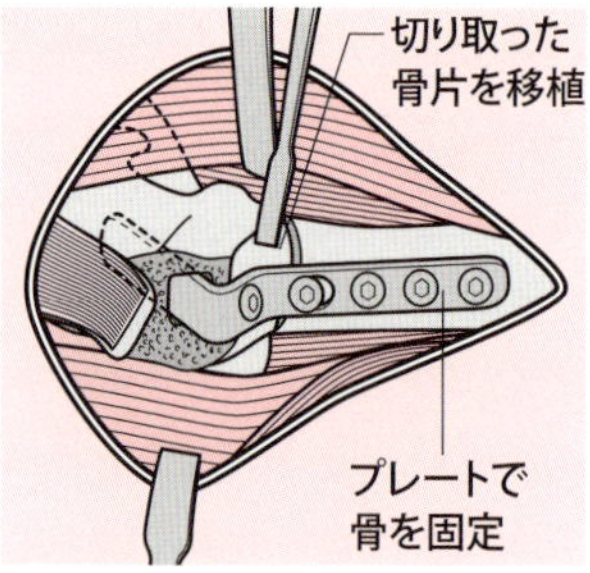

骨の切断面を合わせて、プレートで固定する。移動であいた部分に切り取った骨を移植

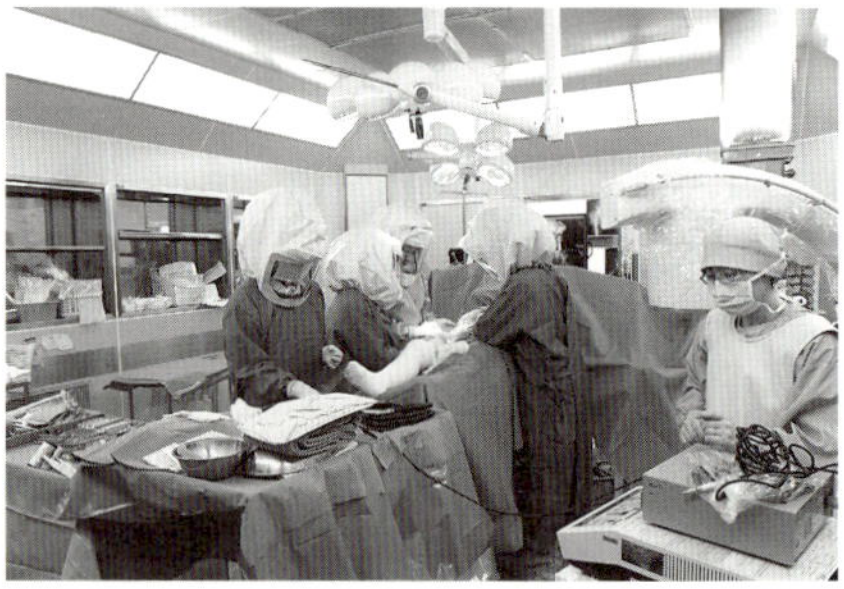

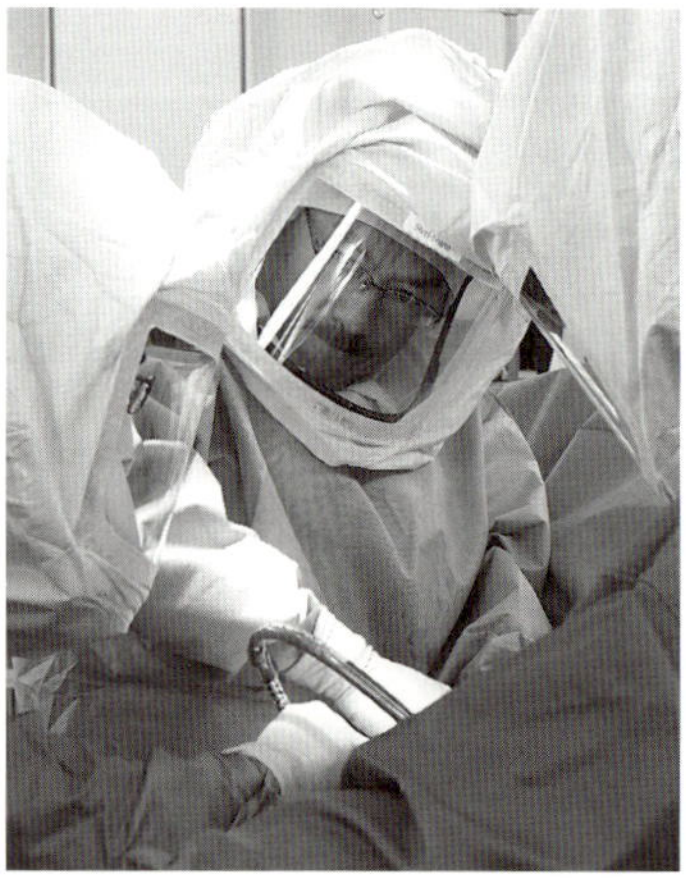

●完成図

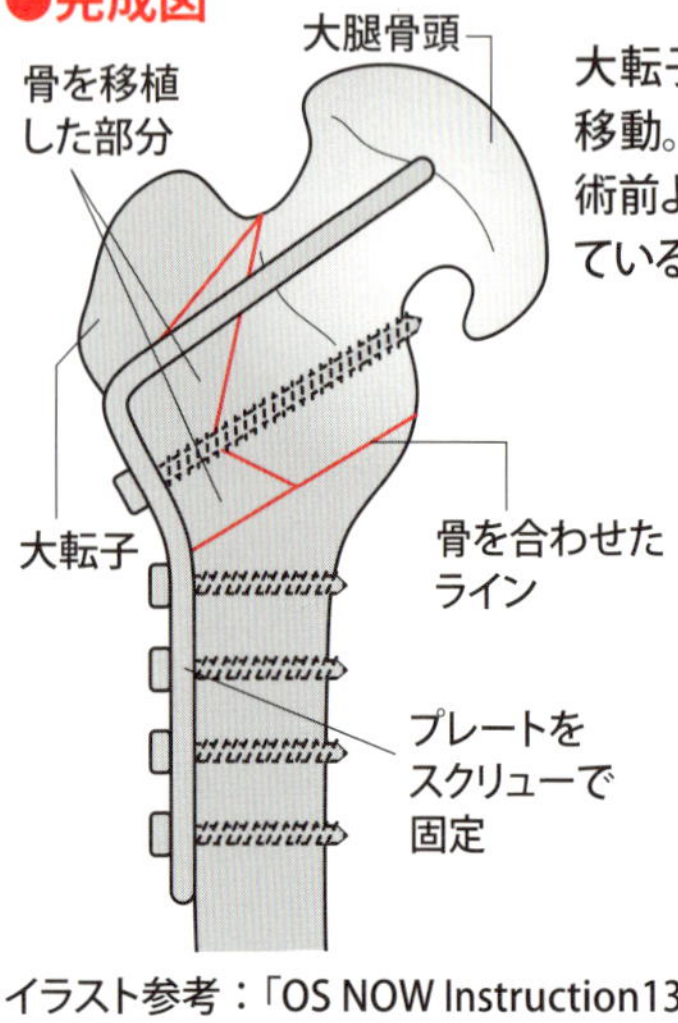

大転子は外上方向に移動。大腿骨頭は手術前より外向きに反っている

イラスト参考：「OS NOW Instruction13」
（メジカルビュー社）

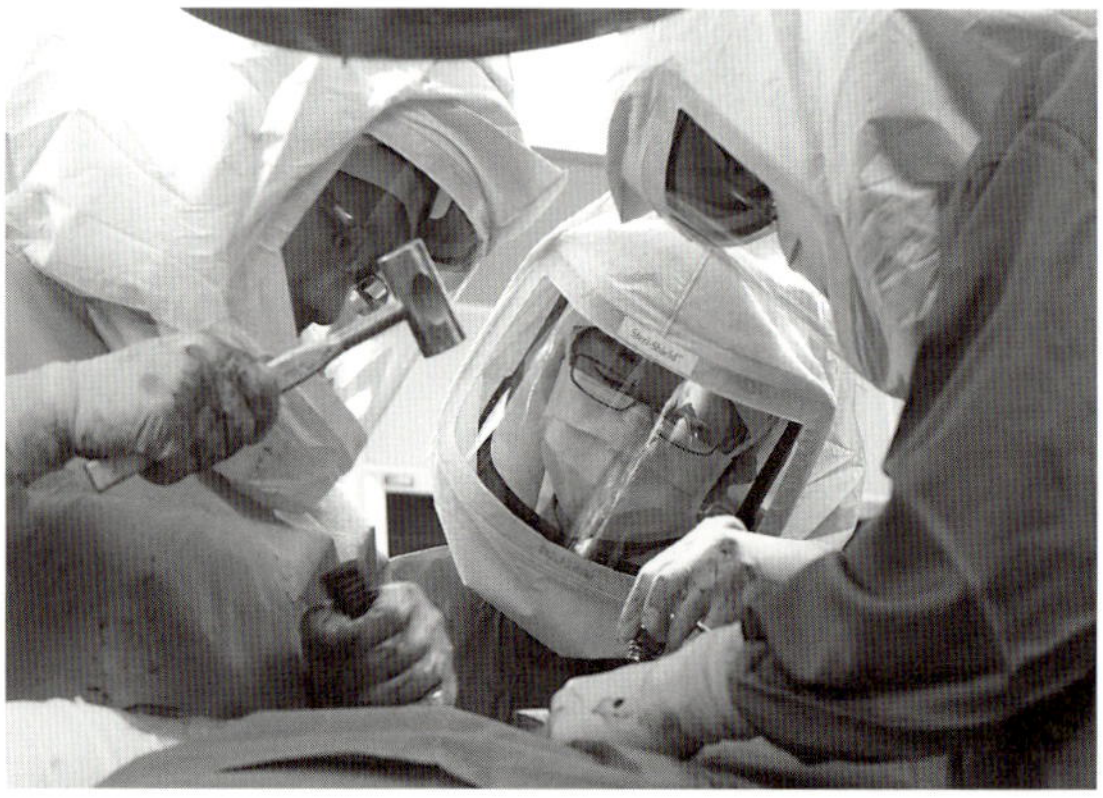

るような感じに、深い切り込みを入れた状態になります。この骨のポケットから、術前計画で決めた角度をもとに、大腿骨頭方向にプレートを入れておきます。

次に術前計画に沿って第1の骨切りを行います。小転子（大腿骨頭の内側の出っ張り部分）の頂点から水平に引いたライン（62ページ術前計画作図のaライン）と、そこから角度をつけて楔形になるようなライン（bライン）に沿って、骨切り用のノコギリで骨を切り出します。さらに、反対側の脚に合わせて大腿骨の長さを調整するためにbのラインと平行なラインcに沿って、第2の骨切りを行います。切り取った骨片は、あとで利用するので、どちらも残しておきます。小転子についている腸腰《ちょうよう》筋は股関節の屈曲に働く筋肉ですが、硬く縮んでいて股関節の動きを妨げているので、この時点で切り離しておきます。

骨切りが終わったら、大腿骨の切断面（a、cライン）を閉じて大腿骨頭を外側に傾け、切り離した大腿骨の下部を外方向にスライドさせて移動します。骨切りした部分の形を整え、骨頭部に入れておいたプレートを当ててスクリューで固定します。

残しておいた骨片は、最初に作成した大転子の骨のポケットと大腿骨下部をスライドさせたあとにできた、あきの部分に移植し、糸で縛って固定します。

最後に手術部を十分に洗浄してから、体液などを排出するための管（ドレーン）を入れて、筋膜や切開部の皮膚を縫合し、手術は終了です。

手術時間は1時間から1時間半程度です。

骨頭の覆いが不足したら キアリ骨盤骨切り術を追加

外反骨切り術で大腿骨頭の傾きを変えた結果、骨頭が寛骨臼の外に大きく出てしまう場合には、キアリ骨盤骨切り術を追加して、大腿骨頭を覆う屋根の面積を広げます。術前計画の作図のときに判断がつくので、キアリ骨盤骨切り術を追加する場合は、外反骨切り術のあとに続けて行います。

キアリ骨盤骨切り術は、股関節全

●キアリ骨盤骨切り術

寛骨臼の覆いが足りなくなった場合に併用する手術。骨盤の腸骨を切ってずらし、大腿骨頭を覆う部分を広げる。

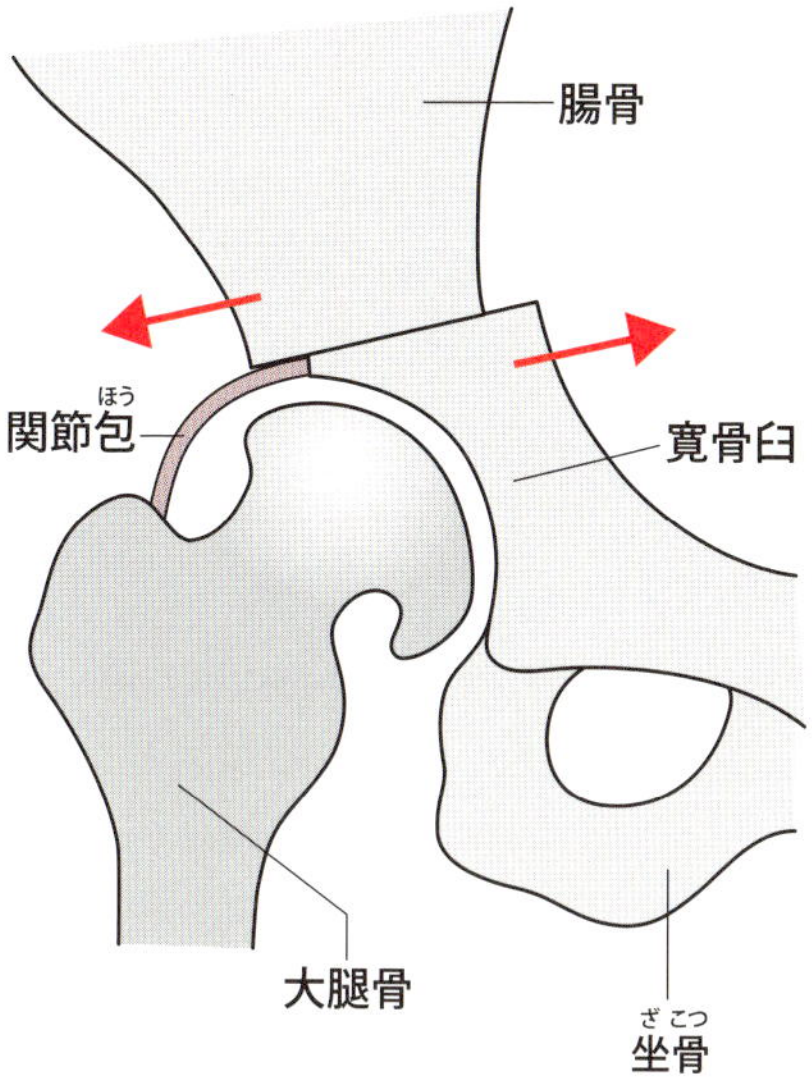

体を包んでいる関節包《ほう》のすぐ上の部分で骨盤の腸骨《ちょうこつ》を骨切りし、切り離した上のほうの腸骨部分を外側に、下のほうの寛骨臼を含む部分を内側にずらして固定する手術です。

この結果、上方の腸骨部分によって、大腿骨頭の覆いの部分の面積が広がり、股関節の変形の進行を止める効果が期待されます。

外反骨切り術に、キアリ骨盤骨切り術を追加した場合の手術時間は、2時間半から3時間程度です。

骨移植を支える骨バンク

徹底して安全性を確保するスクリーニングシステムを整備

北里《きたさと》大学病院整形外科には、病院創立と同時に骨バンクが設置されています。当初は、手術の際に切り取られた大腿骨頭や下肢の骨を保存して治療に用いていました。その後、骨移植を必要とする患者さんが増え、ご遺体から採取した骨や靭帯《じんたい》を用いるシステムが確立されています。

移植医療については、倫理的な側面はもちろん、安全面のシステム整備が欠かせません。せっかくの治療が、悪性腫瘍《しゅよう》や肝炎、エイズなどの感染症につながることは、徹底して避けなければなりません。

そこで、当施設では、厳重な感染症のスクリーニングとともに、加温や放射線照射によってウイルスの排除、消毒、滅菌を施し、血液成分もきれいに除いた状態で凍結保存します。この状態で、およそ5年間保存でき、治療に用いることが可能です。血液成分を抜いているので、移植された患者さんに拒絶反応はほとんどおこりません。

人工材料の研究も進み、生体への悪影響はかなり少なくなってきていますが、ひずみやゆがみの可能性はあります。人間の骨や靭帯であれば、いずれ、新陳代謝によって、自分の組織に置きかわっていきます。また、人工材料は費用面でも負担が大きくなりがちです。大きな骨の欠損や靭帯の損傷を負った患者さんにとって、移植は、必要性の高い治療なので、利用しやすいシステムの充実が望まれます。

最近、海外では不法な組織の取引きなどが報道され、移植医療や臓器バンクに対しての誤解や批判が懸念されます。少なくとも日本、さらに当施設では、適正な手続きと徹底した安全管理のもと、運営されていることを改めて強調しておきたいと思います。

日本には、日本組織移植学会の認定を受けた骨バンクとして、当施設と、名古屋の東海骨バンクの2カ所があります。

術後の経過は？

ロフストランド杖《づえ》1本での歩行、痛みを感じない日常生活が可能になれば退院です。外反骨切り術単独の場合は3カ月程度で杖なし歩行ができるようになります。

4~6週間の入院が必要 退院後のリハビリも大切

術後、当日はベッド上で安静に過ごしてもらいます。手術翌日までは硬膜外麻酔を持続的に用いて、痛みを抑えます。これとは別に鎮痛薬を1週間程度使いますが、痛みの程度によって減らしていきます。術後2日目までは抗菌薬も用います。

また、手術後は、血栓ができやすくなる深部静脈血栓症を予防するため、当日からベッド上で足関節を動かすようにすることが大切です。

手術の翌日には車いすを使った移動ができ、2日目からはCPMと呼ばれる自動で脚を動かす器械を使い、ベッド上でリハビリを始めます。

術後7日目から筋力トレーニングなど、リハビリ室で理学療法士の指導のもと、本格的なリハビリに入ります。21日目には体重の3分の1を手術した側の脚にかけて歩く、3分の1荷重による歩行訓練を始め、28日目から2分の1荷重に進みます。肘《ひじ》までサポートするロフストランド杖を2本使っての歩行となります。35日目からはロフストランド杖を1本だけにして、3分の2荷重による歩行訓練に移ります。階段や坂道、屋外などを歩く練習もして、日常生活に対応できるようにリハビリを進めていきます。

ロフストランド杖1本での歩行や階段昇降ができる、痛みを気にせずに日常生活が送れる、リハビリを継続していく必要性を理解している、この3点が確認できれば、退院が可能です。

一般に、外反骨切り術の場合は、4~6週間程度の入院が必要です。

また、外反骨切り術にキアリ骨盤骨切り術を加えた場合は、必要な入院期間は6~8週間程度となります。

外反骨切り術単独の場合は、3カ月程度で杖をもたない自力歩行が可能となります。キアリ骨盤骨切り術を追加した場合には、自力歩行できるまでにもう少し時間が必要です。

また、外反骨切り術は、手術後1年から1年半で、プレートを抜くための手術が必要です。その際は、通常、2~3日間の入院が必要になります。

術後10年で95・5%が関節温存できている

大腿骨の外反骨切り術は、どの程

度、長もちするのでしょうか。大腿骨の外反骨切り術を実施した118例を調べた調査では、術後10年で95・5％が自分の関節を残す関節温存に成功しています。つまり、術後少なくとも10年は、ほとんどの人が人工関節を必要とせずに過ごすことができているということです。

ちなみに、外反骨切り術にキアリ骨盤骨切り術を追加した88例では、術後10年で関節温存ができているのは86・5％でした。

手術の術式が多少異なるのですが、複数の医療機関のデータを含めて調べてみたところ、おおむね術後15年になると、関節温存率は約6割、術後20年では約5割になります。

大腿骨の外反骨切り術は、〝一生もの〟とまではいえませんが、10～20年の期間、人工股関節置換術を先送りできると考えてよいでしょう。人工股関節には脱臼のリスクや、人工関節自体の寿命があります。その点を考え合わせると、進行期・末期股関節症の人のうち、特に若い人には外反骨切り術が有力な選択肢となります。

人生をトータルにとらえてみる場合、いずれ人工股関節置換術を受ける必要があるとしても、その時期を延ばすことには大きな意味があります。というのも、一度つけた人工股関節を取りかえる手術は可能ですが、技術的には難しく、リスクが高まるからです。

外反骨切り術は、日常生活にまったく支障がなくなるのはもちろんですが、軽いスポーツなら可能になります。患者さんには、激しいスポーツは避けてくださいとお願いしていますが、アンケート調査をしたところ、水泳、バドミントン、ハイキン

●入院から退院まで

入院 手術前日まで	・手術内容、リハビリテーションなどについて確認 ・手術前日夜9時半以降は飲食禁止（手術が朝9時からの場合）
手術当日	・弾性ストッキング着用 ・手術室に入る。麻酔開始 ・手術 ・ベッド上で安静 ・硬膜《こうまく》外麻酔を持続。鎮痛薬、抗菌薬使用 ・飲食可
術後1～6日目	・車いすでの移動可 ・ドレーンを抜く ・ベッド上で器械を用いて脚を動かすリハビリと簡単な筋力トレーニング ・尿道カテーテルを抜く ・日常の動作を増やしていく ・傷口を保護してシャワー可
術後7日目～20日目	・弾性ストッキングをはずす ・リハビリ室でのリハビリテーション開始 ・筋力トレーニング ・術後13日目に抜糸
術後21～34日目	・3分の1荷重歩行開始 ・28日目に2分の1荷重歩行開始、両ロフストランド杖《づえ》歩行
術後35～41日目	・退院に向けてのリハビリ ・3分の2荷重歩行開始、片ロフストランド杖歩行 ・階段歩行 ・入浴可
退院	・次回外来予約

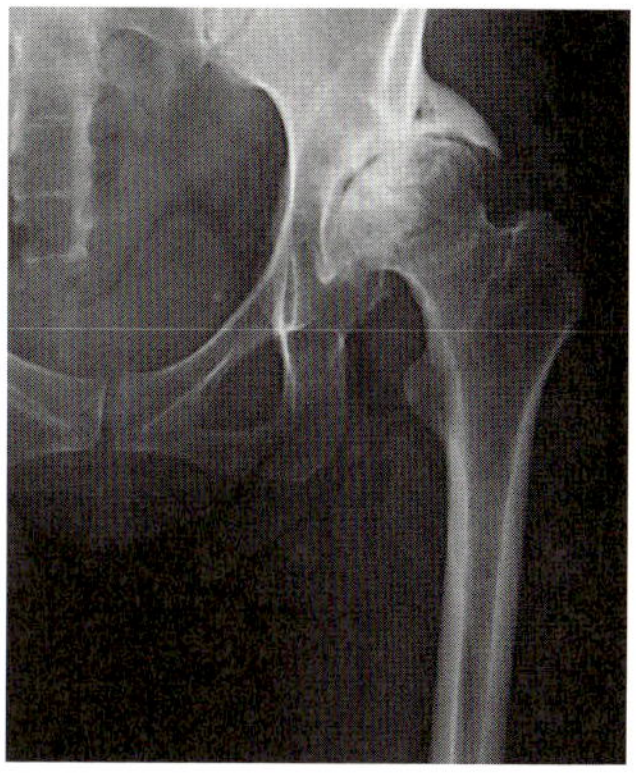

末期股関節症の手術前X線画像

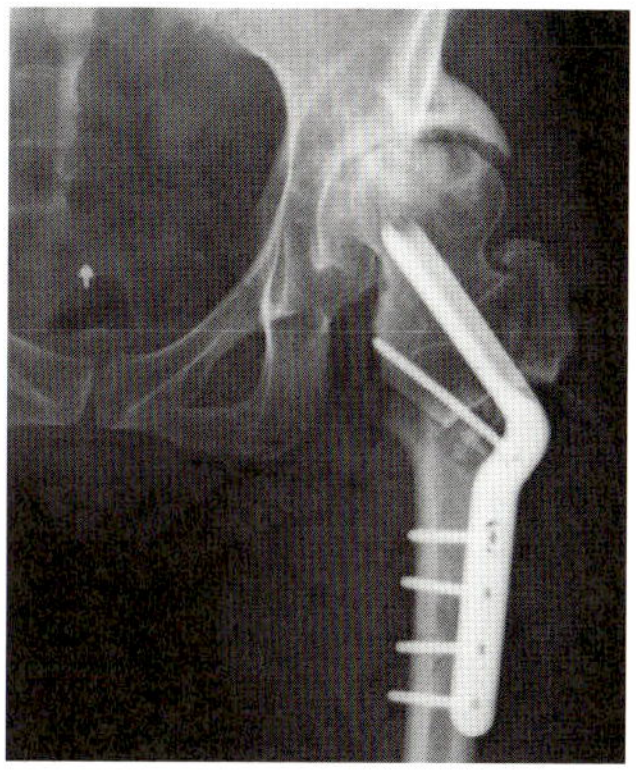

外反骨切り術実施直後

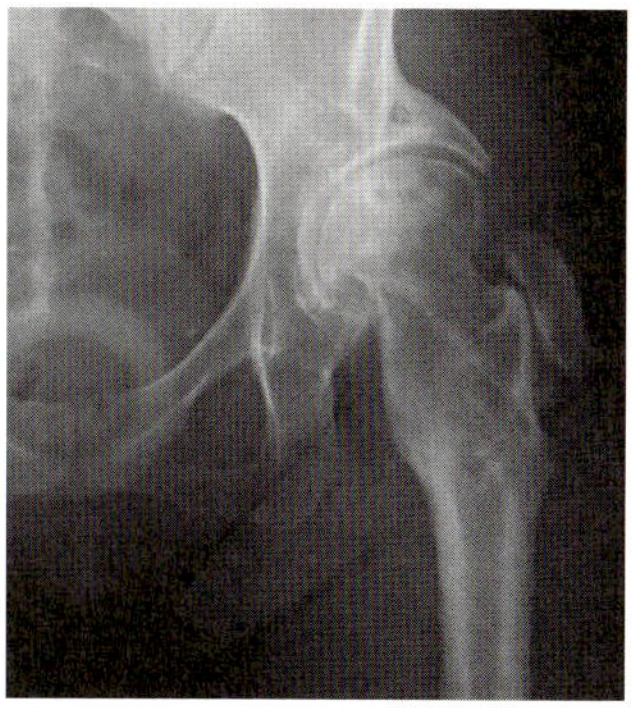

手術４年後。股関節の隙間が整ってきている

写真提供：北里大学病院整形外科

グ、トレッキングなどを楽しんでいる人がたくさんいることがわかりました。

骨切り術を受けた人と、人工股関節置換術を受けた人で、どの程度の人がスポーツに親しんでいるかを調べたデータもあります（左表参照）。術後復帰率というのは、もともと親しんでいたスポーツを、手術後、再開できた割合ですが、人工股関節置換術で82・5%、骨切り術で83・3%とほとんど同じでした。骨切り術は自分の骨を残すことができて、しかも人工股関節と遜色《そんしょく》のない動きができるということです。

外反骨切り術は、59ページに挙げたように、いくつかの問題があり、骨のくっつきを早くすること、痛みを早くとること、股関節の動かせる範囲を改善すること、変形性股関節症に特有の歩き方を改善することなどが大きな課題となっています。たとえば骨のくっつきを早めるには、骨折の治りを促進させる薬や外部からの刺激（超音波）の利用などが考えられます。こうした問題に取り組み、より優れた治療法となっていくように努力しているところです。

●外反骨切り術の基本情報

硬膜外麻酔または硬膜外麻酔と全身麻酔を併用
手術時間：外反骨切り術単独――1時間～1時間半 キアリ骨盤骨切り術併用――2時間半～3時間
入院期間：外反骨切り術単独――4～6週間 キアリ骨盤骨切り術併用――6～8週間
費用――36日入院で約160万円、25日入院で約130万円 （入院費等含む。健康保険適用。高額療養費制度適用）

＊費用は2012年9月現在のもの。今後変更の可能性がある。
（北里大学病院の場合）

●末期・進行期股関節症の患者さんのスポーツ参加

	骨切り術（12例）	人工股関節置換術（77例）
術前参加率	50.0%	51.9%
術後参加率	58.4%	55.8%
術後復帰率	83.3%	82.5%
術後開始率	33.3%	27.0%

＊参加率は全体のなかでスポーツをしている人の割合。復帰率はもともとスポーツをしていて、術後再開した人の割合。開始率は術後、新たにスポーツを始めた人の割合

高平ら,日本股関節学会,2010

高平尚伸（たかひら・なおのぶ）

北里大学医療衛生学部
リハビリテーション学科教授
北里大学東病院 整形外科診療科長

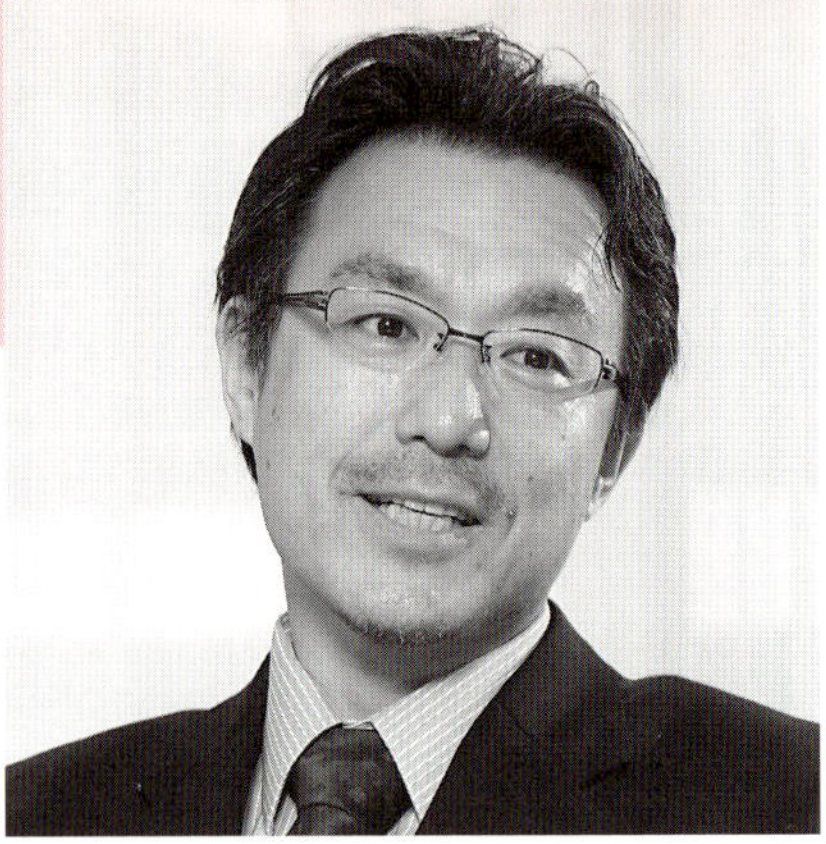

人工股関節が常に最良の選択ではありません。関節温存できる骨切り術をもっと見直してほしいですね。

「整形外科医がパーツ屋になり下がってはいけない」。故・杉岡洋一《すぎおかよういち》元九州大学総長の教えが、今も高平先生の信念となっています。杉岡先生は、股関節の手術法を次々に開発したことで知られる整形外科の名医です。

「米国の医療は最先端とされていますが、日本とは異なる健康保険制度のため、リハビリに時間のかかる骨切り術より、人工股関節置換術が優先されています。日本では米国に留学する医師が多く、米国流をそのままもち帰るので、なんでも人工関節にしてしまう風潮があり残念です」

患者さんにとって何が有益かを考えれば、関節温存できる骨切り術はもっと見直されるべきではないかと高平先生はいいます。

「人工関節は素晴らしい技術で、私も多くの患者さんに入れていますが、常に第一に選ばれるべき選択肢というわけではありません。杉岡先生は『人間の体の回復・修復を助けるのが医師の仕事』とおっしゃっておられましたが、骨切り術はまさにそのような手術法なのです」

こうした高平先生の考え方に共鳴し、骨切り術を希望して来院する患者さんも少なくありません。あるとき、臼蓋形成不全があり、片方の脚が短く、痛みが出ている20歳の女性が、高平先生の診察を求めてやってきました。ほかの医療機関で人工股関節置換術を勧められ、セカンドオピニオンを希望していました。

「結局、私が勧めた外反骨切り術をすることになりました。痛みが取れ、脚の長さもそろい、手術前にあった歩き方の異常もなくなりました。この女性はその後、雑誌のモデルになりました」。初めは母親と来院していたのですが、数年前に結婚し、今は夫がつき添って経過観察のために来院を続けているそうです。

高平先生の手がける大腿骨の外反骨切り術は、恩師である糸満盛憲《いとまんもりとし》先生（現・九州労災病院院長）から手ほどきを受けました。この手術は海外からも注目されています。米国流の医療が日本以上に浸透している韓国からも、北里大学整形外科に研修チームがやってきました。ニューヨーク、グアム、台湾、中国などからも患者さんが来ています。

海外から注目される理由の一つは、高平先生のキャラクターによるところが大きいかもしれません。数カ国語を自在に操り、海外の人とたちまち仲よくなるという特技をもっているからです。

「以前、韓国で学会に参加したとき、バスに一人で乗ったことがありました。行き先が正しいのか心配になったのですが、言葉が話せず確かめられないという経験をしました。サバイバルできる最低限の語学力が必要だと痛感し、海外に行くときは、その国で通用する基本的な会話だけは覚えることにしたのです。外国の人と話すとき、ひとことでも現地の言葉を入れると、とても喜ばれます。仲よくなるコツですよ」

面倒見のよい人柄から、北里大学医学部整形外科同窓会会長や同大医学部同窓会常任理事なども務めています。また、北里研究所グループの教職員テニスクラブ会長や、北里大学体育会硬式庭球部部長の肩書もあります。「実は高校3年生のとき、ウィンブルドンのジュニア大会から招待状が届き、プロテニスプレーヤーを目指すべきか、本気で悩んだ時期がありました。今はプレーする機会も少ないのですが、テニスとの縁は少しだけ残っています」

若手の研究員時代、高平先生はスキーで骨折し、当時上司だった糸満先生に手術をしてもらったことがあるそうです。

「遊んでいたと思われるのが嫌で、高いところから落ちましたとうそをついていたのですが、骨折の仕方からいって、バレていたでしょうね」

こんな失敗談まで教えてくれる、なんとも人間的魅力にあふれたお医者さんです。

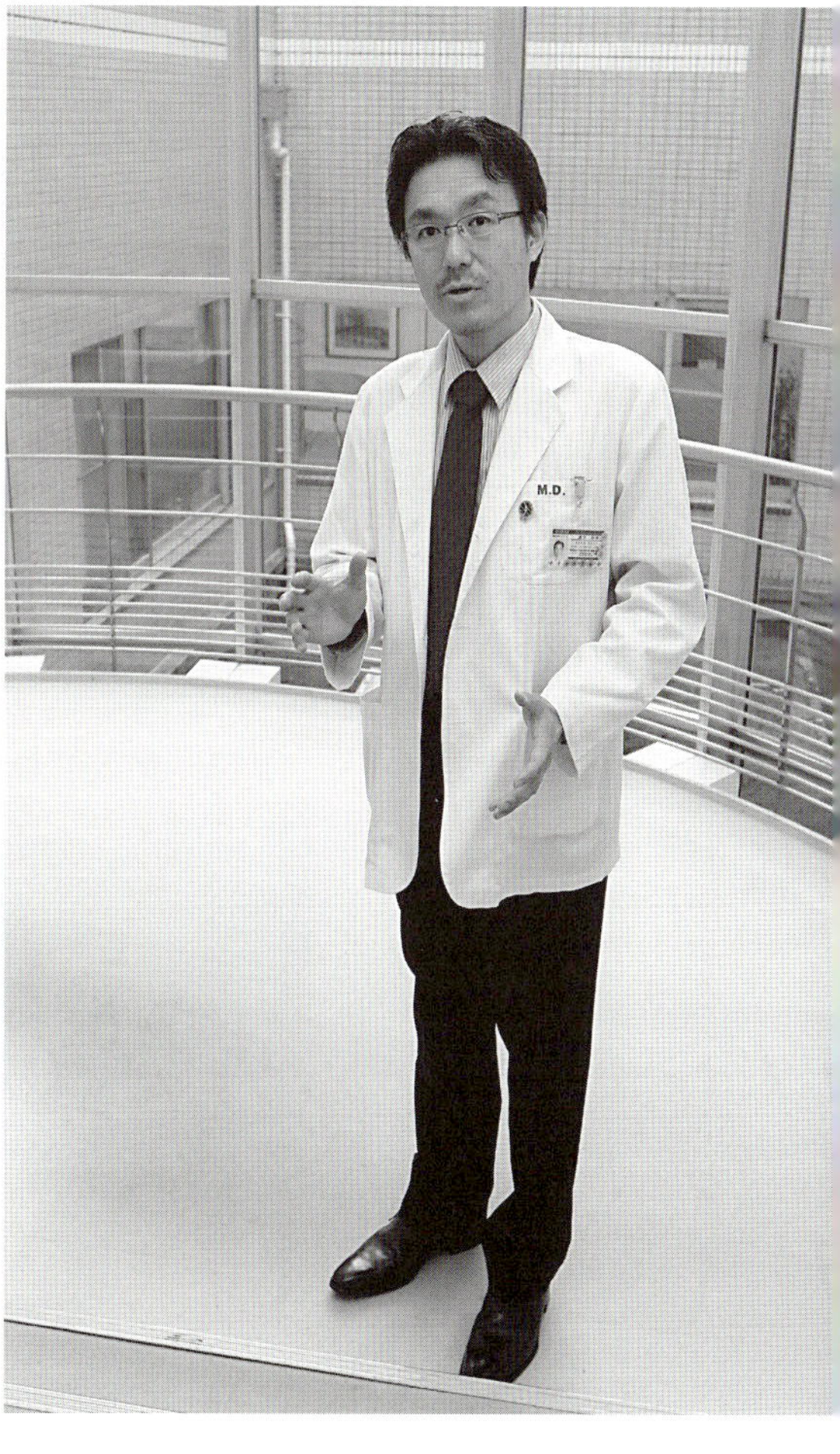

高平尚伸（たかひら・なおのぶ）

1964年東京都生まれ。89年北里大学医学部卒業。98年同大医学部救命救急医学講師、2000年同大医学部整形外科講師、02年同大医学部整形外科医局長を経て、07年同大医療衛生学部リハビリテーション学科教授、同大大学院医療系研究科整形外科学教授就任。同年より同大学東病院神経・運動器疾患治療センター運動器外科長兼務。

手術療法

人工股関節全置換術

股関節を入れかえて、活動性をよみがえらせる

大阪大学大学院 医学系研究科 運動器医工学治療学寄附講座教授

菅野伸彦（すがの・のぶひこ）

全例にコンピュータ使用のナビゲーション手術を導入し個々の患者さんに合わせた正確な置換をすることで、脱臼《だつきゅう》など特有の合併症を最小限に抑え、手術効果を高める。菅野伸彦先生に、この手術の最新情報を語っていただいた。

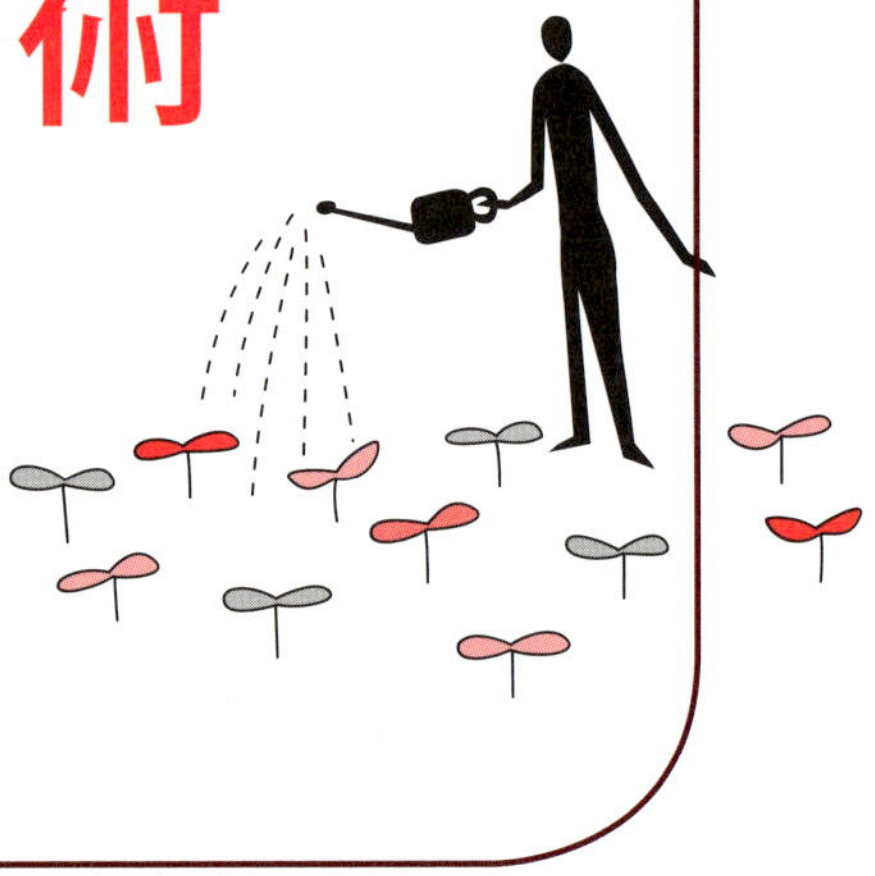

どんな治療法ですか？

痛みのある、傷んだ股関節《こ》を取り除き、金属製などの人工股関節に置き換える手術です。寛骨臼《かんこつきゅう》、大腿骨頭《だいたいこっとう》、関節軟骨に当たる部品をセットで置き換えます。

股関節の痛みを解消し日常生活を活動的にする

変形性股関節症の治療法は、運動療法、薬物療法などの保存療法や、関節鏡視下手術、各種骨《こつ》切り術などの手術療法がありますが、いずれの治療でも痛みが取れない、あるいはいずれの治療も適さない場合、人工股関節全置換術という治療法があります。英語表記の頭文字からＴＨＡ（Total Hip Arthroplasty）ともいいます。傷んだ股関節を取り除き、代わりに金属などで作られた人工股関節に置き換える方法で、この手術により、変形性股関節症の痛みはまったくなくなり、日常生活は驚くほど快適になります。

主な対象は、進行期股関節症または末期股関節症の患者さんで、患者さん自身がどういう生活を望んでいるのかということがとても重要になります。進行期・末期股関節症の患者さんは、強い痛みのために、外出を控えるなど、やりたいことを我慢して、日常生活に影響が及び、生活の質が低下していることが少なくありません。痛みによって、本来自分のしたいことがかなわないと強く感じている患者さんにとっては、非常に有用な治療法となります。

人工股関節を入れることで、痛みから解放され、活動的な人生を取り戻すことができます。

痛みの消失が最大のメリット復帰までの時間も短い

人工股関節に入れかえる第一のメリットは、痛みからの解放です。また、股関節の動く範囲も広くなるので、日常生活には支障がなくなり、レクリエーションとしてのスポーツも楽しむことができます。

骨切り術など自分の関節を残す手術に比べて、早く歩けるようになるのもメリットの一つです。そのた

●人工股関節《こ》全置換術の特徴

- 傷んだ股関節を切除し、人工の股関節と入れかえる
- 股関節の痛みが完全になくなる
- 股関節を動かせる範囲が広がる
- 股関節の変形によって生じた左右の脚の長さの違いを調整できる
- 骨《こつ》切り術よりも機能の回復が早い

め、入院期間や、リハビリテーションの期間が短くて済みます。仕事や家事など、責任のある立場の患者さんにとって、社会復帰までの時間が短いことは大切です。

　私の勤務する大阪大学医学部附属病院では、２～３週間の入院を目安にしています。これは笑い話ですが、女性の患者さんが多いので、「帰宅すると夫の世話をしなければいけないから、もう少しいさせて」と頼まれることもあります。

　実際、合併症のチェックなどを含め、術後２週間入院すれば安心して退院後の生活が始められると考えています。２週間で、ほとんどの患者さんは杖《つえ》なしで歩くことができます。階段の昇り降りができるようになることが、退院できるかどうかの一つの目安です。

　もう一つのメリットは、脚の長さの調整です。変形性股関節症が進行して股関節の変形が進むと、大腿骨頭の位置がずれて変形のある脚が短くなり、左右の脚の長さに違いが生じることがあります。人工股関節全置換術で、この脚の長さの違いを調整することができます。

人工関節が安定するまでの術後半年は脱臼に注意

　一方、人工股関節全置換術のデメリットとしては、一般に手術後、脱臼の可能性が高まることが指摘されています。この手術では、もともと、手術中にいったん、股関節を脱臼さ

●人工股関節全置換術の手法

変形している股関節の、大腿骨頭《だいたいこっとう》を切除し、寛骨臼《かんこつきゅう》内部を削って、人工股関節に置き換える。

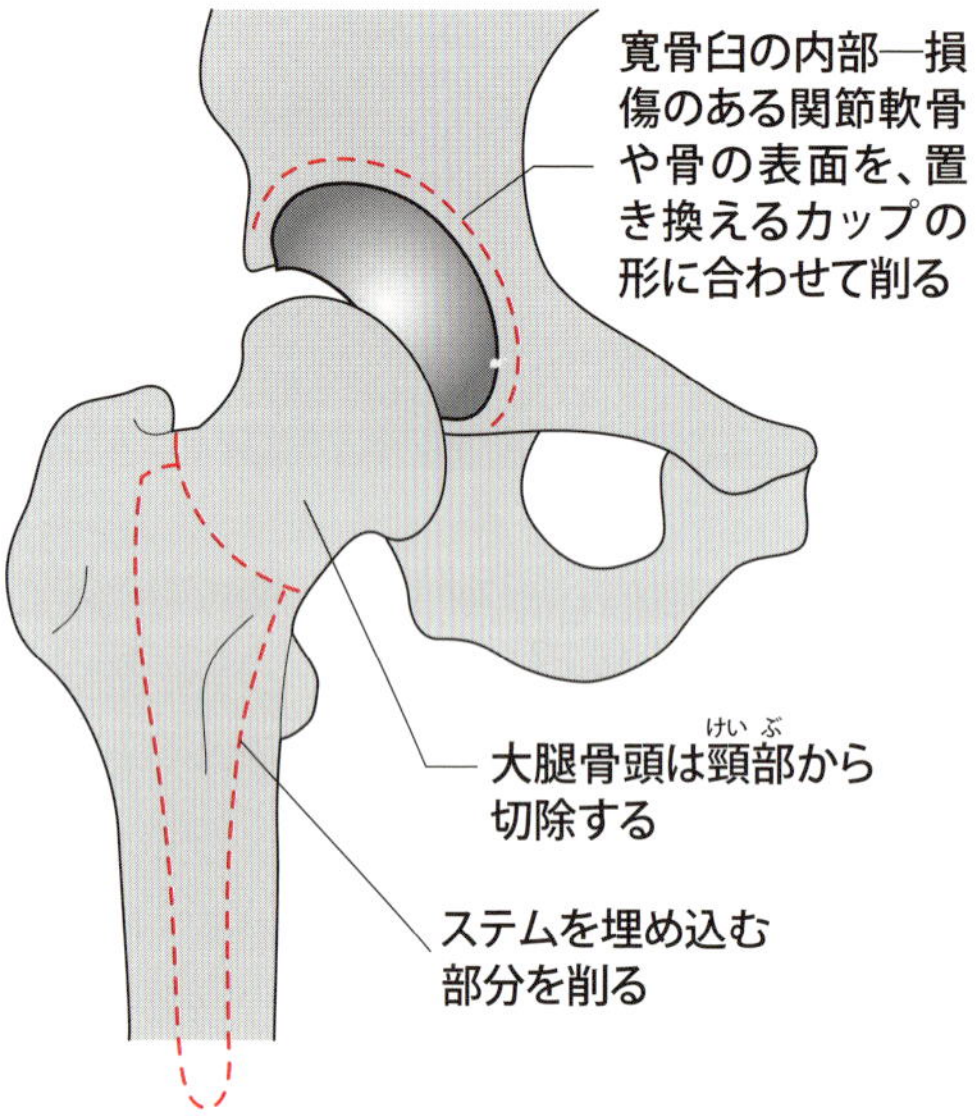
寛骨臼の内部―損傷のある関節軟骨や骨の表面を、置き換えるカップの形に合わせて削る
大腿骨頭は頸部《けいぶ》から切除する
ステムを埋め込む部分を削る

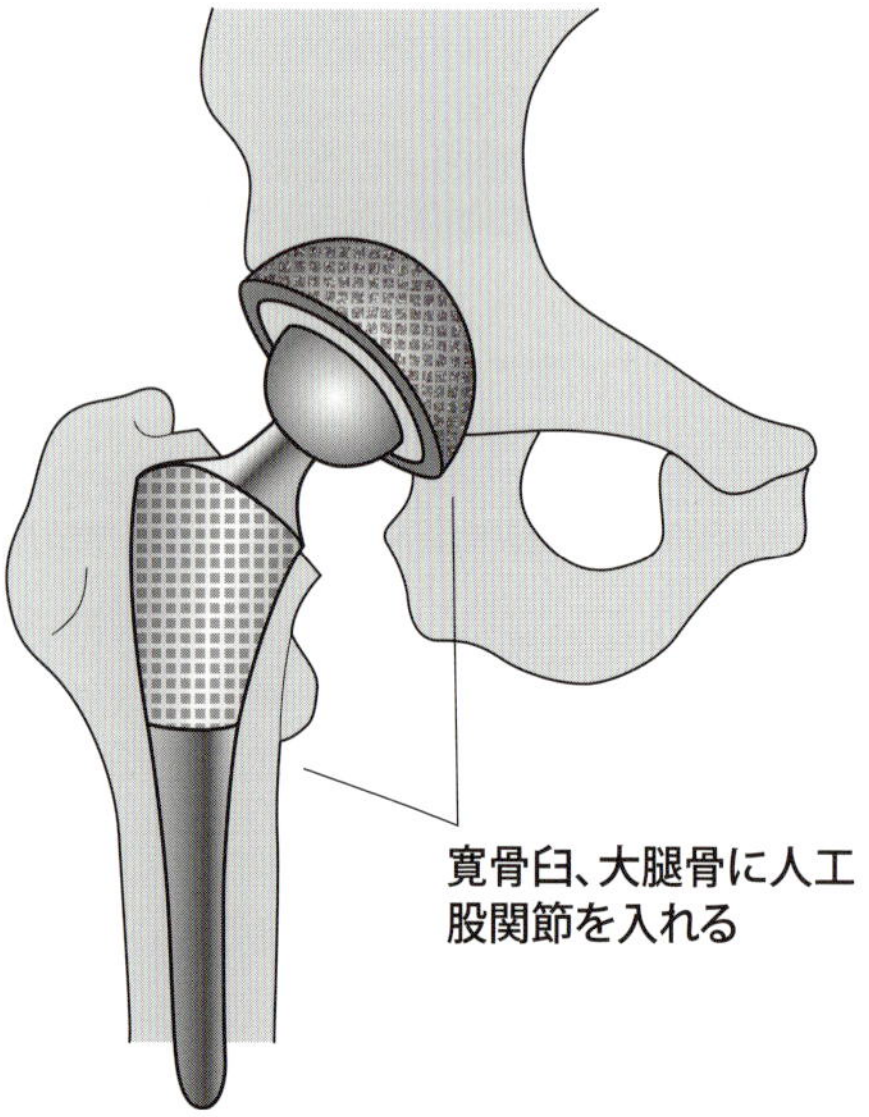
寛骨臼、大腿骨に人工股関節を入れる

せます。その後、骨盤と大腿骨に、人工関節の部品を取りつけ、股関節を改めてはめ込むことになります。人工股関節を構成するいくつかの部品は、関節包《ほう》や筋肉によって支えられることで安定性を得ます。しかし、手術後数カ月はこの支えがまだ弱いため、特定の動作（87ページ参照）をすると脱臼の可能性が高まります。半年以上経過すれば、脱臼のおそれはほとんどありません。

ただし、脱臼しやすさは、手術の際の切開の場所（ももの前側からうしろ側か）、人工股関節のデザインや取りつけ角度、患者さんの骨格の形などによって左右されます。特に、カップという寛骨臼《かんこつきゅう》の代わりとなる部品の設置角度、向きが重要といわれています。セーフゾーンといって、目標の位置を中心にプラスマイナス10度にカップを収めることができれば、脱臼の可能性は非常に低くおさえられることがわかっています。

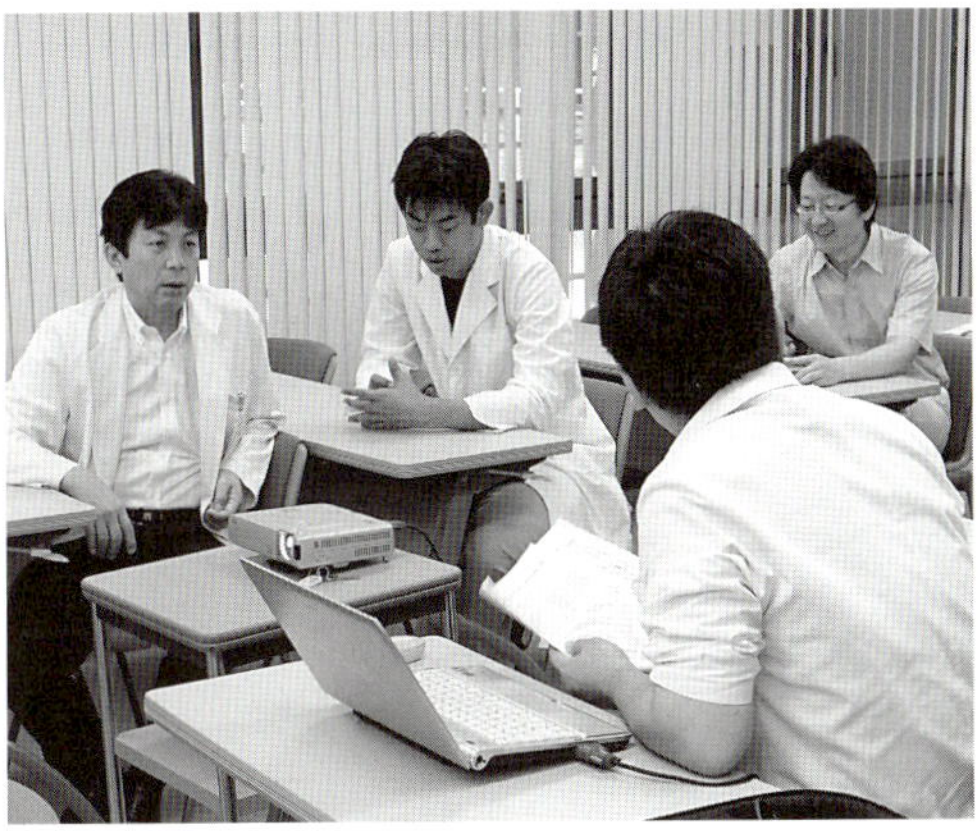

手術前にはスタッフが集まり、検討会を行う

20～30年の使用が可能　一般には50～60歳以上が対象

人工股関節全置換術で、もう一つ問題となるのは、各部品の耐用年数です。一般には20年程度で寿命がくるとされています。

長期にわたって、人工股関節が体重を支えるうちに、部品がすり減ったり（摩耗）、それにより生じた金属やポリエチレンなどの人工物の粉によって異物反応がおこり、骨が溶けたりすることがあります。こうしたことが原因で、人工股関節の固定が緩んでしまった場合、あるいは、部品が劣化して折れてしまった場合などは、部品を交換する手術や、人工股関節を新しいものに取りかえる再置換術が必要になります。

ただし、われわれの施設では、10年で約98％、20年で約90％は再置換せずに、患者さんが快適な生活を維持できています。近年は、さらに優れた素材が開発されているので、20～30年以上使い続けることができるのではないかと考えています。

耐用年数をどう考えるかにもよりますが、人工股関節の寿命を20年程度とみて、年齢的には、人工股関節全置換術は50～60歳以上の患者さんを対象とするのが一般的とされています。痛みのために外出を控え、活動性が非常に低下してしまうと、筋力が落ち、歩行や動作のたびに股関節にかかる負担がますます大きくなって、病状がさらに進行していくという悪循環が生じがちです。我慢を続け、筋力などの機能が極端に落ちてから手術をすると、手術後の改善が十分に得られない場合もあります。人工股関節全置換術を行うタイミングは、その点も考慮して、総合的に判断する必要があります。

人工股関節の構造と固定方法

素材は金属とポリエチレン製のものが主体
骨セメントを使用、不使用の二つの固定法がある

最新製品ならどの素材でも安心して使えるレベル

　人工股関節は、いろいろな改良が重ねられ、現在は、本来の股関節の形状をまねて四つの部品からなるものが多く用いられています。四つの部品とは、骨盤側で寛骨臼としての役割を果たす「カップ」、大腿骨頭の役割を果たす「骨頭」、カップと骨頭の間に入れて関節軟骨の役割を果たす「インサート」、大腿骨に埋め込む「ステム」です。

　これらの部品は、歴史的にはガラスに始まり、セルロイドやベークライトなど、多くの素材が試みられ、摩耗や耐久性、安全性などが研究されてきました。

　現在も、さまざまな素材が用いられていますが、骨と接するカップとステムは金属製、骨頭は金属、またはセラミック製、インサートはポリエチレン製のものがよく使われています。金属は、コバルトクロム合金やチタン合金のものなどがあります。ポリエチレンは摩耗しにくいタイプのもの（クロスリンクポリエチレン）が開発され、人工股関節の寿命を延ばすと期待されています。

　このほか、摩耗しにくい素材としてセラミックも使われています。セラミックは衝撃に弱く割れやすいという弱点がありましたが、これも素材の工夫で強度を増した複合セラミックが使われるようになり、割れる心配はなくなっています。

　各部品の素材は、金属とポリエチレンの組み合わせが最も多いのですが、金属と金属、セラミックとセラミックを組み合わせたものも用いられています。形状や大きさも数々のデザインがあり、個々の患者さんの状態に合ったものを選択するようになっています。最近の人工股関節の進歩は目覚ましく、最新の製品であれば、どの素材・デザインであっても、遜色《そんしょく》ないレベルになっていると考えています。

しっかりと固定するために工夫が凝らされている

　人工股関節を固定する方法としては、医療用の骨セメント（樹脂）を使う方法と、使わない方法の2種類があります。

　骨セメントを用いて固定する方法では、寛骨臼とカップ、大腿骨とステムの隙間《すきま》を埋めるように骨セメントを流し込み、しっかりと固定します。初期固定といって、手術後の早い時期から、固定性が安定、強化されます。

　骨セメントを使わない方法では、

●固定方法

・骨セメントを使わない方法

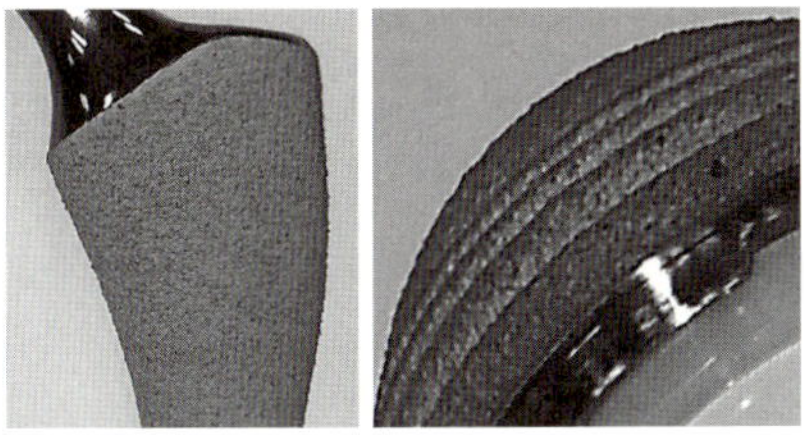

骨が再生して入り込みやすくなるように、カップの骨に接する面、ステムの一部の表面は特殊な加工を施してある

・骨セメントを使う方法

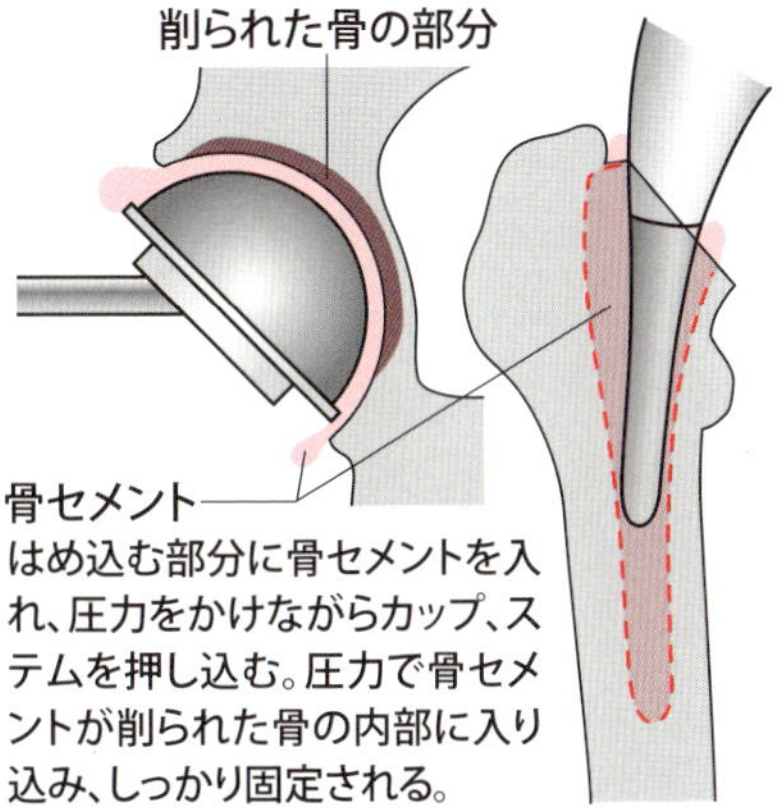

●人工股関節の構造

四つの部品からできている。股関節を切除し、その部分に取りつける

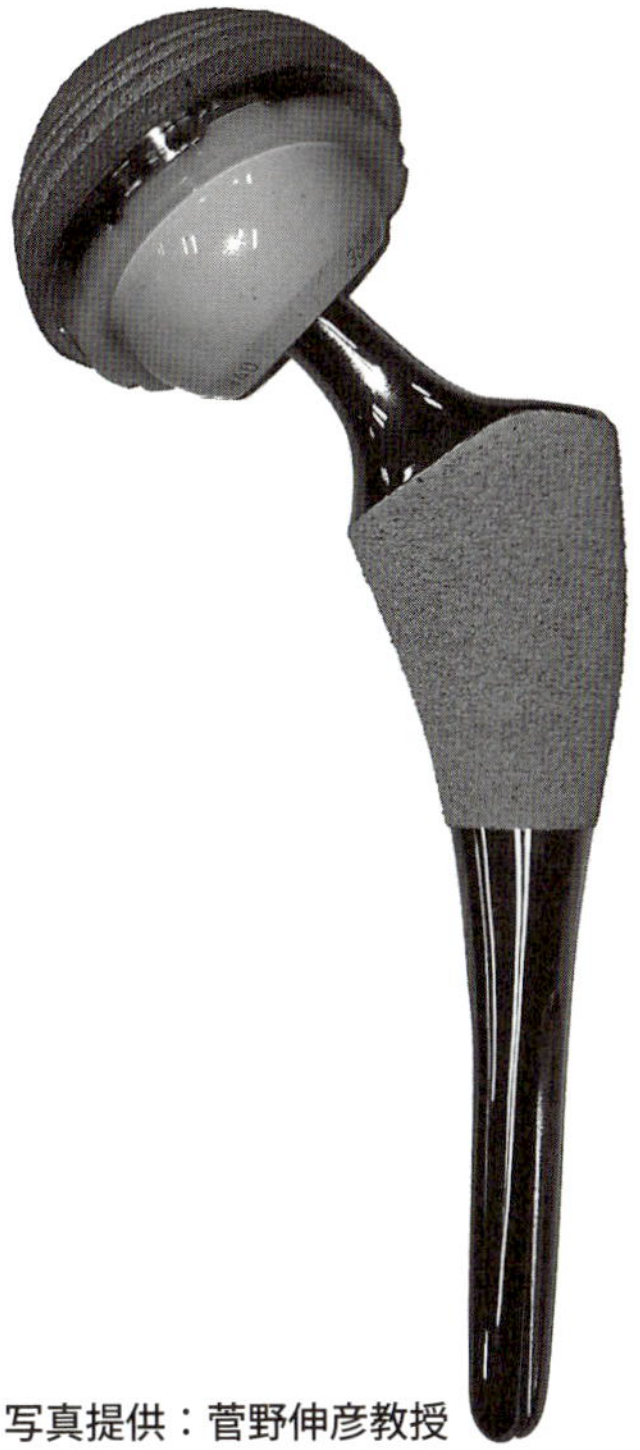

写真提供：菅野伸彦教授

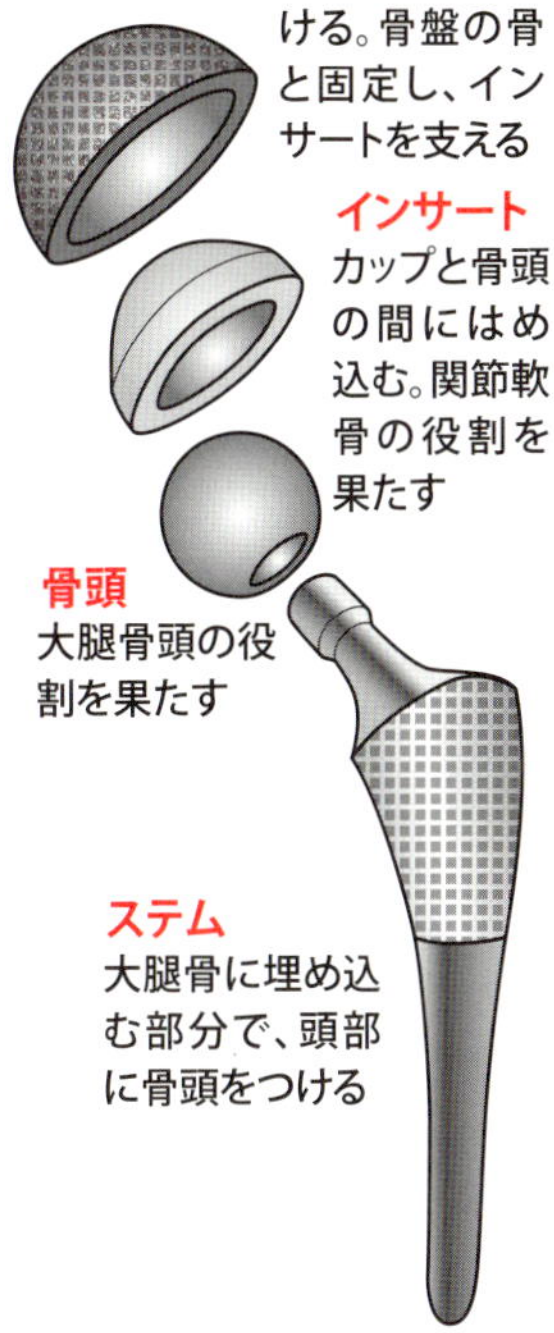
カップ
骨盤側に取りつける。骨盤の骨と固定し、インサートを支える

寛骨臼を正確に削ってやや大きめのカップをプレスフィット固定（強い力で押し込んで固定する）します。プレスフィット固定で初期固定力が不十分な場合には、カップの底から補強のスクリュー（ねじ）固定を追加します。ステムのほうは、大腿骨を正確に削ることで、木に釘《くぎ》がささるようにステムが大腿骨に固定されます。

カップやステムの表面は、骨が再生してくっつきやすいように、小さな金属ビーズや粗い金属粉を吹きつけたり、骨の構成成分であるハイドロキシアパタイトでコーティングしたりするなど、特殊な加工が施されています。表面に細かな凹凸を作ってザラザラした状態にしておくと、再生された骨が、その凹凸部分にからみつくように入り込んでいき、固定されるしくみです。

固定方法は、患者さんの骨の状態に合わせて、骨セメントを使う方法か、使わない方法か、どちらか適切なほうを選択しています。

治療の進め方は？

人工股関節を正確な位置に入れることが脱臼などの術後の不具合防止に極めて重要です。当施設では、綿密な術前計画のもと、全例でナビゲーション手術を行っています。

正確な設置を実現するナビゲーション手術

われわれの施設では、人工股関節全置換術をする場合、全例でナビゲーション手術を導入しています。コンピュータ支援手術ともいい、船や航空機、自動車などの現在位置を地図上で正確に把握する、GPSの機能を手術に応用したもので、医師がナビゲーション画面を確認しながら手術を進めます。

ナビゲーション手術にとって、欠かせないのが事前の手術計画です。正確な手術が行えるかどうかは、この計画にかかっています。

まず、患者さんの寛骨臼や大腿骨がどのような大きさでどのような形状をしているか、あらかじめ撮影したCT画像から立体画像を制作し把握しておきます。これにより、どのようなサイズ、形状の人工股関節を使えばいいのか事前にわかります。また、カップの設置位置も正確に決めておくことができます。

CT画像から三次元化した股関節の形状の画像情報は、カーナビでいえば地図に相当します。作成した地図は、手術の際に実際の患者さんと位置合わせをして使います。カーナビの場合、地図は実際の道路と同じですが、手術の場合は患者さんの体なので、手術台での患者さんの姿勢や脚の向きなどで、どんどん変化し

●事前の手術計画のためのシミュレーション画像

患者さんのCT画像を立体化し、的確なカップ位置、ステム位置を決定する。

カップ位置のシミュレーション

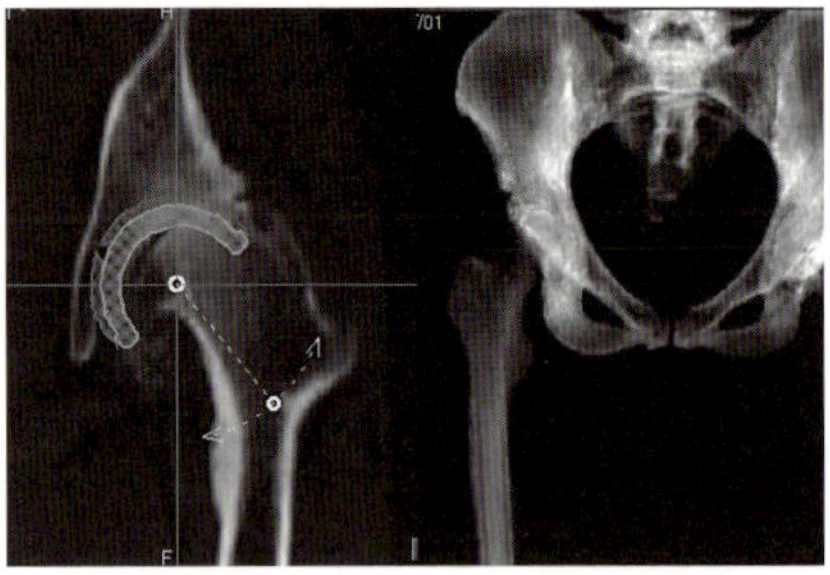

ステム位置のシミュレーション

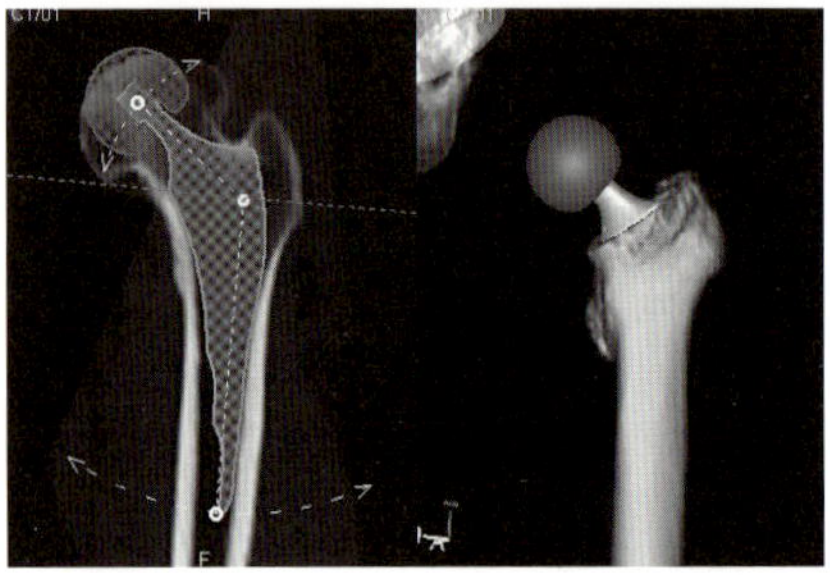

写真提供：大阪大学医学部附属病院整形外科

●手術室のセッティングと手術の開始

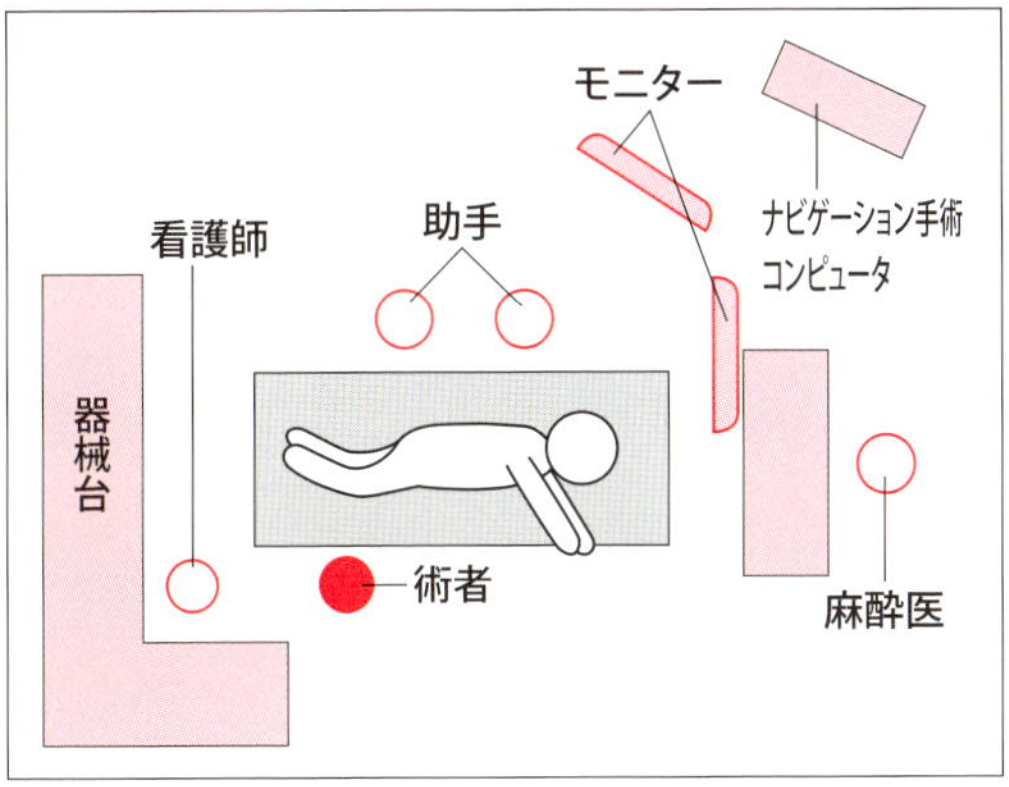

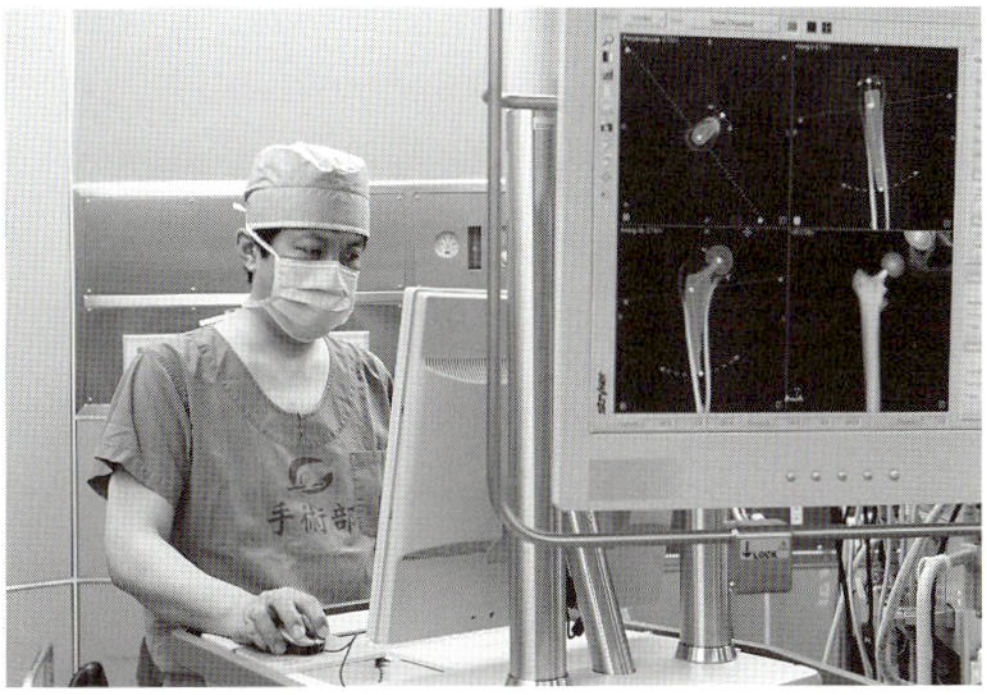

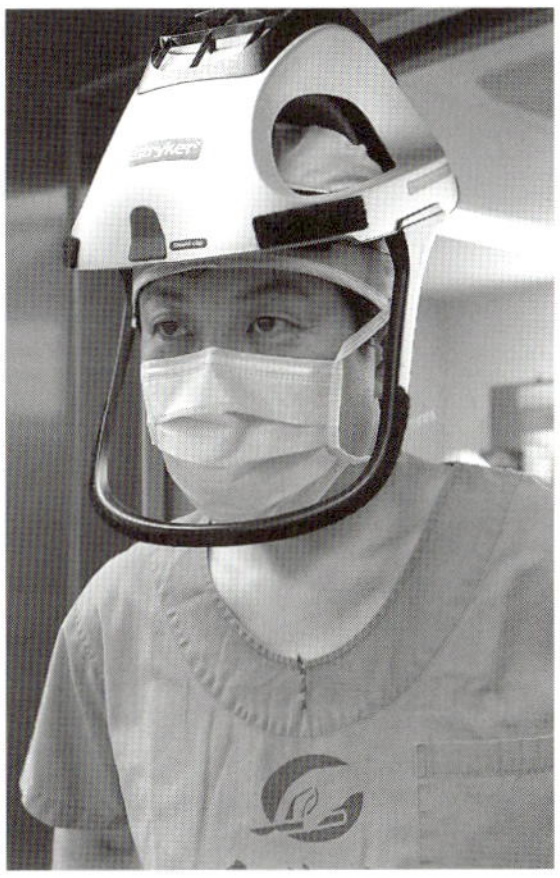

ナビゲーション手術のためのコンピュータをセット

●皮膚を直線状に切開する

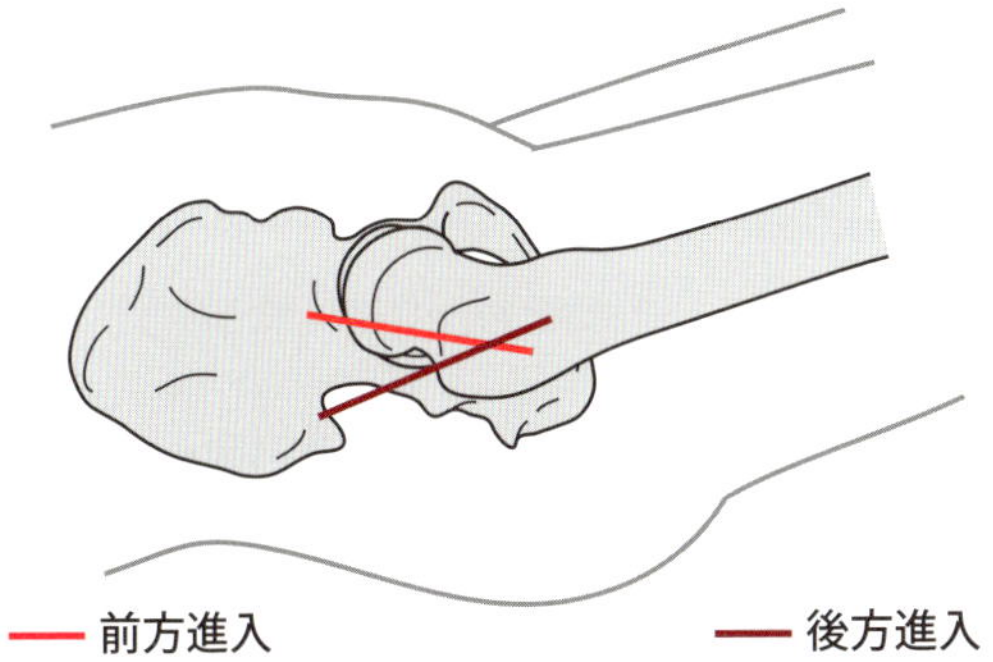

ます。そこで、位置合わせの作業が必要になるのです。

　位置合わせができたら、あとは手術器具の位置を読み込むと、瞬時にデータ処理されて、画像上に人工股関節の設置位置、骨を削るべき正確な位置や方向、範囲が、画像として描き出されます。医師はその画像情報に従い、手術を進めます。

　このように計画に沿って手術を行い、正しい角度に人工股関節を設置できれば、人工股関節全置換術のリスクの一つである脱臼の可能性がほとんどなくなるという利点があります。脱臼以外にも、人工股関節の摩耗や破損、手術後の脚の長さにばらつきが出るといった、この手術の多くの問題点は、ナビゲーションシステムを使うことでほとんど解決されるということがわかってきています。つまり、ナビゲーション手術の最大のメリットは、手術を正確に進められることです。

　人工股関節のカップの部分の設置目標位置を中心にして、プラスマイナス10度の範囲をセーフゾーンとい

●手術の開始

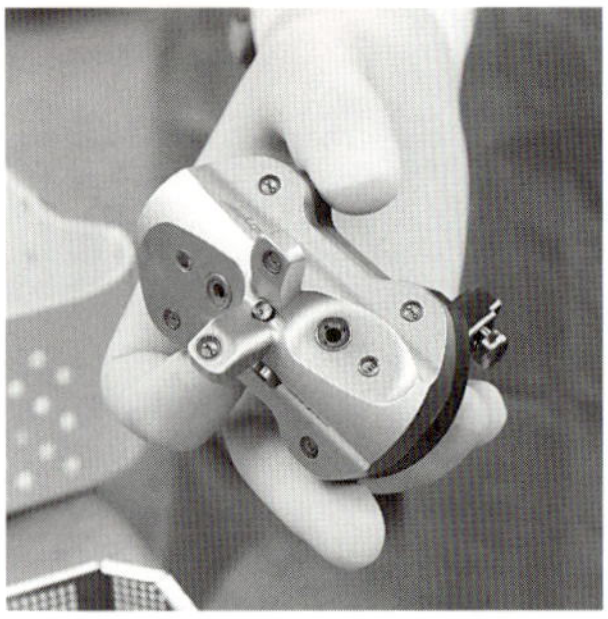

手術情報をコンピュータに送る装置を準備

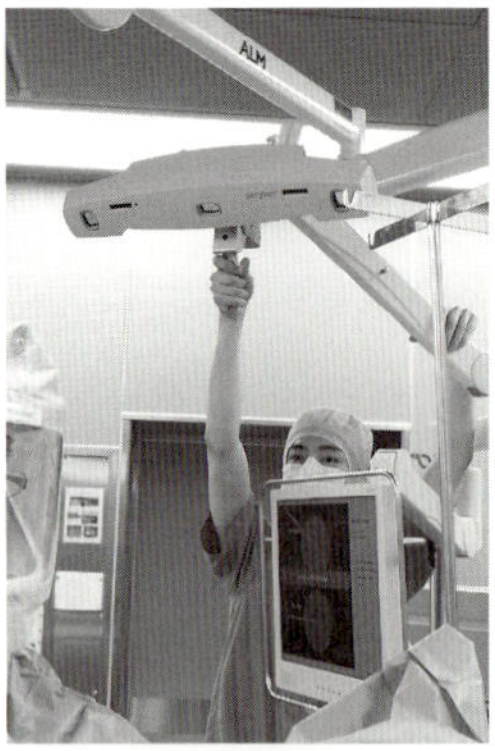

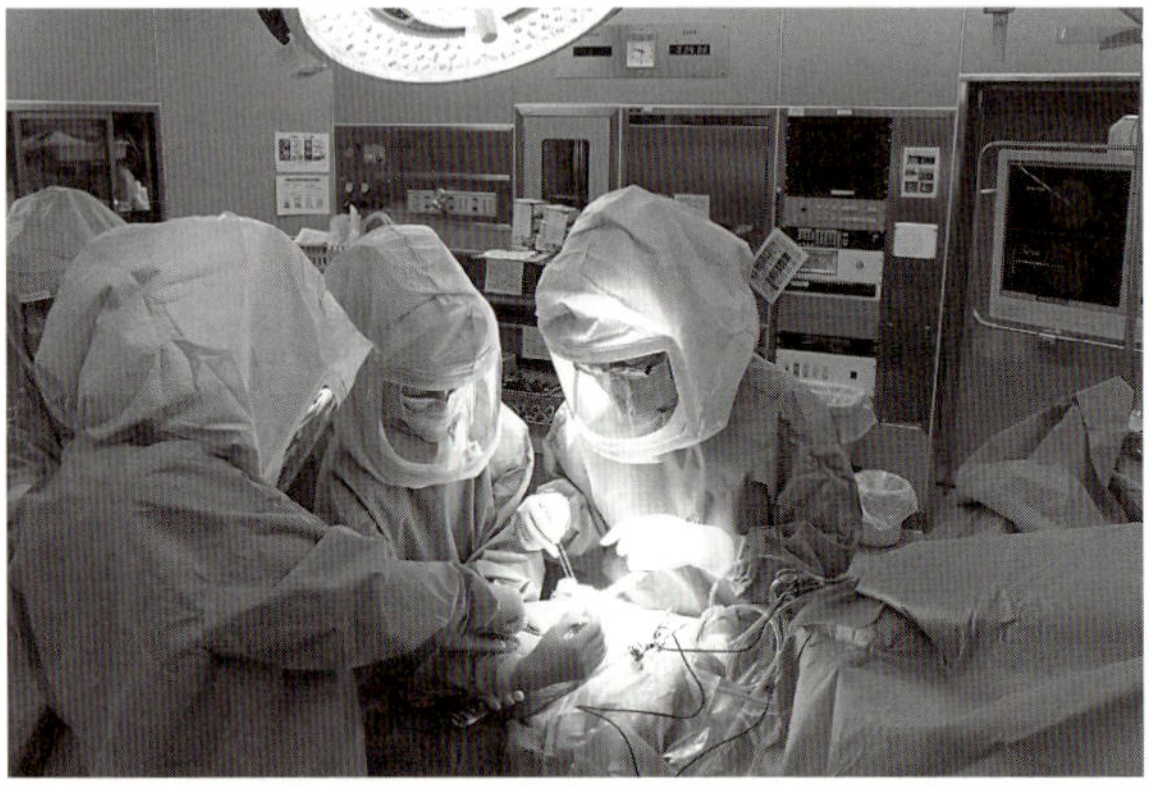

●手術の手順

皮膚を切開

▼

筋膜、筋肉、関節包《ほう》などを、切開、剥離《はくり》、よけるなどして、股関節の骨を出す

▼

股関節を脱臼《だっきゅう》させる

▼

事前計画に従って、大腿骨頭を切除

▼

カップの形に合わせて、寛骨臼内部を削る

▼

寛骨臼にカップをはめ込み、インサートを取りつける

▼

大腿骨内部をステムに合わせて成形

▼

大腿骨にステムを差し込み、骨頭を取りつける

▼

骨頭をカップにはめ込む

▼

筋肉などを正しい位置に戻して縫い合わせる

▼

ドレーンを留置し、皮膚を縫合

います。２０１１年、ハーバード大学から報告された研究によると、かなり習熟した医師たちであっても、セーフゾーンに設置できる確率は50％といわれ、手術結果に大きなばらつきがあることがわかっています。しかし、ナビゲーション手術を行えば、ほぼ１００％セーフゾーンに設置することができるのです。

人工股関節全置換術におけるナビゲーション手術は、これまでは先進医療でしたが、２０１２年４月から健康保険の適用が認められました。日本整形外科学会の手術の登録制度によると、人工股関節全置換術におけるナビゲーション手術の実施割合は、まだ５％程度です。健康保険が適用された結果、今後、ナビゲーション手術の割合は増えていくと思われます。

寛骨臼の一部を削りカップを設置する

ここからは手術の手順を簡単に説明していきましょう。

入院前には、患者さん自身の血液

●大腿骨頭を切除し、寛骨臼を削る

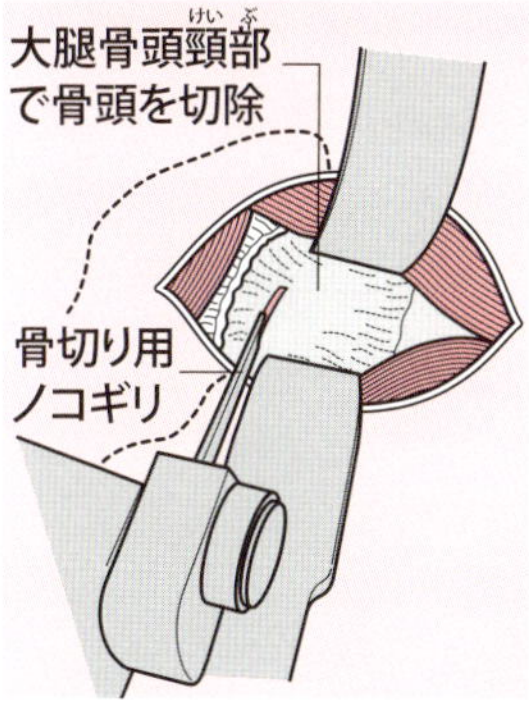

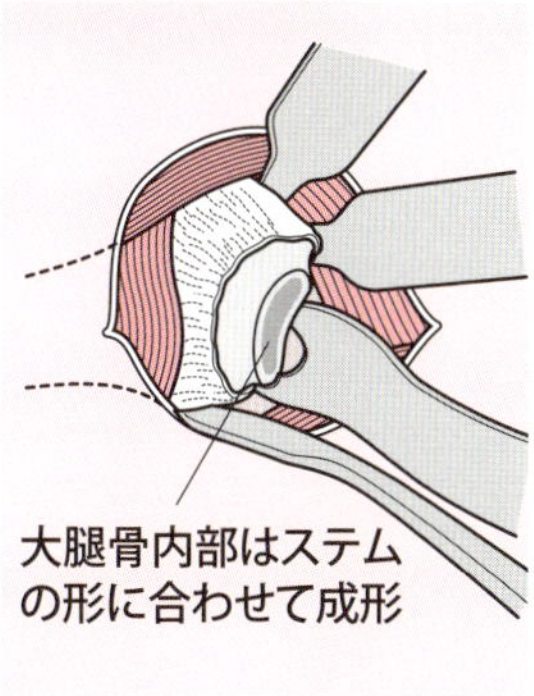

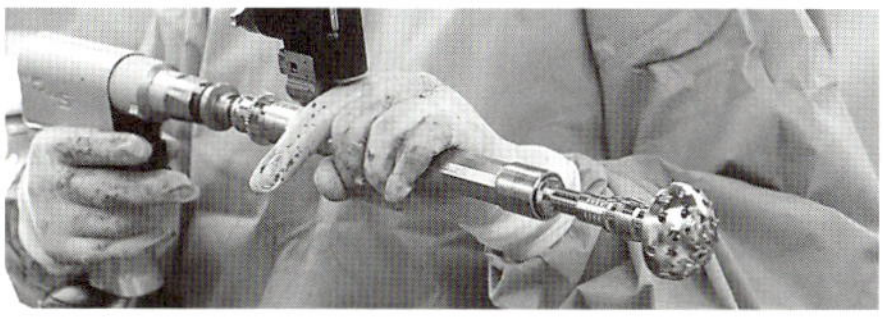
寛骨臼の内部を半球状に削る手術器具

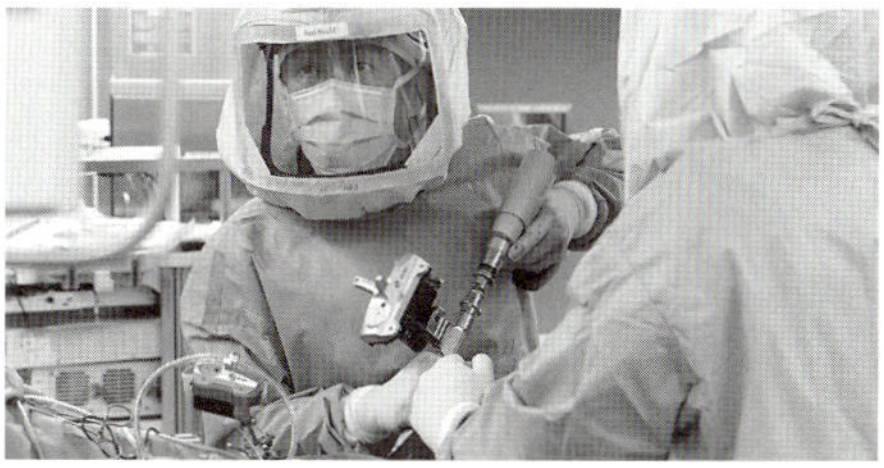

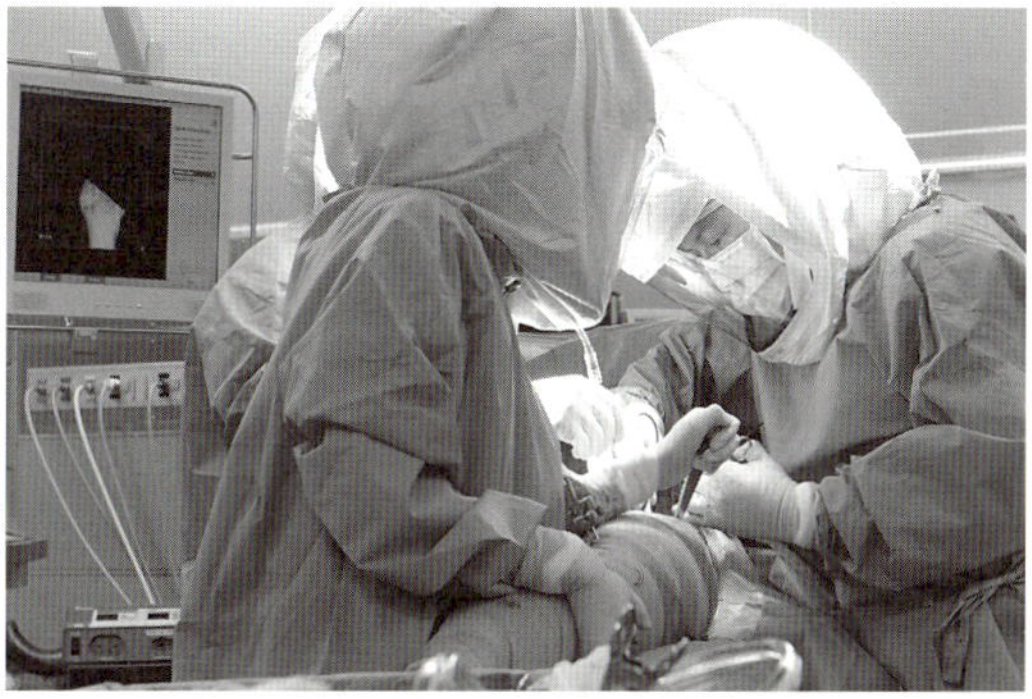
コンピュータ上で確認しながら大腿骨頭を切る

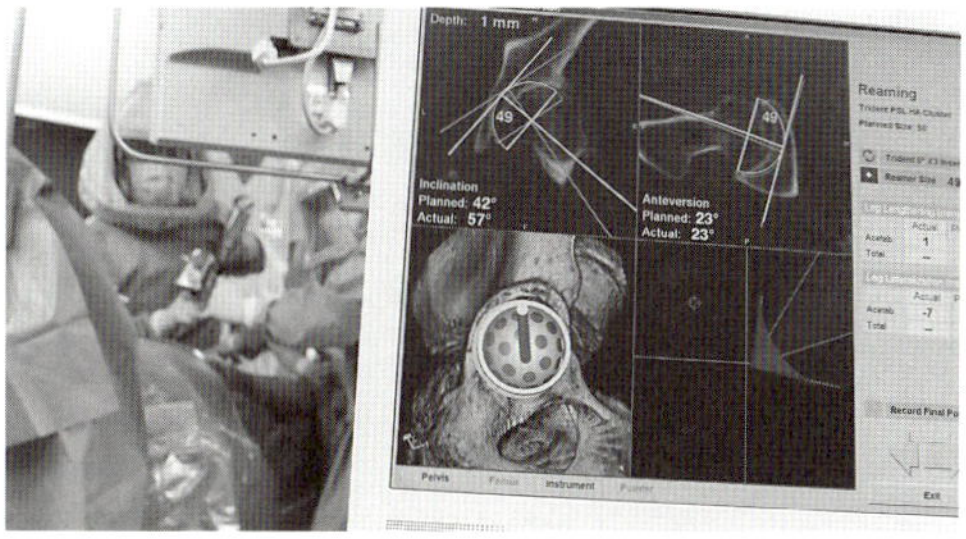

ナビゲーションで正確に寛骨臼を削る

イラスト参考：「人工股関節全置換術」（金芳堂）

を採取して、手術で出血した場合に備えて保存しておきます。

通常、手術の2日前に入院し、入院後は手術の説明を聞いたり、車いすの使い方など術後のリハビリテーションのやり方をあらかじめ学んだりします。

手術当日は、手術室に入ったところで麻酔がかけられます。麻酔は麻酔科の医師に任せていますが、全身麻酔が一般的で、それに硬膜《こうまく》外麻酔を加えることもあります。血栓の予防のため、両脚に圧迫包帯もしくは空気圧迫式の器械を取りつけます。

手術は股関節の前方から切る方法と後方から切る方法があり、ステム（76ページ参照）の入れやすさや、筋肉を切る必要があるかなどに違いがありますが、どちらでも特に成績は変わりません。その患者さんに適した方法をとります。前方から切る場合はあお向けまたは横向きの体位、後方から切る場合は横向きの体位で手術をします。

皮膚を8～10㎝切開したら、筋膜を切り、筋肉や関節包などの組織

●人工股関節を取りつける

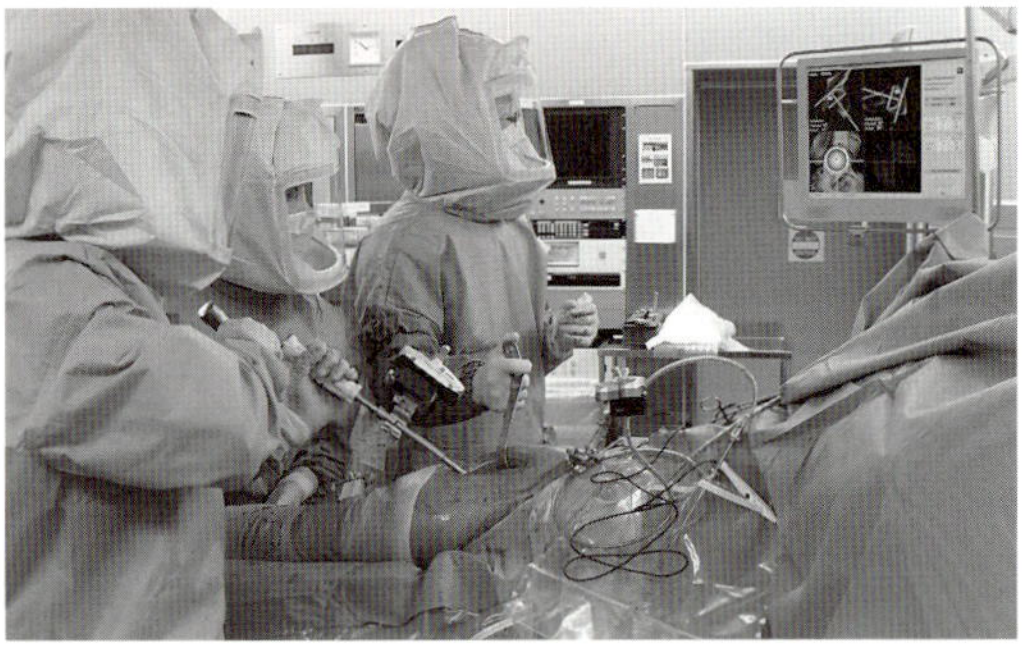

最初にカップを設置、インサート、ステム、骨頭の順に取りつけていく

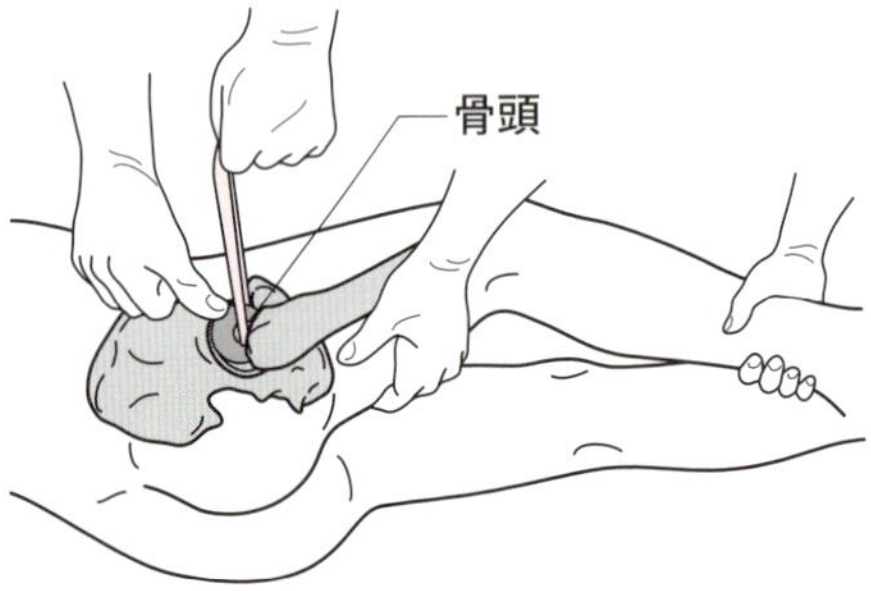

各部品をすべて設置したら骨頭をカップにはめ込む

イラスト参考：「人工股関節全置換術」(金芳堂)

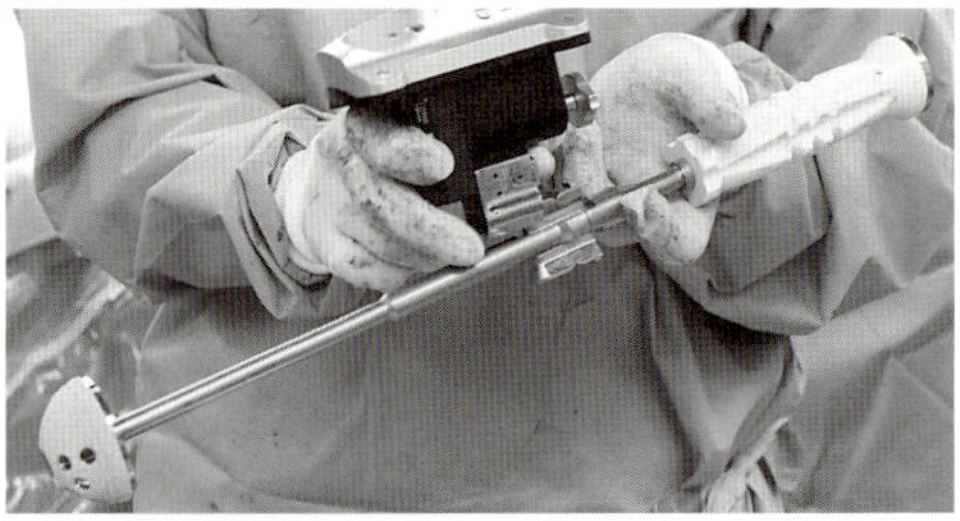

▲カップ

◀インサート

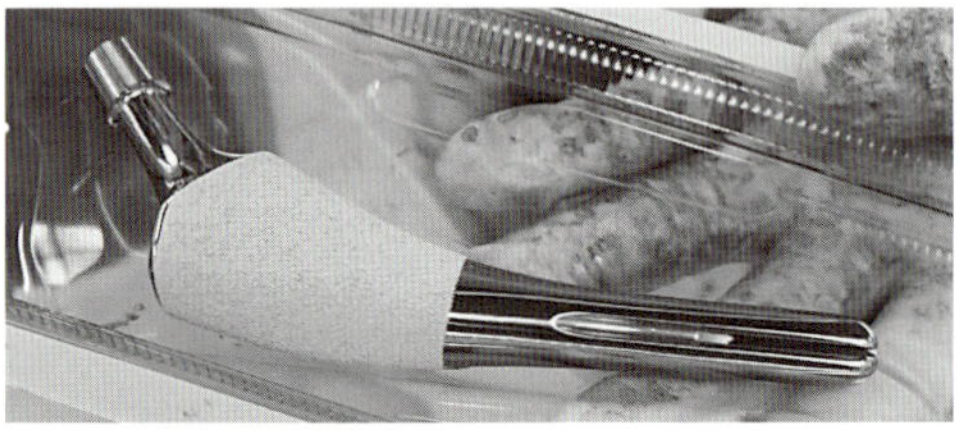

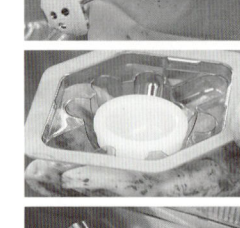

▲ステム

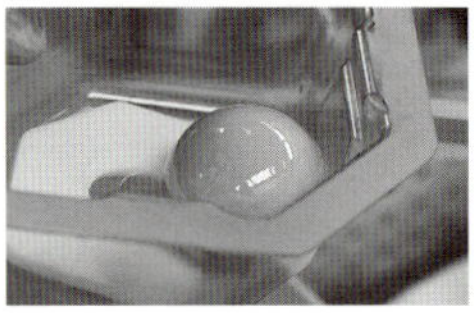

◀骨頭

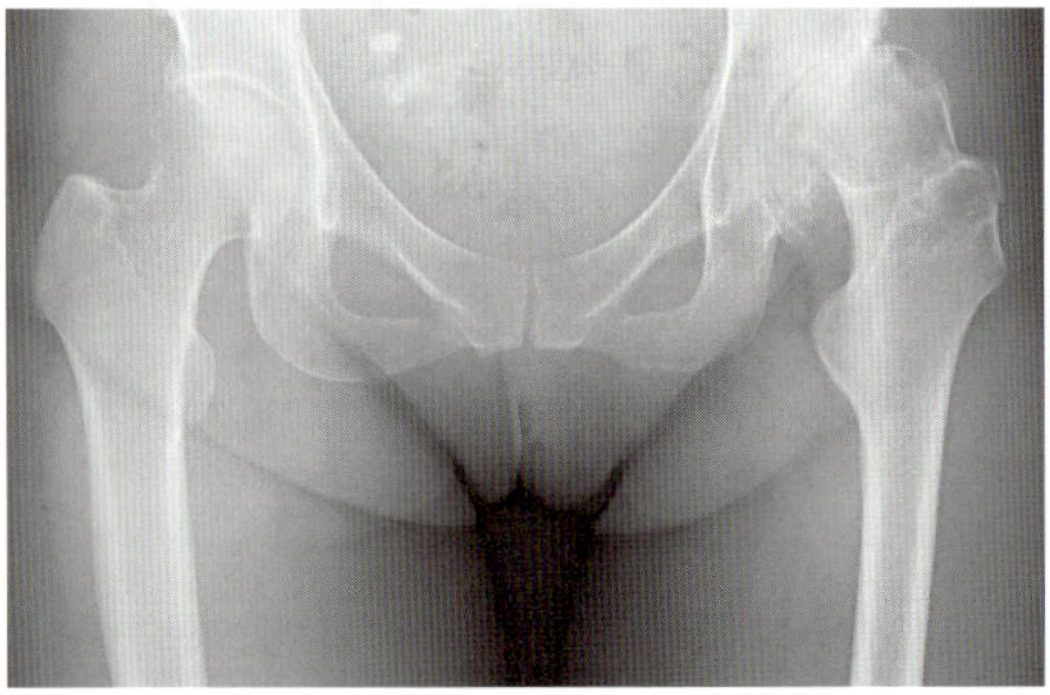

手術前のＸ線画像。左脚（向かって右側）は末期股関節症

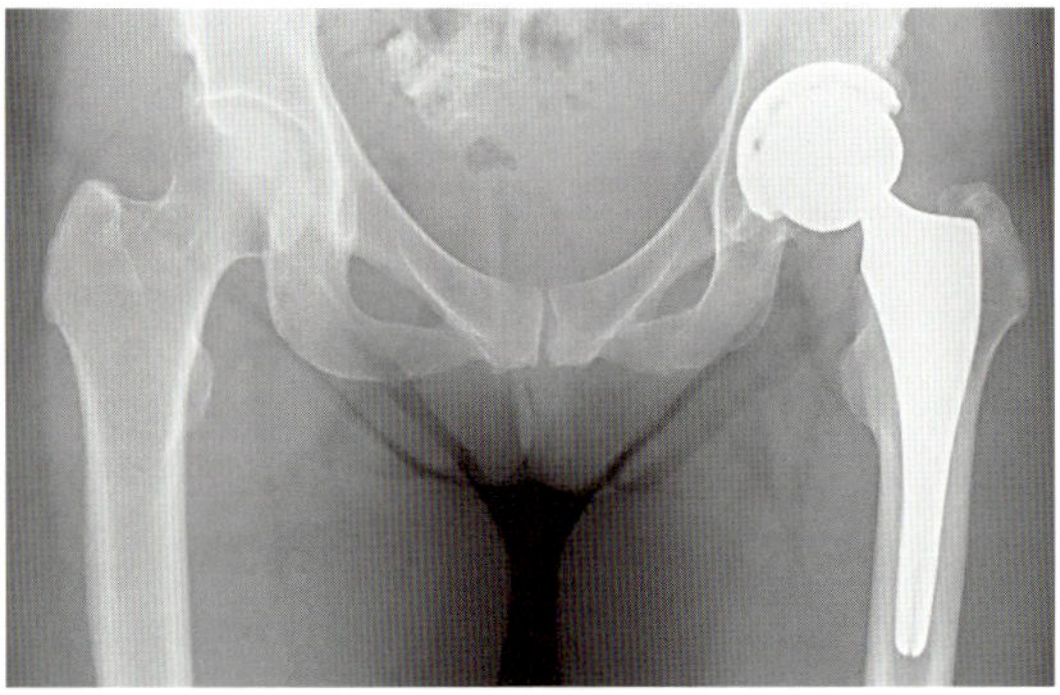

人工股関節置換後。上方にずれていた大腿骨の位置が修復されている

写真提供：大阪大学医学部附属病院整形外科

を、股関節の骨が見えるまで少しずつ寄せたり、切ったりしていきます。股関節が現れたら、脱臼させて大腿骨の骨頭を、計画の位置で切除します。

　次に寛骨臼のくぼみを削っていき、人工股関節のカップが収まるように受け口を作ります。カップを受け口に押し込むように設置し、続いてインサートを取りつけます。

　大腿骨側は、内部の海綿骨と呼ばれる柔らかい骨を専用の器具で取り除き、ステムを差し込みます。

　骨セメントを使う場合は、骨セメントを入れてから、カップとステムをしっかりと差し込みます。

　ステムと骨頭は一体になっているタイプと、別々になっているタイプがあり、分かれているタイプの場合は、ステムを挿入したあとで、ステムの上部に骨頭を取りつけます。

　ここまでの取りつけが完了したら、骨頭をカップの部分にはめ込んで脱臼を治し、筋肉などの組織をもとの正しい位置に戻すようにして縫い合わせます。

　手術した部位に残った血液を体外に排出するための管（ドレーン）を設置し、皮膚を縫い合わせて手術を終えます。手術時間は1時間半程度です。

　患者さんは手術室から回復室に移され、麻酔から覚めるまでそこで過ごし、その後、病室に戻ります。

いくつかの合併症に細心の注意を払う

　人工股関節全置換術を行う場合、いくつかの合併症に注意する必要があります。出血については、輸血が必要になったら事前に保存しておいた自分の血液を使います。

　人工股関節を入れる場合、注意しなければならないのが感染です。万一、感染がおこった場合は、いったん人工股関節を抜き取り、細菌を薬で完全に退治してから再度取りつけなければなりません。ただし、予防措置をして手術に臨むので、細菌感染の確率は0・2％以下であり、極めてまれといえます。

　手術の際、骨がもろいと、骨を削ったり、人工股関節を取りつけたりするときに、ひび割れや骨折をおこすことがあります。特に再置換術のときにおこりやすいのですが、ワイヤーやスクリューで補強し、人工股関節の固定に問題が生じないように工夫しています。

　骨髄には脂肪組織がありますが、骨を削る際に骨髄の脂肪組織が静脈に入り、心臓を通って肺に詰まる脂肪塞栓《そくせん》をおこすことがあります。量が少なければ問題ありませんが、肺の機能に余力がなく、肺のフィルター機能が低下していると非常に深刻な事態を招くことがあります。

　術後に下肢の静脈に血栓ができ、これがはがれて心臓を通り肺で詰まる深部静脈血栓肺塞栓症も術後の合併症の一つです。症状の出る割合は0・1％以下ですが、普段から血栓の予防を指摘されている人は、より注意が必要です。術後になるべく早く脚を動かすようにして、予防に努めます。一時的に血液が固まりにくくなる抗凝固薬を服用して、予防する場合もあります。

表面置換型人工股関節

自分の大腿骨頭を残し、表面をカバーする手術法
大腿骨頭が強度を保っている若い男性に適している

人工股関節のなかには、自分の大腿骨頭をなるべく残した形で手術ができる表面置換型人工股関節と呼ばれる種類のものがあります。短い棒状のステムがついた「骨頭帽」と寛骨臼側の「カップ」という二つの部品からなるシンプルな構成です。

表面置換型人工股関節は1960年代に開発されましたが、デザインや素材、手術手技が適切でなかったため成績が悪く、一度は使われなくなりました。しかし、素材の改良が進み、手術法も工夫されるようになり、最近になって再び使われるようになりました。私自身は98年から、この表面置換型の人工股関節を用いる手術を行っています。

表面置換型人工股関節

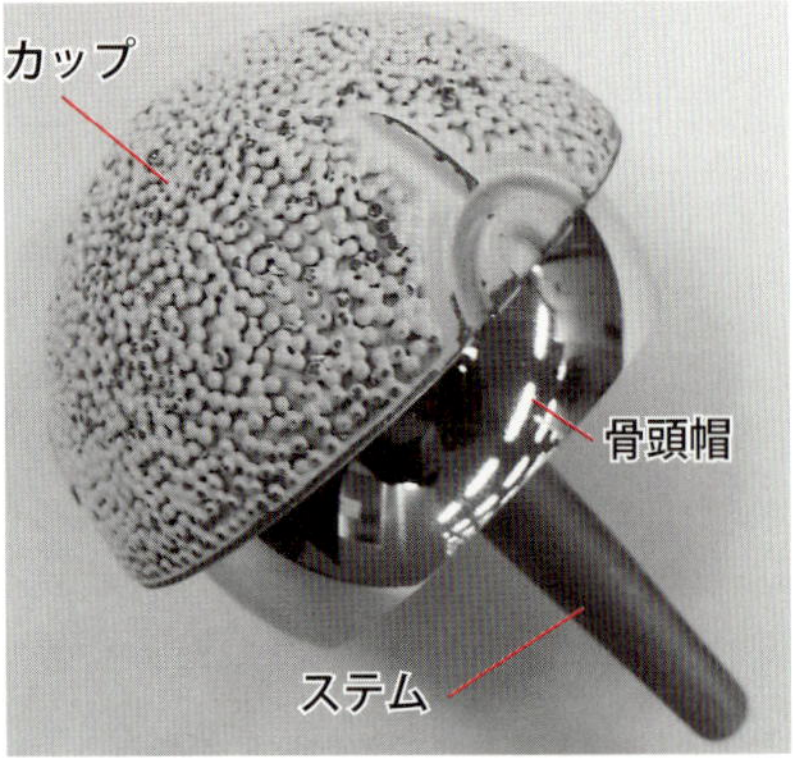

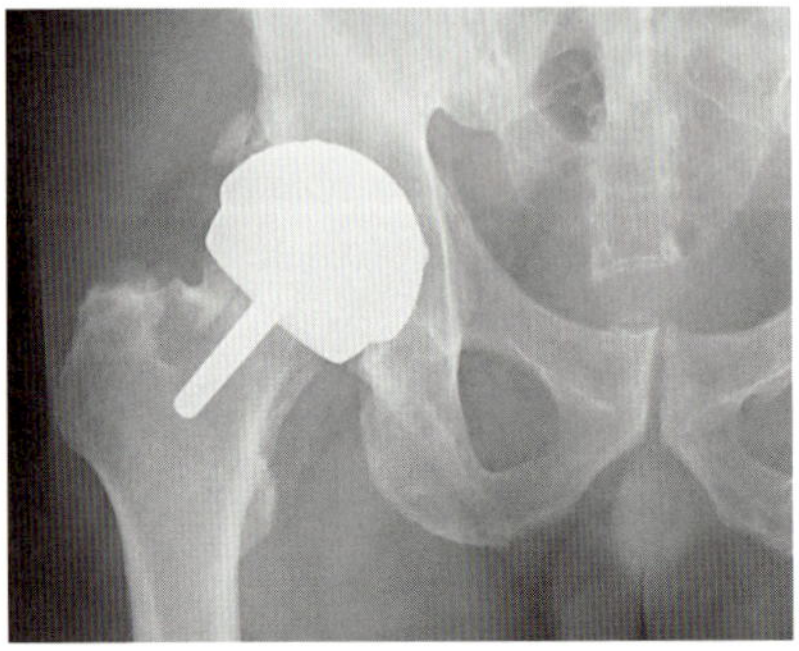

寛骨臼は削ってカップをはめ、大腿骨頭は損傷部分だけを削って形を整え、表面をカバーしている

写真提供：大阪大学医学部附属病院整形外科

手術は、大腿骨頭表面の傷んだ部分と、寛骨臼のくぼみを削り、表面置換型人工股関節を入れるものです。骨頭帽、カップともに金属製（コバルトクロム合金）のものが優れています。カップの外側（寛骨臼と接着する側）は骨の成分のハイドロキシアパタイト加工の凹凸がつけられていて、骨が再生して入り込むことで、しっかり固定されるようになっています。骨頭帽の軸（ステム）は大腿骨頭に差し込みますが、このとき骨セメントを使って固定します。

大腿骨頭の頸部《けいぶ》が正常に近い形と強度を保っている人に適しており、50歳代までの比較的若い男性に使われることが多くなります。女性の場合は臼蓋《きゅうがい》形成不全のために大腿骨頭の頸部が変形していることが多く、あまり使われません。

自分の大腿骨頭を残して表面をカバーする形のため、普通の人工股関節よりも骨頭のサイズが大きくなり、脱臼をおこしにくいメリットがあります。また、将来、普通の人工股関節に置き換える手術をすること

もできます。

私の患者さんでは、人工股関節を入れる人の約10％が表面置換型です。表面置換型を希望する患者さんが集まっているために、一般的な医療機関よりも多いかもしれません。

今のところ10年以上経過しても問題は出ていないので、有力な選択肢の一つと考えています。

MIS—最小侵襲手術とは何か

傷口の大きさよりも正確な設置が大切

近年、多くの外科手術において、体への負担が少ない「低侵襲《しんしゅう》」の手術が注目を集めています。整形外科も例外ではなく、MIS（Minimally Invasive Surgery）という手術方法がよく取り上げられています。

MISは体の組織の切開や切除を最小限にして、手術後の痛みを少なくし、機能回復を早めるという考え方に基づく、最小侵襲手術のことをいいます。皮膚切開の傷の長さに目が行きがちですが、骨や筋肉など重要な組織のダメージを少なくすることも含まれています。

人工股関節全置換術の場合、一般に皮膚の傷口については、10㎝以下をMISといっています。確かに、患者さんにとって傷口が小さいほど心理的にも痛みが少なく、治りも早い気がするのですが、何より重要なのは、正確に人工股関節を設置することです。皮膚の切開を小さくするために、視野が限られたり、手技がしにくくなったりして、人工股関節の設置が難しくなるとしたら、それは本末転倒であり、患者さんの利益を損なうことになります。あくまでも正確な設置が優先されるべきです。また、骨や筋肉のダメージをできるだけ抑え、術後の合併症予防に配慮することも大切です。

手術後の傷の大きさが患者さんに与えるさまざまな影響には、もちろん配慮が必要です。かつては人工股関節全置換術の場合、大きく切開するのが当たり前でしたが、最近はできるだけ小さく切開するのが普通になっています。

あえてMISと強調するまでもなく、正確な手術をするために必要最小限の大きさだけ切るようにしているのが、手術に臨むにあたっての当施設の姿勢です。

術後の経過は？

術後2日目には、立ち上がることができます。順次リハビリに取り組み、2～3週間で退院。半年たてば、生活上の動作はほぼ問題なく行えるようになります。

術後3～6日目には歩行器、杖を使って歩行

手術を受けた当日は、ベッド上で安静に過ごします。ただし、深部静脈血栓症を予防し、筋力を維持するために、足首の関節を動かす運動だけは、手術当日から行うことが大切です。感染防止のため、抗菌薬の点滴を少なくとも術後3日目までは続け、点滴終了後は飲み薬を服用することになります。

手術翌日には、可能であれば車いすに乗り、トイレに行くことができます。術後2日目には、痛みのない範囲で、手術した側の股関節に体重をかけて立つこともできます。夜は、手術した脚をスポンジ製の架台《かだい》に乗せて、休みます。

術後3～6日目には、リハビリ室に行って理学療法士の指導を受け、歩行器や杖を使って歩く練習を始めます。

術後7～13日目には、階段の昇降やスロープの上り下りの練習も加わり、歩行器や杖を使って、院内を歩くことができるようになります。靴下の着脱以外の着替えなど、日常の動作はこの時期に一人でできるようになります。

術後14～20日目には退院の時期を検討します。退院前には、作業療法士が、トイレに行く、服を着る、座ったり立ったりする、物を拾い上げる、といった帰宅後に必要な動作を指導します。こうした日常生活動作が安全にできることを確認して退院となります。

退院後も可能な範囲で歩き、普通に日常生活を送ることが大切です。入院中に理学療法士から指導された筋力強化のための体操を自宅でも行うようにします。ただし、通院しての特別なリハビリテーションは必要ありません。

できるだけ動作制限はなくす筋力の回復をみて個別に指導

われわれの施設では、ナビゲーション手術を導入する前と導入してからでは、何をしてはいけないといった動作の制限や、リハビリテーションの進め方を変更しています。

これは、ナビゲーション手術を行った患者さんに対して、人工股関節の設置位置と動作を解析するシステムを用いて分析した結果に基づいています。人工股関節が正確な位置に

●入院から退院まで

入院 手術前日まで	・車いす、身障者用トイレ、ベッド上動作の練習 ・手術の説明
手術当日	・投薬、輸液用の点滴針を刺す ・手術室に入る。麻酔開始 ・排尿のための管（カテーテル）をつける ・両脚を包帯などで圧迫 ・手術 ・麻酔が覚めるまで回復室 ・病室へ。ベッド上で安静 ・硬膜《こうまく》外麻酔持続、鎮痛薬、抗菌薬使用 ・足首の関節を動かす
術後1〜2日目	・ドレーン、排尿カテーテル、硬膜外麻酔を抜く ・車いすで身障者用トイレへ ・2日目には手術した脚に全荷重可
術後3〜6日目	・歩行指導 ・順次、歩行器、松葉杖《づえ》、杖による歩行練習 ・傷の状態により、シャワー可 ・股関節の屈曲、伸展《しんてん》、外転《がいてん》、外《がい》旋《せん》などの動き開始
術後7〜13日目	・歩行器、杖による歩行。階段、スロープの歩行練習開始 ・靴下の着脱以外の日常動作の練習
術後14〜20日目	・一人で歩く練習 ・退院後の日常生活を行う訓練 ・退院後のリハビリの指導
退院	・次回外来予約

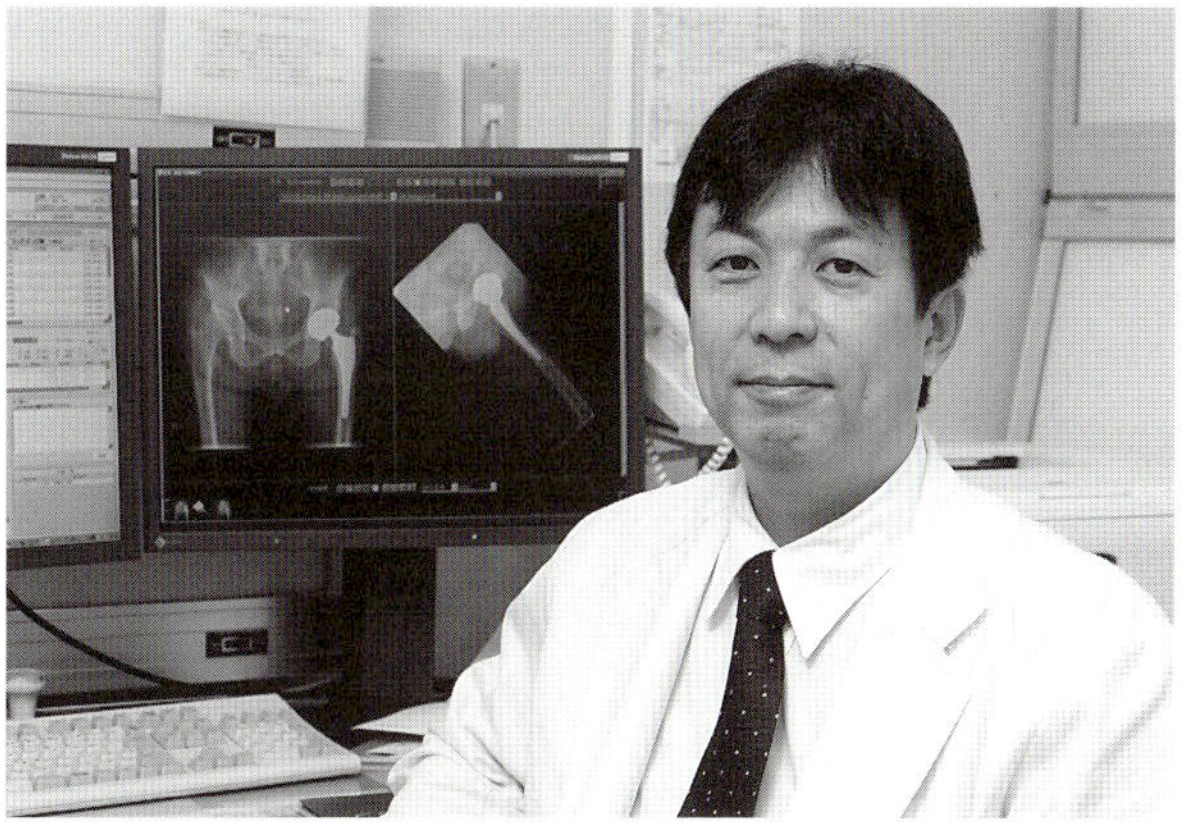

外来診察室の菅野先生

設置されていれば、これまで脱臼の危険性が高かったしゃがみ込みや正座などの姿勢も問題なく行えることが確認されました。

実際には、手術直後は、筋力の回復との兼ね合いで、脱臼の危険性を考え、しゃがむ動作には注意してもらいます。しゃがむための筋力が回復しているようであれば、入院中に〝そんきょ〟の姿勢（すもうで力士が対戦前にとる腰を下ろした姿勢）をとったり、正座したりといった動作を積極的に指導しています。

そのほか、正座した状態から脚を外側に開いて座る、いわゆる〝女の子座り〟（トンビ座り）と呼ばれる座り方や横座り、股関節を勢いよくひねる、深く曲げるといった動作などについては、一般的には避けたほうがよいとされていますが、われわれの施設では、患者さんによって、個別に判断しています。

手術後半年以上たった患者さんについて行った調査によると、膝《ひざ》の関節症がない場合は、ほとんどの患者さんで、手術前は難しかった床に座る、和式トイレの使用、正座、足の爪《つめ》を切るといった日常生活上の動作

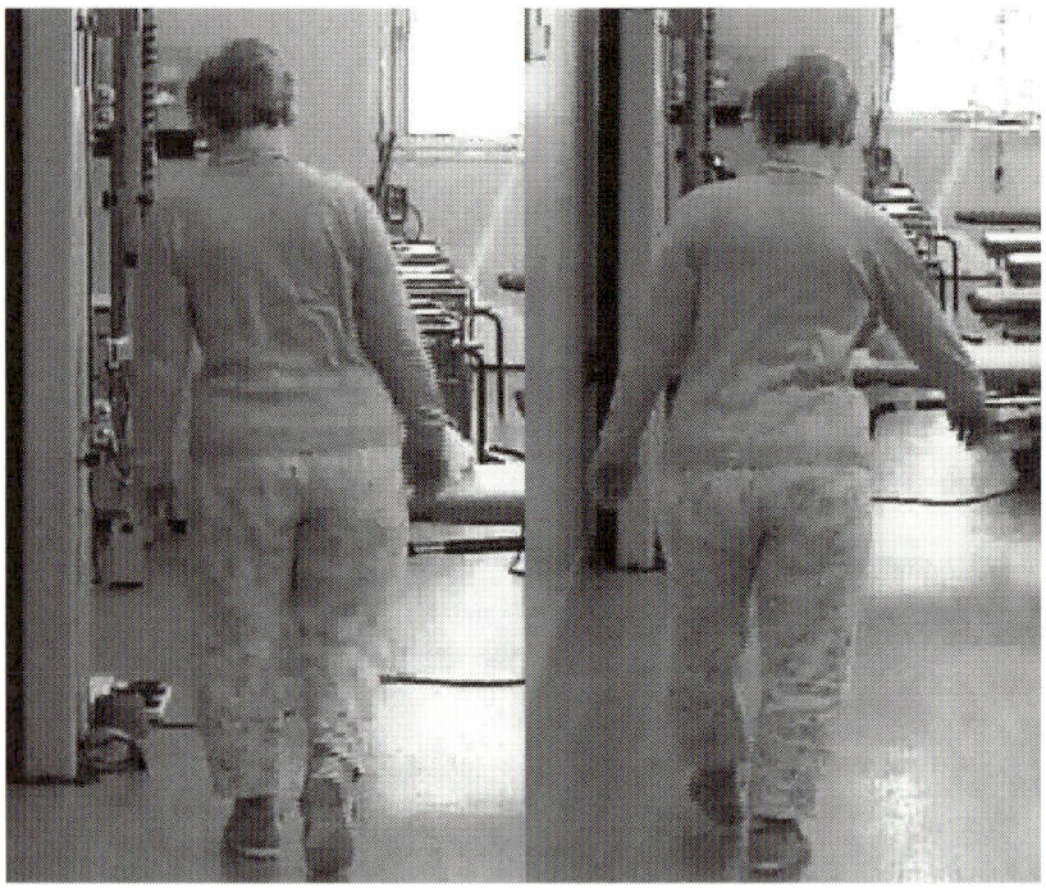

手術前。痛みを避けようとする、変形のある脚が短くなっているなどが原因で、体が一歩ごとに左右に傾く独特の歩き方をしていた

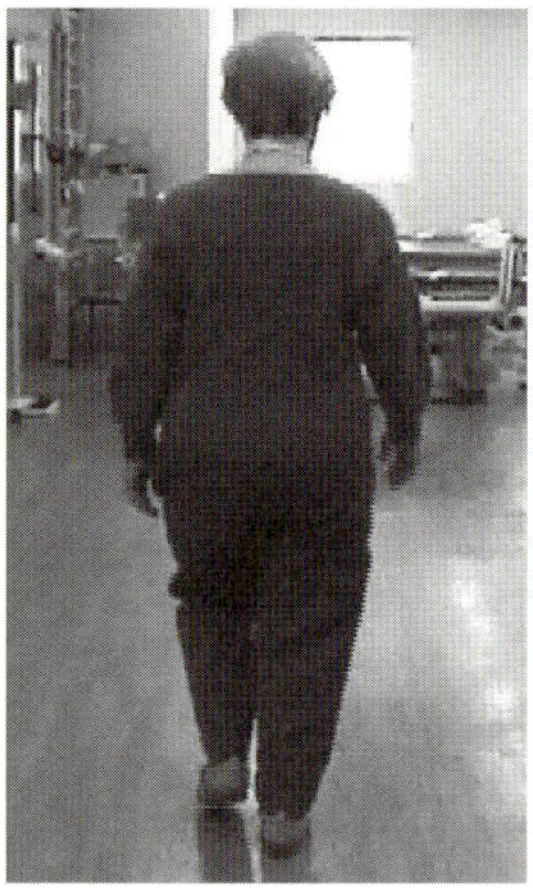

人工股関節に置換後。痛みがなくなり、左右の脚の長さもそろったため、姿勢が真っすぐになり、自然な歩行が可能に

写真提供：大阪大学医学部附属病院整形外科

が、無理なくできていることがわかっています。ナビゲーション手術の実施によって、患者さんの生活の質は向上し、高い満足度が得られているといえます。

軽めのスポーツやダンス車の運転、旅行も可能に

スポーツについては、レクリエーション程度のものなら大丈夫で、術後3～6カ月たてば許可しています。ゴルフ、水泳、ウオーキング、ハイキング、ボウリング、エルゴメーター（スポーツ施設などにある機械を使った自転車こぎ）、サイクリング、軽いエアロビクス、社交ダンスなどは、心身をリフレッシュする意味からも推奨しています。

スキーやスケートは、以前、上手にできていたのであれば行っても大丈夫です。ただし、あまり経験がなく、新たに始めるのであれば避けたほうがよいでしょう。テニスやジョギングは、軽く飛び跳ねる動作が含まれるので、担当医と相談してからにしてください。

野球、バスケットボール、サッカーなどは、相手選手とぶつかったり、飛んだり跳ねたりする動作が多いので避ける必要があります。

車の運転については、危険を察知してすばやくブレーキを踏むことができるかどうかがポイントです。左の股関節を手術した患者さんは、基本的に問題ありません。右の股関節を手術した患者さんの場合、ブレーキを踏む速度は術後約2カ月で回復するとされています。ただし、多少個人差があるので、自分で自信を得られる状態になってから運転をするほうがよいでしょう。

人工股関節を入れていても旅行に行くことになんの問題もないのですが、空港の金属探知機に引っかかることがあるので注意が必要です。特に米国では、２００１年の同時多発テロ以降、セキュリティーチェックが厳しくなり、人工股関節を入れているとほぼ１００％、金属探知機に引っかかります。身体検査を受けたうえで飛行機に乗ることはできますが、時間がかかる場合があるので、

早めにチェックインしましょう。

　なお、英語では「I have artificial joint in my hip」といえば、「人工股関節を入れています」という意味になります。

阪大では手術から20年後でも90％の人が使い続けている

　大阪大学医学部附属病院では、年間に約１２０件の人工股関節全置換術を実施しています。また、年間に約10件の再置換術をしています。

　日本整形外科学会では、変形性股関節症に関する診療ガイドラインを定めていますが、このなかに人工股関節全置換術の長期成績が記載されています。

　これによれば、骨セメントを使用した場合、10〜15年で85〜１００％、20〜25年で60〜87％、人工股関節が使い続けられています。骨セメントを使わない場合は、10〜15年でカップが69〜１００％、ステムが88〜１００％、使われています。

　当施設の成績では、骨セメントを使わない手術を行って20年後、90％の人が人工股関節をそのまま使い続けています。

　20年が人工股関節の寿命の目安ともいわれていますが、なかには30年たっても問題なく使用できている例もあります。私自身、20歳代後半に人工股関節を入れた患者さんを先輩から引き継いで診察しています。この患者さんは、現在60歳になっていますから、30年以上、杖もなく動き回れる人生を送ることができています。将来、仮に再置換術が必要になったとしても、十分満足していただけるのではないかと思います。

　人工股関節手術を受けるタイミングに悩む患者さんたちのなかには、再置換術が必要になることにためらいを感じる方たちがいるようです。

　私は、２〜３回と再置換をして、元気に動き回っている患者さんも経験しています。最近では、人工股関節のデザインや形状、固定法の進歩などにより、再置換術が非常にやりやすい環境になってきています。自動車にたとえるなら、タイヤがパンクしたらタイヤだけ交換すればよいのであって、自動車そのものを買いかえる必要がないように、一部の部品だけの交換で済ませることが可能な場合もあります。

　整形外科医としては、今後、人工股関節そのものの進化とともに、より安全で正確な手術を、医療機関や地域による差がなく、どこでも提供できるようなシステムの確立を強く望んでいます。

●人工股関節全置換術の基本情報

全身麻酔、または全身麻酔と硬膜外麻酔を併用	
手術時間	約１時間半
入院期間	２〜３週間
費用	約200万〜230万円（入院費等含む。健康保険を適用すれば3割負担だが、それでも1カ月の請求額が高額となり、約9万円以上は支払いが免除になる高額療養費制度を利用できる）

＊費用は2012年9月現在のもの。今後変更の可能性がある。
（大阪大学医学部附属病院の場合）

菅野伸彦（すがの・のぶひこ）

大阪大学大学院 医学系研究科
運動器医工学治療学寄附講座教授

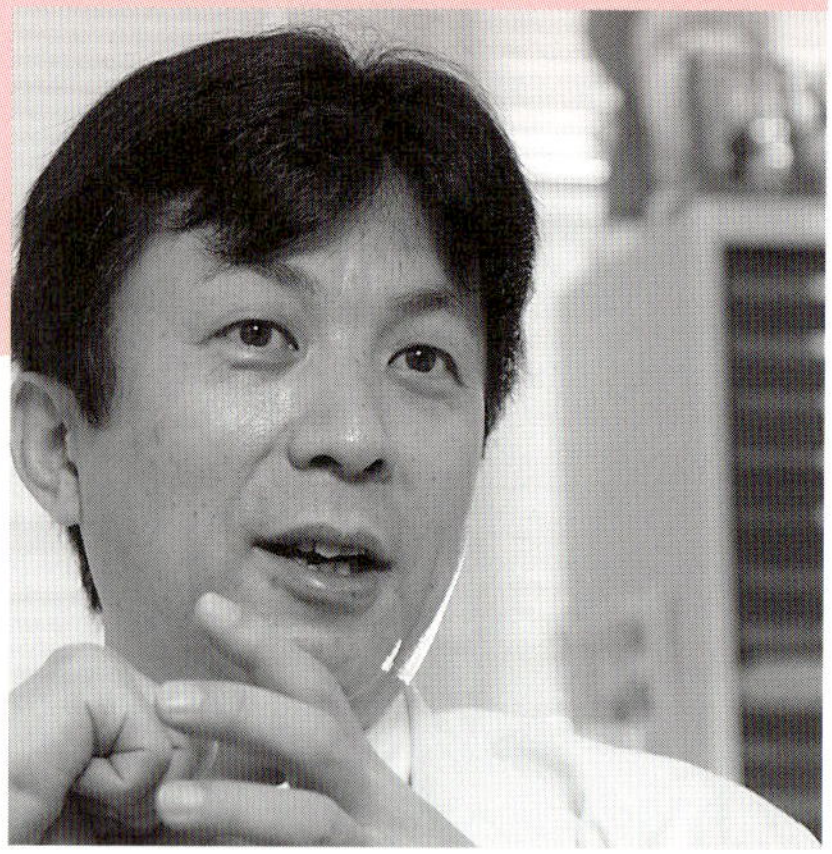

手術に満足されているかは、患者さんの表情が物語ります。診察室に入って来られたその瞬間にわかります。

菅野先生は祖父が医師、父親が薬剤師という家庭に生まれました。昆虫採集をして標本作りに夢中になる少年だったといいます。

「子どものころから、ぼんやりと医者になるイメージをもっていました。何か人の役に立つ仕事がしたいと考えたとき、ほかの職業を思いつかなかったというのもありますね」

大阪大学医学部の学生時代に整形外科を選んだのは、自分で執刀して治せるという魅力から。「大阪大学の場合、たとえば、心臓手術を扱う第一外科に入ると、若手はなかなか執刀するチャンスがもらえません。それに比べて整形外科は、若手も執刀するチャンスが多かったのです」

中学生のころに見たアメリカのテレビドラマ「６００万ドルの男」も菅野先生に強い印象を残したそうです。事故で失った体の機能を機械で補い、普通の人間よりパワフルになって活躍する男の物語です。

「そんなふうに、医学だけでなく工学の力も使うことに、漠然とした憧れがあったんですね」

これまでに数多くの人工股関節全置換術を手がけてきた菅野先生の、医師としての喜びは、やはり患者さんの笑顔です。「手術に満足しているかどうかは、患者さんの表情を見ればすぐわかります。診察室に入って来られた瞬間にわかります」

思い出に残っている患者さんが何人もいるそうです。

「『骨潤《うるお》す 月光る』（新風舎《しんぷうしゃ》）という短歌集を出された柳《やなぎ》さえ子さん（ペンネーム）という方がいらっしゃいます。ここには、人工の骨を入れることについて、悩み、葛藤し、手術を決断したときの心境などが短歌として表現されています。この方はもともと、股関節の形状に異常があり、若いころからいろいろな手術を何度も受けたのですが、痛みが取れずに苦しんでいました。そこで、人工股関節を入れる手術をしたところ、痛みがきれいになくなって、自在に動けるようになったのです。医師の目とは違った新鮮な表現をされていることに感銘を受けました」

ある大学教授は、両脚とも人工股

関節にかえる手術を受けましたが、スポーツも積極的に楽しんでいて、そのようすを写真に収めて送ってくれます。「患者さんが生活を楽しんでいるようすを知らせてくださるのは、やはりうれしいですね」

菅野先生は今、二つの研究テーマに挑んでいます。一つは人工股関節の材料の開発、もう一つはコンピュータ支援機器の開発です。

「人工股関節の課題は、空港の金属探知機に引っかかったり、MRIの撮影に一部、支障があったりすることです。そこで、金属の代わりに複合材やセラミックを使えないかと考えています。一方、どんなによい材料の人工股関節ができても、手術できっちり取りつけることができなければ役に立ちません。そこで、コンピュータ支援機器を使って、手術をいかに洗練したものにしていくかにも取り組んでいます」

ロボットを活用した手術にも取り組みましたが、日本では認可に至りませんでした。米国ではロボットの活用が始まっているので、将来的には日本でもできるようになるかもしれません。

「患者さんには、専門の医師を信頼して、手術を受けたほうがいいと提案されたら、真剣に受けとめてほしいのです。保存療法は大切ですが、ある程度病気が進行してくると、それだけでは対応できなくなります。不安に思う気持ちはあるでしょうが、手術を避けて閉じこもる生活がいいとも思えません。自分の望む生活がどんなものなのか、一度じっくりと考えてみてはどうでしょうか。幸い、変形性股関節症の手術は一刻を争うほどの緊急性はないので、担当の医師とよく相談されて、ゆっくり検討するようお勧めします」

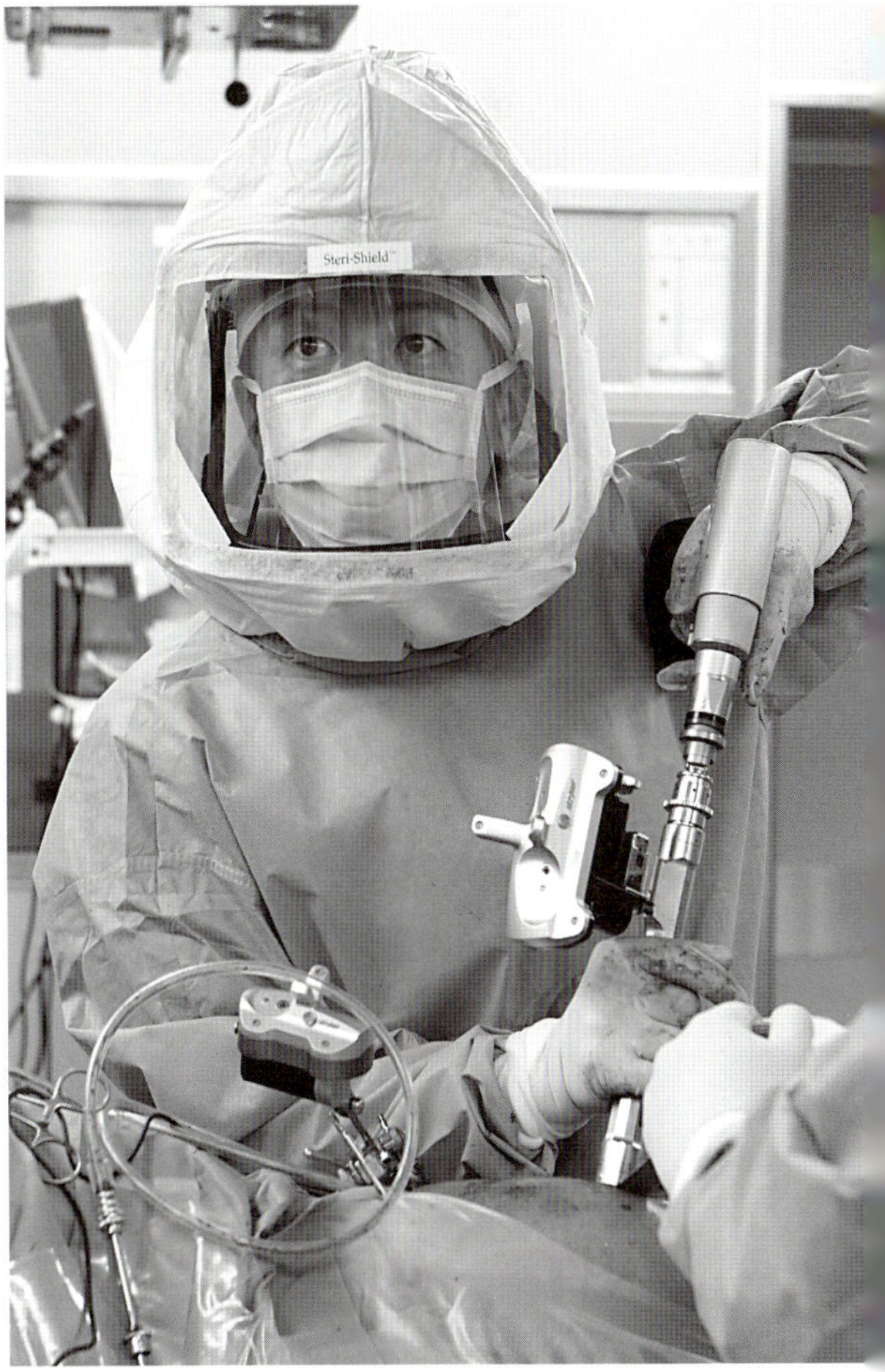

菅野伸彦（すがの・のぶひこ）

1960年兵庫県生まれ。85年大阪大学医学部卒業。94年から大阪大学医学部助手。96年から約２年間、米国テキサス州ヒューストンにあるBaylor College of MedicineにAssistant Professorとして勤務。2001年大阪大学大学院医学系研究科器官制御外科学講師、07年同助教授を経て、08年から現職。

保存療法

運動療法

筋力をつけ、変形の進行を抑える

神奈川リハビリテーション病院 理学療法科 理学療法士
金 誠熙（きん・せいき）／相馬光一（そうま・こういち）

どの病期でも変形性股《こ》関節症の治療の基本となるのが運動療法。変形性股関節症の患者さんのリハビリテーションに日々取り組んでいる金誠熙先生、相馬光一先生に、自分でできる効果的な運動法を教えていただいた。

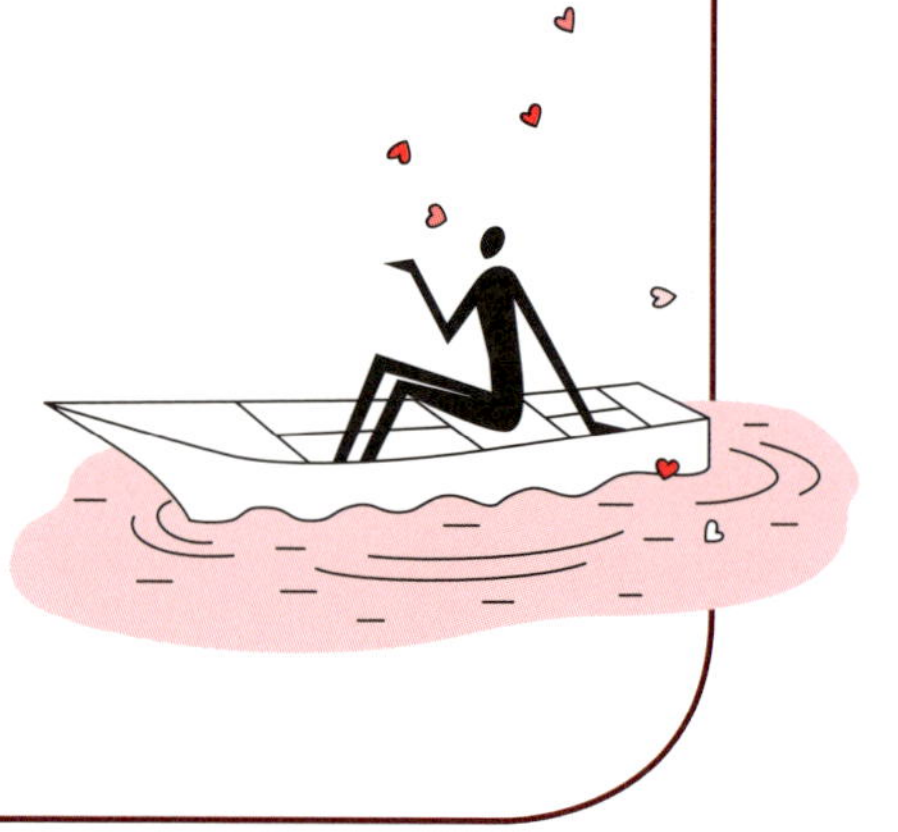

どんな治療法ですか？

保存療法の基本となる重要な治療法です。痛みを抑え、病気の進行を防ぐことを目的に股関節の動かせる範囲を広げたり、筋力をつけたりする運動を日課として行います。

●変形性股《こ》関節症の治療法

- 変形性股関節症
  - 手術療法
  - 保存療法　手術をしない
    - 薬物療法
      痛みが強い場合に期間を限って痛み止めを使用
    - 理学療法　日常的な治療
      - ・運動療法
      - ・物理療法（温熱・電気・水・光線などを利用）
      - ・装具療法（杖《つえ》、足底板《そくていばん》などを利用）
      - ・日常生活の工夫

物理的な方法で患者さんの運動機能を改善

変形性股関節症の治療は、大きく手術と手術以外の治療法に分かれます。手術以外の治療法を保存療法と呼びます。保存療法には、さらに、薬物を用いる治療（薬物療法 118ページ参照）と薬物を用いない治療があり、後者を理学療法といいます。

理学療法は、運動や温熱、電気、水、光線といった物理的な手段を利用して、運動機能を回復したり、改善したりする治療法です。そのほか、杖《つえ》や足底板《そくていばん》などの装具を利用する装具療法や、日常生活での工夫（生活スタイル、負担の少ない姿勢や立ち上がり方・座り方など動作のアドバイス）を知ってもらうことなども理学療法に含まれます。

こうした治療全般を担当し、運動などの指導を直接行うのが、私たち理学療法士の役割です。整形外科の医師や担当の看護師などそれぞれの専門スタッフと協力しながら、患者さんの病状や情報を共有し、治療を進めています。

ここでは、変形性股関節症に対する理学療法のうち、患者さん自身で継続して取り組むことができる、運動療法を中心に解説していきます。

病気の特徴や病気にかかわる体の構造を知ってもらう

変形性股関節症に対する運動療法は、筋力を強化すること、関節の安定性を増し動く範囲を広げること、痛みを軽減すること、日常生活に生じている歩行や動作の支障を改善することを目的として行われます。

運動療法をより効果的に行うために、私たち理学療法士が、患者さんと接する際にまず、大切にしているのは、病気の状態と患者さん自身の体について知ってもらうことです。関節の変形はどのくらい進んでいるか（病期：20ページ参照）、どのような動作で痛みが生ずるのか、体を動かしてもらったり、体に触れてもらったりしながら、理解を深めていきます。そのうえで、個々の運動が、何を目的とし、どこの筋肉を意識して行えばよいのかをアドバイスします。運動をする際に、目的の筋肉を意識することで、より高い効果が期待できます。

変形性股関節症は、徐々に進行していく病気なので、どの病期であっても、できる限り進行を防ぐことが大切です。運動療法の効果は、必ずしも、目に見えてすぐに現れるものではありません。しかし、継続することで、関節の変形を食い止めたり、痛みが軽減できたりすることがわかっています。

運動療法を継続するためには、自分の体への理解とあわせて、運動療法の重要性の理解もまた、欠かせないといえます。実際には、患者さんの生活背景や行動範囲、環境、趣味なども十分考慮し、無理のない運動を長く続けられるように、信頼関係を築きつつ、進めることを心がけています。

●動作の専門家——理学療法士

病気やけがなど、その理由は問わず、体に障害がある人、あるいは障害がおこるかもしれない人たちの、運動機能の低下を防ぎ、機能を維持・回復する専門職が理学療法士です。

生活の基本となる「座る」「立つ」「歩く」「起き上がる」「寝返る」といった動作を不自由なく行えるように、さまざまなアプローチ（運動や温熱・電気などの物理的手段、福祉用具・住宅改修などの相談、情報提供）をします。そのような、さまざまな対応によって、患者さんが自立した生活を送れるようにし、自分らしい質の高い生活を続けるための支援を行います。

理学療法士は、国家資格で、主に病院、クリニック、介護保険関連施設などで働いています。

筋力が低下すると関節軟骨への負担が増す

運動療法の具体的な目標は、筋力を強化することと、関節の動く範囲（関節可動域）を改善することです。体を動かす際、筋肉と関節は、単独ではなく、互いに連動し補完しあう関係にあるので、両者をバランスよく行っていく必要があります。

変形性股関節症の初期には痛みをかばうために、骨盤を前傾させた姿勢をとるようになる患者さんがみられます。こうした不自然な姿勢を続けることは、股関節の動く範囲を制限したり、股関節を支える筋力を低下させたりすることにつながります。筋力が弱くなると関節は不安定になります。股関節が不安定な状態で体重が加わると、関節軟骨への負担がさらに増して、関節の変形が促され、痛みが強まるといった悪循環が往々にしておこりがちです。

そこで、体を動かすときに、股関節を守り、支える筋力の低下を防ぐことが大切です。

股関節を保護・安定させる筋肉を意識し、きたえる

股関節には、大きく分けると①曲げる（屈曲）、②伸ばす（伸展《しんてん》）、③開く（外転《がいてん》）、④閉じる（内転《ないてん》）、⑤ひねる（内旋《ないせん》・外旋《がいせん》）という運動があります。曲げるときには、股関節の前側にある筋肉（屈筋）、伸ばすときにはうしろ側にある筋肉（伸筋）、開くときには外側にある筋肉（外転筋）、閉じるときには内側にある筋肉（内転筋）、ひねるときにはそれらの筋肉よりも少し深いところにある筋肉が関係しています。

特に、変形性股関節症の患者さんでは、外転筋、伸筋に筋力の低下がみられることがわかっています。それらの弱い筋肉を中心に、股関節周囲の筋肉全体を強化することが大切ですが、主にきたえるのは、中殿《ちゅうでん》筋、大殿《だいでん》筋、大腿四頭《だいたいしとう》筋、ハムストリングス、腹筋などです。

殿筋はお尻《しり》の筋肉で、お尻の外側にあるのが中殿筋、お尻のうしろ側にあるのが大殿筋です。どちらも、歩行の際に骨盤を支える役割を果たしています。大腿四頭筋は太ももの前側、ハムストリングスは太もものうしろ側の筋肉で、脚の曲げ伸ばしや、脚を横に開いたり閉じたりする動き、歩行の際に、膝《ひざ》をはじめ脚全体を支えるといった働きがあります（次ページ図参照）。

おなかの筋肉である腹筋は、腹直《ふくちょく》筋、外腹斜《がいふくしゃ》筋、内腹斜筋、腹横《ふくおう》筋という複数の筋肉で構成され、姿勢を維持するのに欠かせない筋肉です。この腹筋群の力が安定していると、股関節周囲の筋肉もスムーズに動かせるようになります。具体的な運動は後述しますが、いずれの運動の際も、腹筋を意識することがポイントです。それによって、運動そのものがやりやすくなり、同時に、腹筋への効果も得ることができます。

●変形性股関節症に特有の姿勢

初期には骨盤が前傾

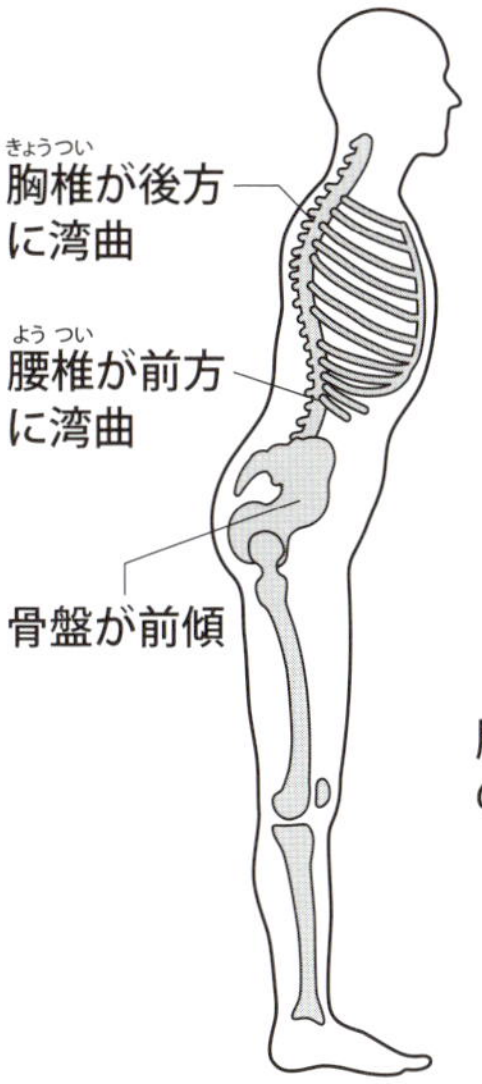

変形性股関節症の初期には、痛みをかばうために、骨盤の前傾がおこることがあり、それに伴って腰椎が前方に、胸椎が後方に湾曲するようになる

歩行時に骨盤が傾く

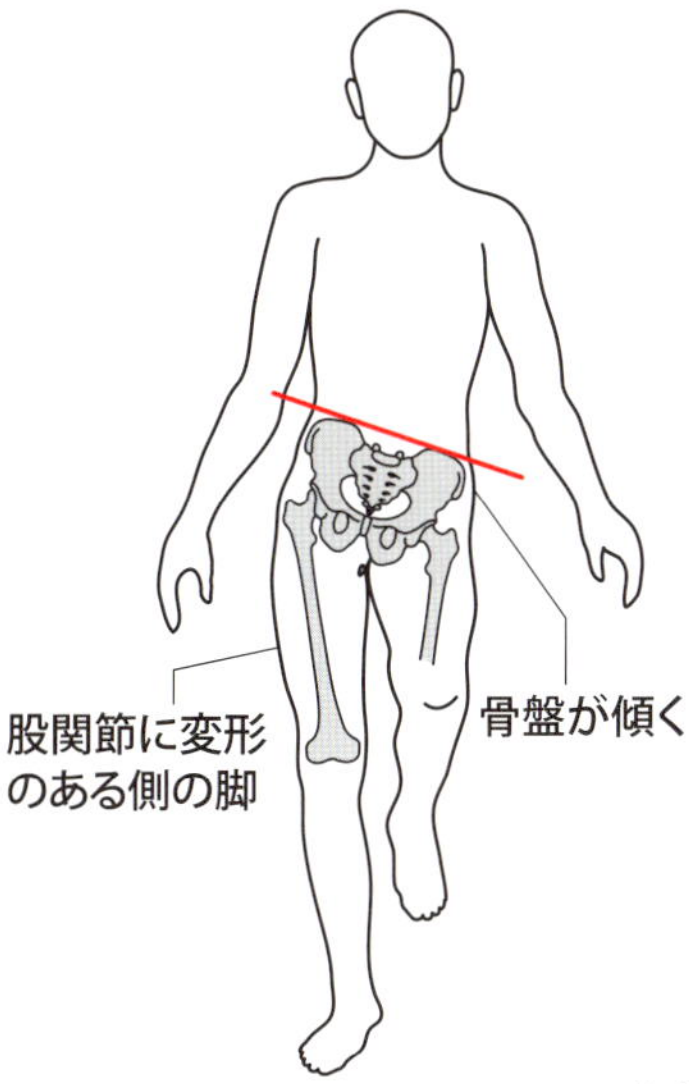

股関節周囲の筋力、特に中《ちゅう》殿《でん》筋の筋力が落ちると、股関節に変形のある側の脚で立ったときに反対側の骨盤が下がり、左右に大きく揺れる歩き方になる傾向がみられる

●股関節の動きを支える筋肉

股関節周囲には多くの筋肉があって、屈伸、開閉（外転《がいてん》・内転《ないてん》）、ひねる（外旋《がいせん》・内旋《ないせん》）といった複雑な動きを支えている。筋力の低下や筋肉のこわばりは、日常の動きに大きな影響を与える。

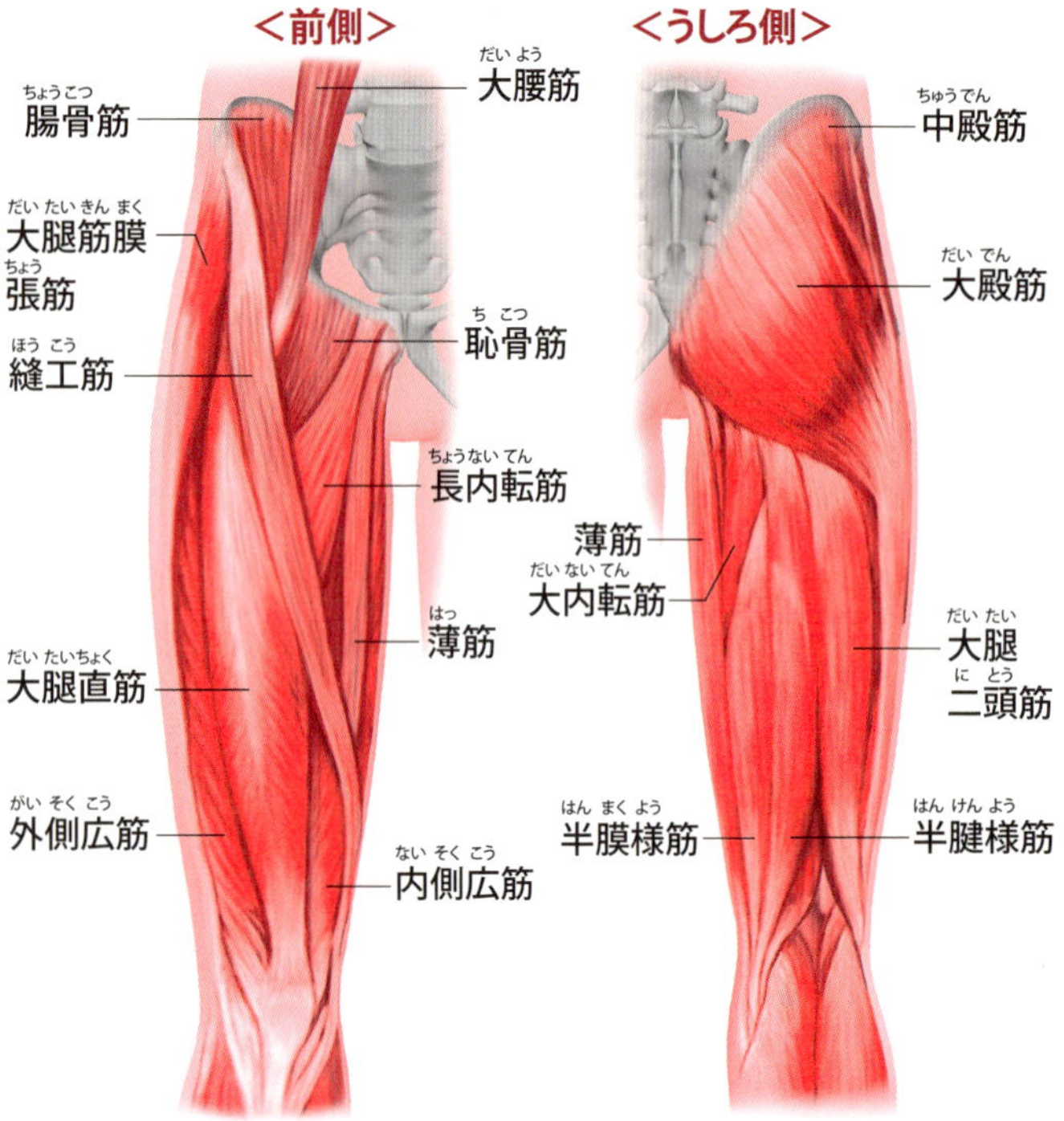

屈筋	大腿直筋、縫工筋、腸腰《ちょうよう》筋（大腰筋、腸骨筋）
伸筋	大殿筋、ハムストリングス（大腿二頭筋、半腱様筋、半膜様筋）
外転筋	中殿筋、大腿筋膜張筋
内転筋	大内転筋、長内転筋、短内転筋（長内転筋の奥側）、薄筋、恥骨筋
外旋筋	深層外旋６筋（梨状《りじょう》筋、上双子《じょうふたご》筋、下双子《かふたご》筋、内《ない》閉鎖《へいさ》筋、外閉鎖《がいへいさ》筋、大腿《だいたい》方形《ほうけい》筋）、大殿筋
内旋筋	小殿《しょうでん》筋

大腿四頭《だいたいしとう》筋：大腿前面の大きな筋。大腿直筋、中間広《ちゅうかんこう》筋（深層筋）、内側広筋、外側広筋からなる。

関節が動きにくくなる原因は骨の変形、筋肉のこり、痛みなど

変形性股関節症の病気が進行するのに伴って、患者さんの股関節の動きは制限されてきます。その原因はさまざまで、関節軟骨がすり減り骨がぶつかってしまい関節が動きにくくなる、股関節周囲にある本来、柔軟性のある筋肉などの組織が緊張やこわばりで短縮してしまい、伸びにくくなっている、痛みが強く力が入りすぎてしまうことで動きにくくなるといったことが考えられます。

運動療法では、まず股関節周囲のリラクセーションとストレッチにより、自分の全身の状態や股関節の動きを確認し、こわばり硬くなっている筋肉を伸ばしながら、本来もっている柔軟性を回復させ、関節の動く範囲（可動域）を広げることを目指します。

筋肉を使わないと筋力だけでなく、柔軟性も低下し、さまざまな動きをしようとしても動作が小さくなってしまいます。柔軟性が増してく

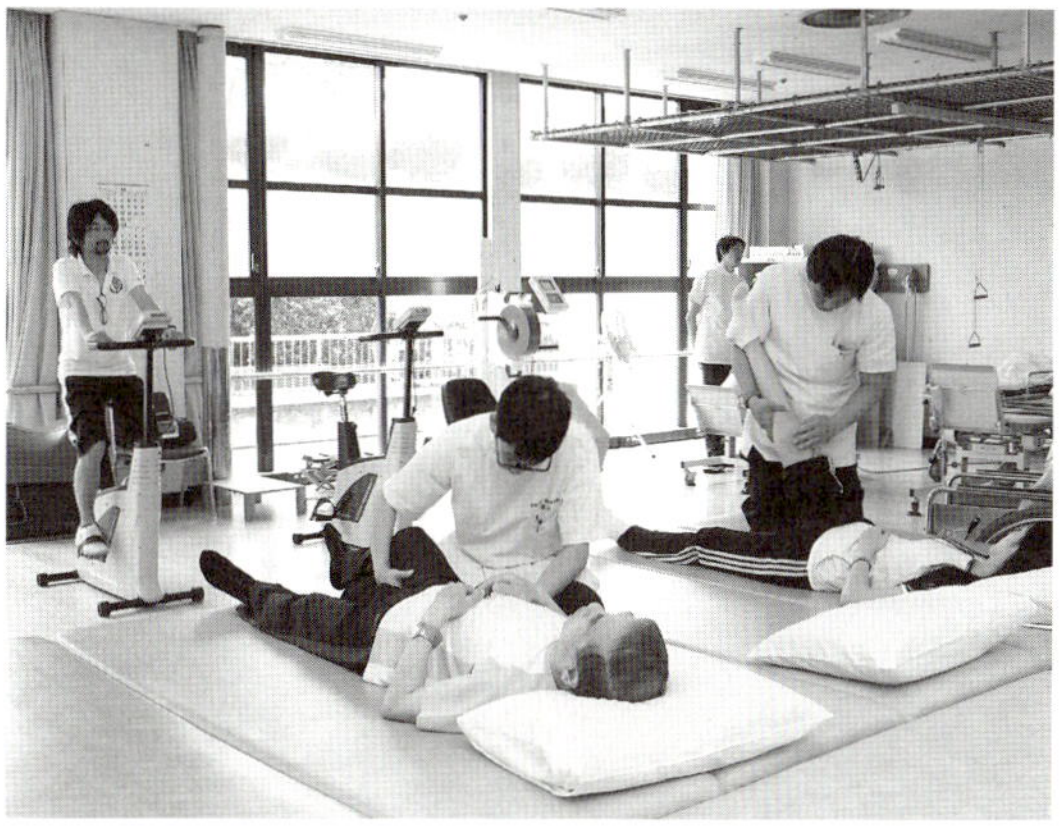
股関節の手術を受けた患者さんたちのリハビリ風景

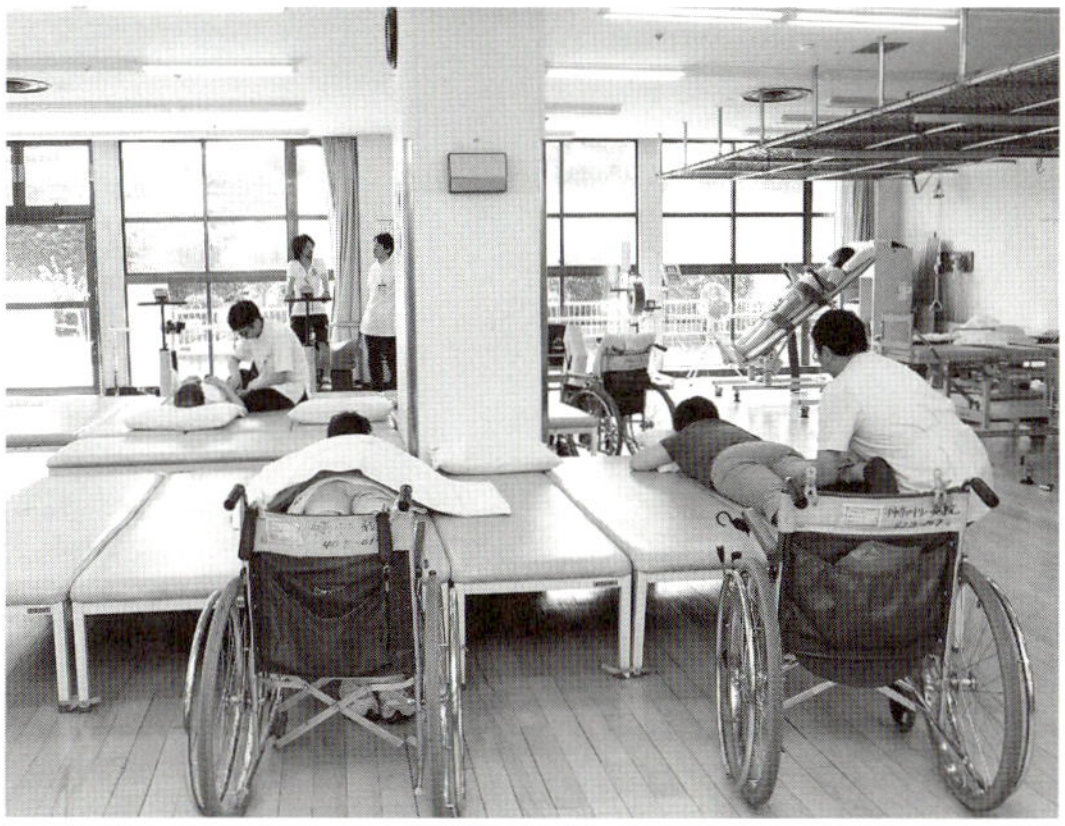

神奈川リハビリテーション病院のリハビリ室

れば、関節の動きが大きくなり、筋力トレーニングのための運動もより効果的に行えるようになります。

股関節に負担がかからないよう姿勢を調整する

筋力強化、股関節の柔軟性に加えて、運動療法を通して、患者さんにぜひ身につけてほしいのが、正しい姿勢です。「正しい」というのは、股関節に負担のかからない、という意味でもあります。前にも述べたように、初期には痛みのために、骨盤が前傾する姿勢がみられます。また、骨盤の前傾は関節の動きが悪く、股関節が十分に伸びきらない場合にもおこります。一方、筋力が弱っていることが原因でおこる特徴的な姿勢・歩き方があります。歩行の際に、悪いほうの脚で体重が支えきれず、上体が揺れて肩が左右に大きく動くものです（95ページ図参照）。

こうした姿勢や歩行の癖の原因は、筋力の低下や関節の動きの悪さなのですが、それを改善しただけでは、正しい姿勢・歩き方を取り戻すことはできません。筋力や関節の柔軟性が回復したところで、全身のバランスを改めて、自覚したうえで正しい姿勢を体に覚え直させる、といった過程が必要です。

そのために、骨盤や股関節の位置を意識すること、脚の踏み出し方や上肢の振り方なども含めて、一連の動きとして、座る、立つ、歩くといった動作を調整するための運動も、運動療法の一環として非常に重要です。体重のかけ方の偏りが是正され、全身のバランスがとれてくると、股関節の負担も軽くすることができます。

運動療法には、室内で行う運動と、プールで行う水中運動があります。それぞれの具体的な運動の進め方を次に解説します。

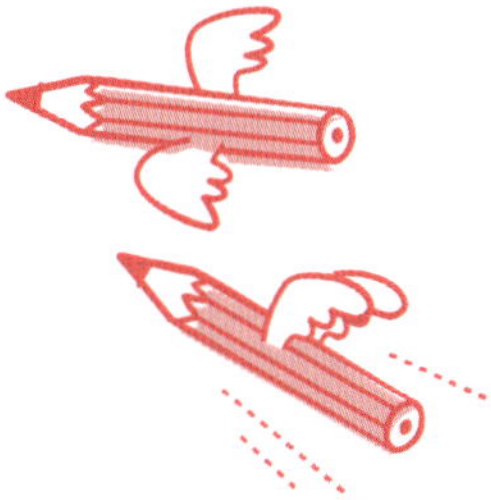

室内で行う運動■治療の進め方は？

筋力強化、股関節の動く範囲を広げる、姿勢の調整を目的とした、代表的な基本運動プログラムを紹介します。目標をもって、無理なく継続することが大切です。

ポイントは無理をしないことと根気よく続けること

具体的に運動を進めるうえで注意してほしいのは、決して無理をしないことです。痛みを我慢して運動を続けると、かえって股関節に悪影響を与えるかもしれないので、痛みの出ない範囲で行うことが大切です。運動後にちょっと疲れたと感じ、翌日に筋肉痛や疲れが残らない程度に行うのが目安です。

そして、運動療法の効果を得るには、継続が必要です。すぐには効果が現れないので、意欲を保つのは難しいかもしれません。しかし、続けなければ、病状は確実に悪化していくだけです。私たち理学療法士も、できるだけ楽しく取り組めるように、患者さんへの働きかけには工夫をしています。やり方がわからない、つらくて取り組めないなど、運動について何か不安なことがあれば、自分だけで抱えずに、かかりつけの医療機関などで、担当医や理学療法士などに相談してください。

体をリラックスさせ、動きの目的を意識し、ていねいに

実際の運動は、病期、股関節の変形具合、痛みの程度など、患者さんの状態に合わせて、適切な運動を組み合わせるのが望ましいのですが、ここでは、運動療法の目的に合う、誰でもやりやすい、代表的な基本運動のプログラムを紹介します。

いつ行ってもかまいませんが、朝は体がまだ目覚めていないので、準備運動として、軽く体を動かしましょう。このプログラムは、時間を決めてまとめて行っても、少しずつこまめに行っても効果はあります。

回数はあくまでも目安ですので、無理なく取り組んでください。

①リラクセーション&ストレッチ

（99、100ページイラスト）

ストレッチによって、股関節の可動域を広げ、おのおのの動作を治療前より大きくできるようにするのが目標です。

ストレッチには心身のリラクセーション効果もあるので、ゆっくり行い、体をリセット状態にもっていくようにします。

最初から強く行わず、時間をかけて少しずつ伸ばしていくのが、上手なストレッチのコツです。

●リラクセーション&ストレッチ①

※自然な呼吸を続けながら行う

・うつぶせで骨盤を揺らす　10回×1セット

うつぶせでお尻《しり》を小刻みに揺らし、背中～腰の筋肉を緩める

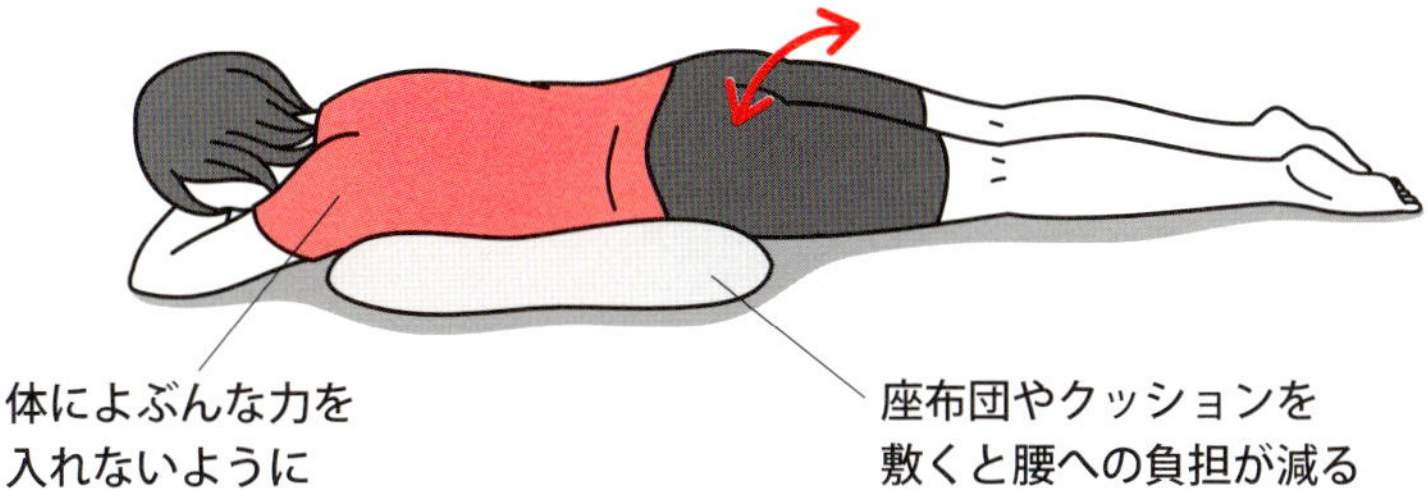
体によぶんな力を
入れないように
座布団やクッションを
敷くと腰への負担が減る

・座ってお尻を揺らす

30秒間×2セット

両手を太ももに置き、お尻を小さくリズミカルに左右に揺らす

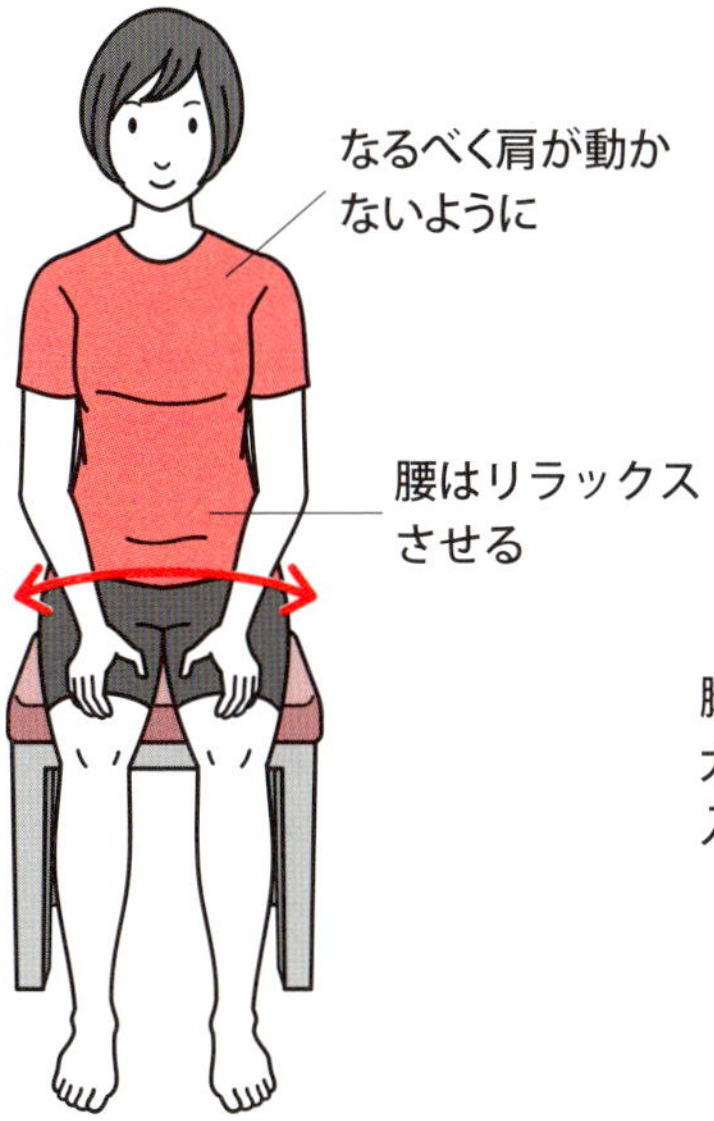
なるべく肩が動か
ないように
腰はリラックス
させる

・ジグリング(貧乏ゆすり運動)

左右各20秒間×2セット

片脚は足裏を床につけ、もう片脚の足先だけ床につけてかかとを上下させる

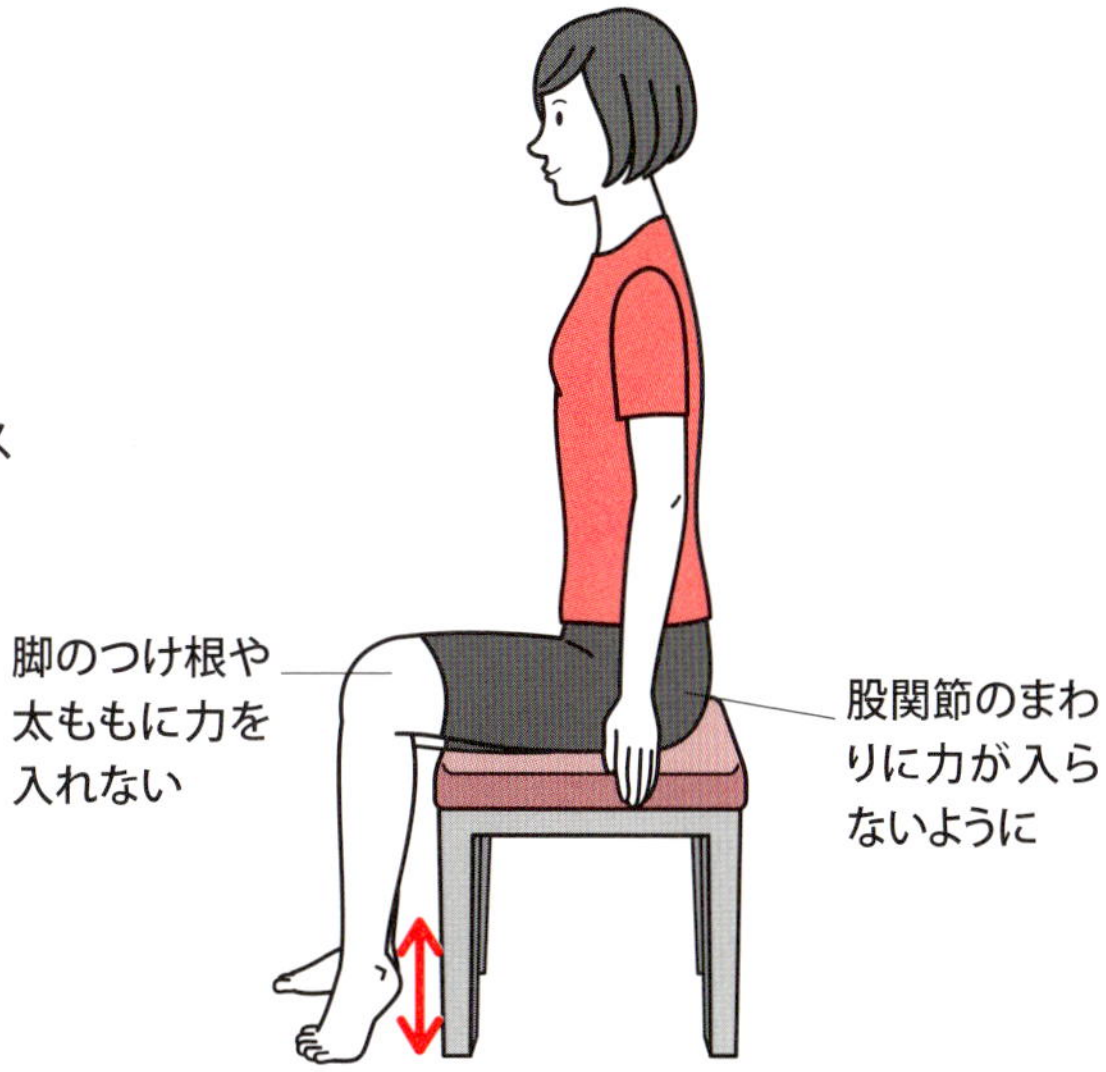
脚のつけ根や
太ももに力を
入れない
股関節のまわ
りに力が入ら
ないように

●リラクセーション＆ストレッチ②

※自然な呼吸を続けながら行う

・あお向けで膝《ひざ》を立てて左右へ倒す　左右各10回×2セット

①あお向けで膝を立て、お尻の下に手を入れる。両膝をそろえたまま、左にゆっくりと倒す

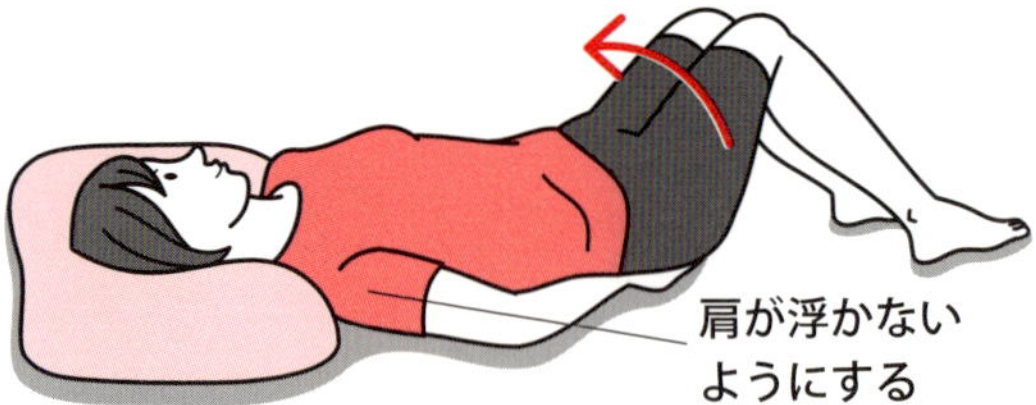

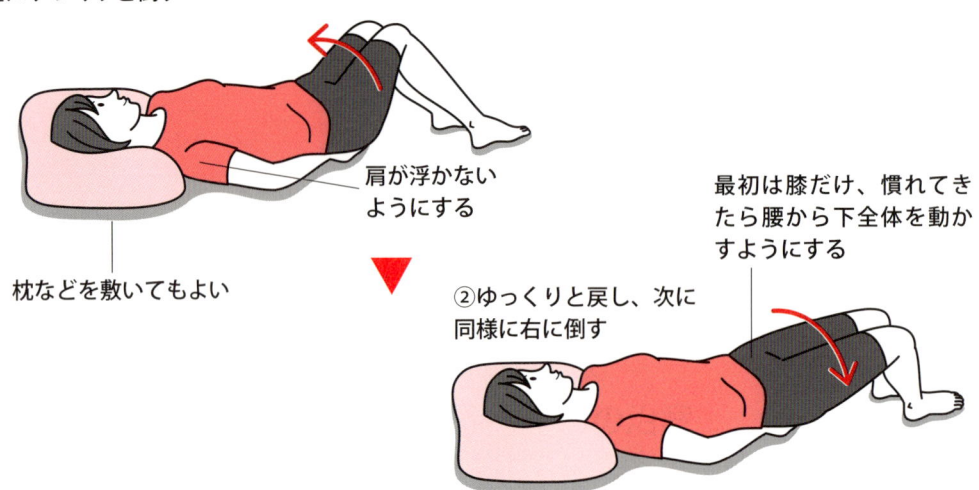

肩が浮かないようにする

枕などを敷いてもよい

最初は膝だけ、慣れてきたら腰から下全体を動かすようにする

②ゆっくりと戻し、次に同様に右に倒す

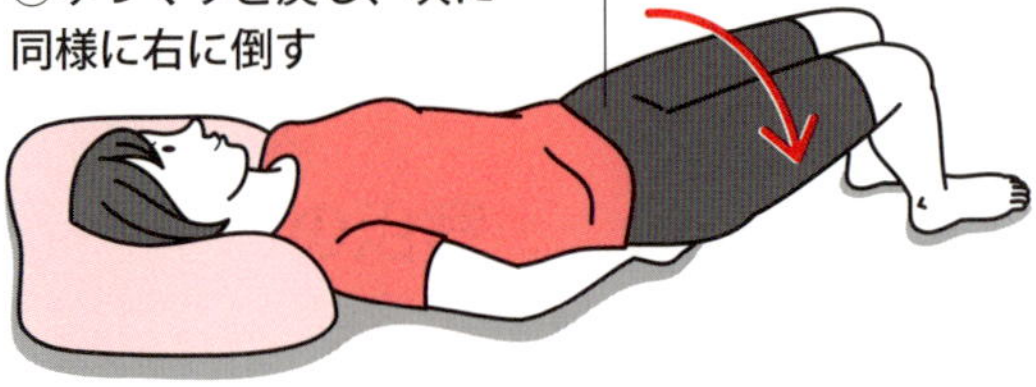

・あお向けで膝を立てて開閉する　10回×2セット

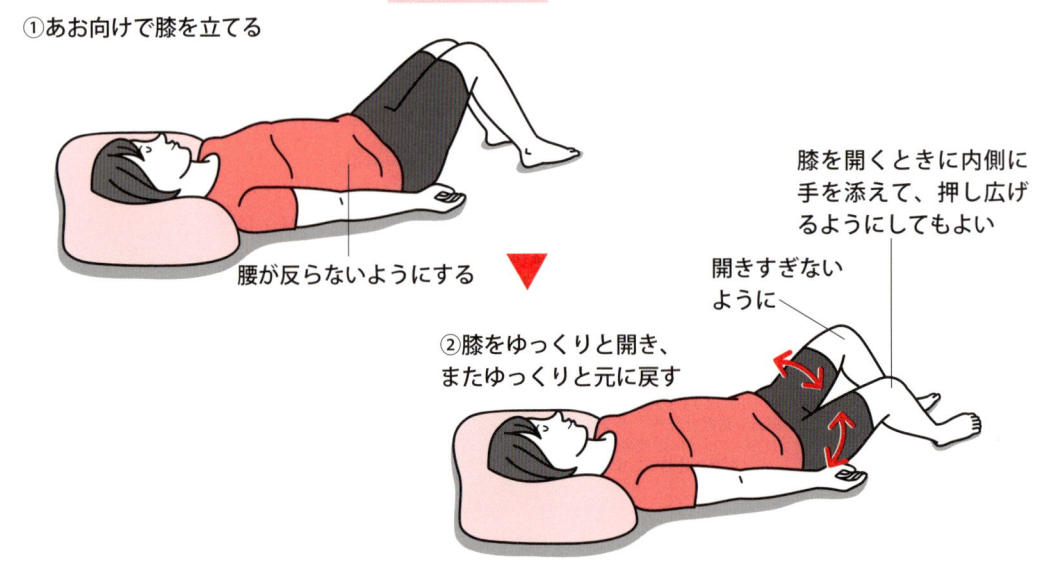

①あお向けで膝を立てる

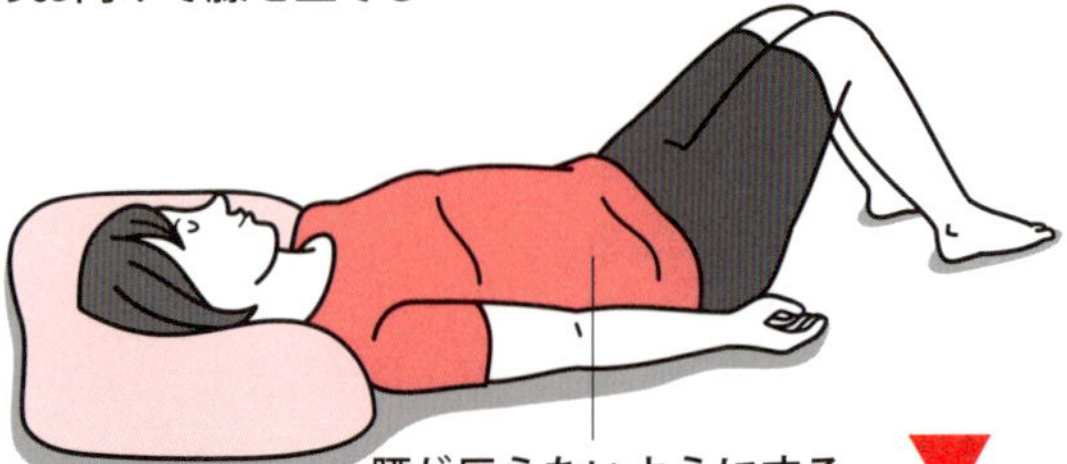

腰が反らないようにする

膝を開くときに内側に手を添えて、押し広げるようにしてもよい

開きすぎないように

②膝をゆっくりと開き、またゆっくりと元に戻す

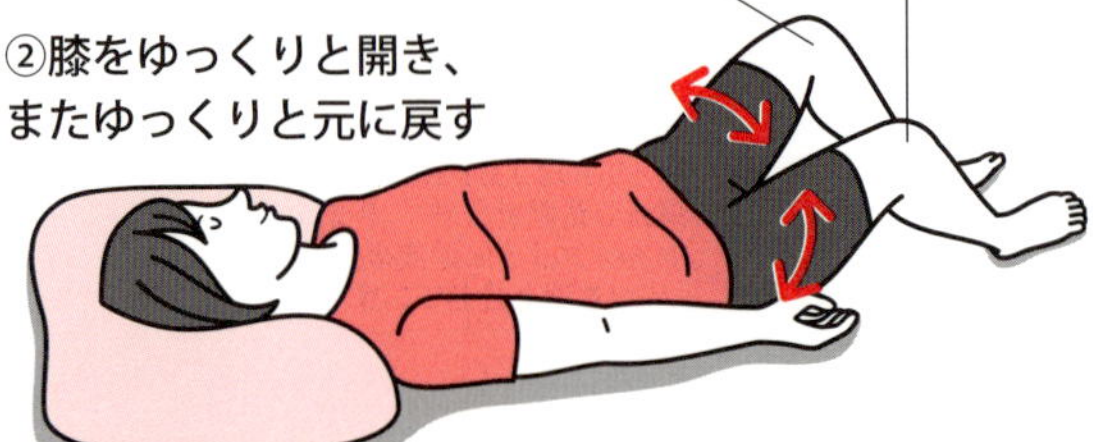

●筋力をつける

※自然な呼吸を続けながら行う

・あお向けでお尻上げ　10回×2セット

①あお向けで膝を立て、脚は肩幅に開く

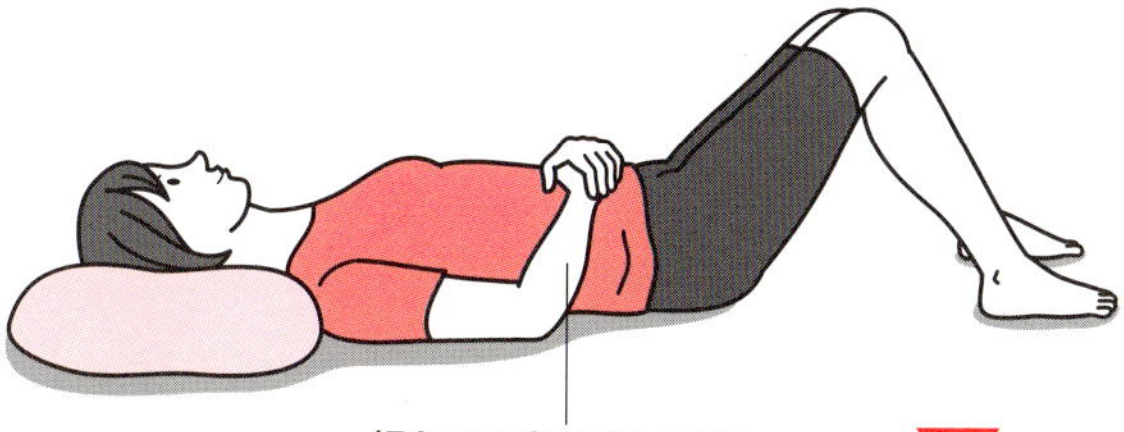

▼

②骨盤がぐらつかないようにして
お尻、骨盤の順にもち上げる。5秒
間静止してゆっくりと元に戻す

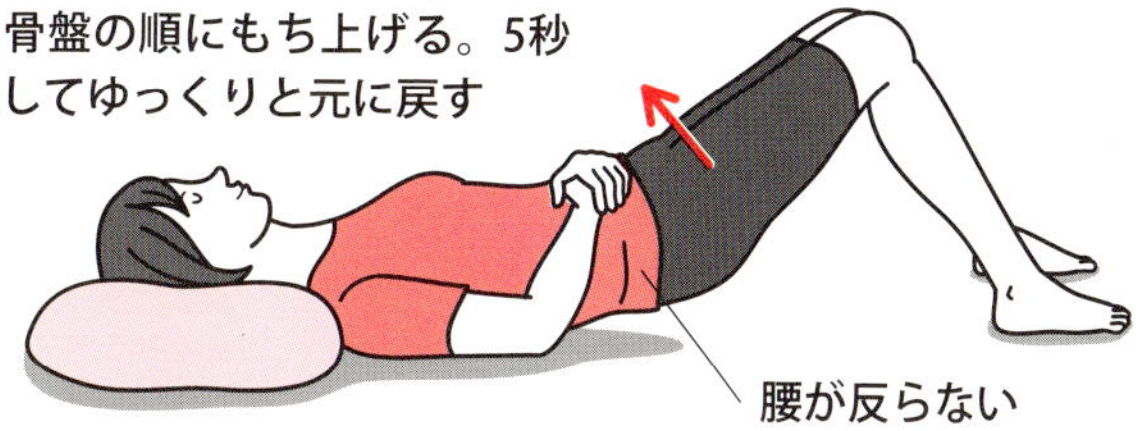
腰が反らない
ようにする

・あお向けで膝を立てて足踏み　左右各10回×2セット

①あお向けで膝を立てる。腰が反らない程度に
お尻を上げて、骨盤を水平にする

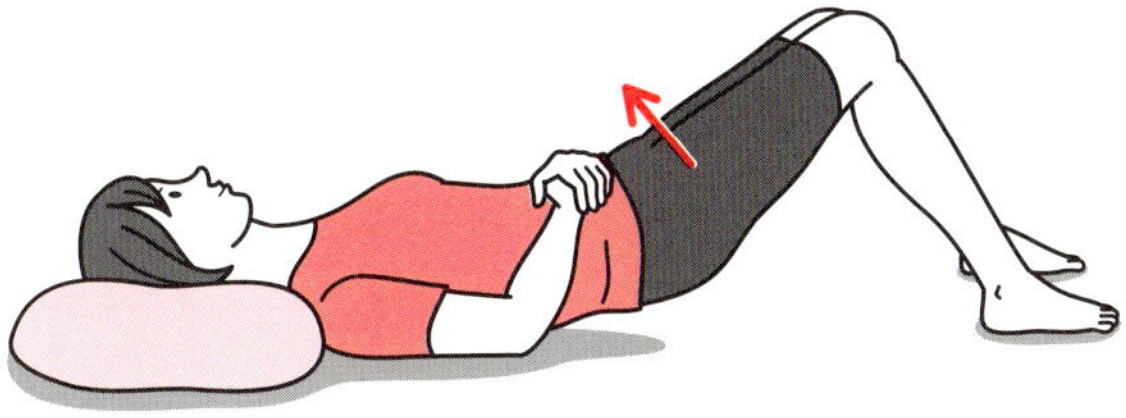

▼

②お尻が下がらないように気をつけ
ながら、左右交互に足踏みをする

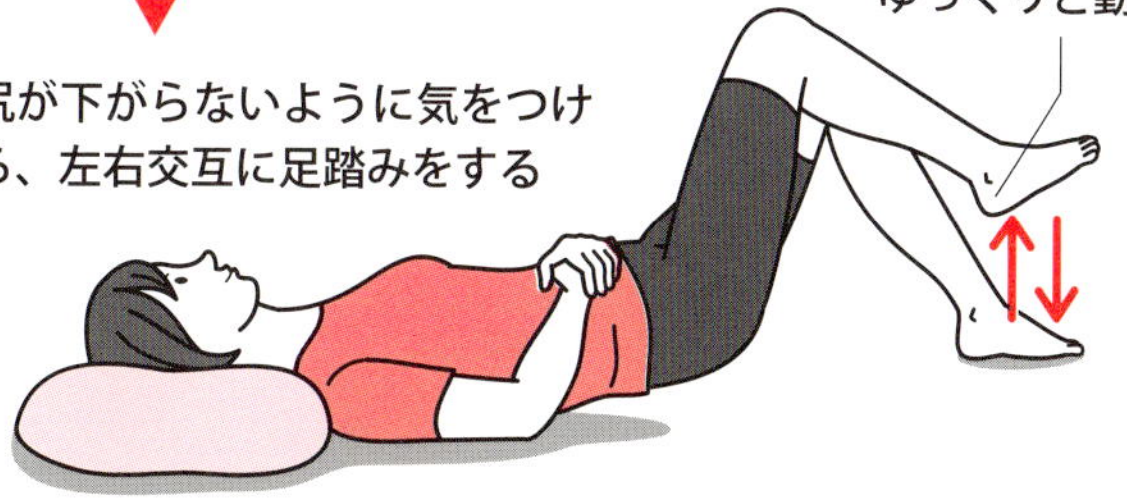
勢いをつけずに
ゆっくりと動かす

②筋力をつける（101ページイラスト）

股関節に関係する筋肉（96ページ図参照）を強化します。どの筋肉が動いているかを意識しながら取り組むと効果的です。

最初は、自分だけではわかりにくいかもしれないので、理学療法士に教えてもらいながら、使う筋肉を覚えましょう。

③姿勢の調整（右のイラスト）

筋力や股関節の状態が改善しても、姿勢が悪ければ、股関節には負担がかかったままになってしまいます。姿勢を調整して、正しい姿勢が

●姿勢の調整

※自然な呼吸を続けながら行う

・座って骨盤を前後に傾ける　1分間

①脚を肩幅くらいに開いて背筋を伸ばしたまま、骨盤を前に傾ける

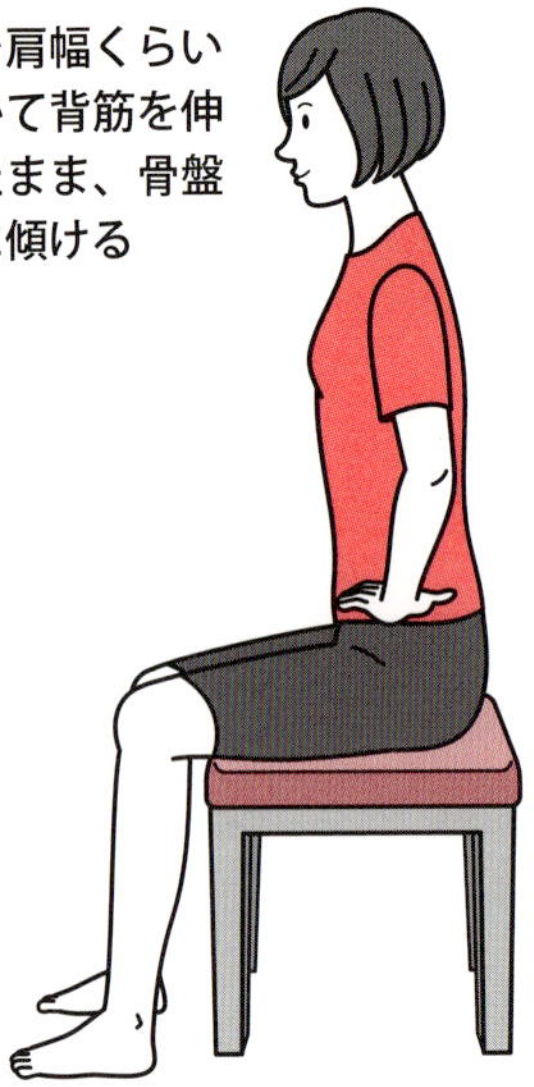

②へそに意識を集中させて背中を少し丸め、骨盤をゆっくりとうしろに倒す

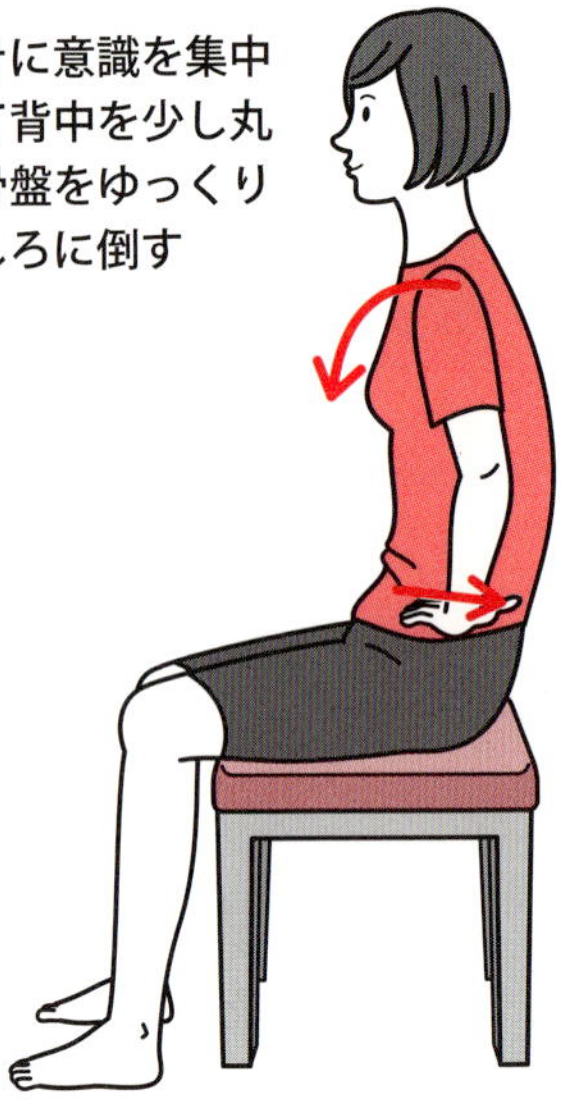

・立って上半身を回す

10回×1セット

腕を振りながら、上半身全体を左右に大きく回す

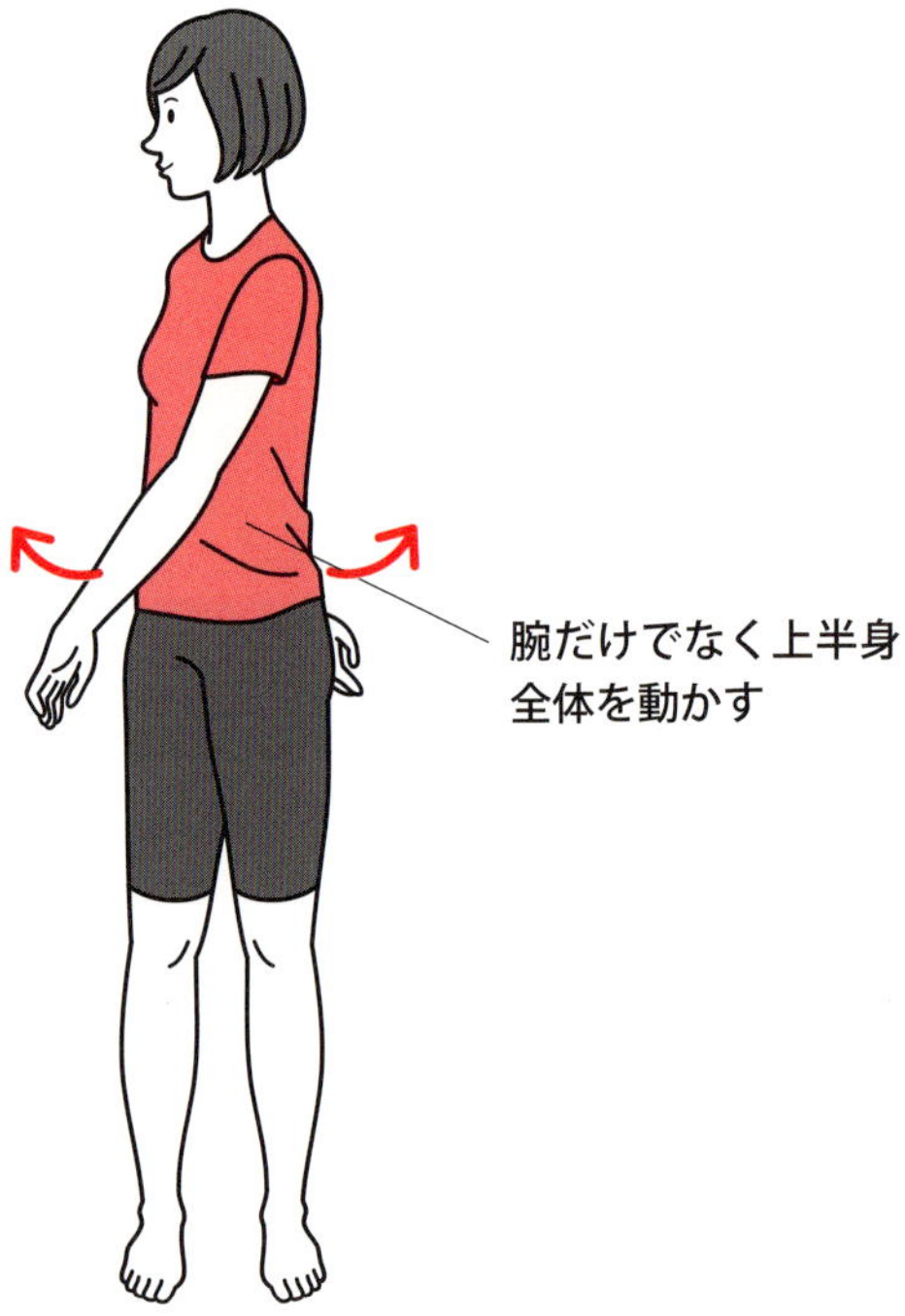

とれるようになると、股関節への体重のかけ方の偏りが改善されます。

体の中心を確認しながら、骨盤のゆがみを整える感覚をもって進めましょう。反りや傾きのないよう上半身の位置も確認します。腹筋を意識しながら行うのがポイントです。

痛みや疲労を軽減する温熱療法

変形性股関節症に対する理学療法のなかには、温熱療法と呼ばれる治療があります。その名のとおり、股関節を温める治療です。

医療機関で行う場合には、専用の器具を使いますが、自宅でも、半身浴、市販の温熱パック、温めたタオルなどで、同じ効果を得ることができます。

皮膚の温度が上昇すると、毛細血管が拡張し、血流が増え、痛みの産物であるヒスタミンなどが除去され、痛みが軽くなります。また、筋肉の緊張も一時的にやわらぎます。

筋肉に痛みや疲れを感じたときに、うまく取り入れれば、運動療法を継続する助けになるでしょう。

●用具でリハビリ効果を高める

リハビリ室で使用されている用具の一部。単純な道具がリハビリ効果を高めている。

●ボールを使う

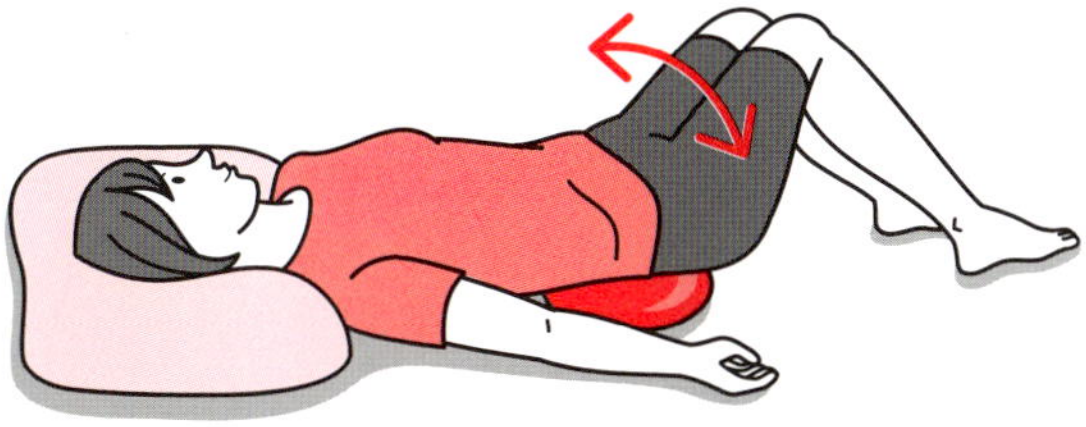

軟らかいボールを骨盤の下に敷いて骨盤で少しボールを押しつぶしながら腰を左右に動かす。骨盤の後傾を正し、股関節の伸展を助ける

●ゴムバンドを使う

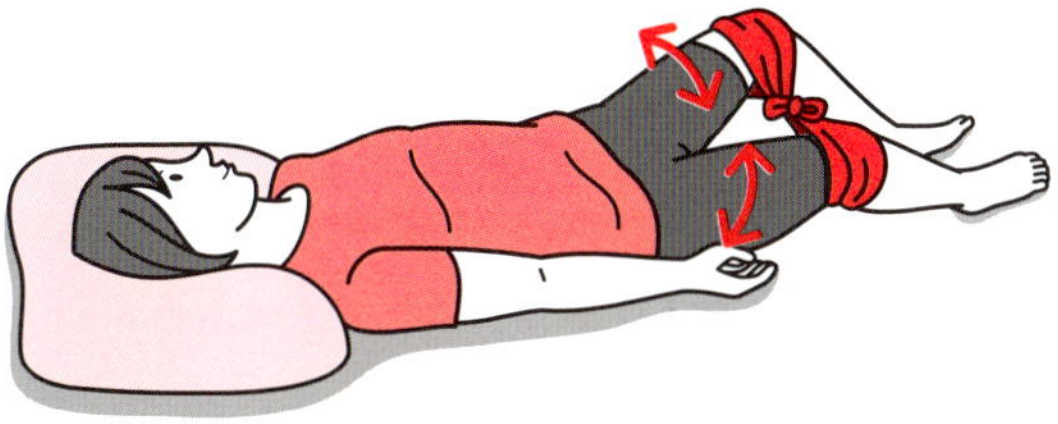

トレーニング用ゴムバンドを巻いて膝の開閉。外転筋と外旋筋を強化し、股関節の位置を正す

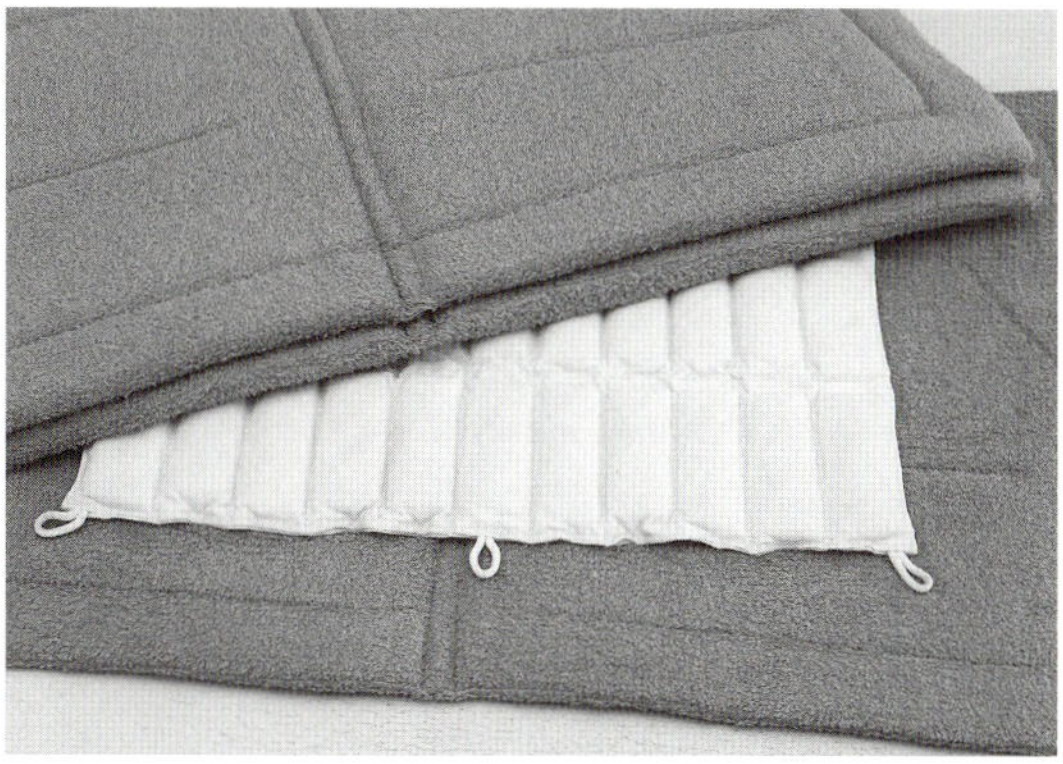

リハビリ室で使用しているホットパック。厚手のタオルに包んで股関節の周囲に当て、温める

股関節に負担をかけない生活を

痛みを感じないよう工夫しながら毎日、少しずつ歩くことが大切

生活スタイルを見直す

日常生活を工夫することで、股関節への負担を軽減し、痛みを軽くすることができます。最も股関節に負担がかかり、痛みがおこりやすいのは、股関節を深く折り曲げることになる、しゃがんだり、かがんだりする動作です。そこで、日常生活のなかで、こうした動作をせずに過ごせる工夫がポイントになります。

畳に座る、布団を敷いて眠る、しゃがんで用を足す和式トイレなど、いわゆる和風の生活様式は、しゃがんだりかがんだりする動作が多く、股関節には負担がかかります。可能であれば、なるべく洋風の生活様式を取り入れるとよいでしょう。

また、玄関や階段、浴室など、床の段差が気になる場所には手すりをつけると、股関節への負担が軽くなるほか、転倒防止にもなります。

歩き方を工夫し、適度に歩く

股関節に痛みを感じると、外出がおっくうになって、家に閉じこもる人も少なくありません。しかし、適度に歩かないと股関節や周囲の筋肉の状態は悪化し、ますます歩きにくくなってしまいます。

痛みが軽いようなら、歩き方を工夫して、なるべく痛みを感じないようにしながら歩きましょう。ただし、強い痛みがあるときは、安静にして過ごすのが基本です。

大切なことは、自分のペースで〝ゆっくり歩く〟ことです。一般的な健康法としてのウオーキングでは早歩

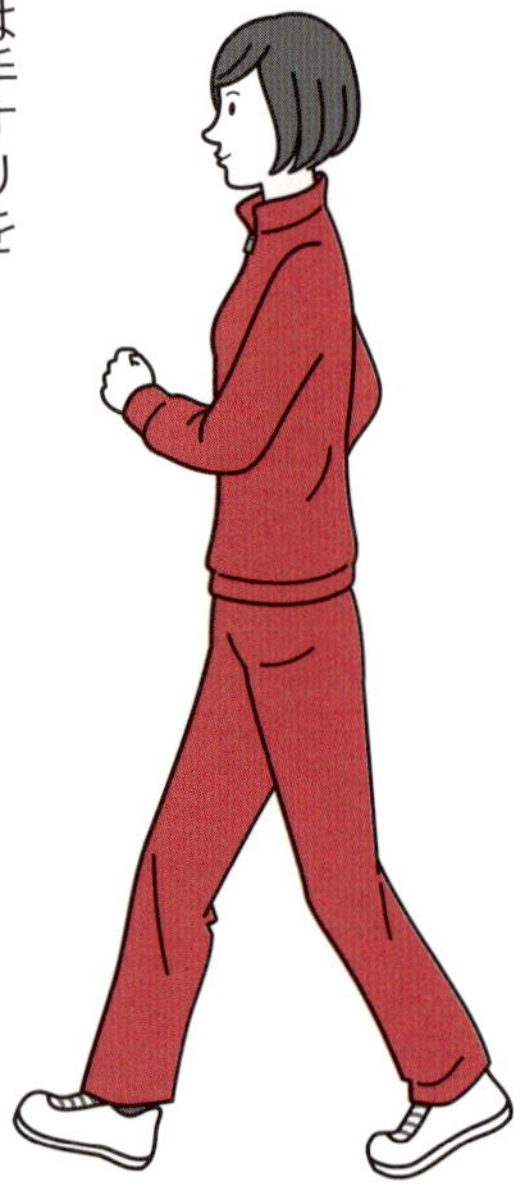

●自分のペースでゆっくり歩く

適度に歩かないと股関節や周囲の筋肉の状態はますます悪化する。痛みが軽いようなら、歩き方の注意を守ってウオーキングを。

足をつくときのポイント

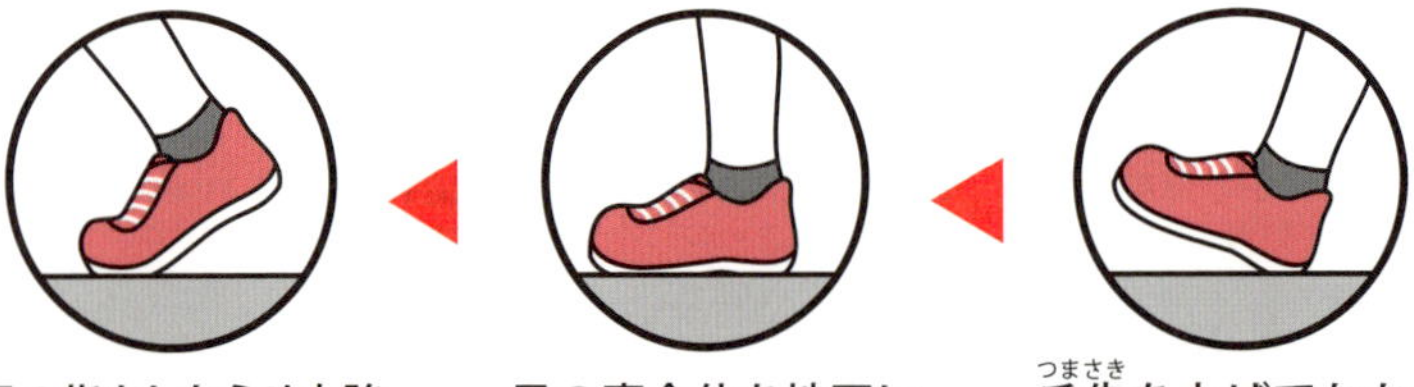

爪先《つまさき》を上げてかかとからつく

足の裏全体を地面につける

足の指をしならせ力強く蹴り出す

きが勧められていますが、変形性股関節症の人はそれにこだわる必要はありません。早歩きをすると股関節に伝わる衝撃が強くなるからです。

続けて長時間歩くことは避け、10～15分ごとに、こまめに休息をとりましょう。休憩できるベンチや公園などをウオーキングのコースに入れておくと安心です。

長い時間歩く必要はなく、また、長い距離を歩く必要もありません。翌日に疲れを残さない程度に、毎日少しずつ歩くのが効果的です。

歩き方としては足をつくときに、足の裏を意識するのが大切なポイントです（右ページ図参照）。爪先《つまさき》を上げてかかとから着地し、足の裏全体を地面につけて、足の指をしならせて地面を蹴るように意識して歩くと、股関節への衝撃がやわらぎます。

靴選びも負担なく歩くうえで重要です。爪先が細くなっているものは避けましょう。変形性股関節症の人は歩くとき、前後・左右の方向に無理な力が加わるので外反母趾《がいはんぼし》や偏平《へんぺい》足《そく》をおこしやすくなっています。それを防ぐため爪先に余裕のある靴を選ぶ必要があります。甲の部分はひもかベルトなどで幅を調整できる靴がよいでしょう。かかとの部分は適度なクッション性があり、衝撃を吸収してくれるものが適しています。ウオーキングシューズとして販売されているものなら、たいていこれらの条件を満たしていると思います。

なお、靴の中敷きに入れて使う足底板で左右の足の長さの補正をしたり、体重のかかり方を修正したりすることもできます。理学療法士と相談して、適切な足底板を用意してもらうとより安心です。

歩くたびに痛みを感じる場合は、無理をせず、積極的に杖の助けを借りましょう。握りの部分がT字状のT字杖がよく使われますが、握りが細いと手首に負担がかかるので、適度な太さのものを選ぶようにします。T字杖では姿勢が安定しない場合は、肘《ひじ》も支えてくれるロフストランド杖を使うとよいでしょう。

肥満の人は減量をする

日本人の場合、肥満は変形性股関節症の原因ではないものの、病気が悪化していく要因の一つと考えられます。股関節の形状に異常があり、関節軟骨がすり減っている状態では、特定の狭い部位に体重がかかるため、体重が股関節に与える影響は一般の人よりも大きくなります。肥満状態の患者さんは、減量によって股関節への負担を軽減し、病気の進行を遅らせることができます。

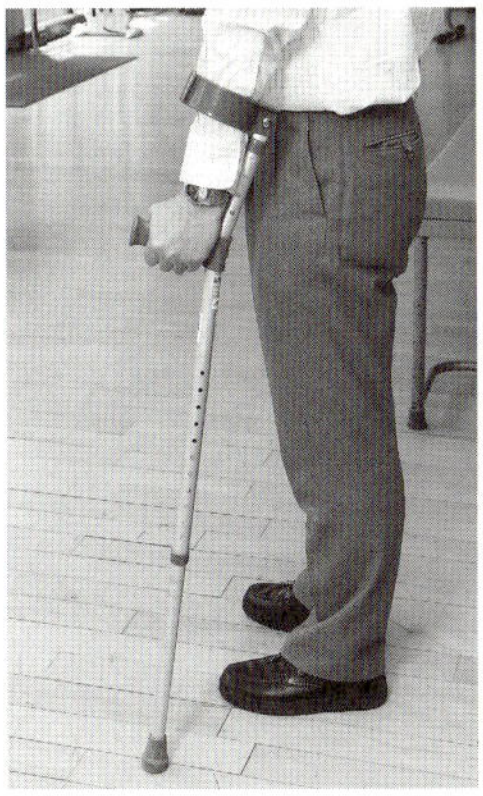
ロフストランド杖

T字杖

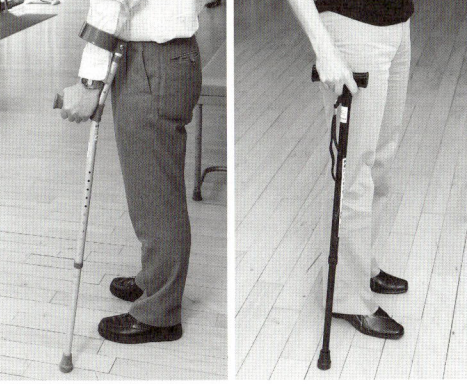

水中運動■治療の進め方は？

水の浮力や抵抗という特性が股関節への負担を減らし、運動効果を高めます。リラクセーションからストレッチ、水中歩行で歩行姿勢のバランスを取り戻しましょう。

水の特性を生かしてスムーズに運動する

水中運動は変形性股関節症の患者さんに適した運動です。水中では、水のもつ四つの特性により、関節への負担を減らしつつ運動効果を上げることが可能で、保存療法のメニューの一つにも、手術後のリハビリテーションにも有効です。

また、水中では陸上より運動によるエネルギー消費量が多くなります。したがって、水中運動は体重のコントロールにも役立ちます。

【浮力】 水に漬かると、体重を感じなくなり、体が浮きます。これが浮力の効果です。プールの水深によって足の裏への荷重（体重によってかかる力）は変わってきます。水深が胸のあたりの場合、荷重は陸上の3分の1程度、水深がおへそのあたりだと2分の1程度になります。

つまり、水中では、股関節で支えなければならない体重が浮力のために軽くなり、負担が減るということです。このため、陸上では股関節に痛みを感じる人でも、水中では痛みを感じなかったり、痛みが軽くなったりし、陸上では難しかった各種の運動を、股関節に負担をかけずにスムーズに行うことができます。

また、変形性股関節症の患者さんの多くは、膝や腰にも痛みを抱えていますが、水中では、膝や腰にかかる負担も軽くなるので、膝や腰の痛みも軽減できます。

浮力のおかげで、水中では転倒の危険も少なく、普段力を入れていた全身の筋肉をリラックスさせることができます。この状態を自然に体感できるのも浮力の効果の一つです。

私どもの病院にある治療用プールでは、水深を変えて荷重を調整し、患者さんの状態に合った運動メニューを工夫しています。

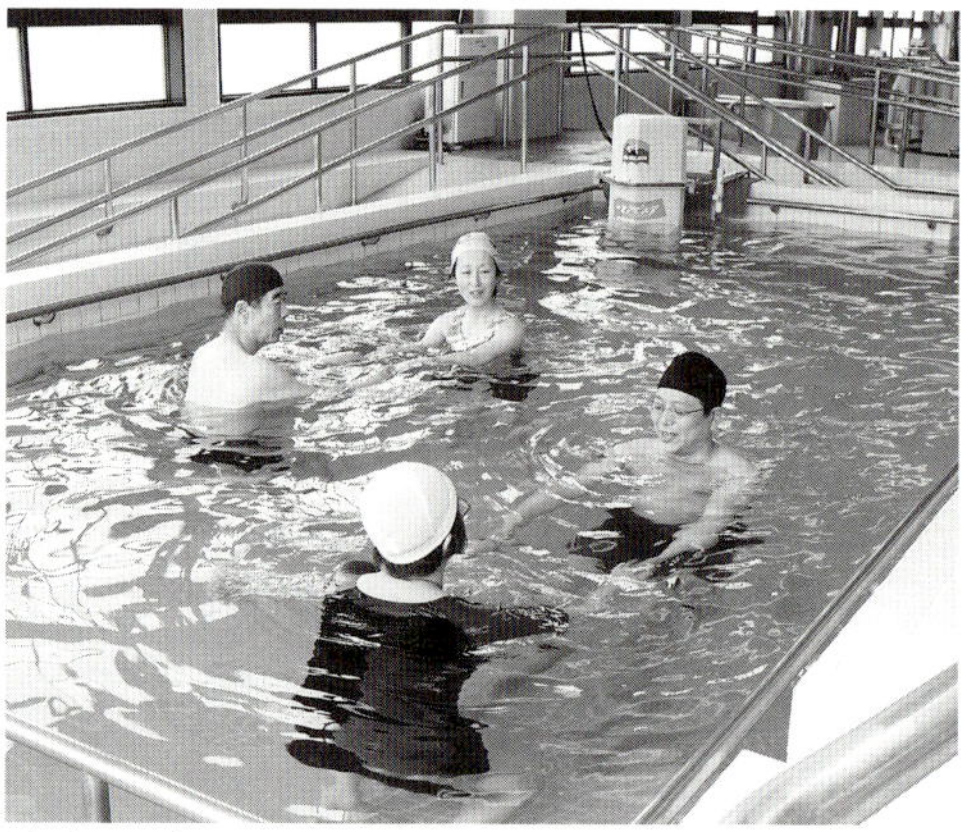

治療用プールで行われる水中運動のようす

【抵抗】水中で前進するのは簡単ではありません。水中では空気中に比べ、約19倍もの抵抗を受けるためです。歩くだけでも陸上より筋力が必要になるので、陸上での筋力強化運動が難しい変形性股関節症の患者さんでも、比較的楽に筋力の強化が期待できます。

水の抵抗は、速度が速くなると、それに比例して大きくなるため、水中では、ゆっくり動けば浮力の効果のほうがまさってリラックス効果が高まり、速く動けば抵抗が大きくなって、筋力強化につながります。股関節の状態に合わせ、無理なく動くことが大切です。

【水圧】水中では、空気中より体の表面にかかる圧力が高くなるので、脚部のむくみの解消効果も期待できます。

【水温】一般に水中運動を行うときの水温は29～31度で、温水による温熱効果も期待でき、この中で動くことで、体温調節機能も向上するとされています。

当施設のプールでは、術後の患者さんのリハビリなど、ゆるやかな動きが中心となるため、水温は体を冷やさない35～36度に設定しています。最も体への負担が少なく、緊張がほぐれてリラックスできる温度帯で、痛みの軽減も図れます。

自分でできる水中運動の進め方

水中運動にはさまざまなメニューがあります。股関節の状態、痛みの程度などは患者さんによって異なるので、適したメニューや強度は、一

●リラクセーション・屈伸運動

10～20回×1セット

肩幅くらいに脚を開き、下半身を軽く屈伸する

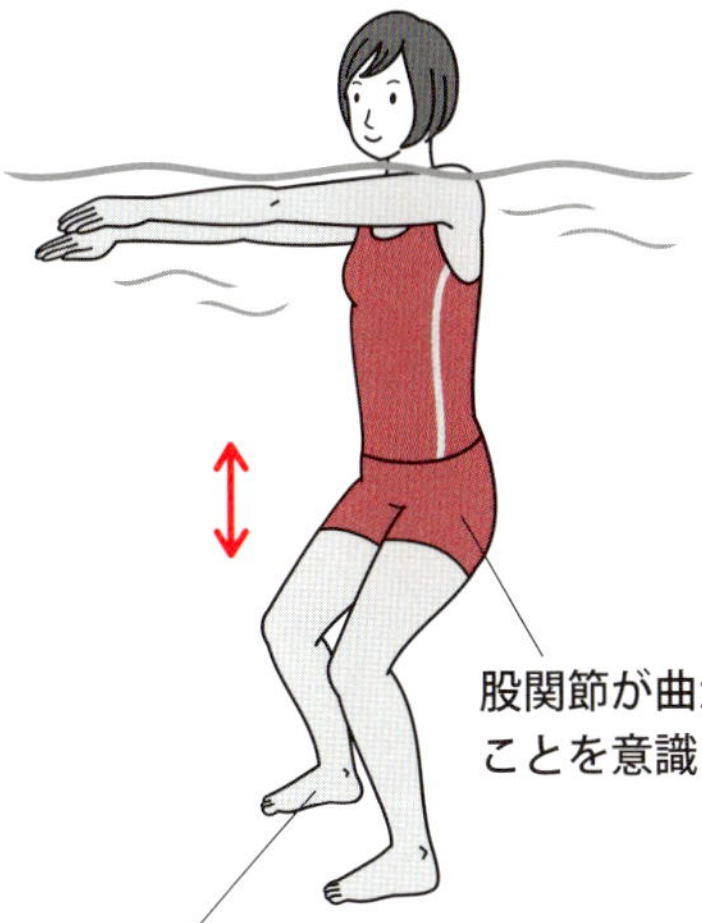
膝の向きと爪先の向きをそろえる

●筋力強化・体幹の回旋《かいせん》

10～20回×1セット

脚を大きく開いて膝を軽く曲げ、腕で大きく水をかき分けるようにして上半身を回す

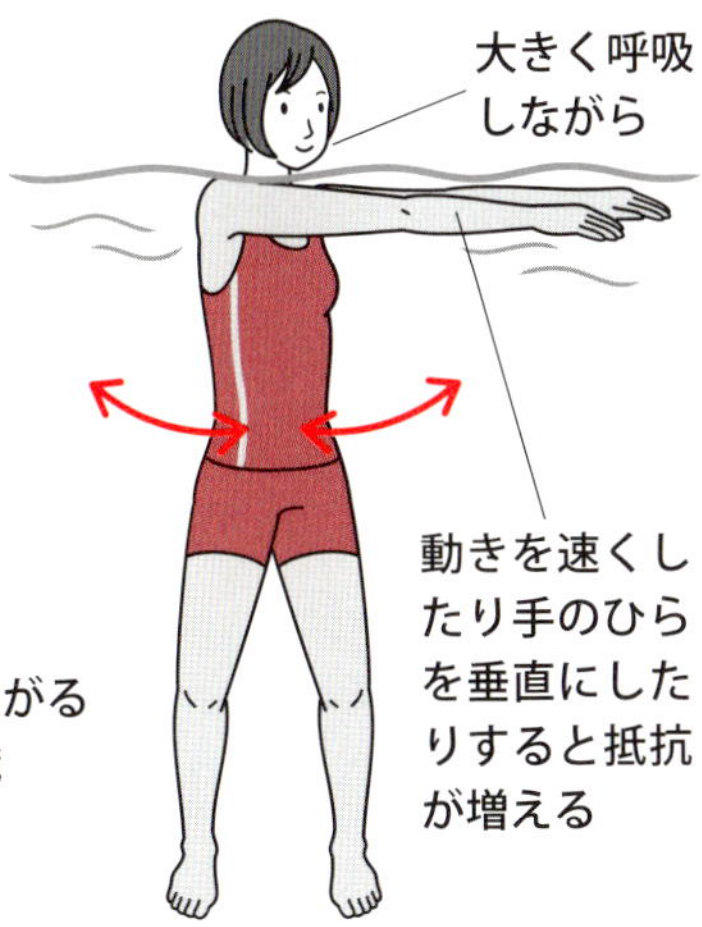

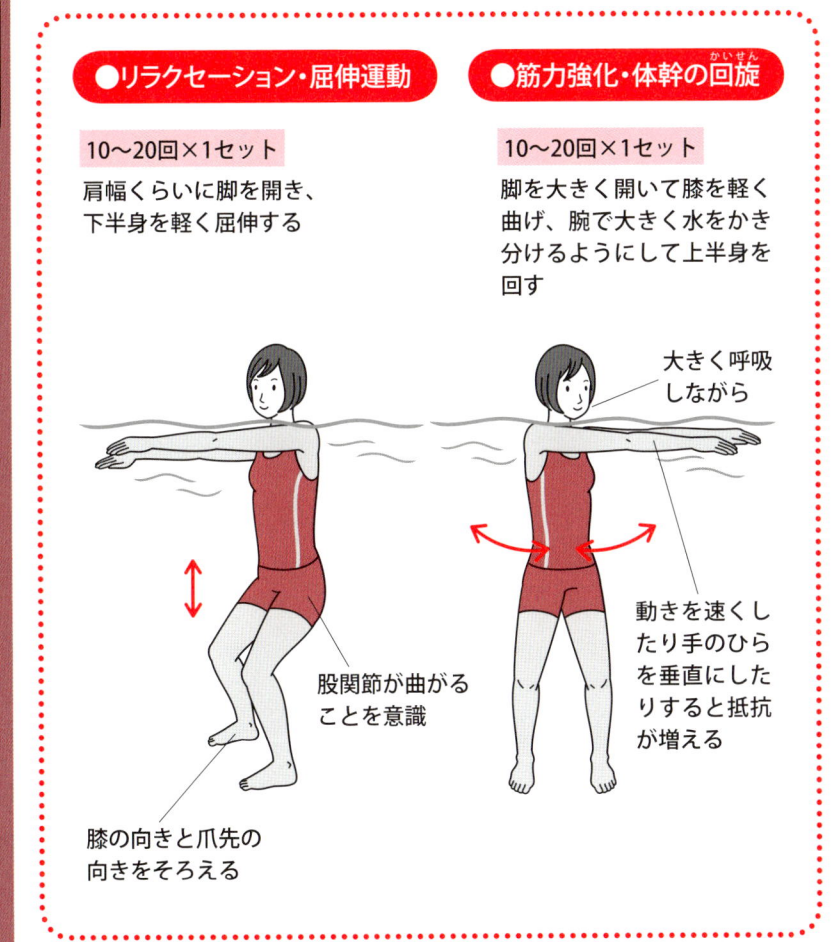

●ストレッチ

（　部分を伸ばす）

・体の側部を伸ばす

左右各2〜3回

頭の上で手を組み、上半身を片側にゆっくり傾ける

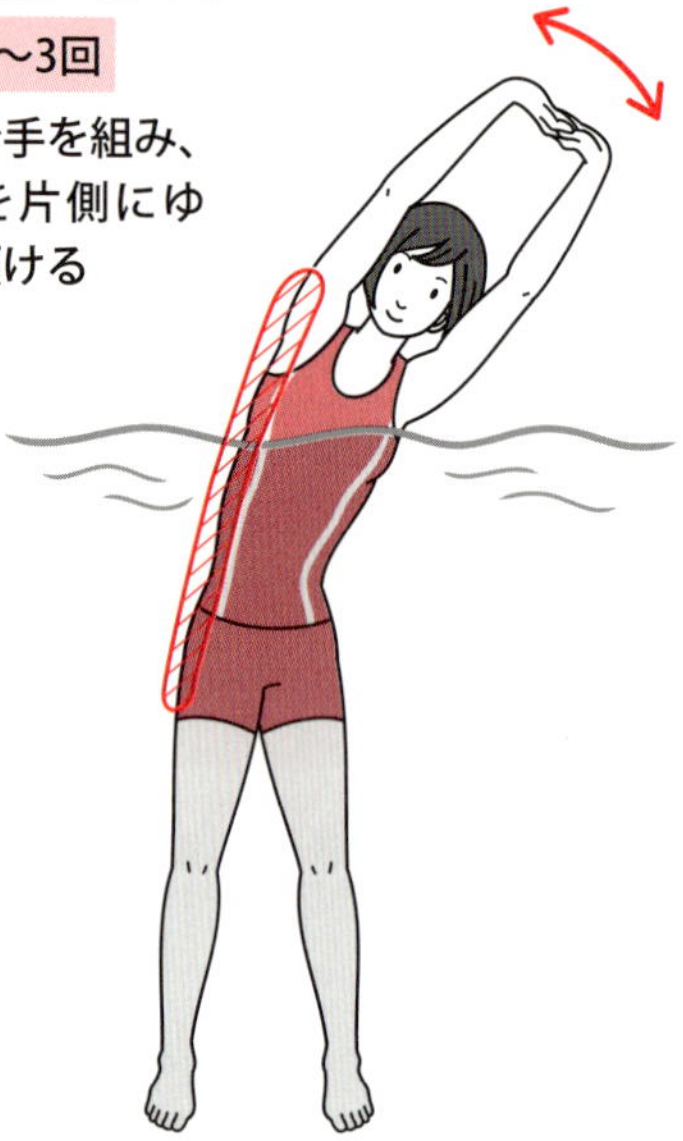

・大腿部内側を伸ばす

左右各10秒間×2〜3セット

脚を大きく開き、脚のつけ根に手を当ててゆっくりと片方の膝を曲げる

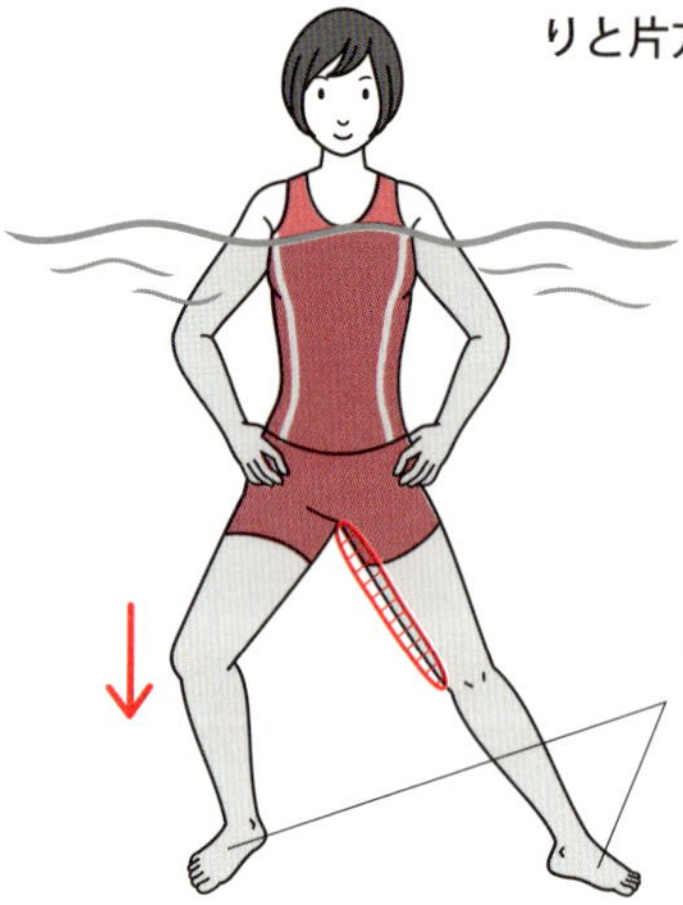
爪先は外側に
向ける

・ふくらはぎを伸ばす

左右各10秒間×2〜3セット

脚を大きく前後に開き、骨盤を真っすぐ前に向けて前に出したほうの脚を曲げる

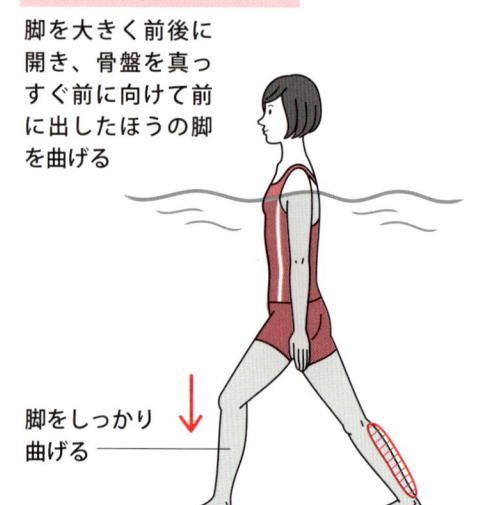

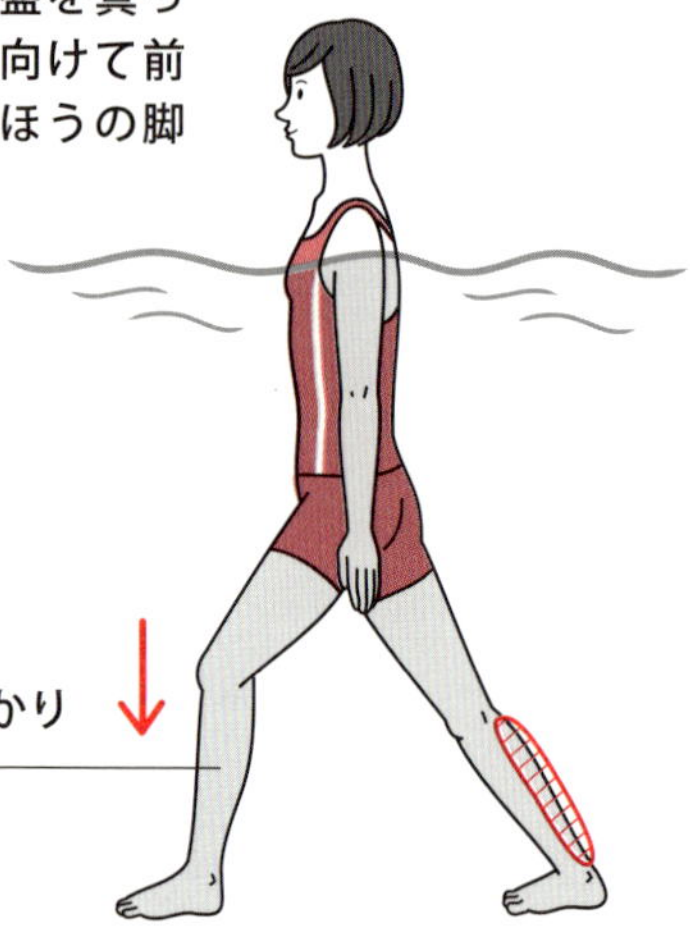
脚をしっかり
曲げる

・臀《でん》部《ぶ》と股関節前面を伸ばす

左右各10秒間×2〜3セット

真っすぐに立ち、片脚を胸のほうへ抱え込む

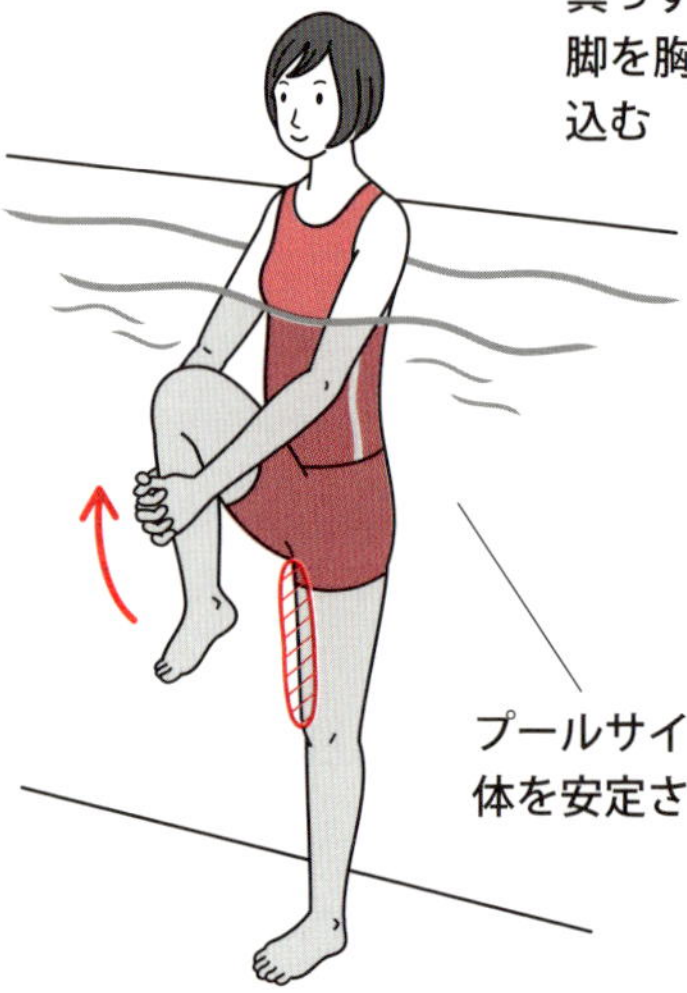
プールサイドを背にして
体を安定させる

人ひとり異なります。

水中運動は週に1回程度、自宅近くのプールなどを利用して取り組みましょう。最近は水中ウオーキング用のコースを設けているプールも多いので、泳ぐ人を気にせず、自分のペースで運動が可能です。

その際、かかりつけの医療機関の医師や理学療法士、自治体のスポーツ教室を指導する理学療法士などに、運動メニューを相談するとよいでしょう。

ここでは、水中運動の代表的なメニューを紹介します。

①リラクセーション・屈伸運動（107ページイラスト）

まず、浮力を感じながらゆるやかに動いて、体幹のリラックスを図り、関節の動きを確認します。

この運動では、膝を曲げるのではなく、お尻を下ろすようにすると、股関節が曲がります。両腕は前方に伸ばすと、バランスがとりやすくなります。

②筋力強化・体幹の回旋《かいせん》（107ページイラスト）

水の抵抗を感じながら大きく動かすことで、体を動かせる範囲を広げます。股関節を安定させるための体幹の筋力強化が目的です。この運動もゆっくり動かせば、浮力によるリラクセーションや自分の動きの確認になり、速く動かせば水の抵抗で筋力強化が望めます。自分の状態に合わせて調整しましょう。

倒れないように両脚で踏ん張り、腕で大きく水をかき分けて水流をつくると、水の抵抗が増します。

③ストレッチ（前ページイラスト）

股関節の痛みと、そこからくる不自然な歩き方などで、硬くなってしまった筋肉の柔軟性を取り戻し、関節の動く範囲を広げて、安定した姿勢を取り戻すために行います。

・**体の側部を伸ばす**　体幹部から股関節までを、ゆっくり伸ばします。

・**大腿部内側を伸ばす**　この部分には股関節を内側に動かす内転筋があります。内転筋のこわばりを取りましょう。

・**ふくらはぎを伸ばす**　不自然な歩き方でこわばりがちなふくらはぎの筋肉をほぐします。

・**臀部《でんぶ》と股関節前面を伸ばす**　安定性のためにプールサイドを背にして行いましょう。抱えている脚の臀部と、立っている側の股関節前面の筋肉のストレッチです。

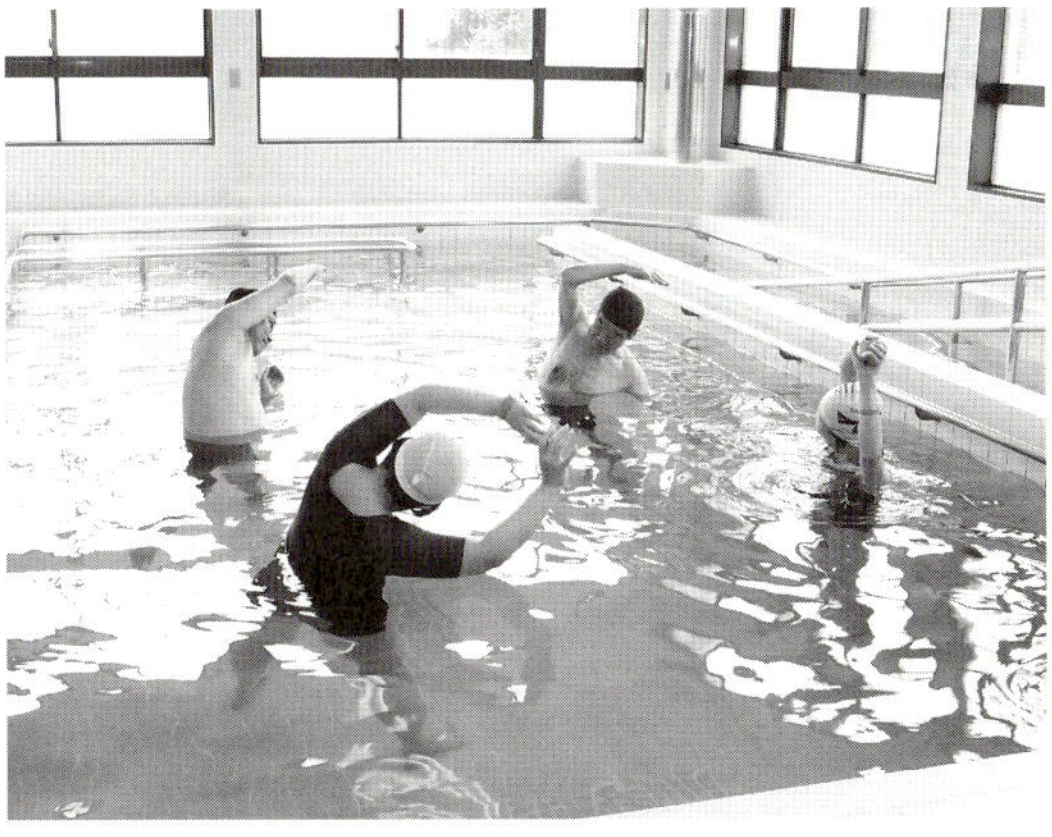

水中で行うストレッチ。体の側部を伸ばす運動

●水中歩行

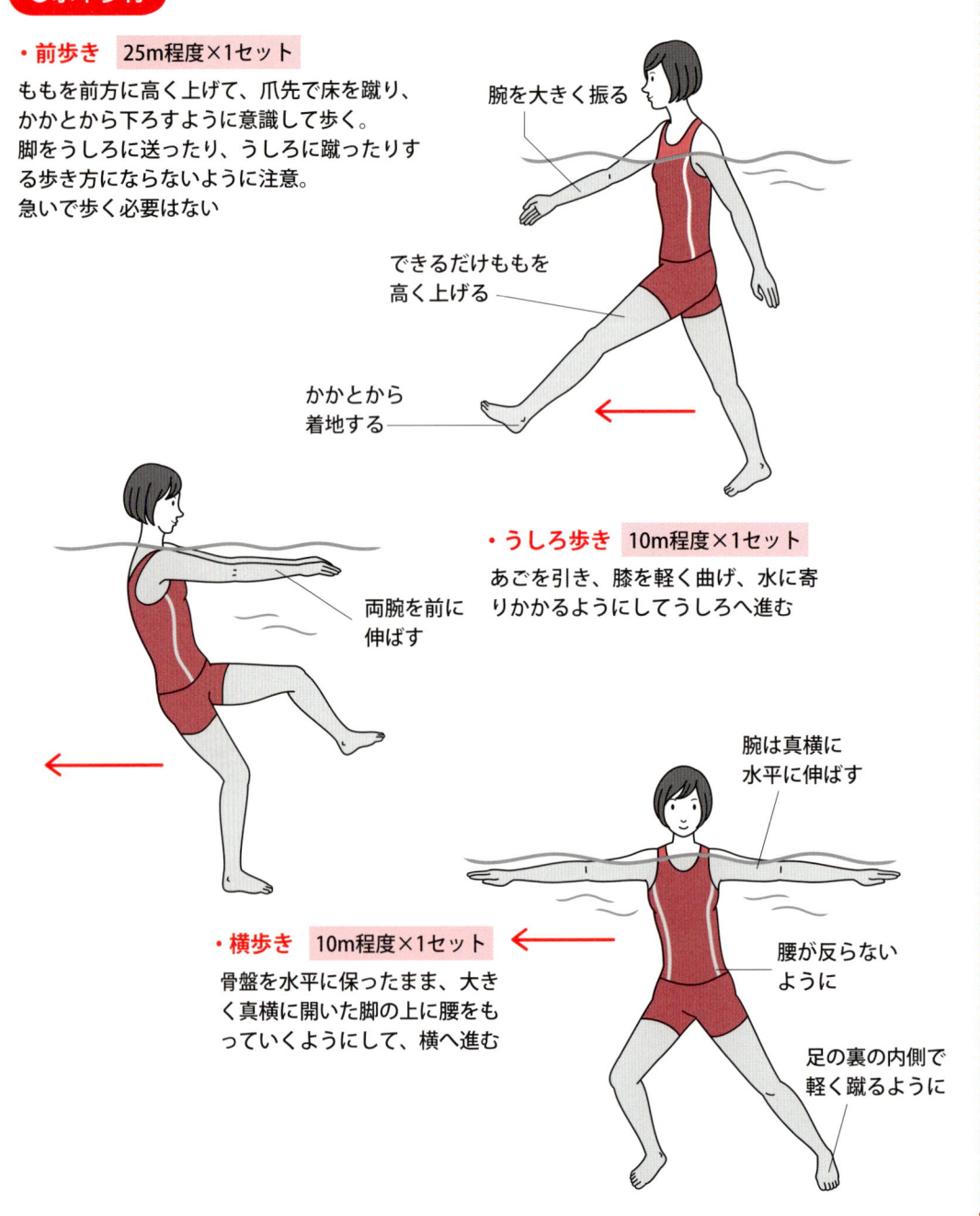

・前歩き 25m程度×1セット

ももを前方に高く上げて、爪先で床を蹴り、
かかとから下ろすように意識して歩く。
脚をうしろに送ったり、うしろに蹴ったりする歩き方にならないように注意。
急いで歩く必要はない

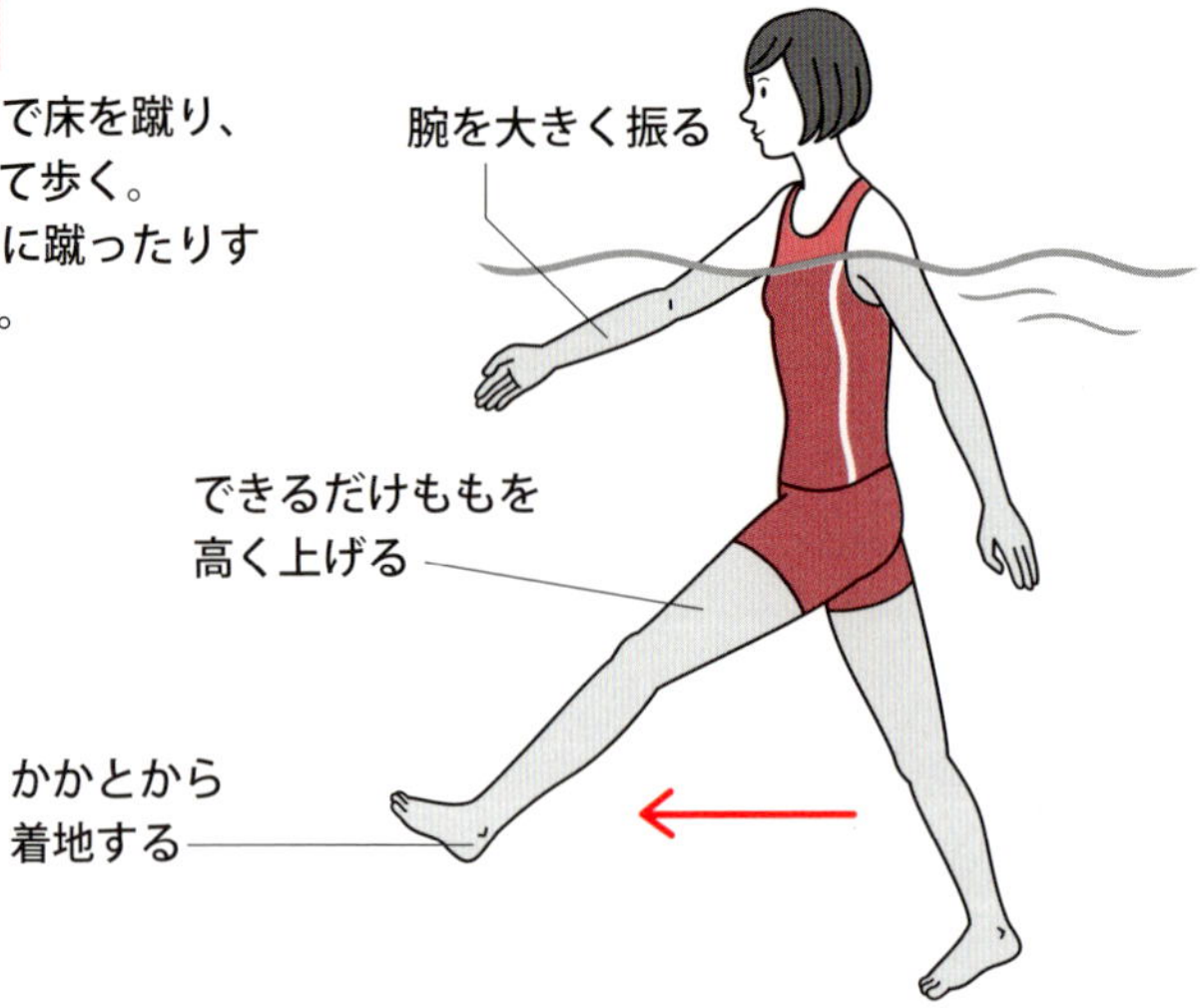
腕を大きく振る
できるだけももを
高く上げる
かかとから
着地する

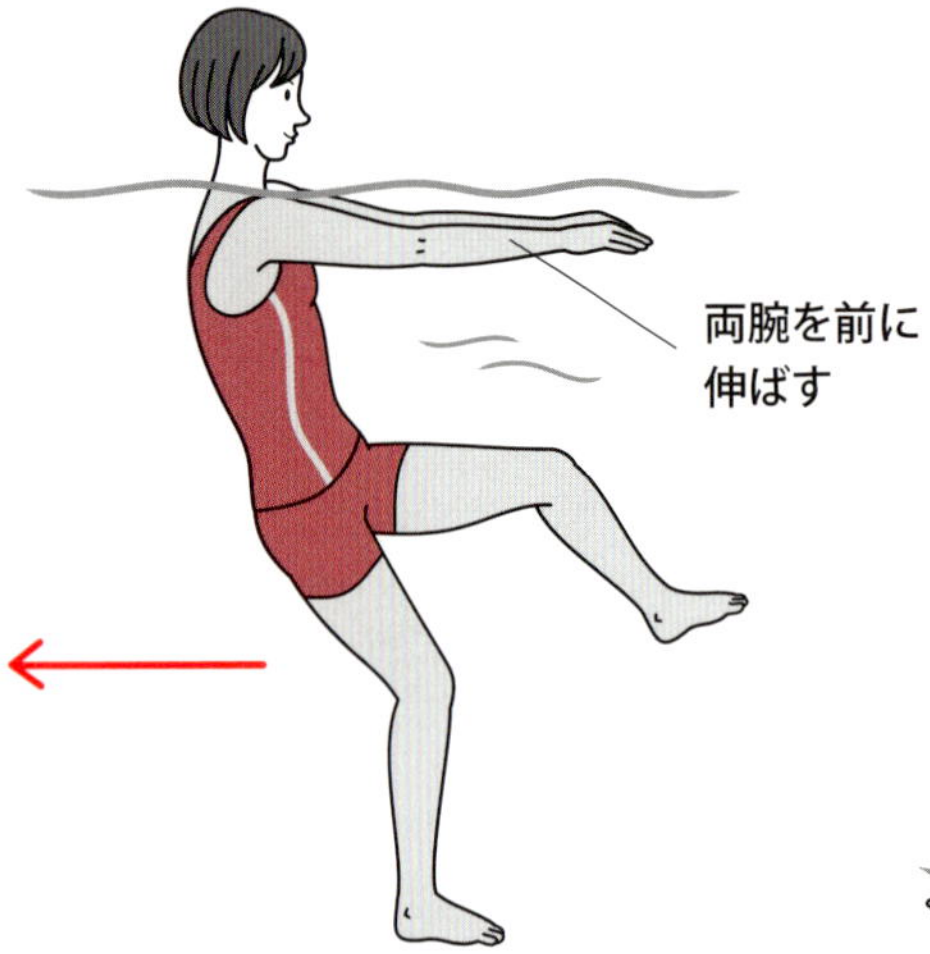
両腕を前に
伸ばす

・うしろ歩き 10m程度×1セット

あごを引き、膝を軽く曲げ、水に寄りかかるようにしてうしろへ進む

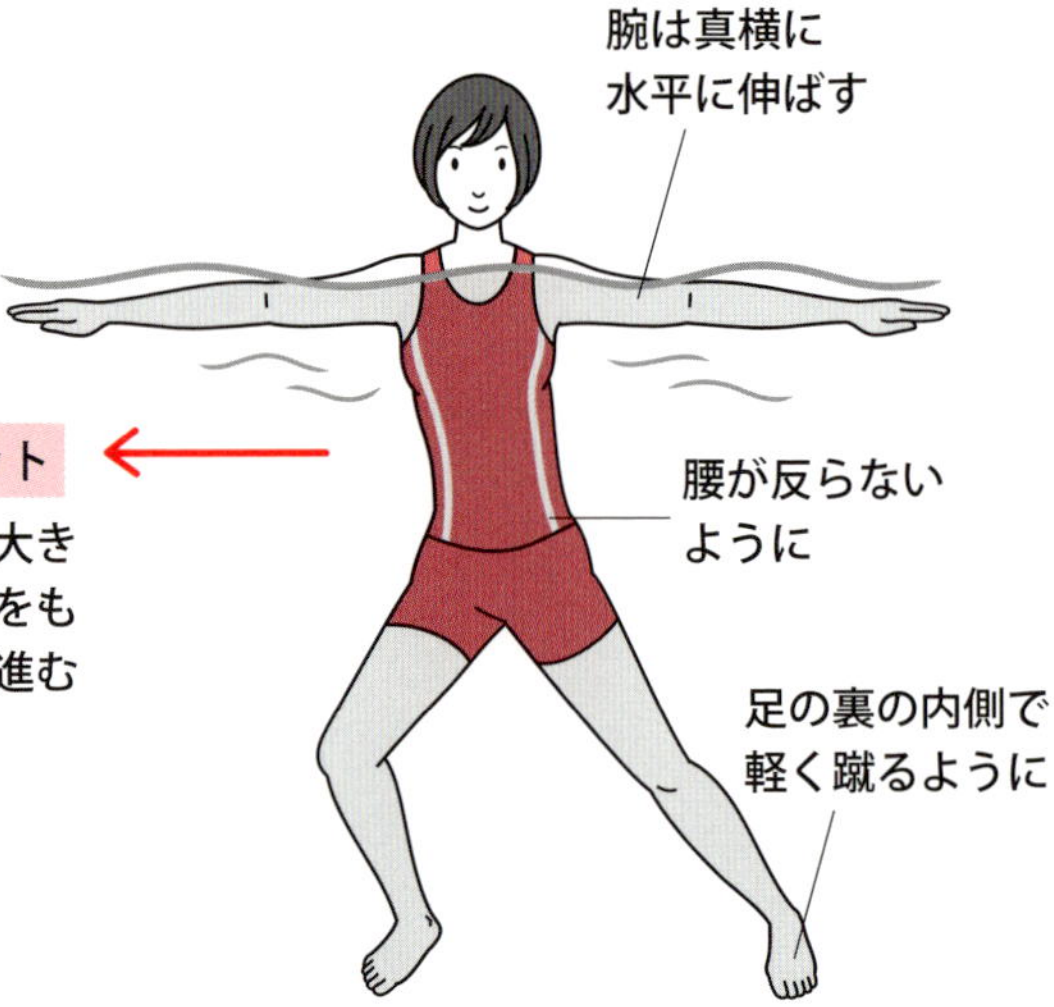
腕は真横に
水平に伸ばす
腰が反らない
ように
足の裏の内側で
軽く蹴るように

・横歩き 10m程度×1セット

骨盤を水平に保ったまま、大きく真横に開いた脚の上に腰をもっていくようにして、横へ進む

④水中歩行（前ページイラスト）

陸上では杖に頼って歩く患者さんも、水中では杖なし歩行が可能です。また、股関節の痛みで左右均等に体重がかけられず、歩行のバランスが崩れている人も、均等に体重をかけることができ、前後左右に大きく重心を移動できます。水中歩行では、筋力や股関節の動きを改善し、バランスのよい歩行姿勢に近づくことを目的とします。

なお、水中歩行の際の水位は胸のあたりが適切です。

・前歩き　水の抵抗を押して歩くので、あごをやや引き気味にし、腹筋に力を入れるように意識します。この注意を怠ると、腰を反らした姿勢になり、腰に負担がかかります。「水中運動をすると腰が痛くなる」という人は、水中歩行の姿勢に問題があるのです。

・うしろ歩き　うしろ歩きは、２人1組でするのも効果的です。前方に伸ばした手をパートナーに持ってもらうようにします。

・横歩き　足の裏の内側を底につけ、内側で軽く蹴るように意識しましょう。変形性股関節症の患者さんは、足の外側に体重をかける癖のある人が多いので、このように横歩きし、歩き方の改善を図ります。

神奈川リハビリテーション病院・手術後の水中運動

当施設には、治療用のプールがあります。一般の温水プールは、泳ぐ人に合わせて水温を設定していますが、ここのプールでは、水温を一般よりやや高い35~36度に設定し、体を冷やさないようにしています。室温は28度です。

外来に来られた患者さんの利用もありますが、多くは人工股関節置換術などの手術をした患者さんのリハビリに利用しています。手術後でまだ痛みがあったり、股関節が不安定な患者さんも水中では比較的楽に動くことができます。

手術後の水中運動は、抜糸を終えた手術後15日目から始めるのが一般的で、1日30分間のメニューで、ほぼ毎日行っています。股関節の手術をした人どうしがグループを組んで運動します。

最初の1週間は理学療法士が指導に入って各メニューのポイントを教え、翌週からは患者さんたちだけで自主的に行います。もちろん、理学療法士が必ずついて見ていますが、みなさん和気あいあいと、楽しみながら取り組んでいます。

退院後も、自宅の近くの自治体などのプール施設を利用して、水中運動を継続してもらうように勧めています。

手術後のリハビリテーション

バランスのとれた姿勢を取り戻し、日常の動きができるよう回復を図る

手術前に股関節の状態を評価し術後のプログラムを組む

変形性股関節症では、手術を受けたあとのリハビリも大切です。当施設では、リハビリを術後早期に開始し、段階的に進めていくことと、退院後も自分でリハビリに取り組めることを目指し、これを特徴としたプログラムを組んでいます。

まず、手術前時点で、痛み、関節可動域、筋力、歩行能力、日常生活の活動制限などの状態について評価し、現在の状況を患者さんに理解してもらいます。次に、手術後のプログラムの流れを説明します。

変形性股関節症の手術には、いろいろな種類があり、手術法の違いによって入院期間が多少異なりますが、リハビリが大きく変わることはありません。むしろ、一人ひとりの患者さんの状態に合わせてプログラムを進めることになります。

筋力強化や歩行練習が中心退院後も継続し手術の効果を高める

手術後すぐは、ベッド上で筋力の低下を防いだり、血流を促したりする運動を行います。

その後、できるだけ早めに車いすで移動するようにし、リハビリ室でのトレーニングを始めます。リハビリ室では、股関節の可動域を広げたり、筋力をつけたりするメニューやストレッチ、歩行練習を行います。

歩行練習には、当初は平行棒を使いますが、上半身・下半身の筋力や荷重のバランスをみながら、ロフストランド杖、T字杖と使用する杖を変えていきます。杖を変えるタイミング、荷重を増やすタイミングは、手術法に加えて、患者さんの状態によって判断します。筋力強化、歩行練習を中心に進め、適宜、退院後の日常生活に必要な動作の練習、階段の昇り降りやエルゴメーター、水中運動などを取り入れ、全身のバランスや体力の向上を図ります。

全荷重での歩行や階段の昇り降りが安全にできるようになれば、退院の時期を検討します。退院にあたっては、リハビリ開始前に評価したそれぞれの項目の改善状況をみて、改めて目標を設定し、自宅で取り組むプログラムをつくります。手術の効果を高めるには、退院後もリハビリを継続することが非常に重要です。

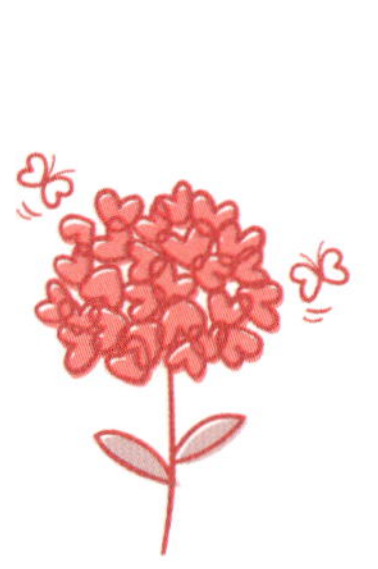

●人工股関節置換術後のリハビリテーションプログラム

人工股関節置換術を例にとって、手術後、どのようにリハビリテーションを進めていくかを図示している。

術前評価

手術	1日目	2日目	3日目	1週	2週	3・4週	5週
	ベッドサイド	ベッドサイド 車いす	リハビリ室 平行棒	ロフストランド杖	できるだけ早くT字杖に	全荷重 T字杖	退院

プール →

関節可動域拡大 →

筋力強化 →

寝る、起きる、座る、立つなどの動作 →

階段昇降 →

エルゴメーター（自転車こぎ） →

神奈川リハビリテーション病院　理学療法科資料より

●術後リハビリテーションの実際

変形性股関節症で右脚の人工股関節置換術を受けて３週間後の患者さん。杖なしで全荷重（全体重をかけること）が可能になっている。手術前は痛みのために、骨盤が傾き、上体が大きく揺れる歩き方になっていた。姿勢を改善して、股関節の正しい位置で上半身を支える立ち方、バランスのよい歩き方をトレーニング中。

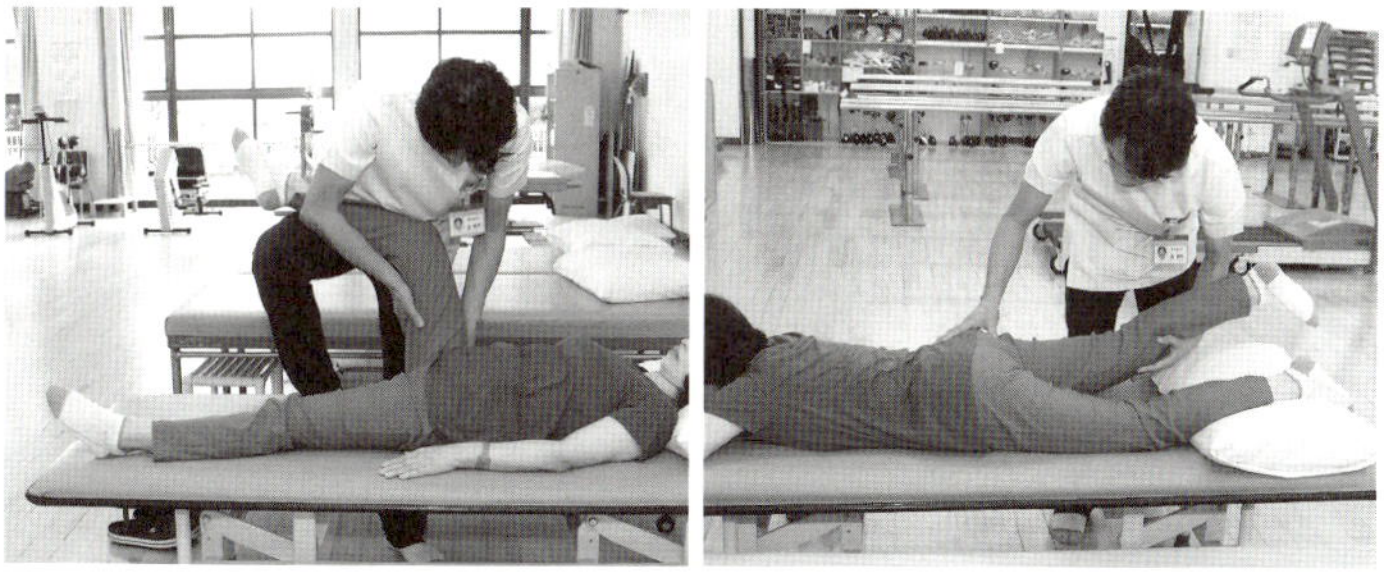

硬くなりがちな筋肉をほぐして、筋肉を使うための準備を整える

1　お尻の下にポールを入れて座り、骨盤の角度を正す
2　体を支えてもらい、爪先立ち、かかと立ちをくり返し、股関節の活動を伴ったバランス感覚を覚える
3　杖をつき、両脚を前後に開いて立ち、体が傾かないように体重を前後に移動。次いで歩行練習をする

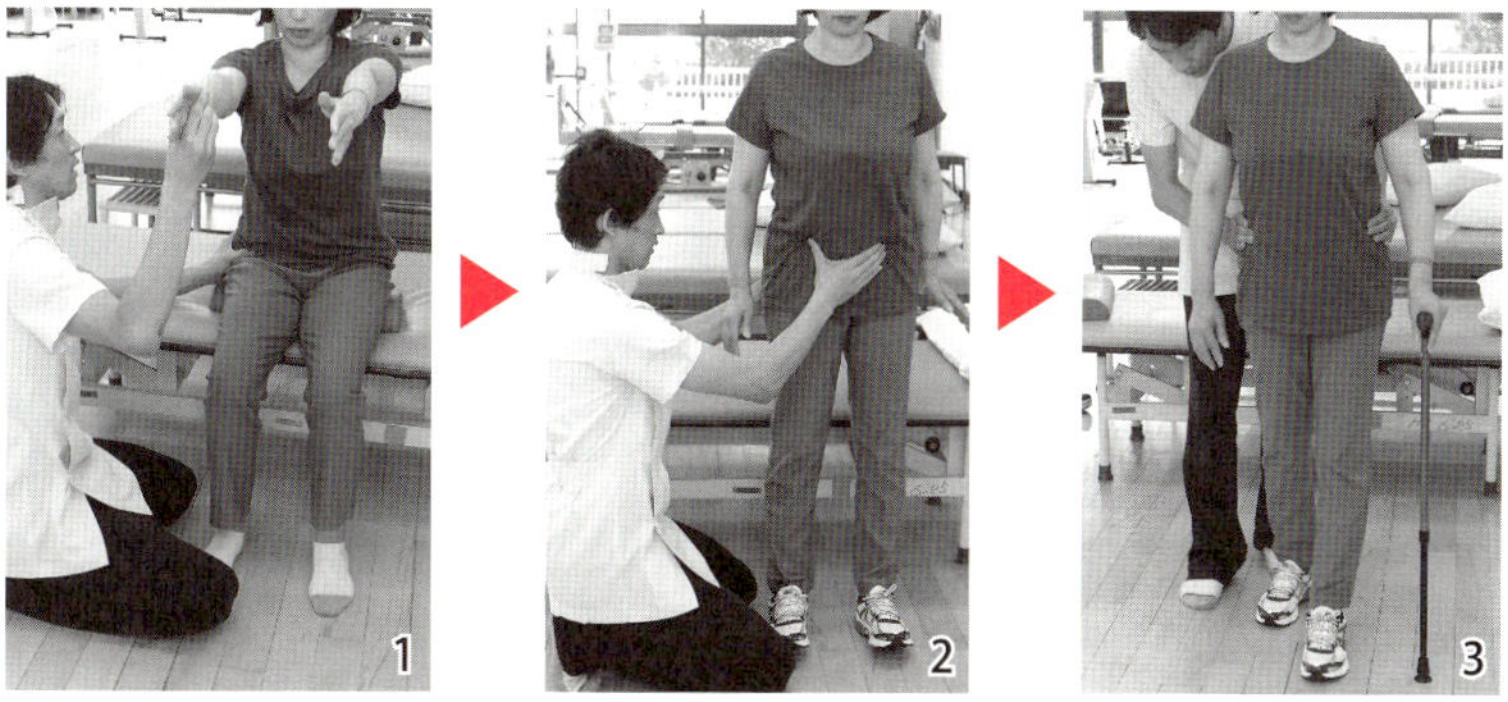

Interview

金 誠熙（きん・せいき）

神奈川リハビリテーション病院
理学療法科 理学療法士

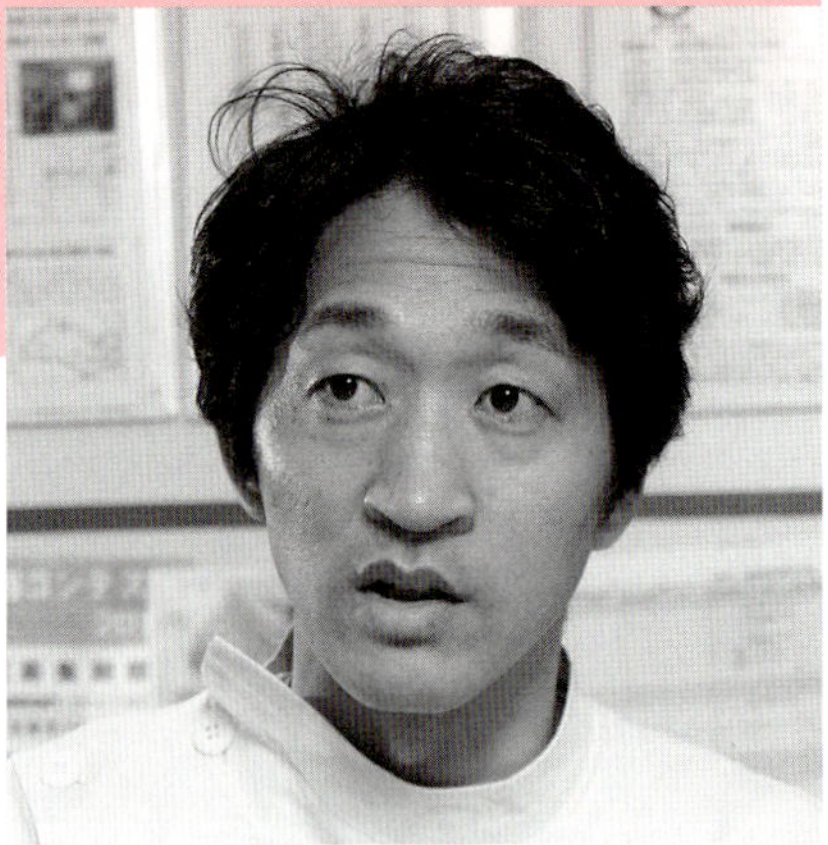

コミュニケーションが一方通行にならないように、患者さんの年齢や気持ちを考えて声をかけています。

「見た目でよくなったというより、患者さんご本人の口から『歩きやすくなった』とか、『痛みがなくなった』と聞いたときのほうがうれしいものです」

金先生は理学療法士としての喜びをこう話します。

勤務する神奈川リハビリテーション病院は、変形性関節症のほか、脊《せき》髄《ずい》損傷や高次脳機能障害＊の患者さんも多く、30人の理学療法士をはじめ、作業療法士、言語聴覚士などさまざまな職種の医療スタッフが参加するチームアプローチを特徴としています。

変形性関節症の患者さんを担当している理学療法士は10人で、金先生はそのなかの一人です。10人の理学療法士のなかの誰かは、必ず週に1回、入院患者さんの回診前に行われる医師、看護師、薬剤師などとのミーティングに参加し、患者さんの状況について、ほかの職種の人たちときめ細かく情報交換しています。

「ミーティングの内容は理学療法士の間で共有されるしくみです。1カ月に1回は医師と理学療法士のミーティングも設けられていますが、病棟で出会うので、わからないことがあればいつでも相談しています」

理学療法士は患者さんの状態を見て、どこに問題があるのか仮説を立て、その仮説に基づいてリハビリテーションのプログラムを考え、実行しています。

ただし、仮説がいつも正しいとは限りません。金先生はまだ理学療法士になって2、3年目のころに、苦い経験をしたといいます。脳卒中の発作後のリハビリテーションに取り組んでいた50歳代の男性の入院患者さんを担当していたときのことです。リハビリテーションの効果が上がらず、金先生は困っていました。

「そんなとき、患者さんが私の治療アプローチに不満をもっていると看護師に伝えたのです。その話は看護師から当時の私の上司である理学療法士に伝えられました。患者さんもまだ若く、社会復帰に意欲をもっておられ、リハビリの効果が上がらないことに、焦りを感じていたと思います。私としては非常にショックを受けたできごとでした」

その患者さんを上司と一緒に担当することになり、上司の治療アプローチを患者さんに実行してもらったところ、症状がみるみるよくなっていったそうです。

「当時の私は、局所の動きばかりにとらわれて、全身のバランスに配慮できていなかったからです。歩行ひとつとっても、実は脚だけで動いているわけではなくて、全身の神経や筋肉が連動して動き、バランスをとりながら歩いています。だから局所だけ見ていても、リハビリテーションの成果は上がりません。そのことに気づかされました」

患者さんは一人ひとり状態が異なるので、理学療法士は常に試行錯誤が続きます。今や中堅となった金先生ですが、やはり、悩むときはあります。そんなときはほかの理学療法士の取り組みを参考に、視点を変えてみるように努めているそうです。

「自己満足に陥らないように気をつけることも大切です。患者さんとのコミュニケーションが一方通行になってはいけないので、患者さんの年齢や気持ちも考えながら声をかけています」

変形性股関節症の患者さんのなかには、治療を受けずに、何年も痛みを我慢してきた人も少なくないようです。

「保存療法をするにせよ手術をするにせよ、医師と相談してなんらかのビジョンをもつと人生が明るくなりますよ。痛みがあるなら一人で悩まず、信頼できる医師をみつけていただければと思います」

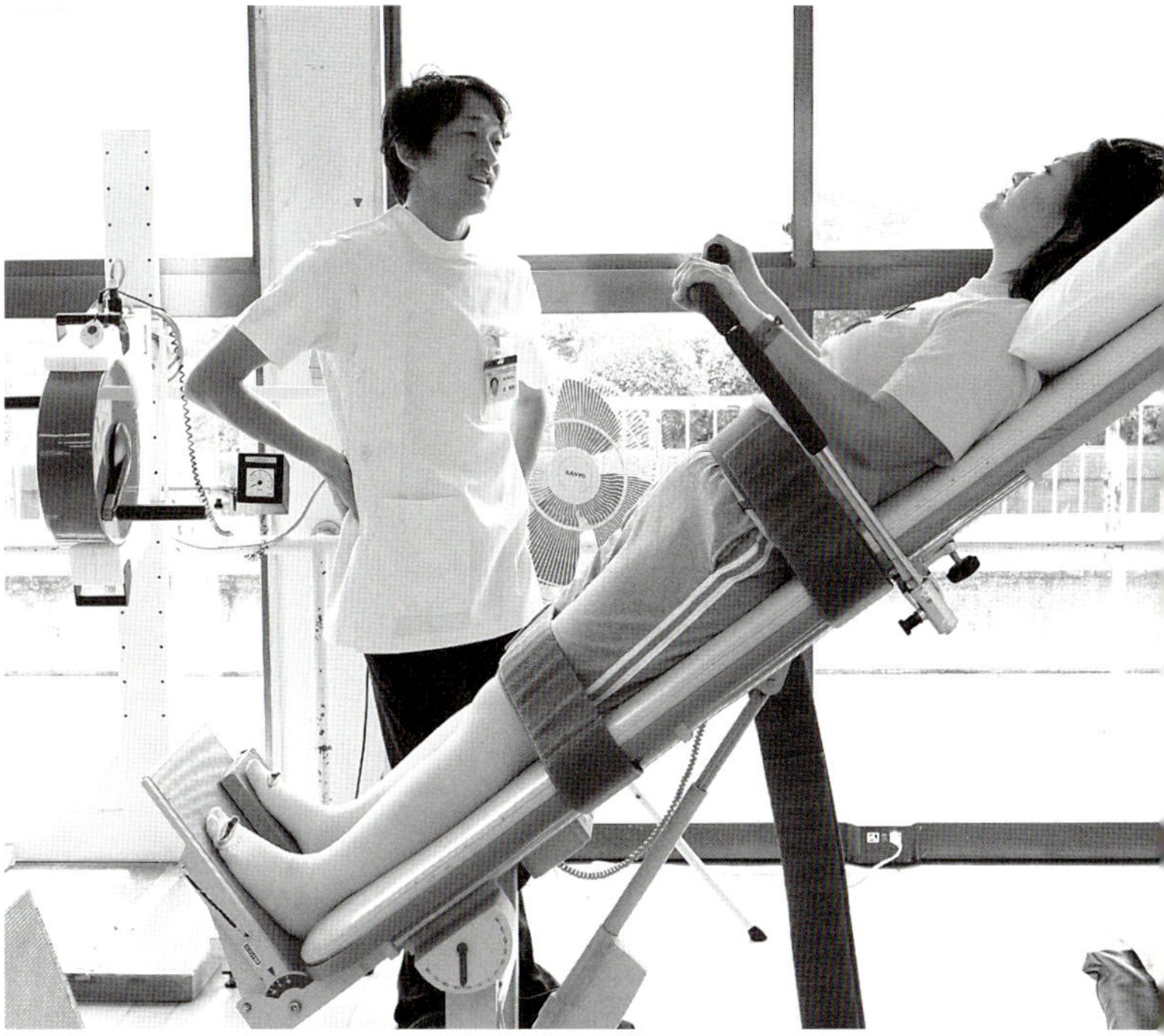

調整しながら関節に負荷をかけていく機器（ティルトテーブル）でリハビリ中の患者さんと

金 誠熙（きん・せいき）

1971年埼玉県生まれ。93年国立療養所東京病院附属リハビリテーション学院卒業。同年神奈川リハビリテーション病院入職。現在、変形性関節症の患者さんを担当する理学療法士として活躍している。

＊高次脳機能障害：病気や事故などで受けた脳の損傷が原因で、言語や思考、記憶、行動などに現れるさまざまな障害。

Interview

相馬光一（そうま・こういち）

神奈川リハビリテーション病院
理学療法科 理学療法士

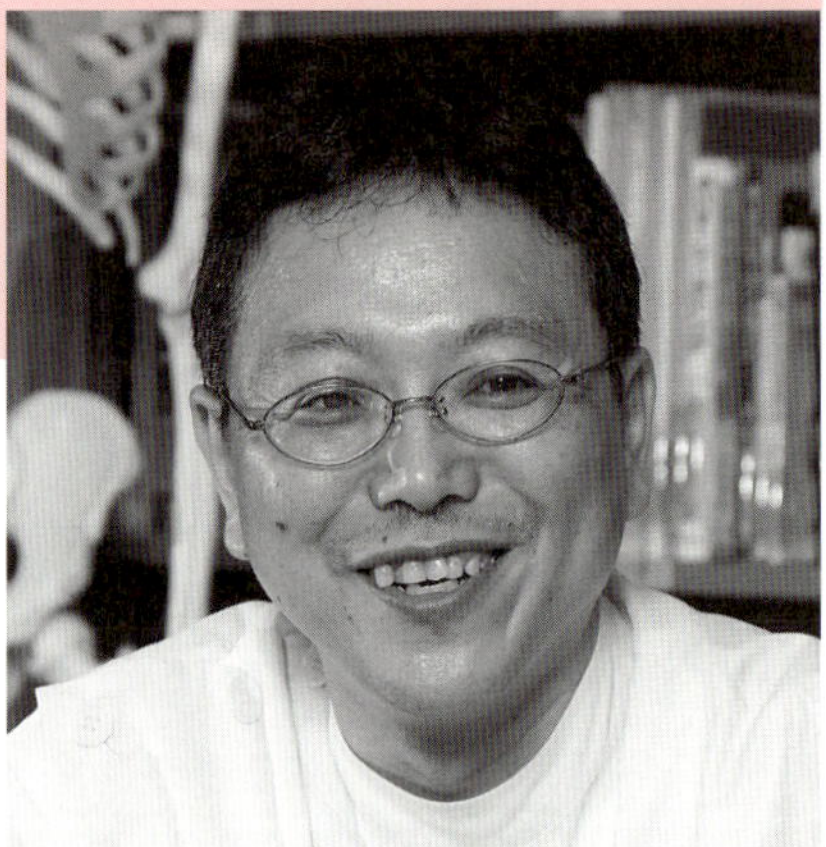

患者さんにも努力が必要な運動療法。自立した生活を送っていただくため本人の意欲を大切にしながら指導方法を工夫しています。

日本理学療法士協会では、2年に1回、水中運動の講習会を神奈川リハビリテーション病院で開催していますが、相馬先生はその講習会で講師を務めています。

「私どもの病院では、理学療法士は誰でも水中運動の指導をしています。私もほかの理学療法士と同様に仕事をしていて、水中運動だけを指導しているわけではありません。ただ、たまたま講師を務めているので、少し詳しいといったところです」

相馬先生は謙虚にそう話して、穏やかな笑顔を見せてくれました。

もともと学校の先生を目指していたのですが、受験では思うような結果が出ませんでした。高校の先生の勧めもあり、第二志望で、当時新設されたばかりの都立医療技術短期大学（現・首都大学東京）に進んだそうです。

「もともと理系でしたし、理学療法士の道を選びました。親が自営業だったので、手に職をつけるのもいいかなと思いました」

運動療法は患者さんも少し努力が必要です。そこで、患者さんが意欲をもって治療に取り組めるような工夫が欠かせません。相馬先生は、一人の患者さんを担当する医師や看護師などのスタッフ全体を見て、その患者さんへの接し方を変えているそうです。

「たとえば、看護スタッフが患者さんに対して厳しく接していると感じたら、私は患者さんに優しく接します。逆に看護スタッフが手取り足取り面倒をみていると感じたら、『これは自分でやってね』というように、少し距離をおきます。チーム全体として、患者さんが意欲をもってリハビリテーションに取り組める環境をつくるように努めています」

また、相馬先生は理学療法士には、ティーチングだけでなく、一段階上のコーチングが大切だといいます。

「最初は運動療法の方法や生活の仕方など、いろいろ教えてあげるという意味で、ティーチングが必要ですが、いずれは自立した生活を送っていただくことが重要なので、自主的にいろいろなことができるように、相手の潜在能力を引き出すコーチングに切りかえていきます。もちろん、年齢や病状、退院後の生活スタイルも人それぞれなので、そのあたりのことも十分に考えて言葉をかけています」

　最近、相馬先生が担当した患者さんのなかに、こんな人がいました。50歳代の男性で頸椎《けいつい》の手術を受けたのですが、入院前は歩くことができず、膝を少し動かせる程度でした。担当医からは「歩くのは難しいかもしれない」といわれていたのですが、リハビリが成功し、退院時には杖をつけば一人で歩けるまでに回復しました。

「リハビリの効果が高いと感じていたので、担当医と相談して入院期間を延長し、しっかりリハビリをしたので印象に残っています」

　リハビリでは、患者さん本人が退院後にはこんな生活がしたいと思う気持ちも大切で、回復にも影響するそうです。

「歩きたいと思うからリハビリに取り組もうという気持ちになるのです。その気持ちを支えてあげて、社会生活に復帰していくお手伝いをするのが私たちの仕事。そこにやりがいを感じています」

　相馬先生は若手のころ、障害者スキー（チェアスキー）のサポートスタッフを務めていたことがあります。最近は神奈川県理学療法士会の公益事業推進部長として、一般の人向けの啓発セミナーの企画などに活躍しています。

「変形性股関節症の患者さんは、関節を細く長く使っていくことがとても大切。無理をすると関節が壊れますから、無理のない範囲で上手に使って、元気に生活していってほしいですね」

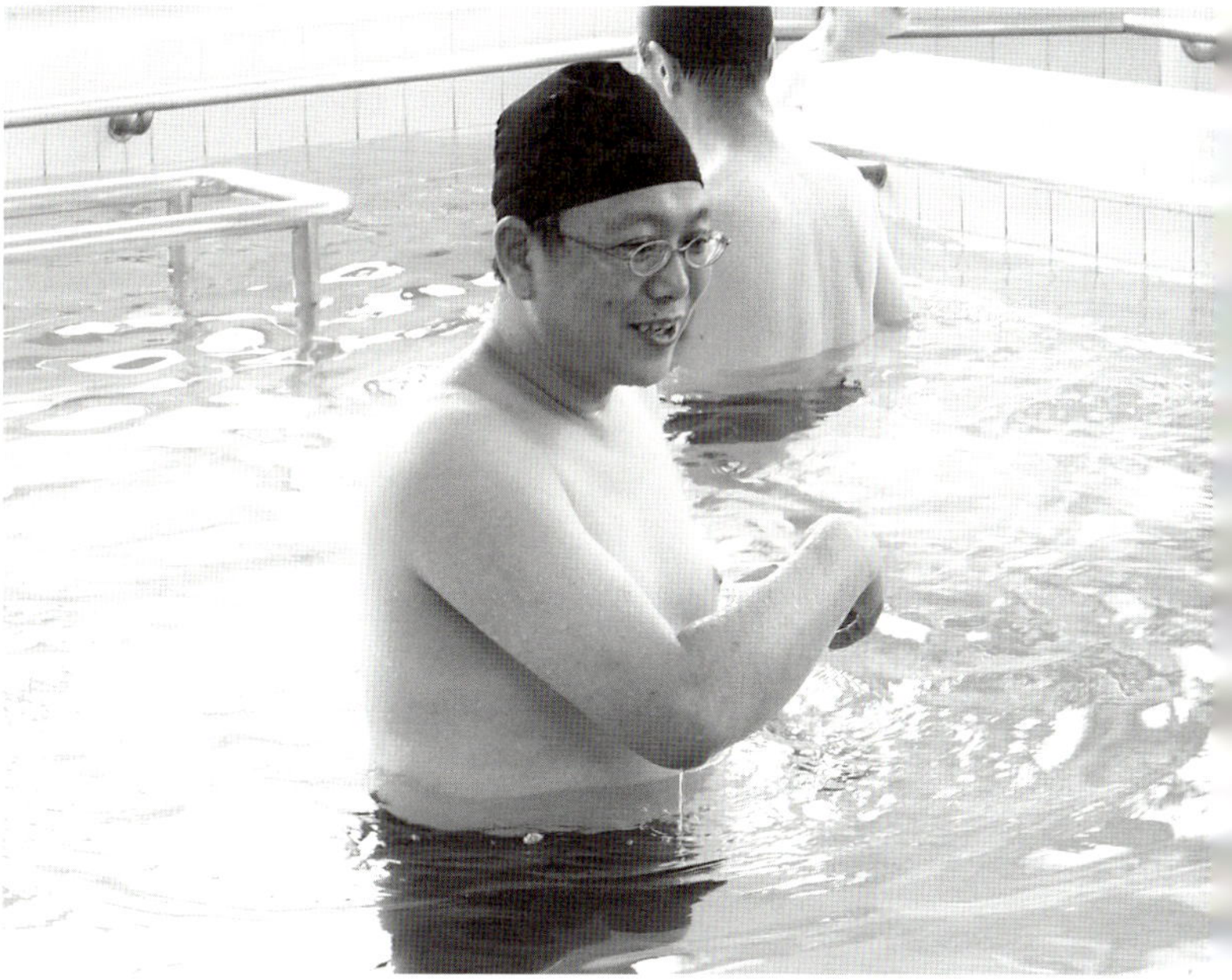

相馬光一（そうま・こういち）

1967年東京都生まれ。89年都立医療技術短期大学（現・首都大学東京）卒業。同年神奈川リハビリテーション病院入職。理学療法士として活躍中。日本理学療法士協会の水中運動講習会で講師を務める。神奈川県理学療法士会公益事業推進部長。運動器専門理学療法士、物理療法認定理学療法士。

保存療法

薬物療法

痛みを抑え、股関節を動かしやすくする

川崎医科大学 骨・関節整形外科学教授
三谷 茂（みたに・しげる）

鎮痛薬の服用は、通常の生活を送るための有効な治療法。ただし、漫然と続ければ、重大な副作用を招く危険もある。変形性股《こ》関節症の悪化、進行の予防に積極的に取り組む三谷茂先生に、適切な薬の用い方をうかがった。

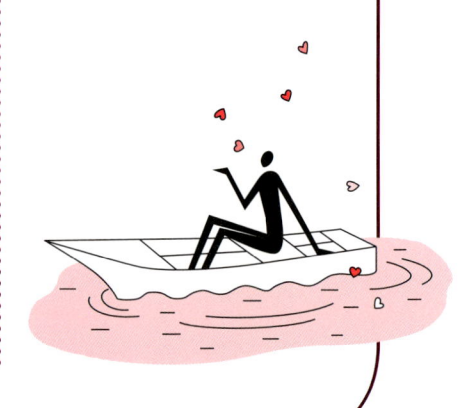

どんな治療法ですか？

進行期以降の患者さんが対象となります。薬によって、痛みを抑え、関節の動きを維持することができます。薬は体への負担が軽いものから、順次使います。

活動的な日常を取り戻し股関節の動きを維持

　変形性股関節症に対する薬物療法の目的は、痛みを抑えることで日常生活を支障なく過ごせるようにすることです。股関節に痛みがあると、股関節を動かす適度な運動ができなくなり、結果として股関節が硬くなって、ますます動かしにくくなるといった悪循環を招いてしまいます。薬によっていったん痛みを抑えることができれば、活動的な日常を取り戻して股関節を動かし、その動きを維持できるようにすることも可能で、これも薬物療法の狙いです。

　変形性股関節症は関節軟骨がすり減ることによって痛みがおこるといわれています。そこで、関節軟骨を増やすことのできる薬物や、関節軟骨を再生するなんらかの方法を開発できれば、この病気の治療に役立ちます。そのため、さまざまな試みが行われていますが、残念ながら、現状では、そうした薬物も再生法も確立されていません。

　変形性股関節症に対する薬物療法は、痛みを抑え、結果として股関節の動かせる範囲を広げることはできますが、病気そのものを治すことはできず、病気の進行を完全に食い止めることはできません。薬物療法を始めるにあたっては、こうした薬物療法の目的や効果、その限界をよく理解したうえで取り組むことが大切です。

　変形性股関節症は、その変形の程度によって、前股関節症、初期股関節症、進行期股関節症、末期股関節症の4段階に分けられています（20ページ参照）。薬物療法が必要となるのは、関節軟骨が大きくすり減って、股関節に強い痛みを感じ、動かしにくさが出てくる進行期以降です。患者さんに特に理解しておいて

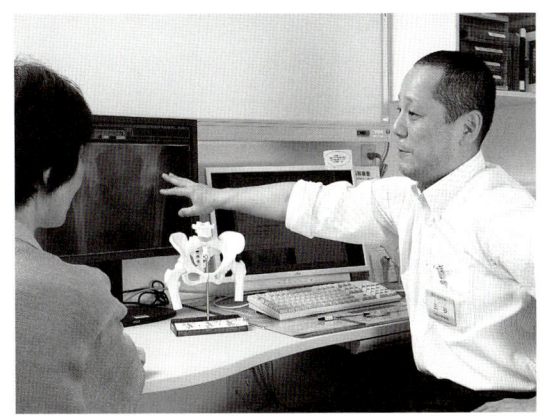

治療は股《こ》関節の状態を説明するところから

●変形性股関節症の痛みを抑えるために用いられる薬

	一般名	商品名	特徴
アセトアミノフェン	アセトアミノフェン	ピリナジン、カロナール、アルピニー（坐《ざ》剤《ざい》）など	作用が穏やかで比較的安全性が高い。痛みを抑える効果があるが、炎症を鎮める働きはない
非ステロイド性消炎鎮痛薬（NSAIDs） COX-2選択的阻害薬	エトドラク	ハイペン、オステラックなど	最もよく使われている痛み止めで、炎症を鎮める働きももつ。手軽な飲み薬が多く用いられる
	メロキシカム	モービックなど	
	セレコキシブ	セレコックス	
オピオイド鎮痛薬	トラマドール塩酸塩・アセトアミノフェン配合	トラムセット	強力な痛み止めで、非ステロイド性消炎鎮痛薬では効果がみられない場合に用いる ブプレノルフィン、フェンタニルは貼り薬を使う
	ブプレノルフィン	ノルスパンテープ	
	フェンタニル	デュロテップMTパッチ	
神経性疼痛《とうつう》緩和薬	プレガバリン	リリカ	患部の損傷を原因とする痛みと、末《まっ》梢《しょう》神経の損傷による痛みが合わさって複雑化した、慢性のしつこい痛み（慢性疼痛）に対して用いる
抗うつ薬	アミトリプチリン塩酸塩	トリプタノールなど	抗うつ薬の一種で痛みの神経を鎮める作用があり、上記と同様の慢性疼痛に対して用いる

ほしいことは、薬物療法を始めたからといって、日ごろの運動療法の必要がなくなるわけではなく、日常生活の注意を守りながら、運動療法は治療の基本として続けなければならないということです。

効果があれば薬を減らす漫然と使い続けることは避ける

薬物療法は、痛みを抑える鎮痛薬を用います。薬の選択は、作用がマイルドで、体への負担が少ない、副作用をおこしにくいものから順に試していくことを原則とします。アセトアミノフェン→非ステロイド性消炎鎮痛薬（NSAIDs：エヌセイズ）→麻薬系のオピオイド鎮痛薬→慢性的なしつこい痛み（慢性疼痛《とうつう》）に対する治療薬というのが大きな流れです。

効果がみられれば、その薬をしばらく続け、痛みが抑えられ、日常生活が妨げられることなく過ごせるようなら薬を減らしていくことになります。効果がみられない場合は、薬物の種類を変えます。

ただし、変形性股関節症の場合、病気の進行が完全に止まってしまうことはありません。徐々に症状は進んでいくので、その間、ずっと薬を使い続けることはできません。痛みが取れて運動療法だけで生活を維持できることもありますが、痛みが取れず悪化する場合は、どこかのタイミングで手術を検討する必要があります。

用いられる薬の特徴は次のようになります。

●アセトアミノフェン

最初に試す薬は、アセトアミノフェンです。比較的安全性が高いため、解熱鎮痛薬として、薬局・薬店で一般の人が処方箋《せん》なしに買うことのできる市販のかぜ薬や痛み止めにも含まれています。

変形性股関節症の治療の場合は、医師の処方箋に基づいて、薬局でアセトアミノフェンを購入します。痛みを抑える効果がありますが、それほど強いものではなく、炎症を鎮める働きはありません。安全性の高い薬ですが、副作用として食欲不振、胃痛といった消化器症状や肝障害などがみられることもあり、長期間の服用は避ける必要があります。

●非ステロイド性消炎鎮痛薬（ＮＳＡＩＤｓ）

非ステロイド性消炎鎮痛薬は、アセトアミノフェンよりも痛みを抑える効果が高い薬です。

ただし、非ステロイド性消炎鎮痛薬にはさまざまな副作用があります。現れる副作用の種類と程度は人によって異なりますが、多くの人によくみられるのが胃腸障害です。

非ステロイド性消炎鎮痛薬は、シクロオキシゲナーゼ（ＣＯＸ：コックス）と呼ばれる酵素の働きを抑えることで効果を発揮します。ＣＯＸにはＣＯＸ-1とＣＯＸ-2の2種類がありますが、ＣＯＸ-1は胃粘膜を保護する物質の合成にかかわっているため、これを抑えると胃腸障害がおこってしまいます。そこで開発されたのが、ＣＯＸ-2だけを抑えるタイプの非ステロイド性消炎鎮痛薬です。これをＣＯＸ-2選択的阻害薬といい、胃腸障害がおこりにくくなっています。

そこで、変形性股関節症の薬物療法では、アセトアミノフェンの次の選択肢として、ＣＯＸ-2選択的阻害薬を使うのが一般的です。

ＣＯＸ-2選択的阻害薬ではない非ステロイド性消炎鎮痛薬を使う場合は、胃粘膜を保護する作用のある薬を併用することが大切です。

ただし、非ステロイド性消炎鎮痛薬は、血栓ができやすいなど心血管系の副作用がおこりやすいこともわかっています。このため、3カ月に

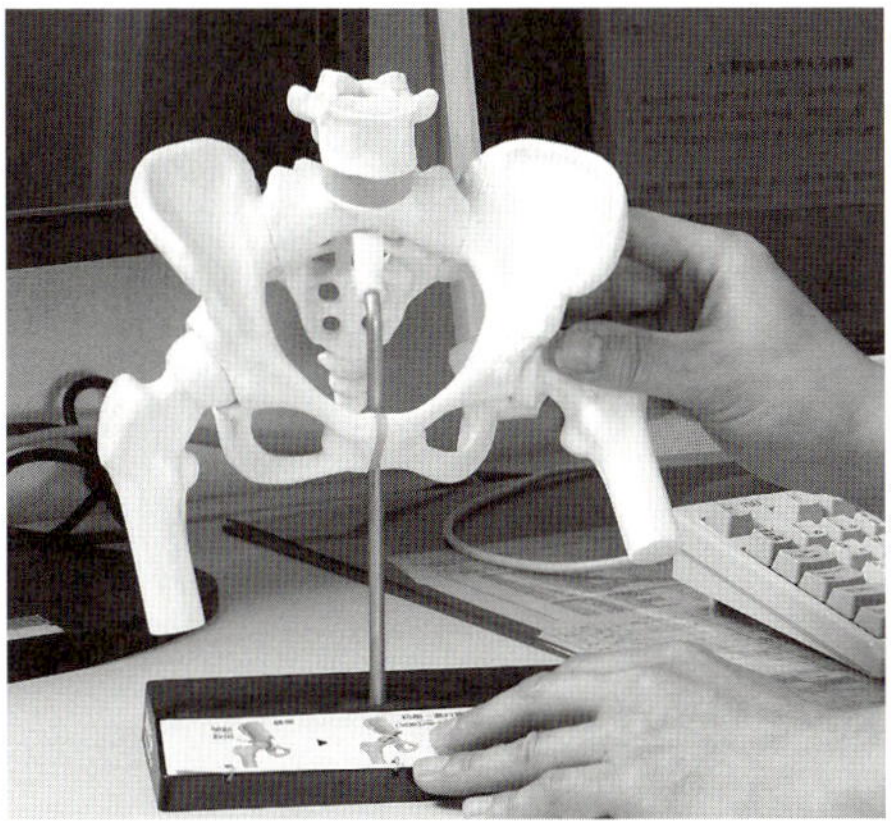

患者さんへの説明に用いる股関節の模型

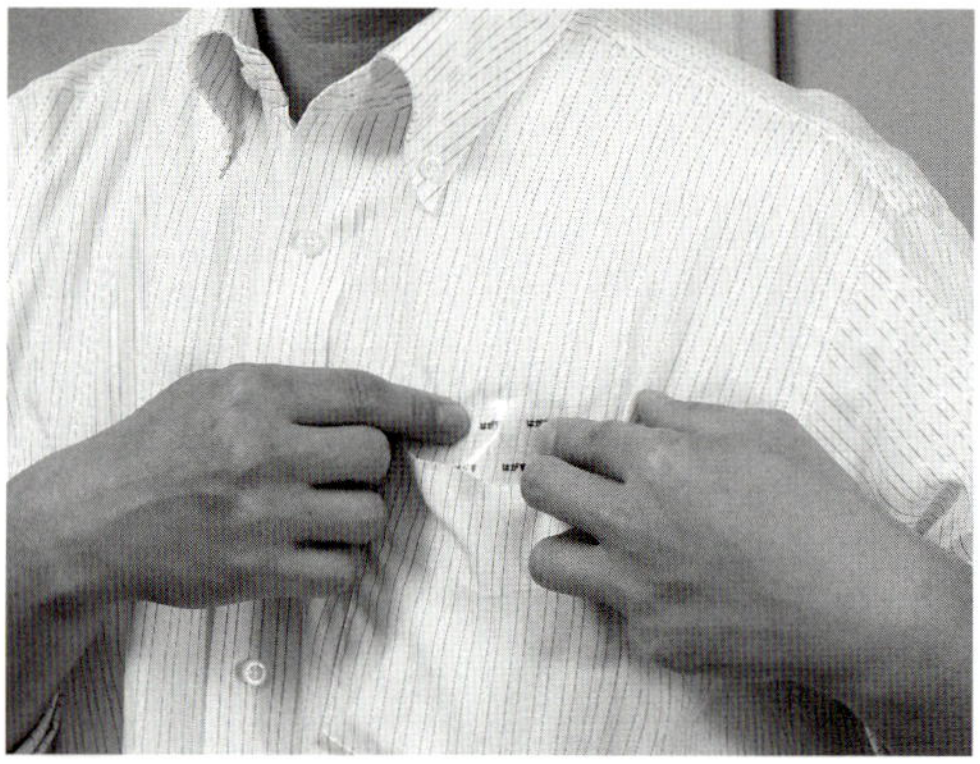

オピオイド鎮痛薬の貼り薬はこのあたりの肌に直接貼って用いる

1回は血液検査、半年から1年に1回は心電図や胸部X線検査をして、心血管系の副作用に注意する必要があります。

　また、このほかにもさまざまな副作用の心配があることから、非ステロイド性消炎鎮痛薬は、漫然と長期間使うことはできません。

　なお、非ステロイド性消炎鎮痛薬が含まれた湿布薬や塗り薬などの外用薬もあります。外用薬は股関節周辺の筋肉の痛みに効果が期待できますが、股関節の痛みそのものには、あまり効果は期待できません。

　痛みが非常に強いときは、一時的に非ステロイド性消炎鎮痛薬の坐剤《ざざい》を使うこともあります。

●オピオイド鎮痛薬

　非ステロイド性消炎鎮痛薬で効果がみられない場合や、さまざまな副作用から非ステロイド性消炎鎮痛薬が使えない場合は、オピオイド鎮痛薬と呼ばれる、鎮痛効果の高い種類の薬を使うことができます。

　変形性股関節症については、2011年からトラマドール塩酸塩・アセトアミノフェン配合（商品名トラムセット）という薬が使えるようになりました。この薬はオピオイド鎮痛薬にアセトアミノフェンが配合された薬です。便秘、めまい、吐き気、眠気といった副作用があるため、慎重に使う必要があります。ほかに、トラムセットと同程度の効き目があり、皮膚に貼って用いる貼り薬のブプレノルフィン（商品名ノルスパンテープ）もあります。これは7日ごとに貼りかえて使う薬です。

　トラムセットが効かない場合は、フェンタニル（商品名デュロテップMTパッチ）という貼り薬を使うことがあります。これは非常に強力な薬で、72時間ごとに貼りかえて用います。

　湿布薬は痛みのある患部に貼って使いますが、オピオイド鎮痛薬の貼り薬は胸部や肩などの皮膚に貼って使います。3〜7日続けて貼っておく薬のため、入浴してもはがれにくく、また比較的皮膚の強い部位が望ましいからです。

●慢性のしつこい痛みに効果のある薬

　変形性股関節症の痛みは、関節軟骨がすり減ることによっておこるもので、神経の末端に刺激が加わることで生じる痛み（侵害受容性疼痛）です。一方、人工股関節の手術後の患者さんが痛みを訴える場合は、神経が損傷することで生じる痛み（神経障害性疼痛）です。

　侵害受容性疼痛であればここまで紹介してきた薬でやわらげることができるのですが、人によってはこれらの薬では痛みが抑えられないことがあります。これは、痛みのしくみが複雑になってしまっているからで、神経の損傷によっておこる痛み、あるいはそうした痛みと神経の末端への刺激でおこる痛みが混合していると考えられます。

　このような痛みの場合は、変形性股関節症の治療というよりは、慢性化したしつこい痛み（慢性疼痛）としてとらえ、治療を考えなければなりません。私はこのような患者さんに対して、プレガバリン（商品名リリカ）、アミトリプチリン塩酸塩（商品名トリプタノールなど）といった薬をよく使います。プレガバリンは末梢《まっしょう》の神経痛の治療に使う薬、アミトリプチリン塩酸塩は抗うつ薬の一種で鎮痛効果があります。

　このほか、抗不安薬や漢方薬などを使うこともあります。

ヒアルロン酸の関節内注射は股関節には認められていない

　ヒアルロン酸は関節のすべりをよくする潤滑油のような働きをもち、もともと関節液（12ページ参照）に含まれる成分です。

　変形性関節症の場合、膝《ひざ》や肩の痛みにはヒアルロン酸の関節内注射が有効で、よく使われています。しかし、変形性股関節症の痛みの場合は、ヒアルロン酸の関節内注射は健康保険では認められていません。

　実は股関節の痛みに対しても、ヒアルロン酸の関節内注射は効果があるといわれています。しかし、膝関節や肩関節では外来で容易に関節内注射を打つことができますが、股関節の場合はX線あるいは超音波で観察しながら注射を打つ必要があります。熟練した医師ならX線や超音波を使わなくても、股関節内に注射を打つことができるのですが、一般的には難しいとされています。

　このような事情があるため、そもそも臨床試験が難しく、健康保険適用を目指した研究がされていません。欧米では股関節の痛みに対して、ヒアルロン酸の関節内注射が有効だとする報告があります。しかし、日本で健康保険が認められる見

●慢性化してしまう前に早めの対処を

　変形性股関節症の治療を選ぶ際に、重要なポイントになるのが痛みです。痛み止めが手放せない、痛くて眠れないといったことが続くようであれば手術を検討するタイミングといえます。痛みがうまくコントロールでき、日常生活が支障なく過ごせていれば、手術の必要はありません。

　患者さんが感じる痛みの主な要因としては、関節軟骨がすり減ることによって滑膜《かつまく》に炎症がおこる、関節の変形や痛みをかばった歩き方や動き方で筋肉に負担がかかる（関節周囲の筋肉痛）、関節の炎症が進行し、関節軟骨の下の骨にまで破壊が及び神経が刺激される、などが考えられます。また、痛みが頻繁に、しかも長引いてくると、精神的なつらさも手伝うなどしてさらに痛みがひどくなるという悪循環に陥ってしまい、痛みのしくみが複雑になります。

　こうしたしつこい痛みに有効な痛み止めも登場し、薬の選択肢は広がっていますが、痛みに対しては、できるだけ早めの対処が重要です。痛みが慢性化し、厄介になってしまう前に、痛み止めを短期間、上手に使い、運動療法を続けることが、痛みの緩和、予防につながります。

込みは今のところありません。

ステロイド薬の関節内注射も、股関節の痛みを一時的に抑える効果がありますが、効果の持続時間が数週間と短く、また長期的にはかえってさまざまな炎症などを引きおこす心配があります。このため、股関節の痛みに対しては、ほとんど使われていません。

サプリメントの摂取で痛みがやわらぐとの報告も

変形性関節症に対するサプリメントは、テレビ、新聞、雑誌、インターネットなど、さまざまな媒体でさかんに宣伝されています。

よく目にするのは、グルコサミンとコンドロイチンです。グルコサミンは体内で合成される糖にアミノ酸が合体した物質で、関節軟骨の生成や維持に欠かせません。また、コンドロイチンはグルコサミンからつくられる関節軟骨の成分の一つです。

サプリメントとして、グルコサミン、コンドロイチンを口から摂取すると、一旦分解・吸収され、体内で新たに合成されたものが血流に乗って関節に届く形になります。摂取したグルコサミンやコンドロイチンが、そのままの形で関節に運ばれるわけではありません。これまで行われた臨床研究によれば、グルコサミン、コンドロイチンによって、短期間のうちに関節軟骨が増えたという効果は確認されていません。

ただし、痛みを緩和する効果があるとする報告があります。

また、グルコサミン、コンドロイチンは、これらにアレルギーのある人は別として、ほとんど害はないと考えられています。

患者さんに聞いてみると、かなり多くの人が、グルコサミンやコンドロイチンを含むサプリメントを摂取しているようです。

診察室で私のほうから積極的にサプリメントを勧めることはありません。しかし、ぜひ摂取したいという相談を受けた場合は、「大きな期待はできないけれど、もしかしたら痛みをやわらげる働きがあるかもしれませんね」というい方をしています。ただし、サプリメントに費やす金額は、せいぜい1カ月に数千円程度が望ましいでしょう。高価なものは効き目も高いと考えがちですが、変形性関節症のサプリメントについては、そのようなことはないと考えられます。

なお、最近はアボカド大豆不《ふ》鹸《けん》化《か》物（アボカドと大豆の油からつくられている植物成分。ASUとも呼ばれている）も宣伝されていますが、その効果はグルコサミンやコンドロイチンと同様と考えてよいと思います。

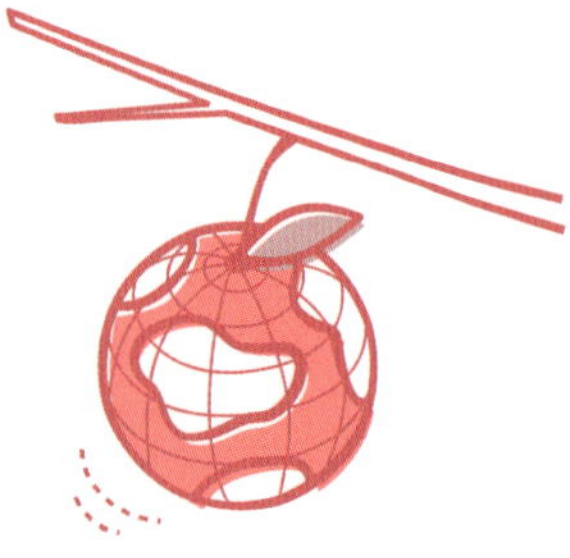

治療の進め方は？

マイルドな薬から試し、効果をみていきます。長期間、使い続けることはせず、限られた期間、限られた場合に使うようにします。副作用を避けるため、定期的な検査が必要です。

薬物療法の開始はアセトアミノフェンから

変形性股関節症で薬物療法が必要となるのは、関節軟骨が大きくすり減っていて、痛みもある進行期股関節症以降の患者さんです。前股関節症、初期股関節症の場合は、基本的に日常生活の指導と運動療法で治療することになり、薬物療法は行いません。

使う薬物は、作用のマイルドな薬から始めるのが原則です。作用のマイルドな薬は副作用もおこしにくいからです。

最初に使うのはアセトアミノフェンです。効果がなかった場合は、非ステロイド性消炎鎮痛薬（ＮＳＡＩＤｓ）を使います。非ステロイド性消炎鎮痛薬のなかでも、胃腸障害の心配の少ないＣＯＸ－２選択的阻害薬を最初に使います。それで効果が得られない場合には、ほかの非ステロイド性消炎鎮痛薬を使います。それでも効果が得られない場合は、オピオイド鎮痛薬を使います。

これらの薬は、痛みの強い時期には連続して使いますが、ある程度痛みがおさまってきたら、痛みを感じる日だけに使う（頓服《とんぷく》）など、なるべく短期間に限って使うことが大切です。

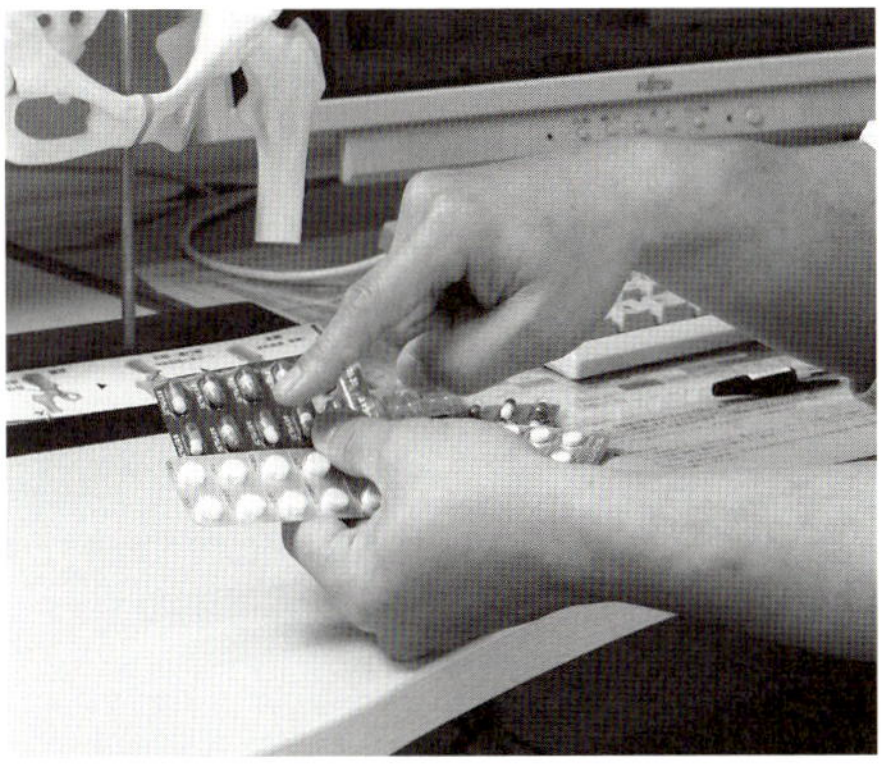
効果や使用法をよく説明し、患者さんの理解を促す

一方、こうした治療をしても痛みが強い場合は、慢性疼痛に対する治療に切りかえます。

変形性股関節症の薬物療法では、このように、痛みが取れるかどうかを判断材料に、必要に応じて段階的に薬をかえて対応していきます。

非ステロイド性消炎鎮痛薬は使い方に注意が必要

変形性股関節症の薬物療法でよく使われるのは、非ステロイド性消炎鎮痛薬ですが、この薬には多くの副作用があり、使い方に注意が必要です。最も多いのは胃腸障害です。ほかに腎《じん》障害、肝障害、心血管系障害などにも注意が必要です。

このため、3カ月ごとに血液検査、半年から1年に1回は心電図や胸部X線検査などを受けるべきです。整形外科では、ともすれば内科的な副作用が見過ごされがちで、これは整形外科医が反省しなければなりません。患者さんとしても、非ステロイド性消炎鎮痛薬は、定期的な検査もせず漫然と長期間使う薬ではないということをぜひ理解しておいていただきたいと思います。

●非ステロイド性消炎鎮痛薬の主な副作用

- 消化器の潰瘍《かいよう》、胃腸出血、嘔吐《おうと》、下痢
- 心血管系障害（血栓ができやすく、心筋梗塞《こうそく》を誘発するリスク）
- 過敏症、発疹《ほっしん》
- 高血圧、腎《じん》障害、肝障害
- 眠気、めまい、耳鳴り

●適切な時期に適切な治療

変形性股関節症・各病期の予防法、治療法。生活の改善や運動療法を基本に、病気の発生や進行を食い止める予防という考え方が重要。

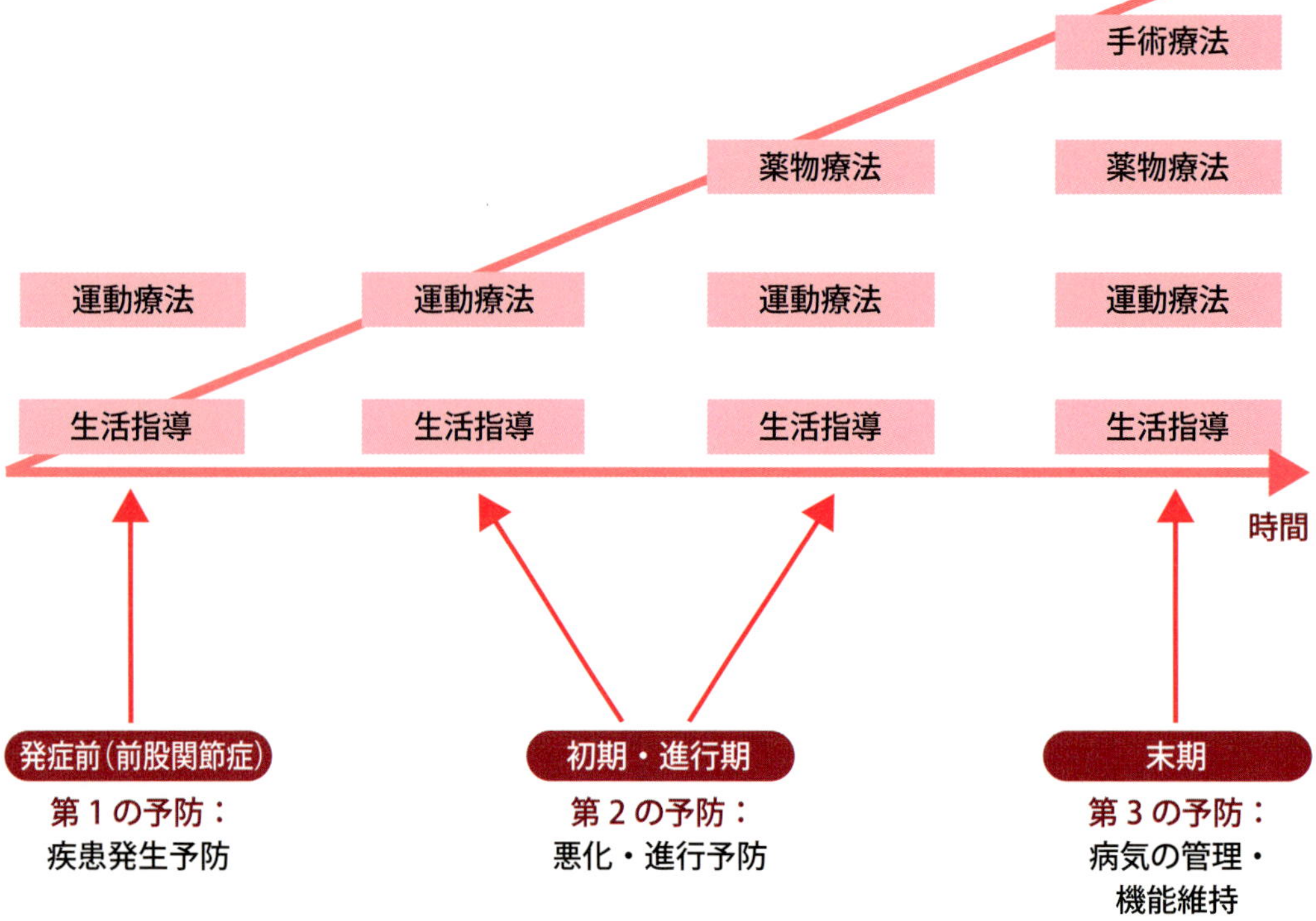

●日常生活を送るうえでの注意

- 常時、脚の関節を動かす―関節液が全体にいきわたり、関節軟骨に栄養を補うように
- ストレッチを日課に―筋肉や関節が固まらないように
- 股関節への負担を減らす―関節軟骨をすり減らさないために洋式の生活、家屋の改造、杖《つえ》や装具の使用を
- 保温する（冷やさない）―関節の動きをよくするためにカイロ、下着、膝《ひざ》かけなどを使用
- 運動療法を続ける―筋力を強化し、関節の動かせる範囲を保つために

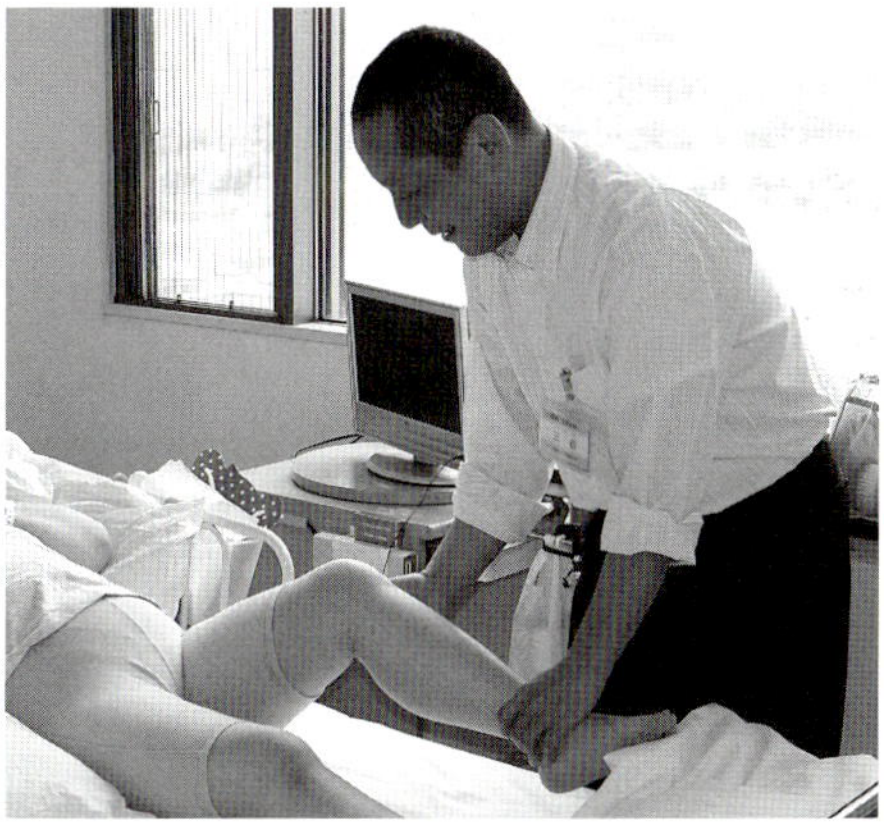

手術後の患者さんの股関節をみる三谷先生

薬物療法を始めても運動療法などは続ける

薬物療法を始めても、日常生活を送るうえでの注意事項を守って関節の保護に努め、運動療法を続けて、筋力や関節の動かせる範囲を保っていく必要があります。股関節に痛みがあると、歩くことがついおっくうになるなど、股関節を動かす機会が少なくなりがちです。すると、股関節の周囲の筋肉も硬くなってしまい、股関節を動かしにくくなってしまいます。運動などの自己管理を続けることで、なるべく股関節を動かすようにすることが大切です。

毎日、薬に頼るなら手術を検討するタイミング

薬物療法を行っても強い痛みが続くようなら、人工股関節置換術などの手術を検討する必要があります。

なかなか手術の決心がつかない患者さんの話をよく聞くと、なんとなく怖いといった不安や、高齢者の世話をする必要があるなど家庭の事情、仕事を休めないといった経済的事情などがあるようです。ただし、人工股関節置換術を受けた患者さんの多くは、「こんなに楽になるのなら、もっと早く手術を受けておけばよかった」といいます。

治療法を選択する際には、患者さんが納得して自分で選ぶことが大切です。ですから、私から強く手術を勧めることはせず、「ようすをみましょうか」と、一緒に時間をかけて考えるようにしています。変形性股関節症の進行のスピードには個人差がありますが、いずれにしても進行していく病気ですから、どこかの時期で手術を検討することになります。

薬物療法を続けている患者さんで、以下のような場合は、人工股関節置換術を検討するタイミングだと思います。

- 毎日、痛み止めの薬を使う必要がある
- 夜中に痛みのため目が覚めるようになる
- 股関節の痛みで外出がおっくうになっている

赤ちゃんの股関節脱臼対策

発育過程でおこる股関節の形成不全が将来の変形性股関節症に結びつく可能性がある

〝コアラだっこ〟が望ましいオムツや衣服にも注意

　変形性股関節症は、先天性股関節脱臼《だっきゅう》があって、治療されないまま成人した人によくみられることがわかっています。「先天性」という言葉がついていますが、生まれる前だけでなく、生まれたあとに脱臼するほうが多いので、近年は発育過程でおこる臼蓋《きゅうがい》形成不全も含めて、発育性股関節形成不全という言葉を使う場合もあります。

　赤ちゃんがまだ胎内にいるときに、たまたま脚の折り畳み方が悪く、股関節を脱臼してしまう場合があります。また、逆子の赤ちゃんや双児《ふたご》の赤ちゃんでは、胎内が窮屈《きゅうくつ》で

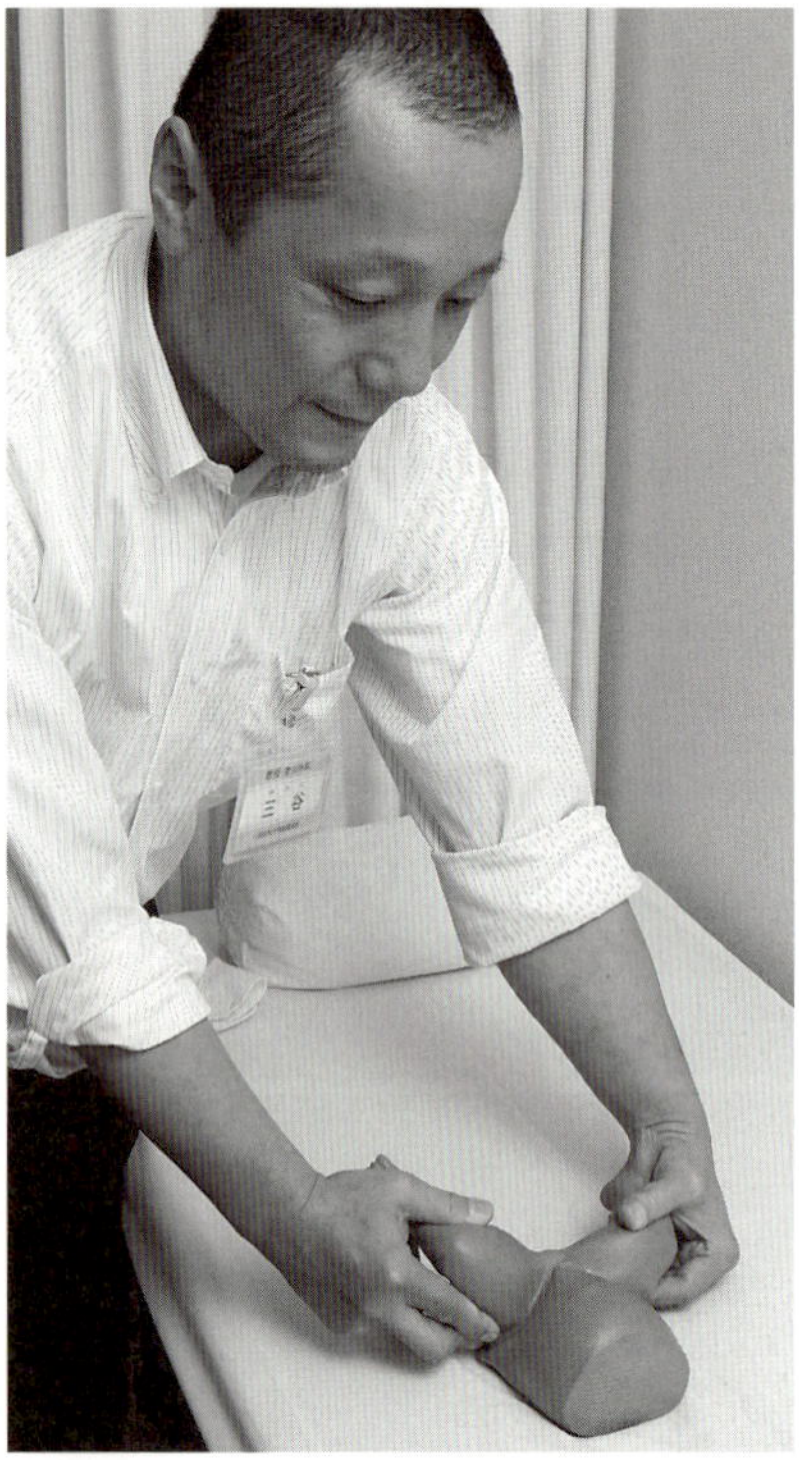

脱臼《だっきゅう》している股関節の動きの硬さに触れて、診断に役立てるための赤ちゃんの脚の模型。片側が正常、もう一方が脱臼した状態に作ってあり、脱臼している側の脚が開きにくい

そのため股関節が脱臼することもあります。

　出生後、オムツの当て方にも注意が必要です。近年はほとんどないと思いますが、昔は〝巻きオムツ〟といって、両脚を伸ばして布を巻きつけるオムツの当て方をすることがありました。脚を自由に動かすことができないため、股関節の脱臼がしばしばおこりました。現在も高齢の方には赤ちゃん時代の〝巻きオムツ〟が原因で変形性股関節症になっている方が一部いらっしゃいます。

　オムツを当てるときは、両脚が開いた形で自由に動かせるか注意しましょう。また、赤ちゃんに着せる衣服も、両脚を自由に動かせるものを選ぶことが大切です。

　だっこの仕方も重要です。股関節脱臼を予防するために適しているのは、開いた両脚の間に手を入れて赤ちゃんを縦抱きにする、〝コアラだっこ〟と呼ばれる方法です。この状態だと自由に脚を伸ばしたり、曲げたりできます。横抱きにすると、赤ち

ゃんの股関節が閉じ、自由な動きが妨げられます。

赤ちゃんが股関節を脱臼していても、痛みはありません。股関節を脱臼しているかどうかは、3～4カ月の健診でみつかることが多いようですが、家庭でもオムツ交換のときなどに、股関節が開きにくかったり、ポキポキという音や、クリッとする感覚があったりして発見される場合もあります。

軽度なら生活上の注意で治る　重度なら装具を使って治す

股関節脱臼の疑いがあるときは、小児整形外科に詳しい医師のもとで正確に診断してもらうようにしましょう。脱臼の程度が軽い場合は、オムツの当て方や、だっこの仕方など、生活上の注意を守ることで自然に治ります。

完全に脱臼しているなど症状によっては、専門医の指導のもと、リーメンビューゲルという装具をつけます。この装具を平均3～4カ月つけると、多くの場合、脱臼を治すことができます。さらに重症の場合は、牽引《けんいん》による治療が行われます。

赤ちゃんのうちに股関節の脱臼を治しておくと、将来、変形性股関節症になるリスクは大きく下がります。

1970年代ごろからの全国的な予防運動の成果で、赤ちゃんの股関節脱臼の発生は、当時の10分の1程度になっています。しかし、変形性股関節症は進行していく病気で、一旦発症してしまうと、もとの股関節の状態に戻すことはできません。それだけに、現在でも、赤ちゃんのときの予防が大切なのです。

●赤ちゃんの股関節脱臼を防ぐには

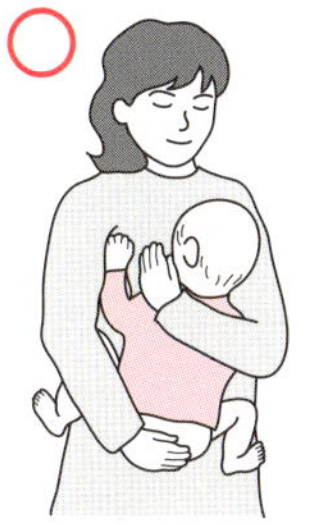

脚を開いて縦に抱くコアラだっこが○

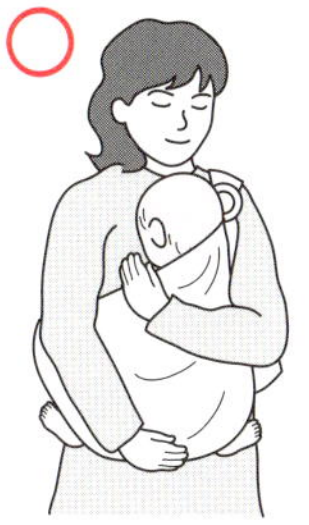

スリングを用いるときも足を開いて抱くのが○

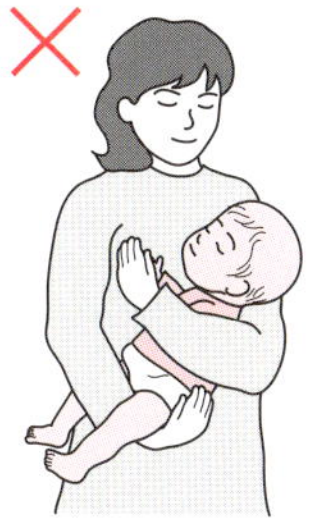

脚を閉じる横抱きは×

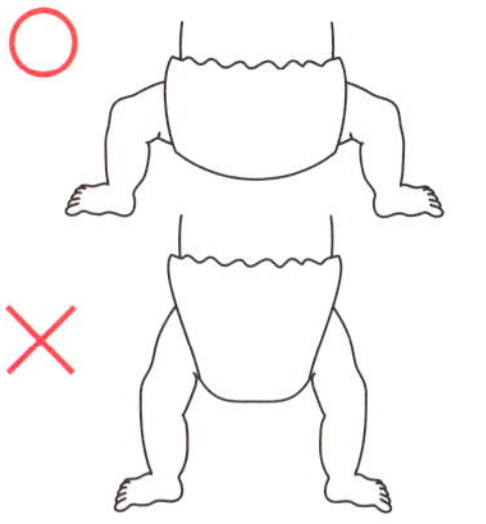

オムツやオムツカバーは、曲げた自然な脚の形を保つように当てるのが○
脚を伸ばした当て方は×

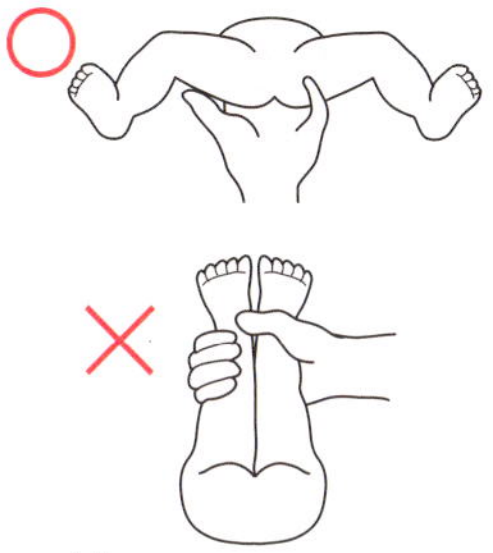

お尻《しり》の下に手を入れて持ち上げるオムツ替えが○
両足首を持って上げるオムツ替えは×

●脱臼を治すための装具

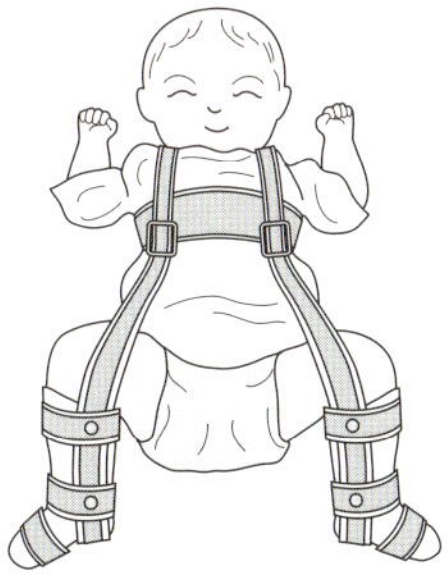

脱臼の状態によってはリーメンビューゲルという装具をつけ、はずれた股関節を戻す治療を行う

Interview

三谷茂（みたに・しげる）

川崎医科大学
骨・関節整形外科学教授

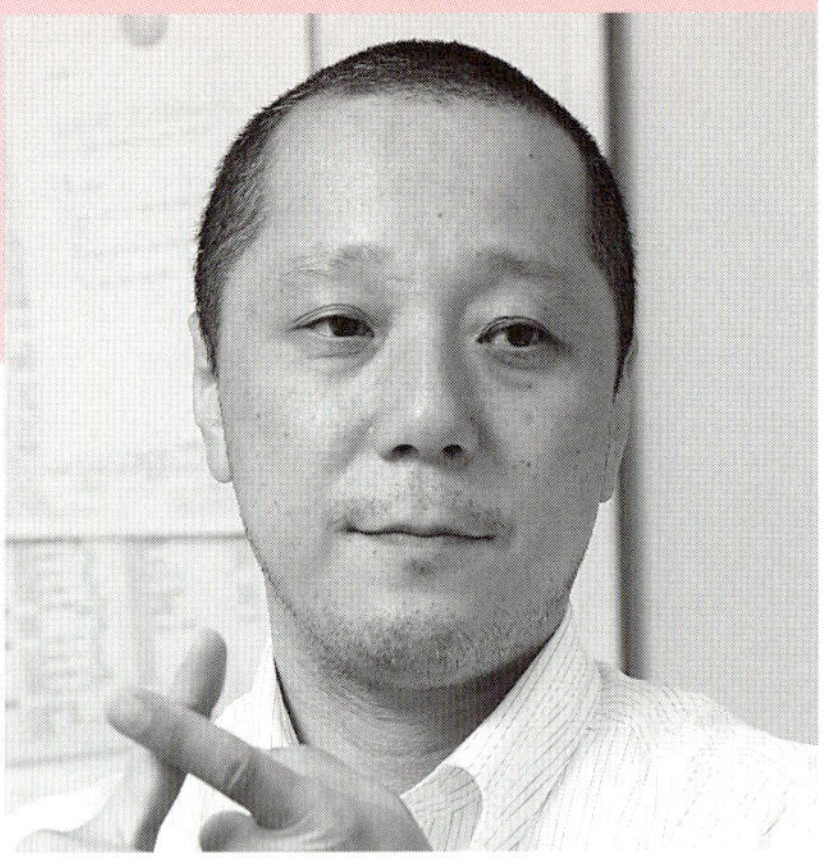

患者さんの話をゆっくり聴き、生活背景を知ることによって、治療のアプローチがまるで違ってきます。

三谷先生は１０４歳の女性の脚の手術をしたことがあるといいます。普段から保存療法や予防の重要性を強調している三谷先生は、すべての患者さんにとっての最善の治療法が手術とは限らないと考えています。しかし、このときは本人と家族の熱意で決断したそうです。

「骨折の患者さんで、手術をしなければ寝たきりになる方でした。寝たきりになると、多くの方が短期間で亡くなります。高齢でしたがとても元気なおばあちゃんで、ご本人が手術を強く希望されていました。もちろん、リスクの説明もしましたが、ご家族もサポートしたいという意思がはっきりしていました。人工骨頭《こっとう》を入れる手術をして3カ月入院してもらいましたが、歩けるまでに回復されました」

この患者さんは、退院後、居住する町の長寿の表彰に出席した際、三谷先生のもとを訪れて、歩く姿を見せてくれたそうです。

「術後1年半で亡くなられましたが、天寿をまっとうされたと思います。10年くらい前の話ですが、印象に残っています」

三谷先生は父親も整形外科医で、医師になることに迷いはなかったそうです。大学ではサッカー部のキャプテンを務めましたが、監督が小児整形を専門とする教授だった縁もあり、小児整形に詳しくなりました。今も小児整形外科の専門外来を開いています。

「変形性股関節症の原因の多くは、赤ちゃんのときの股関節の脱臼です。股関節の脱臼をおこさないように気をつけることと、脱臼を早く発見して治療することが、変形性股関節症の予防につながります。脱臼をみつけたら正常な位置に治し、それ以降も大人になるまで責任をもって定期的に診察しています。ある時期になると『もう大丈夫だから、卒業だね』と伝えるわけですが、長いおつきあいですから、同行しているお母さんが泣いて感謝してくださることもしばしばです。この仕事をやっていてよかったと思う瞬間の一つですね」

小児の整形外科を専門にする医師は少ないのが現状です。少子化で患者さんが少ないことや、責任の大きさから敬遠する医師が多いといいます。「でも、誰かがやらないといけない」と三谷先生はきっぱり話します。ただし、小児だけを診療しているわけではなく、年齢を問わず股関節疾患全般を診療しています。

診療にあたって心がけていることは、患者さんの話をよく聴くこと。1時間の予約枠に10人の患者さんを入れるのが普通ですが、三谷先生は患者さんの話をゆっくり聴くために2～4人しか入れていません。

「患者さんの生活背景を知ることによって、治療のアプローチはまるで変わってきます。同じように痛みを訴えている場合でも、ストレスが強くて痛みにつながっていることもあれば、仕事の関係で股関節に負荷がかかっていることもあります。X線の検査結果を眺めているだけでは、決してわからないことが、患者さんの話のなかに隠れているのです。それをきちんとみつけてあげたいと思っています」

一方、学生指導では目からウロコのユニークな方法で学生をハッとさせています。

「まずどんなお医者さんになりたいかを語ってもらうのです。みんないいことをいいますよ。『他人の痛みがわかるように』とか『ちゃんと勉強する』とか。そこで、『それを一生続けなさい』とアドバイスしています」

三谷先生、実は自身も股関節が悪く、いずれ手術が避けられません。原因は「アルコールの飲み過ぎ」と苦笑いしていますが、患者さんの気持ちはよくわかるそうです。

サッカーが大好きで、地元のファジアーノ岡山を応援、ホームゲームはたいていスタジアムに足を運んでいるとのこと。診察室では温和ですが、サッカーでは熱血漢のようです。

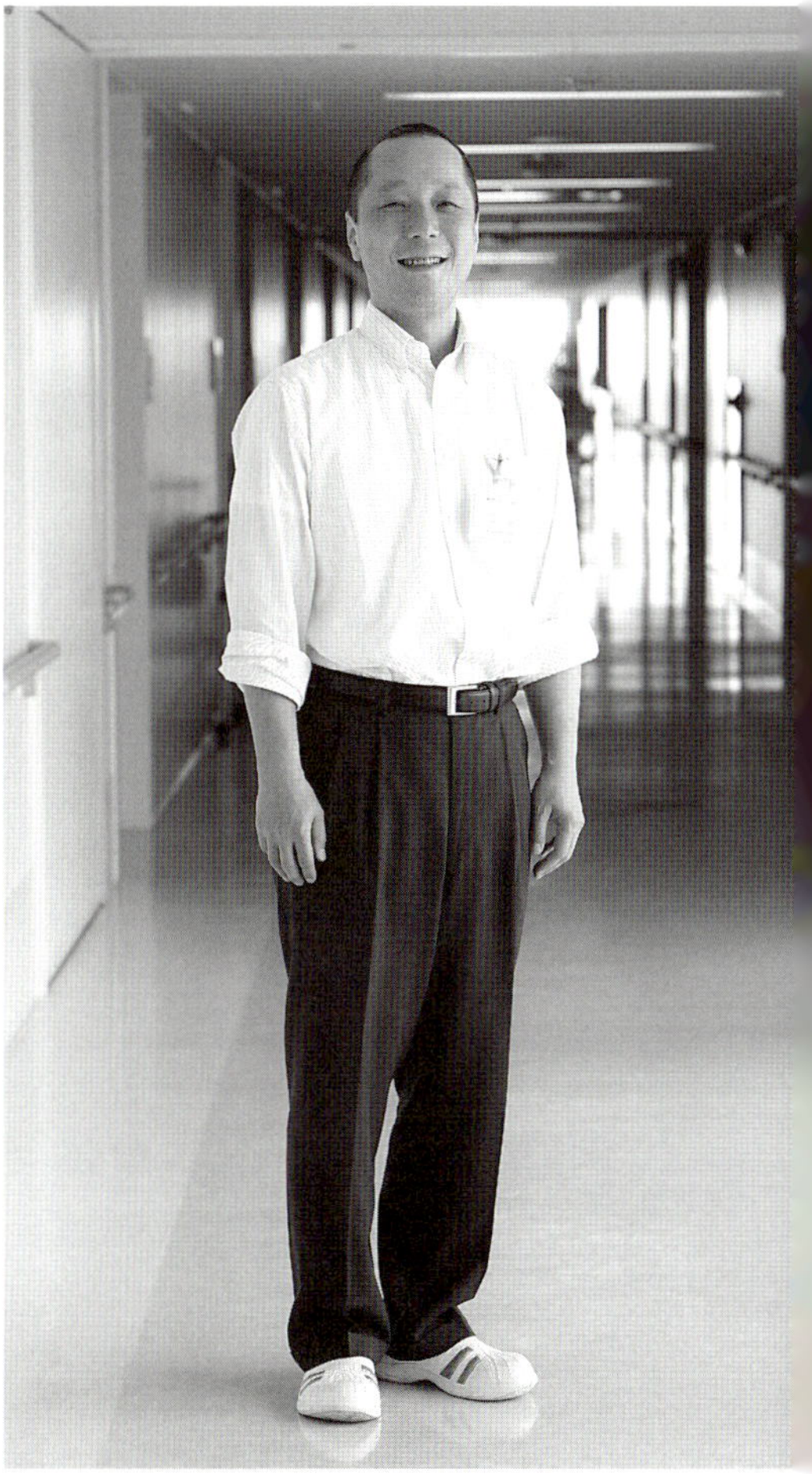

三谷 茂（みたに・しげる）

1963年大阪府生まれ。87年岡山大学医学部卒業。岡山労災病院などでの勤務を経て、94年London Royal National Orthopaedic Hospitalに留学。95年岡山大学医学部附属病院整形外科助手、2005年同大医学部・歯学部附属病院整形外科講師、06年同大大学院医歯薬総合研究科機能再生再建学講師、同助教授、07年同准教授、10年川崎医科大学整形外科学（関節）教授、同年改組により現職。

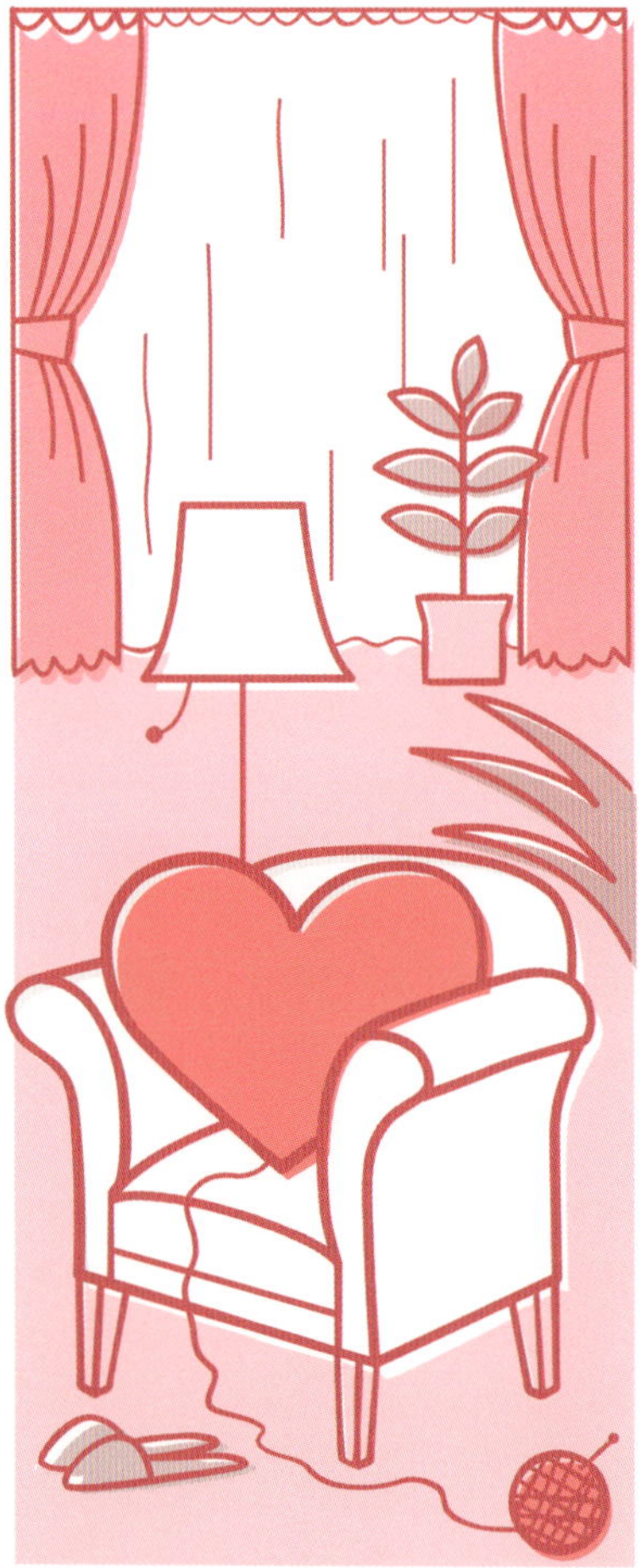

第2部
変形性膝関節症

治療法を選ぶ前に

名医が語る治療法のすべて

手術療法

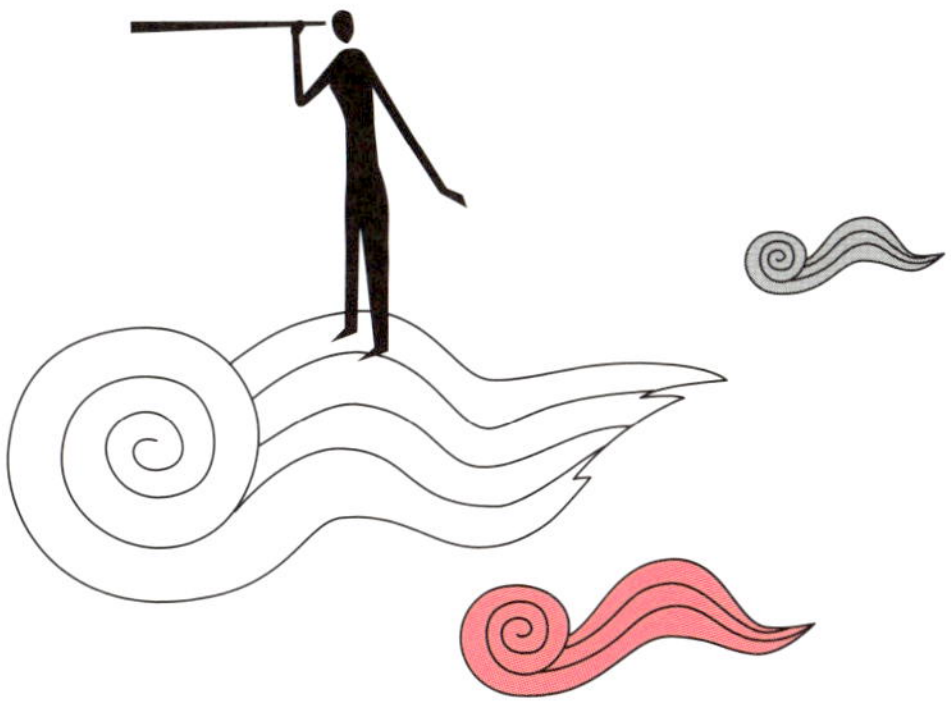

保存療法

診断と治療法の決定

症状と病期を考慮に入れ患者さんに適した治療法を考える

東京慈恵会医科大学 整形外科学講座教授

丸毛啓史（まるも・けいし）

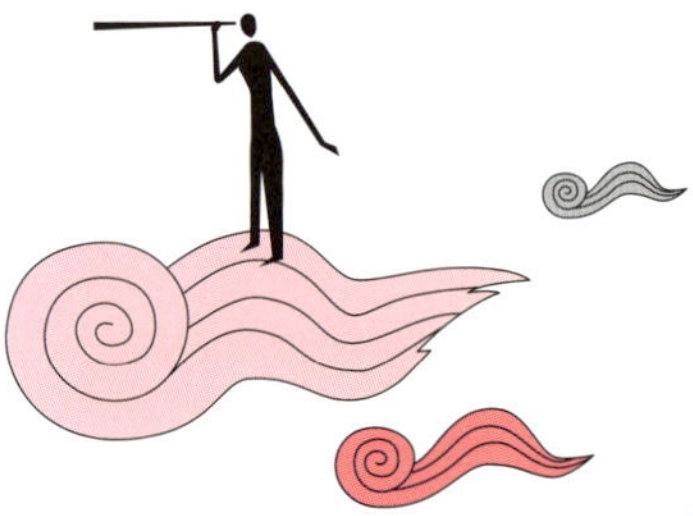

膝関節の軟骨がすり減る痛みと膝の変形が主な症状

　中年以降、膝《ひざ》の痛みに悩まされる人は多く、そのなかには、徐々に膝の形がO脚やX脚に曲がってきて、歩行が困難になるといった症状が出てくる場合があります。これが変形性膝関節症で、膝の関節軟骨がすり減り、膝に痛みと関節の変形が生じてくる病気です。

　高齢化の進む日本では、近年、運動器症候群（ロコモティブシンドローム、以下ロコモ）という新しい考え方が注目されはじめています。運動器とは、体の動きにかかわる骨や関節、筋肉、靭帯《じんたい》などのことです。ロコモは、けがや病気、加齢によって運動器に支障をきたし、要支援・要介護になるリスクが高い状態を指します。その代表的なものが、変形性膝関節症です。

　最近の調査では、介護が必要になった理由の約19％が関節の病気とされます（「平成22年国民生活基礎調査の概況」厚生労働省）。変形性膝関節症の患者さんは今後も増加が推測され、その予防が大きな課題となっています。

日本全国で、約800万人がこの病気で悩んでいる

変形性関節症と骨粗しょう症を中心に、骨・関節、筋肉などの障害について危険因子を明らかにするために、目下、約3、000人を対象とした大規模な調査（ROADプロジェクト）が進んでいます。その調査結果によると、膝のX線画像を撮り、変形がみられる割合（症状のあるなしは問わない）は40歳以上で、女性62・4％、男性42・6％と報告されています。男性より女性に多いこと、高齢になるほど増えることもわかっています（左のグラフ参照）。

この割合に当てはめて、日本全体では、一体どのくらいの人がこの病気をもっている可能性があるかを推計すると、40歳以上で約2、500万人となります。この数字から、痛みなどの症状がある実際の患者数は、約800万人と推定され、いかに多くの人がこの病気に悩まされているかがわかります。

●患者さんの割合は年齢とともに高くなる

年齢とともに変形性膝《ひざ》関節症の患者さんの割合が増え、男女比では女性が多い。

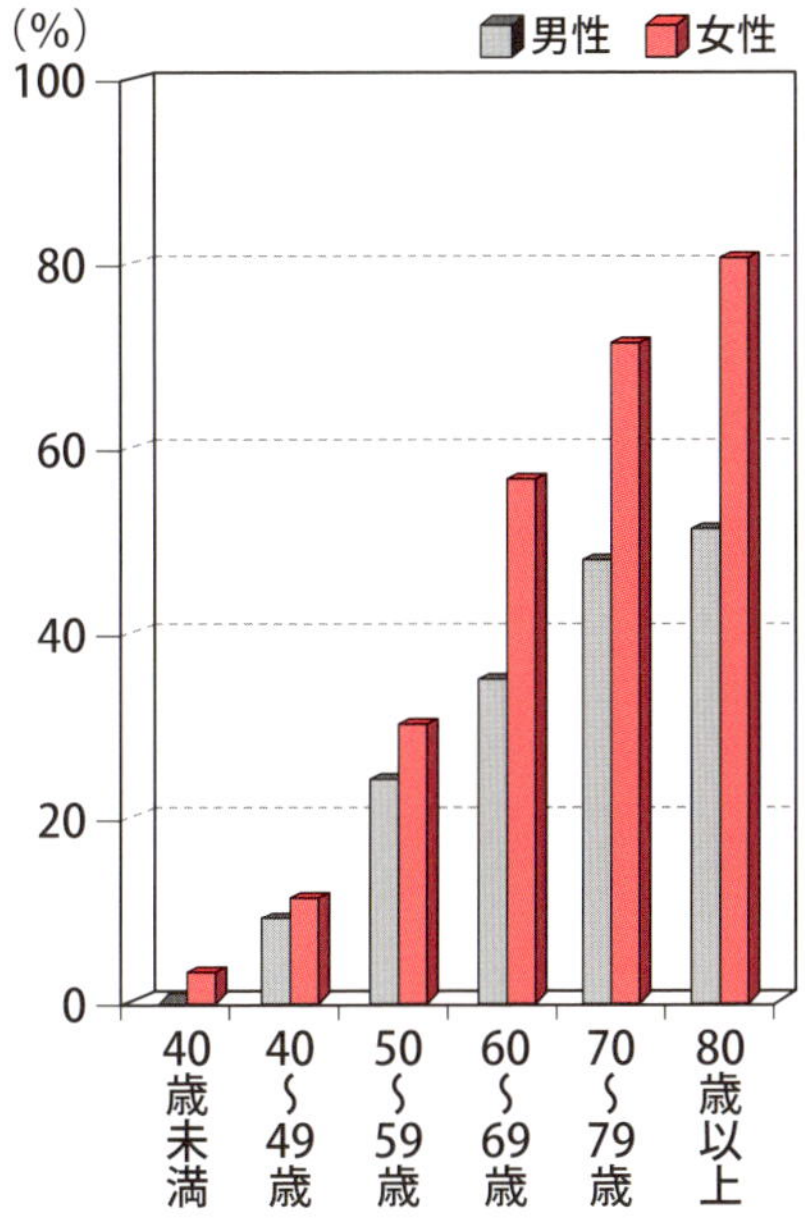

Yoshimura N, Muraki S, Oka H et al: J Bone Miner Metab 27: 620-628（2009）より作成

ほとんどの場合多くの要因が関連して発症する

変形性膝関節症は、一次性と二次性に大きく分けることができます。一次性は、原因が特定できないもので、加齢や肥満など多くの要因によって発症すると考えられています。

先の調査では、変形性膝関節症の発症にかかわる要因として、肥満、立つ・歩く・坂を上る・重いものを持つといった動作、ビタミンKの摂取不足などが明らかになっています。

さらに興味深いのは、メタボリックシンドロームとの関連です。肥満とともに、高血糖、脂質異常、高血圧など、メタボリックシンドロームのリスクが高ければ高いほど、変形性膝関節症のリスクも高くなることが指摘されています。

一方、二次性というのは、なんらかの病気からおこっているものです。日本では、一次性の変形性膝関節症がその大部分を占めています。

変形性膝関節症の特徴

関節軟骨がすり減るのを避けることは難しく、放置しておくと、病気は確実に進行していきます。ただし、進行のスピードを落とすことは可能です。

三つの骨からなる膝関節 動きを支えるのは筋肉と靭帯

膝関節は、大腿骨《だいたいこつ》（太ももの骨）、脛骨《けいこつ》（すねの骨）、膝蓋骨《しつがいこつ》（膝のお皿）で構成されています。

それぞれの骨が接触し合う部分の表面を覆っている、滑《なめ》らかで弾力性に富んだ組織が関節軟骨です。さらに、大腿骨と脛骨の隙間《すきま》には、内側と外側に一つずつ半月板《はんげつばん》がありますが、これも関節軟骨の一種です（次ページ図参照）。

これらの関節軟骨は、骨と骨とが直接ぶつかり合わないように、衝撃を吸収するクッションの役割を果たしていて、膝の動きを滑らかにしています。

膝関節を構成する骨をしっかりと固定し、安定して伸ばしたり曲げたりといった動作ができるように関節をコントロールしているのが筋肉と靭帯です。膝を伸ばすときに使う筋肉が大腿《だいたい》四頭《しとう》筋、曲げるときに使う筋肉がハムストリングスです。靭帯は骨と骨をつなぐ強い組織で、筋肉と連動して膝の動きを支えています。前後の動きや膝を回す動きを支えるのが十字靭帯、左右の動きを支えるのが側副《そくふく》靭帯です（左ページ・138ページ上の図参照）。

これらの筋肉が衰えたり、靭帯が傷んだりすると、膝に負担がかかり、動きも不安定になります。

加齢とともに進む軟骨の損傷 滑膜の炎症が痛みの原因

膝関節は、関節包《ほう》という袋で包まれ、その内側には滑膜《かつまく》という組織があります。滑膜を構成する滑膜細胞は、関節液の分泌と回収を行っています。関節液には、関節の動きをスムーズにする潤滑油としての役割に加えて、関節軟骨に水分や酸素、栄養分を運ぶという大きな役割があります。関節軟骨は、最大でも厚さ3～4㎜のスポンジのような組織で、主な成分はコラーゲンとプロテオグリカンです。成人の関節軟骨には血管もリンパ管も、神経もありません。そこで、関節軟骨の新陳代謝に一役買うのが関節液です。

膝の曲げ伸ばしなど、膝をくり返し動かすことで、関節軟骨に圧力が加わると、関節包の中の関節液が関節軟骨に十分に浸透し、水分や酸素、栄養分が補給されます（138ページ下の図参照）。動かずにじっとしたままでは、関節液をうまく吸収できないので、関節軟骨を健康な状態に保

●膝関節の構造

膝関節は大腿骨《だいたいこつ》、脛骨《けいこつ》、膝蓋骨《しつがいこつ》が組み合わさっている。骨どうしが接している表面は関節軟骨に覆われ、大腿骨と脛骨の間には弾力性に富んだ半月板《はんげつばん》がある。骨どうしは強固な靭帯《じんたい》で結ばれ、安定が保たれている。

●右膝前面（膝を曲げている・膝蓋骨をはずした図）

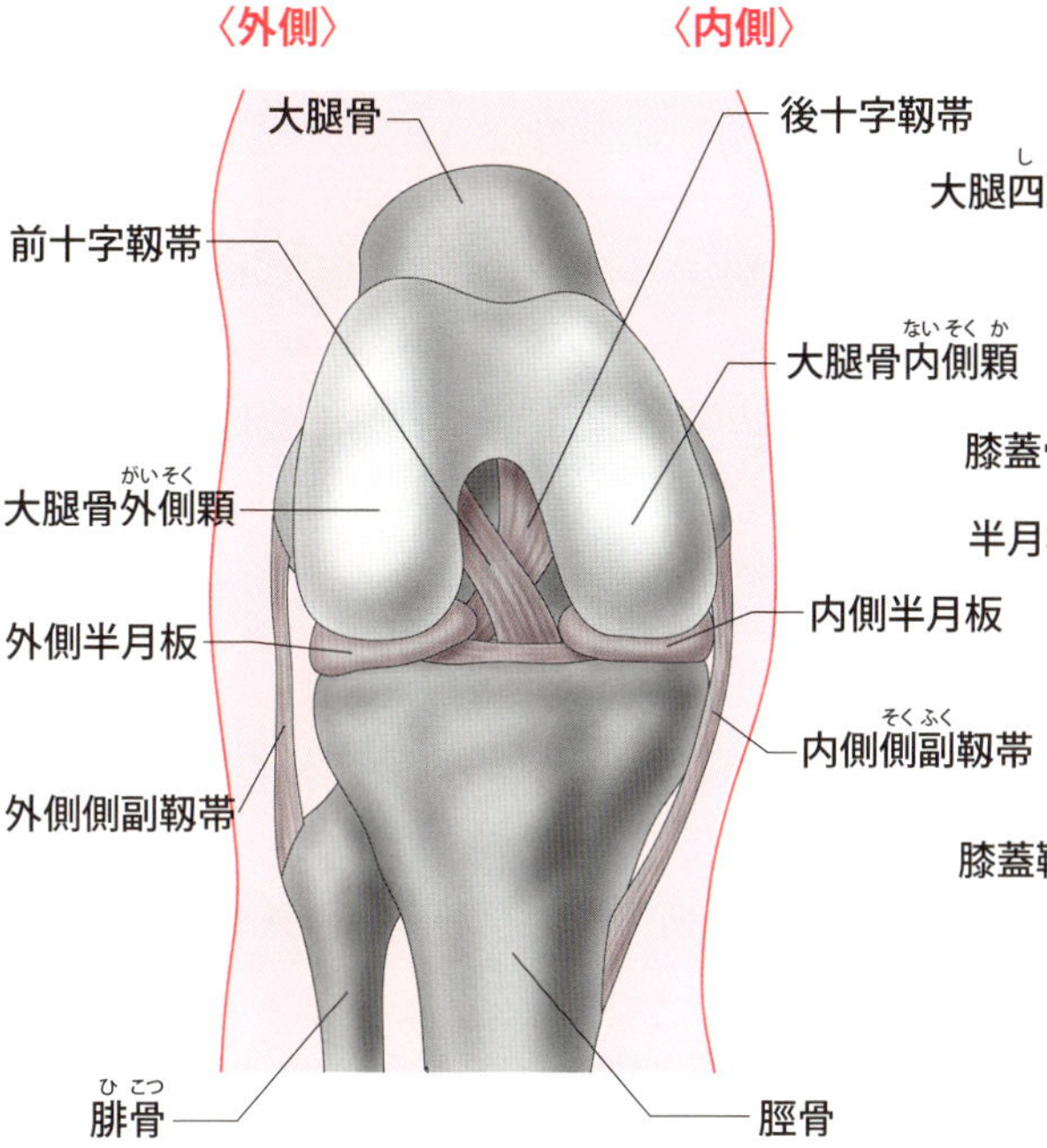

●右膝側面

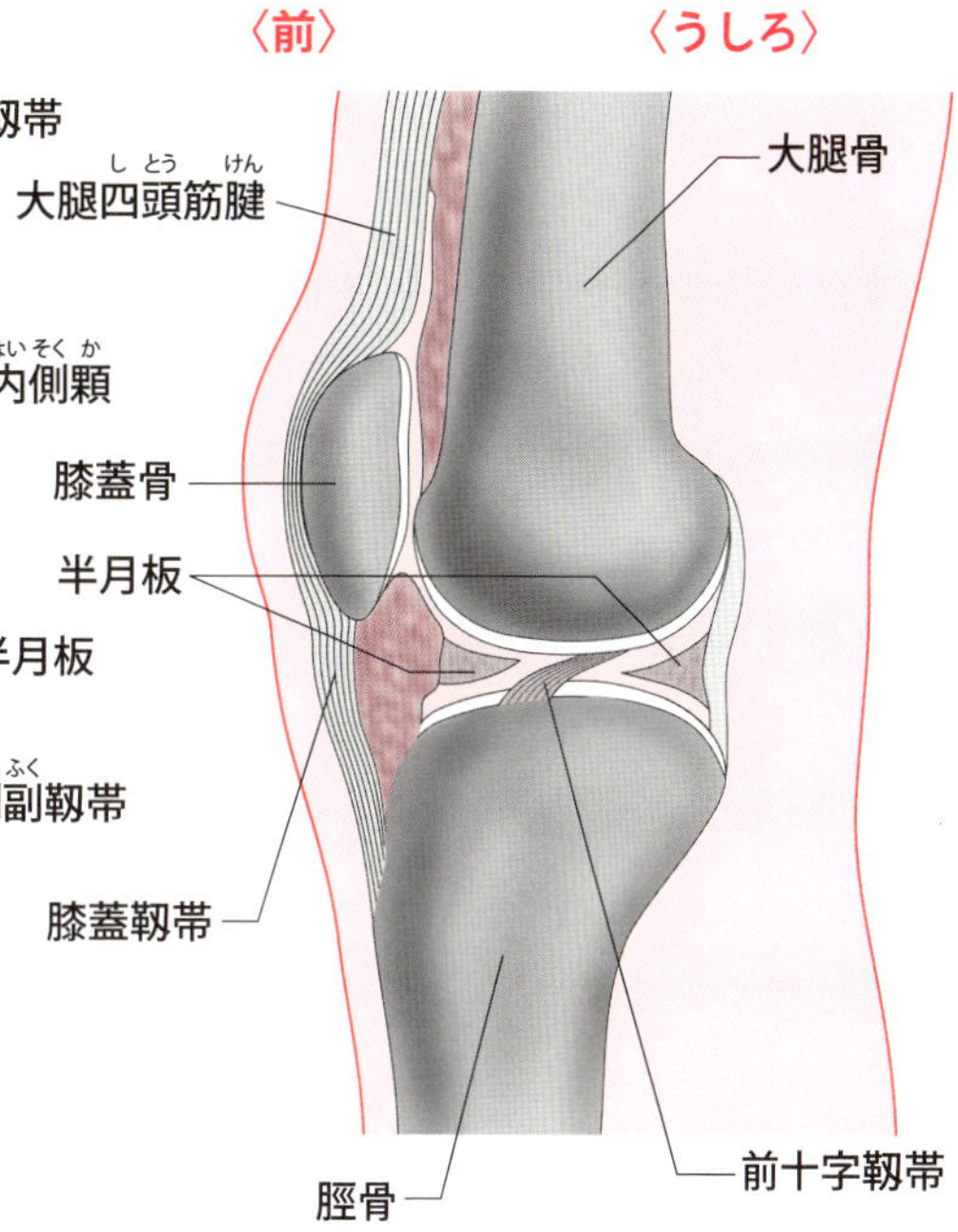

つためには、適度な膝の運動が欠かせません。

　しかし、膝の動きは1日に数千回ともいわれ、加齢とともに、徐々に膝への負担は増していき、関節軟骨がすり減っていくのは避けられません。クッションとしての働きが失われていくと骨どうしの摩擦が大きくなり、関節軟骨にも衝撃が加わって削り取られはじめます。削り取られた関節軟骨のかけらが滑膜を刺激し、炎症がおこります。すると、関節液が過剰に分泌されるようになります。関節液の中には、痛みを引きおこす物質が含まれているため、患者さんは痛みを感じるようになるのです（139ページ右の図参照）。

O脚あるいはX脚に変形 関節がこわばり、歩行も困難に

　関節軟骨の新陳代謝は、非常にゆるやかです。そのため、関節軟骨が傷つくと修復が追いつかず、いったん始まってしまった損傷を止めることはできません。患者さんによってスピードはさまざまですが、放って

おくと、徐々に痛みや変形といった症状は進んでいくことになります。

最初は、寝起きにこわばる、立ち上がる動作の始めにちょっとした違和感があるといった程度だったものが、徐々に腫《は》れや痛みが現れるようになり、膝を完全に伸ばしきれない、あるいは曲げきれない状態になることもあります。階段の昇り降り、しゃがむ、正座をするといった動作が困難になる場合もあります。

関節軟骨の損傷は表面から奥のほうに、さらには、その下の骨にまで及びます。関節軟骨が完全になくなってしまうと、大腿骨と脛骨の骨ど

●膝関節を支え、動かす筋肉

膝を動かす筋肉は主に大腿四頭筋とハムストリングス。膝を伸ばすときは大腿四頭筋が収縮してハムストリングスが緩み、膝を曲げるときには大腿四頭筋が緩んでハムストリングスが収縮する。膝を支えるには、特に大腿四頭筋の強化が大切。

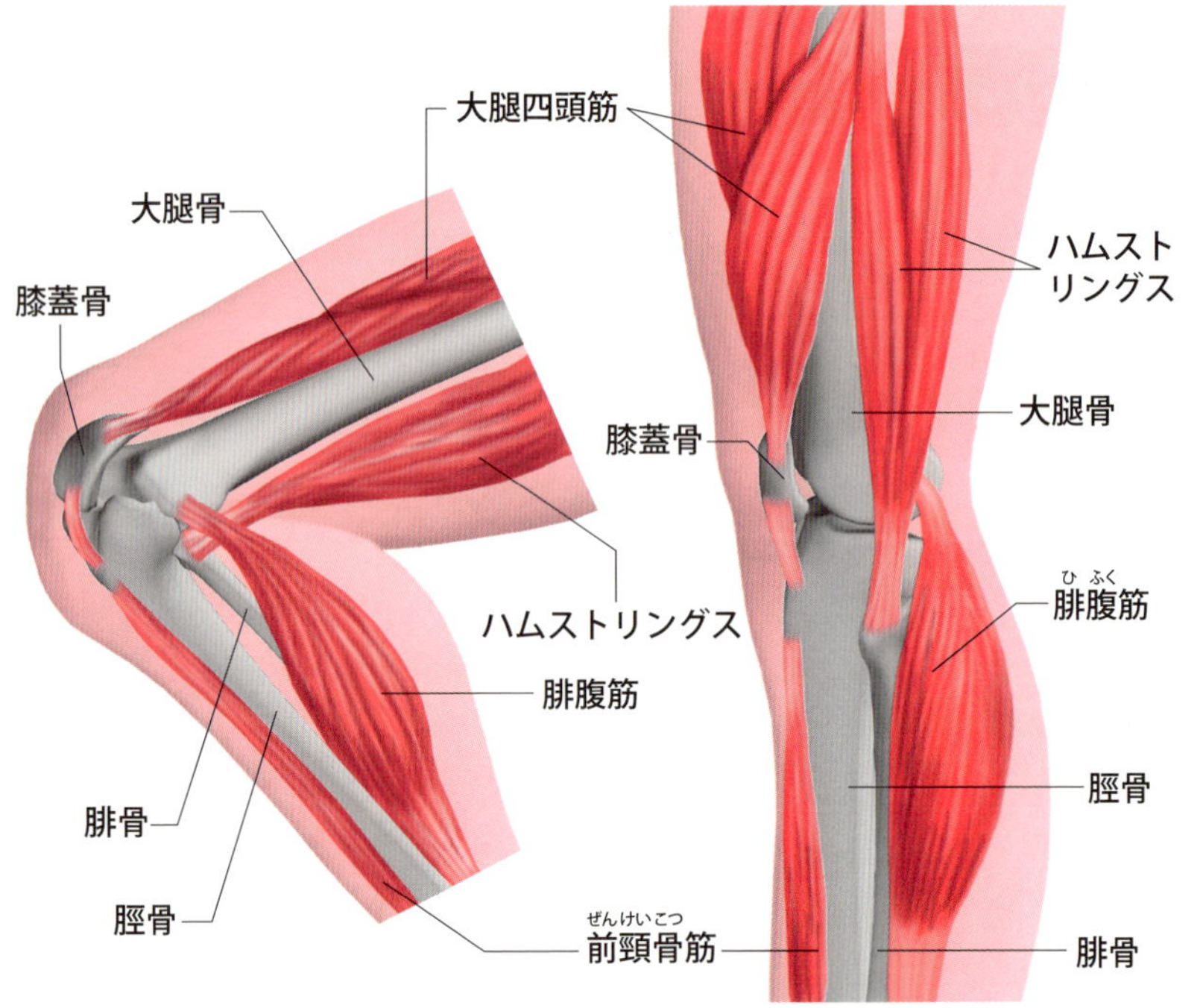

●関節液が関節軟骨に栄養分や水分を補給

膝の曲げ伸ばしにより、関節軟骨に圧力がかかったり緩められたりすることで、水分や酸素、栄養分が関節軟骨にいきわたる。

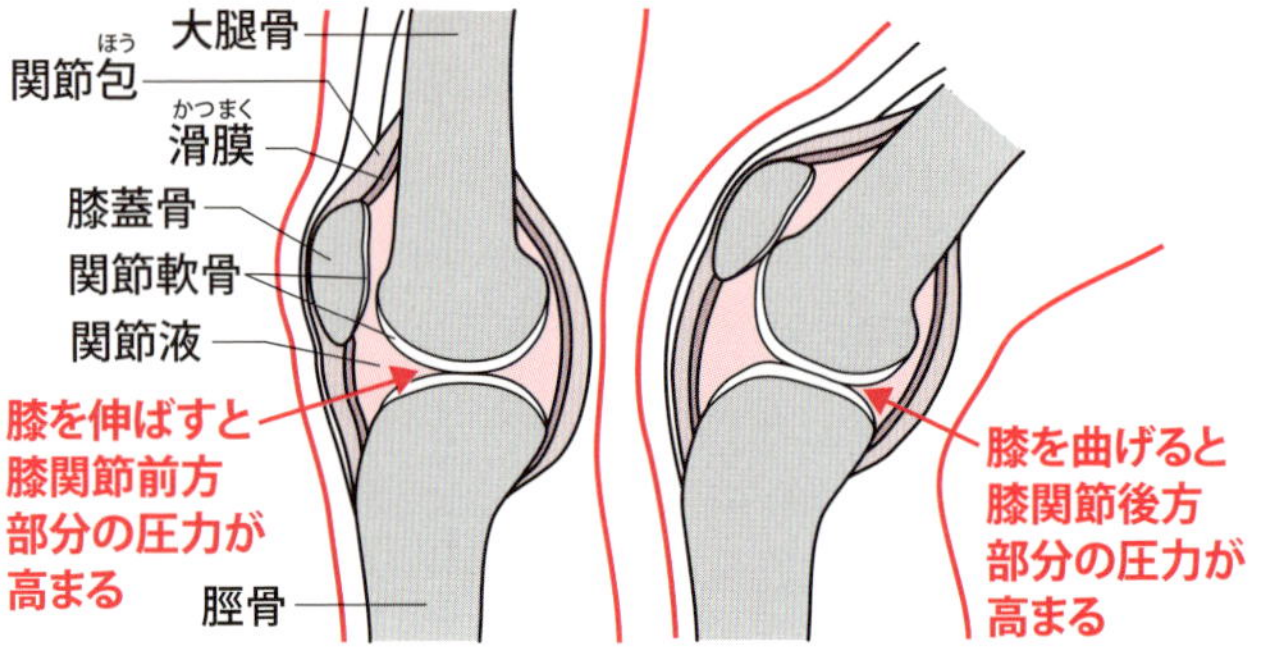

●O脚、X脚は膝の変形を進行させる

●O脚
関節軟骨の内側に体重負担がかかるため、内側の関節軟骨が集中的にすり減る。その結果、ますますO脚の度合いが強くなる。

●X脚
膝関節の外側に体重負担が集中するため、関節の外側の関節軟骨のすり減り方が激しい。結果として、ますますX脚の度合いが強くなる。

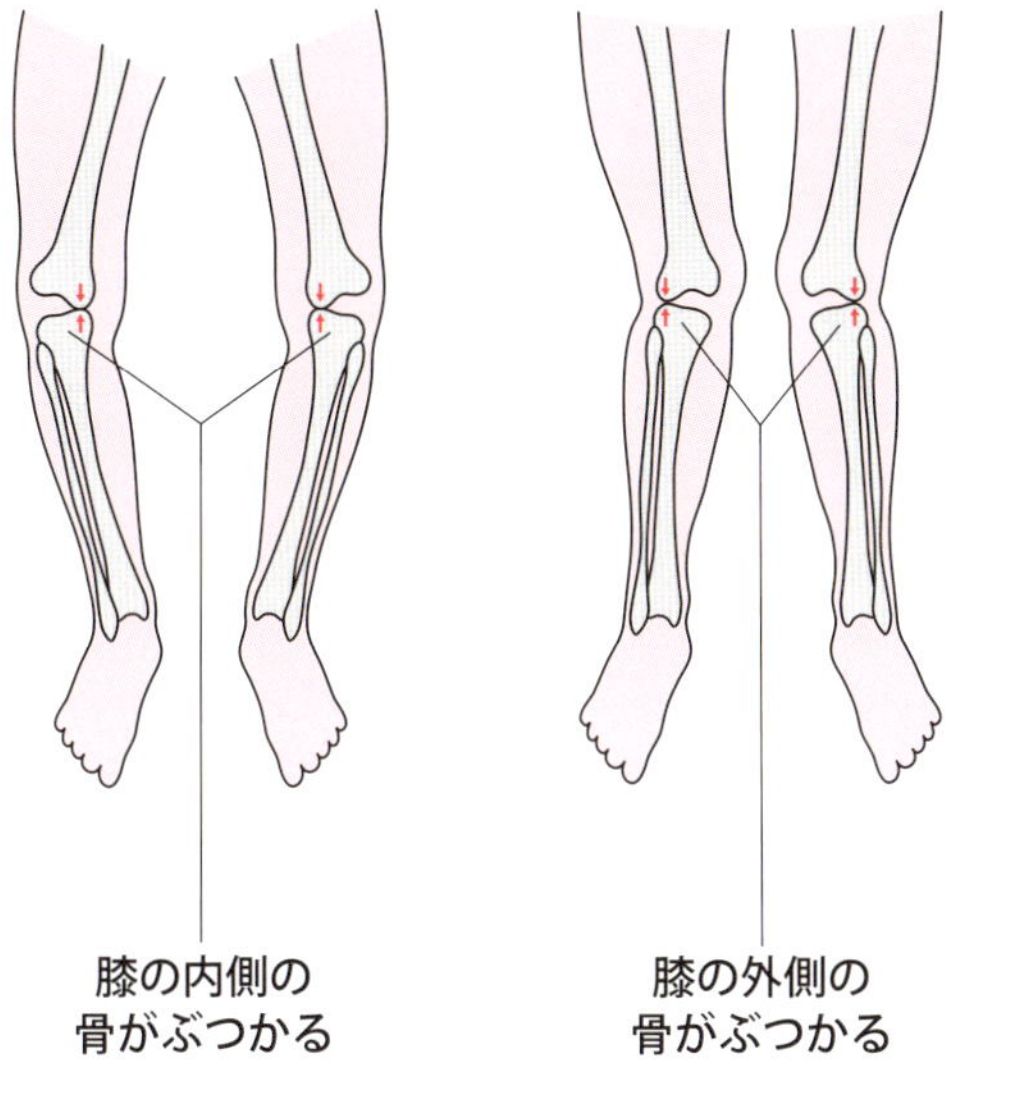

●痛みがおこるしくみ

関節軟骨がすり減って破壊されたり、半月板が傷ついたりして、そのかけらが滑膜を刺激。滑膜が炎症をおこして、痛みを引きおこす物質を含む関節液を過剰に分泌し、痛みがおこる。

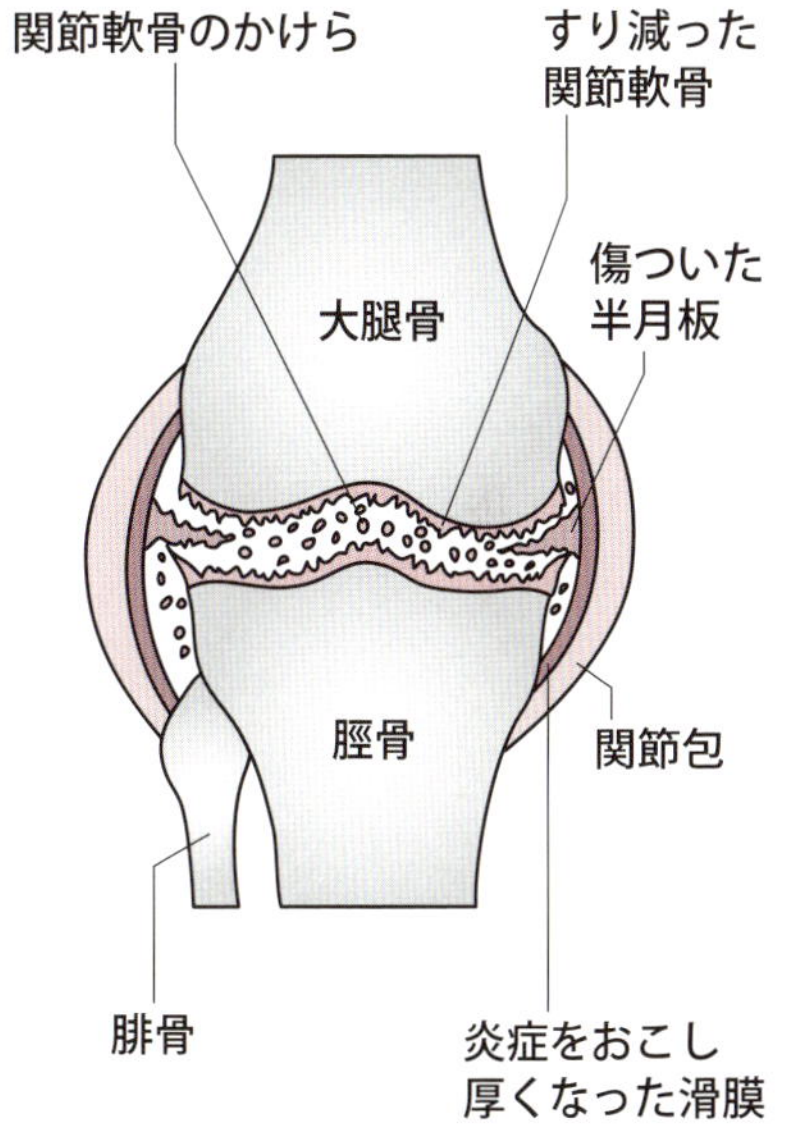

うしがぶつかり合い、骨がすり減るようになります。骨はすり減った分を補おうとしますが、以前とまったく同じ形での再生はできず、横にはみ出した形で増殖していきます。これを骨棘《こつきょく》と呼びます。骨棘の増殖が進むと、膝はゴツゴツと節くれだち、O脚（またはX脚）の度合いも強くなっていきます（上左の図参照）。

日本人は一般にO脚の傾向があり、日本人の変形性膝関節症はO脚が多いのが特徴となっています。

変形が進むと痛みはさらに激しくなり、いずれは、動いていないとき、寝ているときにも痛みを感じ、歩行をはじめとする動作が不自由になり、日常生活に大きな支障が出てくるようになります。

このように、時間とともに確実に進行することが、変形性膝関節症の特徴です。ただし、膝への負担を軽くしたり（減量など）、適度な運動をして支える筋肉を強化したりすることで、進行のスピードを遅くすることは可能であり、それが、治療のうえでも重要なポイントとなります。

検査と診断、治療法の選択

ほかの病気との鑑別と病期の判定が重要です。運動療法を基本とし、生活の質を保つために、痛みや変形の度合いをみて手術を検討します。

一次性、二次性の判別が重要 血液検査、尿検査などで判断

変形性膝関節症の主な症状は痛みや腫れといいましたが、関節軟骨のすり減り自体は、非常に長い時間をかけてゆっくりと進んでいるため、患者さん自身がはっきりと、症状として自覚し、医療機関を受診するころには、ほとんどの場合、病気はある程度進行しています。また、当施設のような大学病院では、ほかの医療機関ですでに検査・診断を終え、症状もかなり進んだ段階で、手術を求めて受診する患者さんが多い傾向にあります。

現在、変形性膝関節症について、詳細な診断基準はなく、Ｘ線画像上で関節の変形が認められることと、患者さんが痛みや腫れといった症状を感じていることで診断されます。特定のコラーゲンなど、いくつか診断に役立ちそうなバイオマーカーの研究は進んでいるところです。

変形性膝関節症の診断では、一次性、二次性の見極めが重要です。変形性膝関節症を引きおこす病気は多様で、背景にそうした病気がないかどうかは慎重に鑑別しなければなりません。ほかの病気が原因であることがわかれば、治療法はまったく変わってきます。

二次性膝関節症の代表的な病気として、関節リウマチ、痛風・偽痛風、化膿《かのう》性関節炎、半月板損傷・靭帯損傷、大腿骨顆《か》部骨壊《え》死《し》などが挙げられます（次ページ表参照）。

鑑別のために必要な検査としては、血液検査、尿検査、関節液検査、画像検査（Ｘ線、ＣＴ：コンピュータ断層撮影、ＭＲＩ：磁気共鳴画像法）などが行われます。

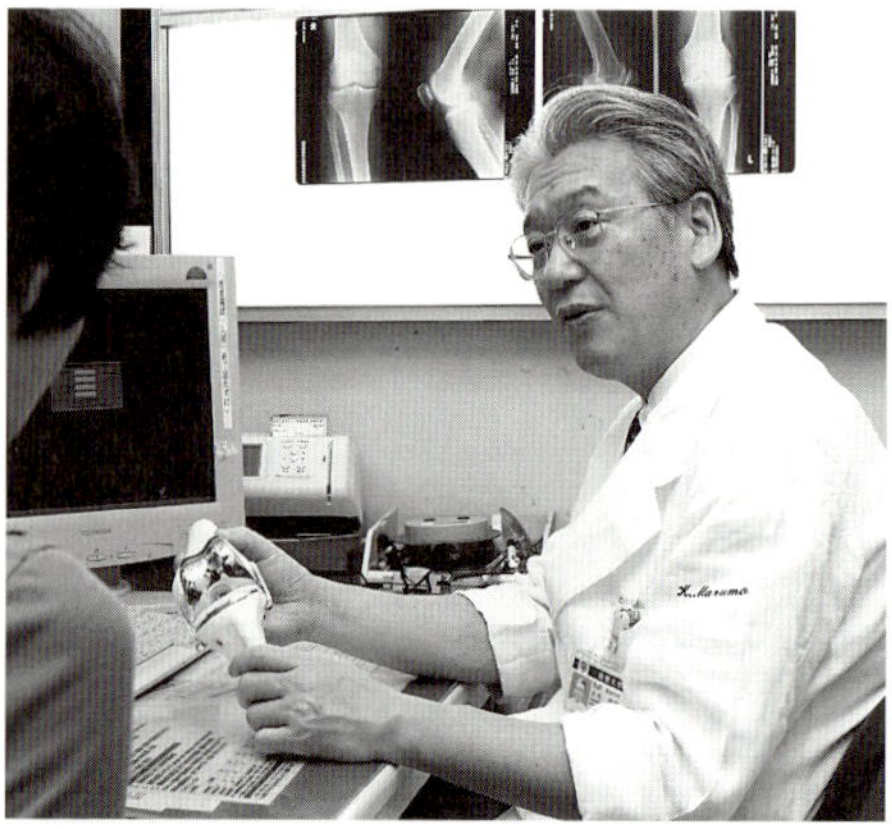

診察室で患者さんに説明をする丸毛先生

Ｘ線検査で関節の変形を確認し 進行状態を見極める

変形性膝関節症の特徴として、症状が必ずしも、病気の進行と並行していないことが挙げられます。一度痛みを感じはじめていったんよくな

り、その後、患者さんによって期間は異なりますが、多くは数カ月から半年後に、また症状がぶり返します。こうした大きな波をくり返しながら、病気は進行していきます。

患者さん自身の状態を知るために、問診では、痛みの出はじめた時期や痛み方などを聞きます。変形性膝関節症の明らかなリスクとしては、年齢（65歳以上）、肥満、性別（女性）、膝の外傷や炎症・手術の経験、遺伝的背景などが挙げられ、問診時の注意点となります。

同時に、外見上の変形の程度を確認したり、膝関節がどのくらい動くか、その範囲（可動域）を調べたり、痛みの出かたをみる、視診や触診も行います。これらの診察によって、病気の進行状態を予測しますが、正確な病期（進行度）の確認は、X線検査によって行います。

病期にかかわらず治療の基本は運動療法

病期は骨棘と関節の隙間（関節裂《れつ》隙《げき》）によって、分類されます。いくつかの分類法がありますが、国際的には、ケルグレン - ローレンス法（KL法）が用いられています。これは、立った状態で撮影した膝関節のX線写真を用いて判定する方法で、変形のない膝関節の状態をグレード0とし、進行度をⅠ～Ⅳの4段階に分類して、評価します。

●こんな病気が二次性膝関節症の原因に

名称	特徴	原因
関節リウマチ	・朝のこわばりが数時間続く ・全身の関節に、左右対称に炎症がおこる	免疫の異常によって炎症がおこる
痛風	・突然激しい痛みがおこる ・足の親指が痛むことが多く、足首なども痛む ・中高年の男性に多い	過食、過度の飲酒などにより、血液中に尿酸がたまり、関節などに沈着することでおこる
偽痛風（関節軟骨石灰化症）	・動かすと激しく痛む ・高齢者に多い ・発熱する	関節液や半月板、関節軟骨に、ピロリン酸カルシウムの結晶がたまって痛みを引きおこす
化膿《かのう》性関節炎	・急に症状が現れる ・悪寒《おかん》や発熱などがおこる	細菌の感染によって関節に炎症がおこり、関節が化膿する
半月板損傷・靱帯損傷	・けがの直後に激しい痛みがおこる ・膝が不安定になって、運動中に膝がガクンとなり、急な痛みと、関節の動く範囲に制限がおこることがある	スポーツや事故などにより、膝の半月板や靱帯の一部が裂けたり破れたりしておこる
大腿骨顆部骨壊死《えし》	・膝関節の大腿骨先端にあたる大腿骨顆部の壊死 ・突然、激しい痛みがおこる。夜間に痛むこともある ・60歳以上の女性に多い	ステロイド薬の影響の場合もあるが、高齢者の場合、多くは原因不明

●診察時に確認する主な項目

問診	・いつから痛むか	1週間ほど前／1カ月ほど前／半年ほど前／けがの直後
	・どの部分が痛むか	膝の外側／膝の内側／膝の皿の上／膝の皿の下
	・どのようなときに痛むか	朝起きたとき／夜寝ているとき／正座するとき／立ち上がるとき／歩いているとき／じっとしているとき／階段の昇り降りのとき　など
	・どんな痛みか	少し痛む／激しく痛む／うずくように痛む　など
	・膝に違和感はあるか	引っかかる感じがする／こわばる／動かすと音がする　など
	・これまでのけがや病気の有無	骨折／脱臼《だっきゅう》／靭帯や半月板の損傷／関節炎　など
	・家族に関節の病気の人はいるか	変形性膝関節症／関節リウマチ／痛風　など
	・普段の生活のようす	職業／スポーツの経験／姿勢や座り方／趣味／住宅環境　など
視診	・O脚やX脚がみられるか ・膝の曲げ伸ばしのようす	
触診	・膝を動かして、動く範囲や痛みの出かた ・腫《は》れや熱、曲がり具合	

病期は4段階に分かれますが、一般にグレードⅠはほぼ健康な状態とみなされ、グレードⅡ以上を変形性膝関節症と定義するので、治療法を検討するうえでは、進行度は次の三つに分けて考えるのが実際的です。

軽度（初期・グレードⅡ）

骨棘ができはじめ、関節の隙間はあるが狭くなってきています。立ち上がりや正座、階段の昇り降りなどに、一時的なこわばりや痛みがあります。

中等度（中期・グレードⅢ）

関節の隙間がさらに狭くなってきています。階段の昇り降りなどの痛みが強く、膝の曲げ伸ばしがしにくくなって、正座が難しくなります。膝に水がたまって腫れてきます。

重度（進行期・グレードⅣ）

関節軟骨のすり減りが激しく、関節の隙間がなくなって、骨棘の形成が顕著です。じっとしていても、夜寝ていても痛むようになります。膝が動かないことで日常の動作が困難になり、生活に支障をきたします。

それぞれの関節の変形の状態は、144ページの図を参照してください。

治療法は、手術と、手術以外の治療法である保存療法に大きく分かれます。保存療法には、薬で痛みや炎症を抑える薬物療法、主に筋力の強化を目的とする運動療法、杖《つえ》や、靴の底の角度や高さを調節する足底板《そくていばん》

●診断はＸ線画像で

確定診断や病期の判定のための検査の基本はＸ線撮影。画像で変形の程度を確認する

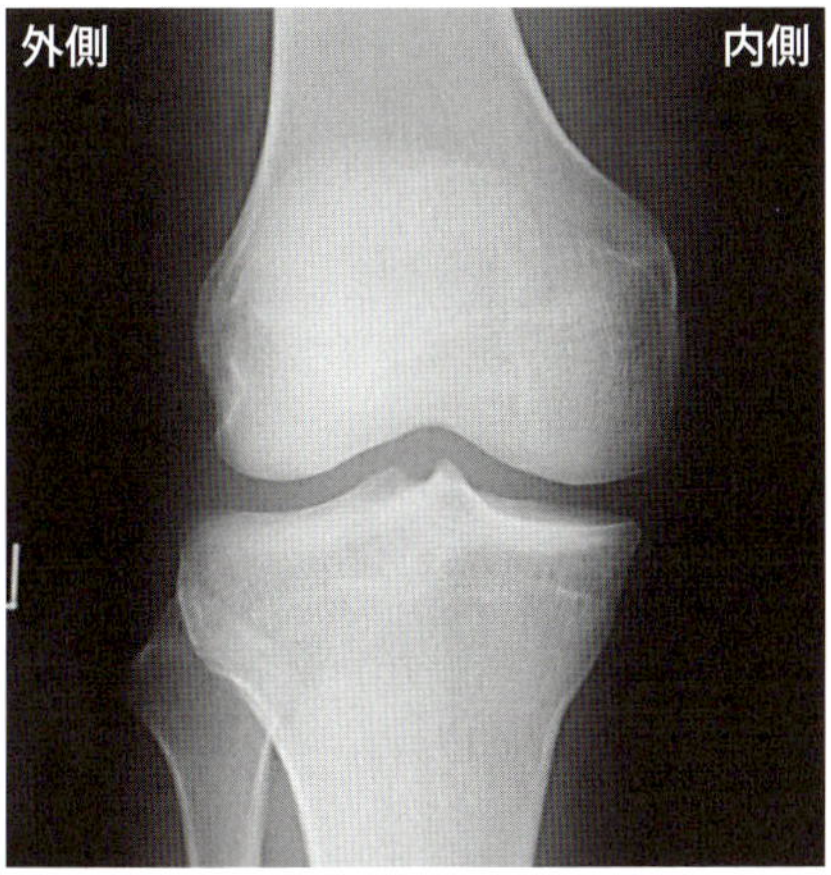

正常膝関節
右膝正面像。関節の隙間《すきま》がきれいに整っている。

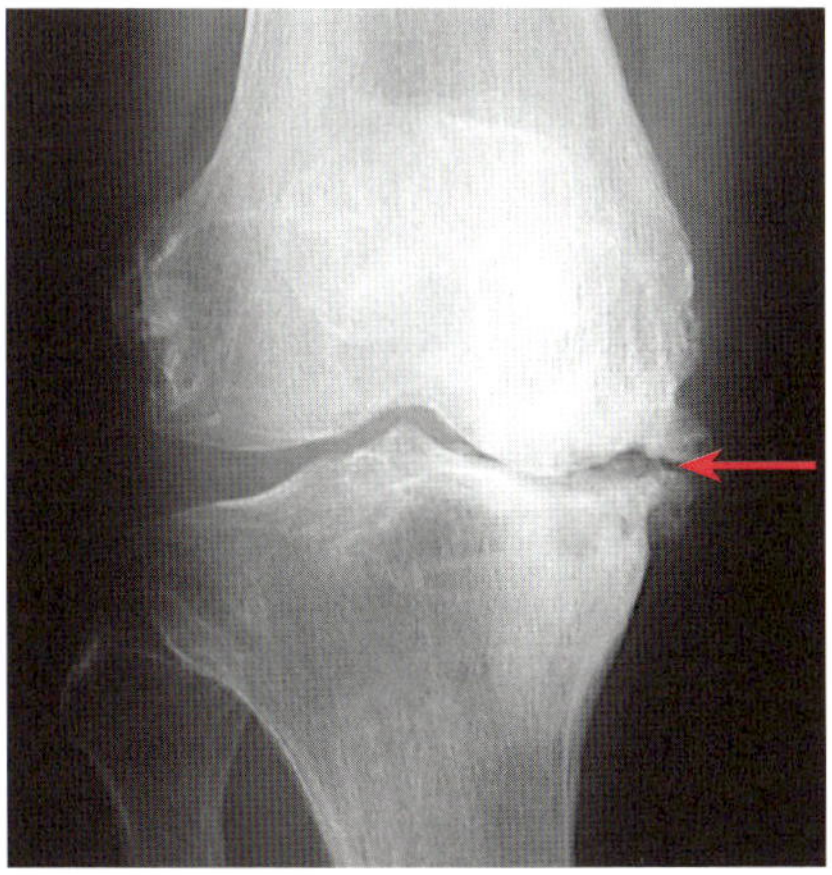

変形性膝関節症の膝関節
関節内側、矢印部分が障害を受けている。全体に関節の隙間が狭くなっているが、特に膝の内側は骨どうしがぶつかって隙間がない部分がある。

写真提供：東京慈恵会医科大学整形外科

●触診　膝関節の動きをみる

医師が手で患者さんの脚を持ち、関節部分をさまざまに動かしたり、押さえたりして、動きの範囲（可動域）や痛みの出かた、関節部の腫れ、靱帯や半月板の損傷などを診断する。

●膝の動く範囲、半月板の損傷などをみる

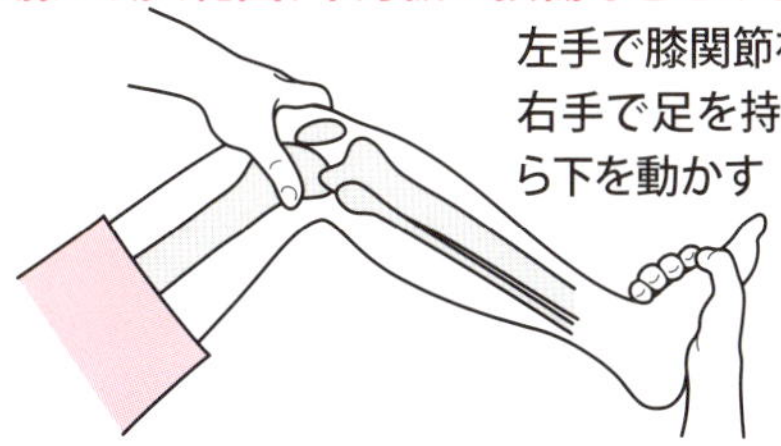

左手で膝関節をつかみ、右手で足を持って膝から下を動かす

●関節を外側、内側に反るように力をかけ、安定性をみる

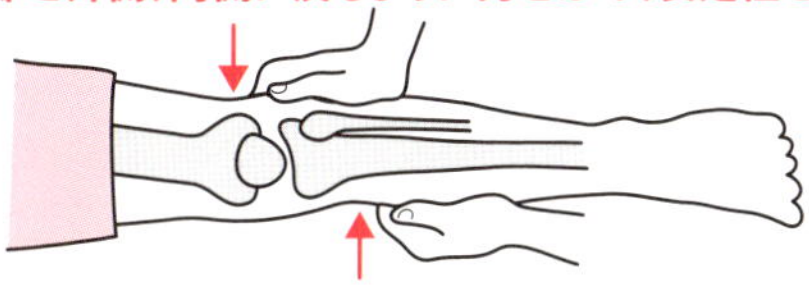

●膝に水がたまっていないか調べる

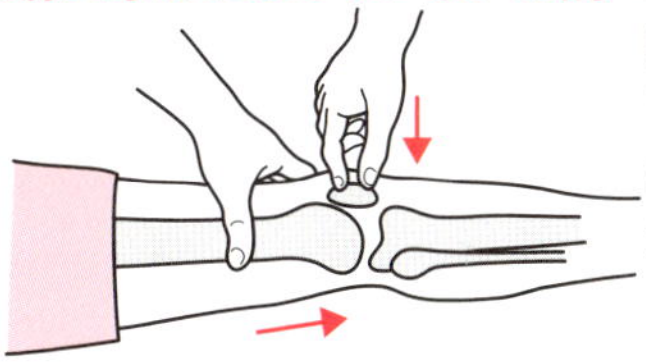

膝蓋骨の上部を下方向に押しながら、膝蓋骨を上から軽く押す

などを利用する装具療法、電気や熱によって血流の改善を目指す物理療法などがあります。

　変形性膝関節症の治療で重要なのは、いずれの進行度であっても、基本は運動療法であるということです。運動療法によって、できるだけ症状の進行を抑え、膝の動く範囲を保って、日常生活に支障をきたさずに過ごすことが、変形性膝関節症の治療目標であるともいえます。

　しかし、現実には、痛みや膝の変形によって、日常生活がままならない患者さんもいます。その場合に

は、手術を検討することになります。手術には、関節軟骨のかけらや十字靱帯の傷んだ部分を切除したりする関節鏡視下手術、脛《すね》の骨を切って変形した脚の形を修正する高位脛骨《こつ》骨切り術、変形した膝関節を人工の膝関節と入れかえる人工膝関節置換術があります。

先にも述べたように、進行度と症状の重さが一致しない場合もありますが、一般に、軽度～中等度の患者さんに対しては、関節鏡視下手術か、高位脛骨骨切り術を検討します。中等度～重度でも高位脛骨骨切り術が行える場合もあります。重度でかなり進行している場合は、人工膝関節置換術が選択されます。

ただし、これはあくまでも目安であって、実際に手術法を検討する際には、症状のほかに、患者さんの年齢、普段の生活様式、職業や趣味、活動度、家庭環境などを考慮し、患者さんとともによく話し合ったうえで決定します。

●変形性膝関節症の病期分類

●ほぼ健康とみなされる状態

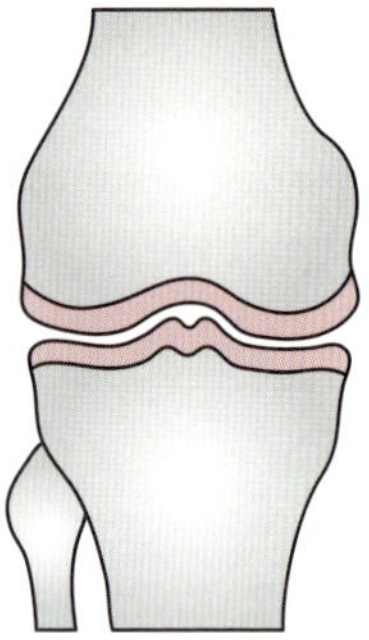

微小な骨棘の形成が疑われるが、関節の隙間は保たれている。

●軽度（初期）

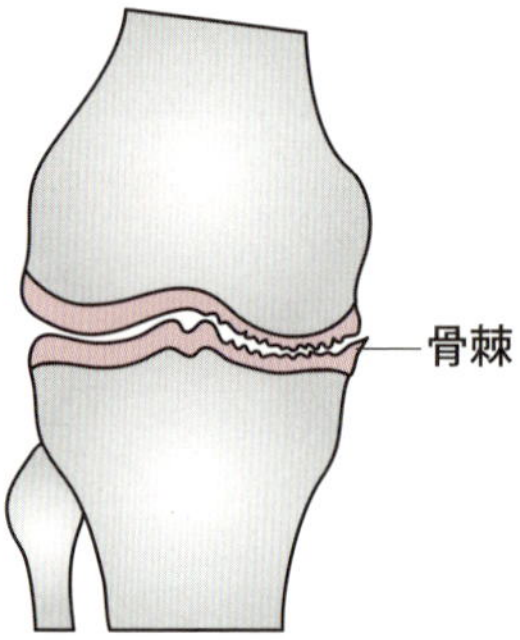

関節の隙間は残っているが、狭くなってきている。骨棘ができはじめている。関節軟骨や半月板はすり減ったり、毛羽《けば》立ったりして傷んできている状態。

●中等度（中期）

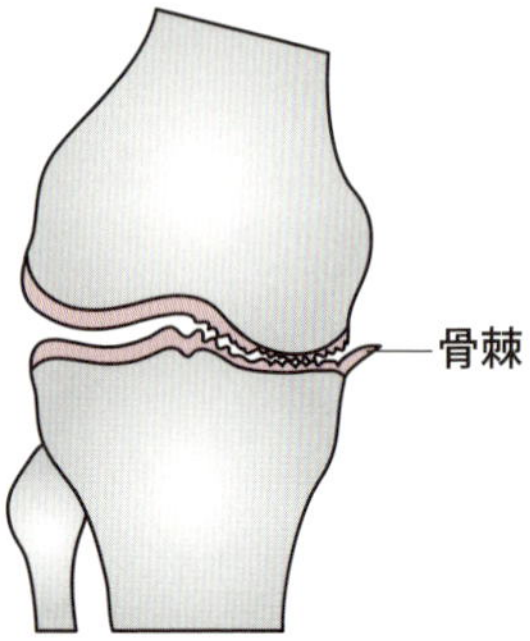

関節の隙間がさらに狭くなり、骨棘が増えてくる。関節軟骨がさらにすり減って、傷みが激しい。半月板の損傷も大きくなる。脚の内側の関節の変形では、O脚の傾向が強くなる。

●重度（進行期）

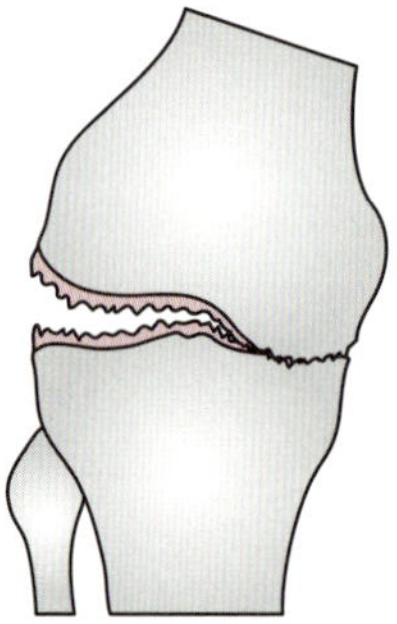

関節の隙間がなくなり、骨と骨がぶつかり合って、膝関節の変形がさらに進む。関節軟骨や半月板はほぼなくなる。O脚も強度になり、大腿骨と脛骨にずれもみられる。

●変形性膝関節症の治療の流れ

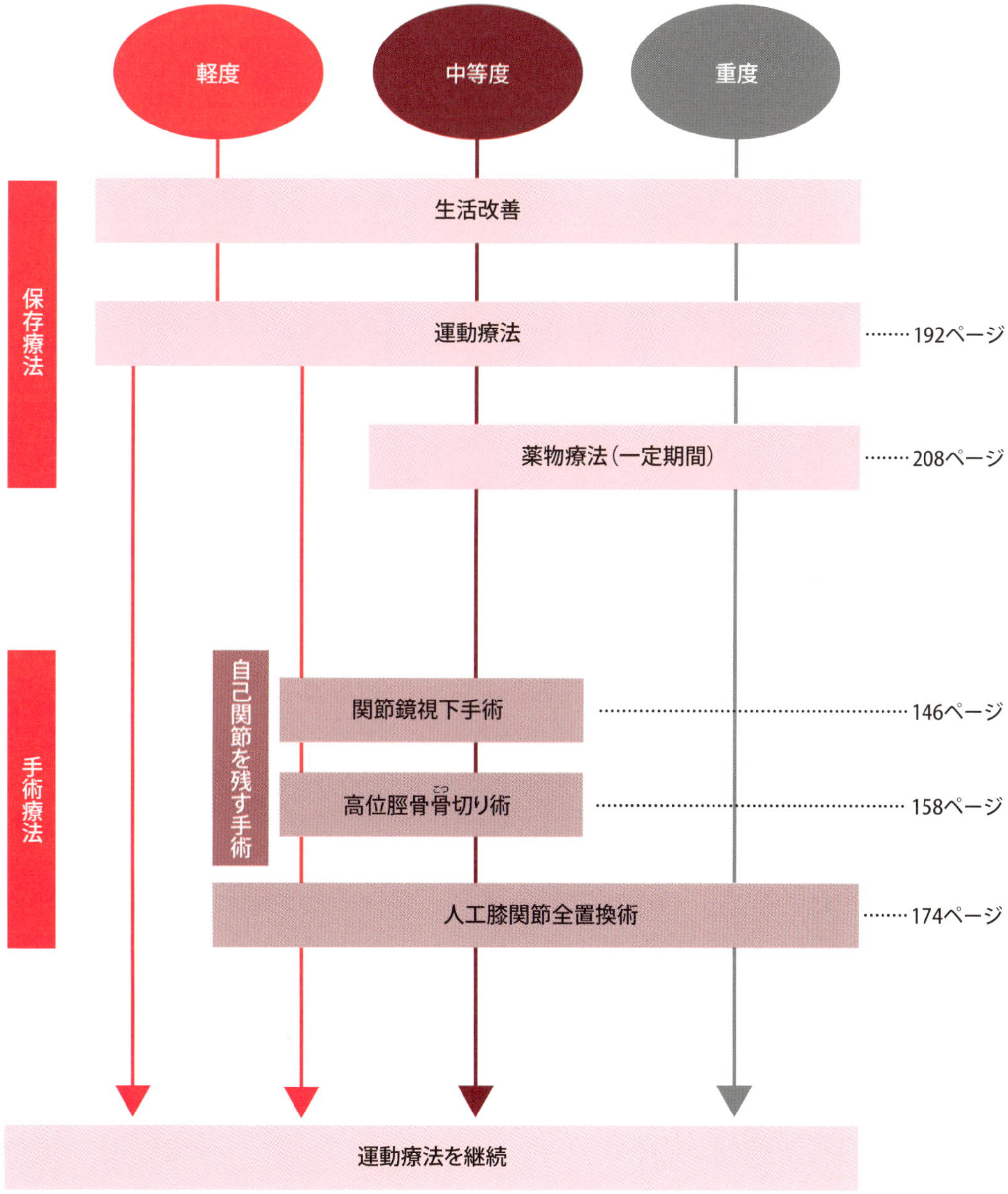

＊治療の流れは患者さんごとに異なります

手術療法

関節鏡視下手術

体への負担が小さく、術後の回復が早い

千葉大学医学部附属病院 整形外科講師
佐粧孝久（さしょう・たかひさ）

関節内をきれいに整えて痛みを抑える手術法で、患者さんの7～8割に効果が認められる。膝《ひざ》の病気に詳しい佐粧孝久先生に、膝の関節鏡視下手術のメリット、デメリットを教えていただいた。

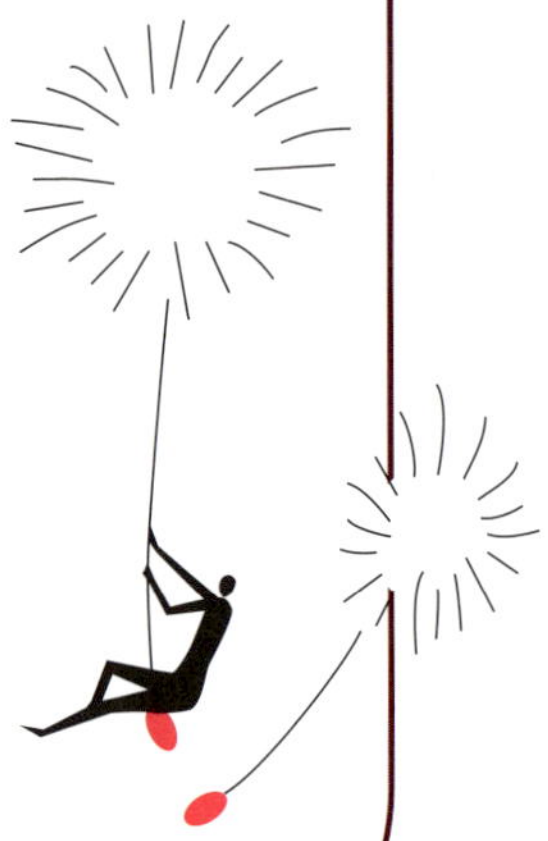

どんな治療法ですか？

膝関節に関節鏡という内視鏡を入れて、モニターの映像を見ながら進める手術です。皮膚を大きく切らないので、体への負担が小さく軽度から中等度の患者さんに適しています。

傷ついた半月板や関節軟骨を取り除いたり、削ったりする

変形性膝関節症では、関節軟骨がすり減ったり、毛羽《けば》立ったりして変性し、痛みを引きおこす原因となっています。また、半月板《はんげつばん》の損傷も高率にみられ、これも痛みの原因となります。関節鏡視下手術は、損傷した半月板を取り除いたり、関節軟骨を削り取ったりして、膝の関節内をきれいに整え、痛みを取り除く目的で行われます。

膝の関節鏡視下手術は、膝のお皿の骨(膝蓋骨《しつがいこつ》)の周囲に2～3カ所、小さな孔《あな》をあけ、そこから関節内を観察するカメラや手術器具を出し入れして行う手術です。医師はカメラの映像を映し出すモニターを見ながら手術を進めます。

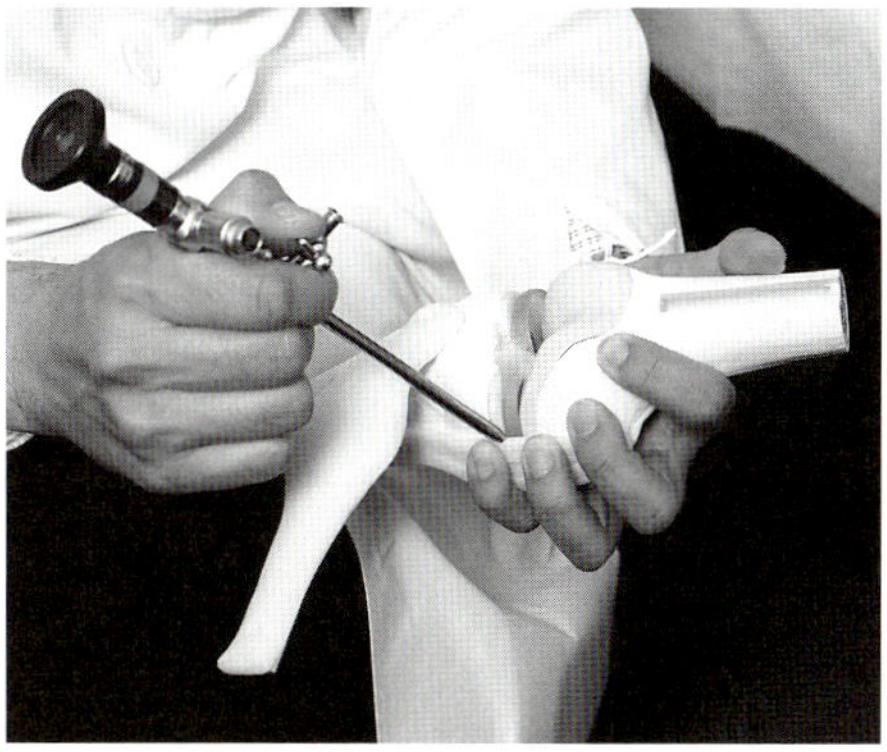

「関節鏡は膝関節にこのように入れます」と佐粧先生

皮膚を大きく切開する必要がないため、患者さんの体への負担が比較的小さいという利点があります。ほかの変形性膝関節症の手術に比べて、入院期間も2～3日と短く、日常生活への復帰も早くなります。

膝の関節鏡視下手術は、7～8割の人に効果が認められますが、2～3割の人は十分な効果が得られません。事前に効果の有無を予測するのはなかなか難しく、手術をしてみないとわからないのが現実です。

変形性膝関節症の治療法で、保存療法では効き目がない場合の選択肢は、高位脛骨骨《けいこつこつ》切り術か人工膝関節

●関節鏡視下手術の特徴

- 手術の切開口が小さい
- 術後の創《きず》の痛みが軽い
- 術後の回復が早く、入院期間が短い
- 高齢者、持病のある人も受けられる
- 再手術も可能
- 人工膝《ひざ》関節置換術までのつなぎとしても有用

置換術と、いずれも体への負担の大きい手術が考えられます。保存療法では痛みが取れないけれども、大きな手術は避けたい患者さんや、高齢者、持病のある人には関節鏡視下手術は有力な選択肢となります。

また、人工膝関節には寿命があるので、若い人はなるべく先送りしたいところです。このような場合にも、人工膝関節置換術までのつなぎとして、関節鏡視下手術が行われています。

●膝関節の内部を見る関節鏡

手術部位に入れるスコープ、スコープにセットするカメラヘッド、関節内部の映像を映すモニターをセットしたビジュアルタワーを組み合わせて用いる。

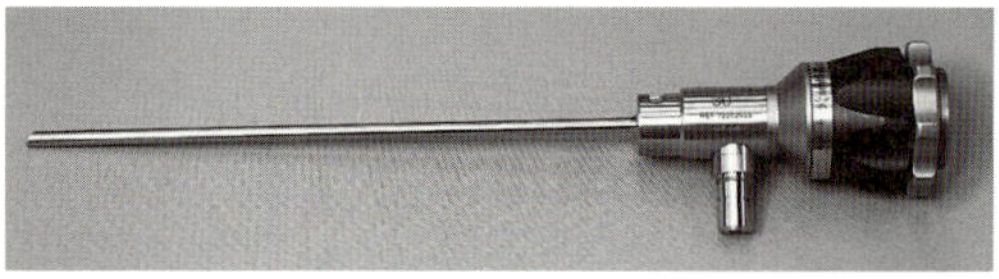

ビデオビュースコープ
直径４㎜、視野角度30度、有効距離160㎜。スコープを関節に挿入、先端からの光で関節内を明るくし、超小型高性能カメラで画像を得ることができる

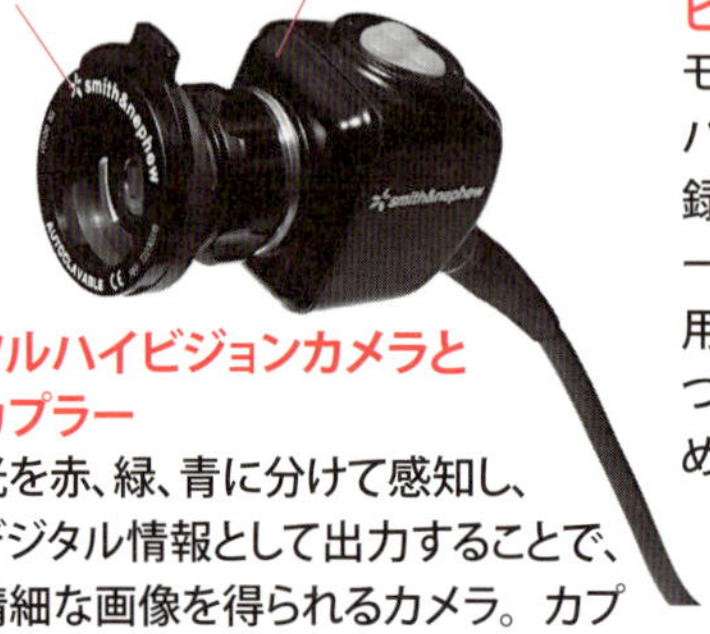

フルハイビジョンカメラとカプラー
光を赤、緑、青に分けて感知し、デジタル情報として出力することで、精細な画像を得られるカメラ。カプラーを接続すると、さまざまなスコープとつなげることが可能になる

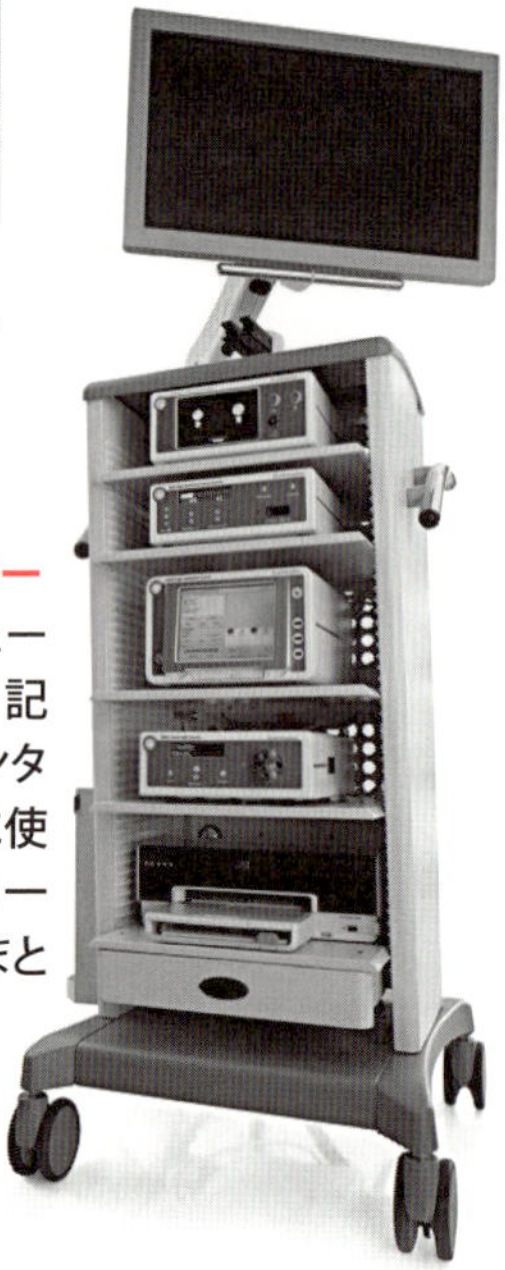

ビジュアルタワー
モニター、シェーバー、カメラ、記録装置、プリンターなど、手術に使用する機器を一つのカートにまとめている

写真提供：スミス・アンド・ネフュー　エンドスコピー株式会社

ここでは膝の関節鏡視下手術の対象として変形性膝関節症を取り上げていますが、この手術は、それ以外の病気にも行われています。半月板損傷、関節軟骨が下の骨とともにはがれる骨壊《え》死《し》、外傷などがないにもかかわらず膝関節に血がたまる特発性膝関節血症、ゼリー状の物質が詰まった腫瘤《しゅりゅう》が半月板にできる半月板ガングリオンなどの治療に有効な手段と考えられています。

内側あるいは外側のみに痛みと損傷のある人が対象

膝の関節鏡視下手術は、変形性膝関節症の病期分類（142ページ参照）でいうと、一般には、軽度から中等度の人が対象です。重度の人にはあまり適していません。

日本人の変形性膝関節症の場合、主に膝関節の内側の関節軟骨がすり減っていたり、半月板が傷んでいたりして、O脚（内反《ないはん》変形）になっている人が大半を占めます。しかし、一部には膝関節の外側に損傷のある人もいます。関節鏡視下手術の対象になるのは、膝をほぼまっすぐに伸ばすことができ、なおかつ関節軟骨や半月板の損傷が、膝関節の内側もしくは外側にだけみられる人です。膝関節の両側とも傷んでいる場合には、この手術は行いません。

患者さん本人の自覚症状と、X線やMRI（磁気共鳴画像法）による画像検査で損傷のある場所を確認して、それが膝関節の内側あるいは外側のどちらかに限定できれば、この手術の対象となります。

X線画像では骨の状態しかわかりませんが、MRI画像では関節軟骨や半月板、大腿骨《だいたいこつ》や脛骨の骨髄の状態、滑膜《かつまく》の炎症の程度まで映し出すことができます。画像検査では、特にMRI画像での関節軟骨の下の骨の状態を重視しています。骨の損傷は痛みの原因になると考えられています。軟骨の下の骨が傷んでいると、関節鏡視下手術をしても痛みが残ってしまう可能性が高くなり、この手術を行うかどうかは慎重に考慮する必要があります。損傷の範囲が広い場合には、関節鏡視下手術では治療ができません。

以上のようなことを踏まえ、保存療法を3～6カ月行って改善がみられず、ほかの治療法と比較してメリットがあると考えられる場合に、関節鏡視下手術を行います。

●膝関節の内側の傷みと外側の傷み

O脚の人は膝関節の内側の傷みが激しく、X脚の人は外側の傷みが激しい。

O脚

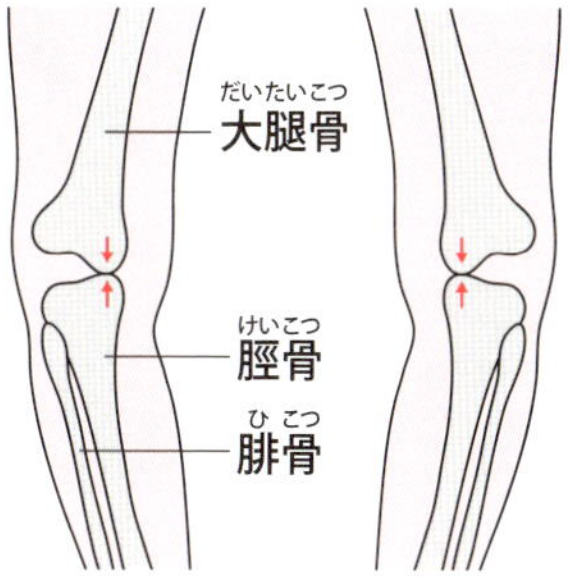

X脚

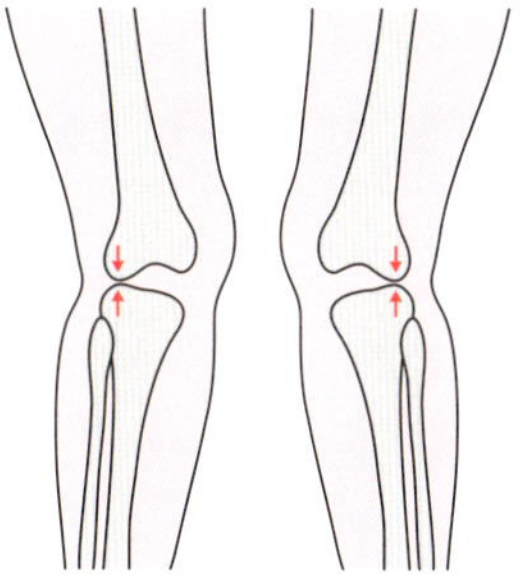

重度の患者さんに対して癒着をはがす手術がある

膝の関節鏡視下手術は、一般にデブリードマンと呼ばれるもので、傷んだ関節軟骨や半月板を取り除き、関節の中をきれいに掃除します。デブリードマンとは異物や死んだ組織を取り除いて傷をきれいにする外科の処置のことです。

ただし、膝関節の内側の損傷が激しい場合に限り、後内側解離術《こうないそくかいり》という手術を関節鏡視下で行うことがあります。これはデブリードマンに加え、関節内の癒着をはがして、膝関節の内側の隙間《すきま》を広げる手術です。この手術は本来、変形性膝関節症の病期でいうと重度で、人工膝関節置換術を検討する必要のある人が対象です。年齢が若く人工膝関節を入れるには早い人や、心臓病などのために人工膝関節置換術が受けられない人に勧められることがあります。

ただし、後内側解離術を実施している医療機関は当施設を含めて、ごく一部に限られています。

治療の進め方は？

膝のお皿の骨の周囲に小さな孔を数カ所あけて、カメラや手術器具を出し入れします。モニター画像を見ながら半月板や関節軟骨を処理。腰椎麻酔で手術時間は1時間程度です。

●よく用いられる関節鏡視下手術用器具

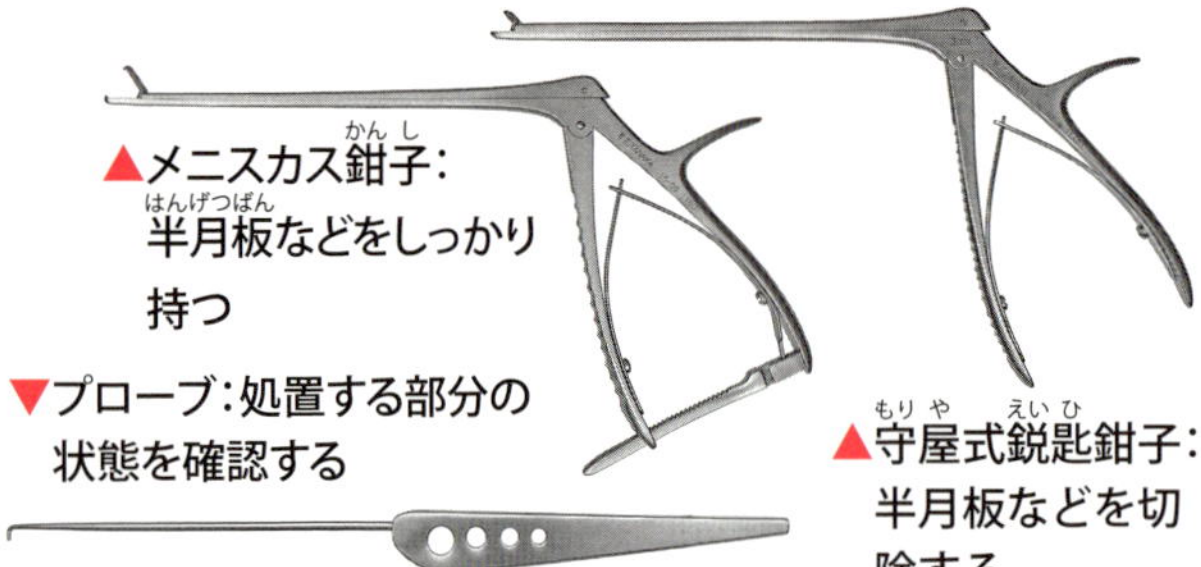

▲メニスカス鉗子《かんし》：半月板《はんげつばん》などをしっかり持つ

▼プローブ：処置する部分の状態を確認する

▲守屋《もりや》式鋭匙《えいひ》鉗子：半月板などを切除する

写真提供：株式会社田中医科器械製作所

断裂した半月板を取り残さず膝の関節内をきれいに掃除

膝の関節鏡視下手術を受ける場合は、手術前日、または当日に入院します。

当日は、手術室に入り腰椎《ようつい》麻酔をします。腰部から針を刺し、脳脊髄《せきずい》液に麻酔薬を入れるもので、下半身に麻酔がかかります。その後、患者さんには手術台にあお向けになってもらい、術者は手術する脚の側に位置します。

手術は膝のお皿の骨（膝蓋骨）の周囲の皮膚を数カ所、1㎝程度切って小さな孔をあけるところから始めます。孔の数は必要となる手術器具の種類によって異なり、通常2〜3カ所設けます。

この孔の1カ所から関節内を映し出すカメラのついた関節鏡を入れ、モニターを通して関節内のようすを細かく観察していきます。次いで、ほかの孔から専用の手術器具を出し入れして、変性断裂した半月板を切除したり、はがれかけてひらひらしている関節軟骨を切除したりします。断裂した半月板がまくれて、脛骨と関節包《ほう》の間に入り込んでいることがよくあり、これを取り残すと痛みの原因となるので、確実に切除するようにしています。

傷んだ関節軟骨面はできるだけ凹凸がなくなるように整えていきますが、部分的に関節軟骨がなくなっているところは、むき出しになった関節の骨に先のとがった器具で小さな孔を多数あけるマイクロフラクチャーを実施して、関節軟骨の再生を図ることもあります。これは骨に小さな孔をあけて骨髄内の血液をしみ出させ、その中の骨髄細胞が分化して

●手術室のセッティングと手術の開始

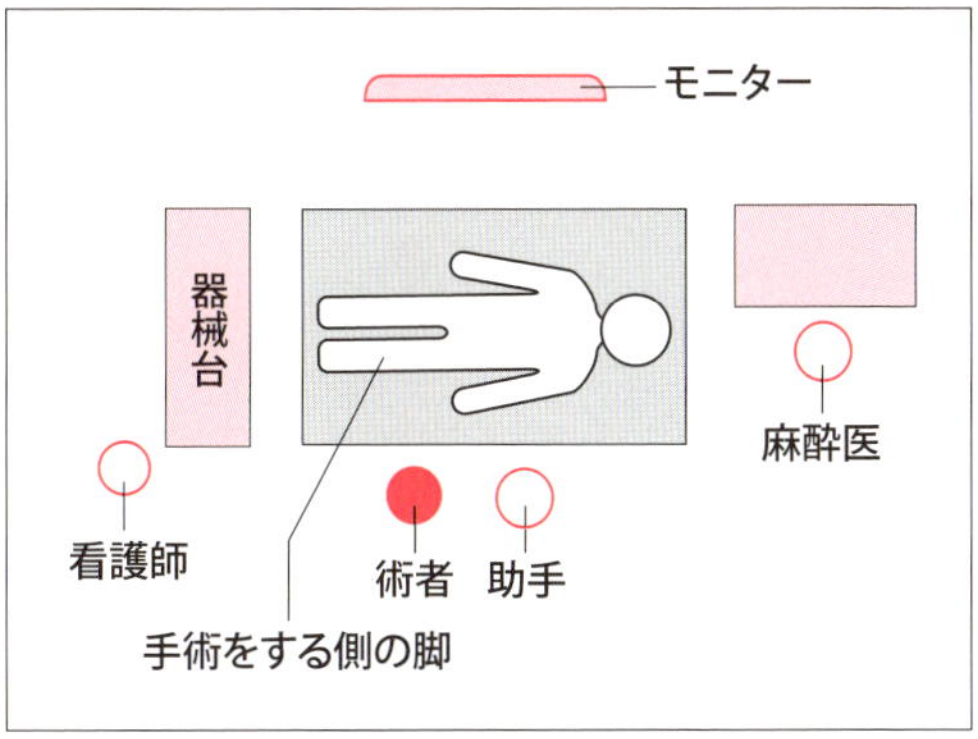

●孔《あな》をあける位置（2カ所の場合）

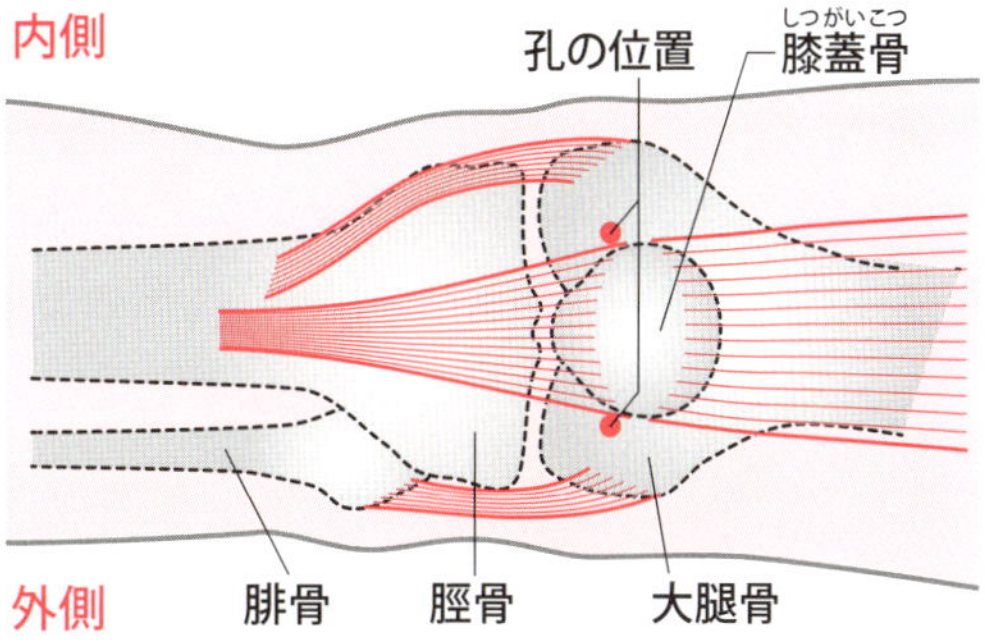

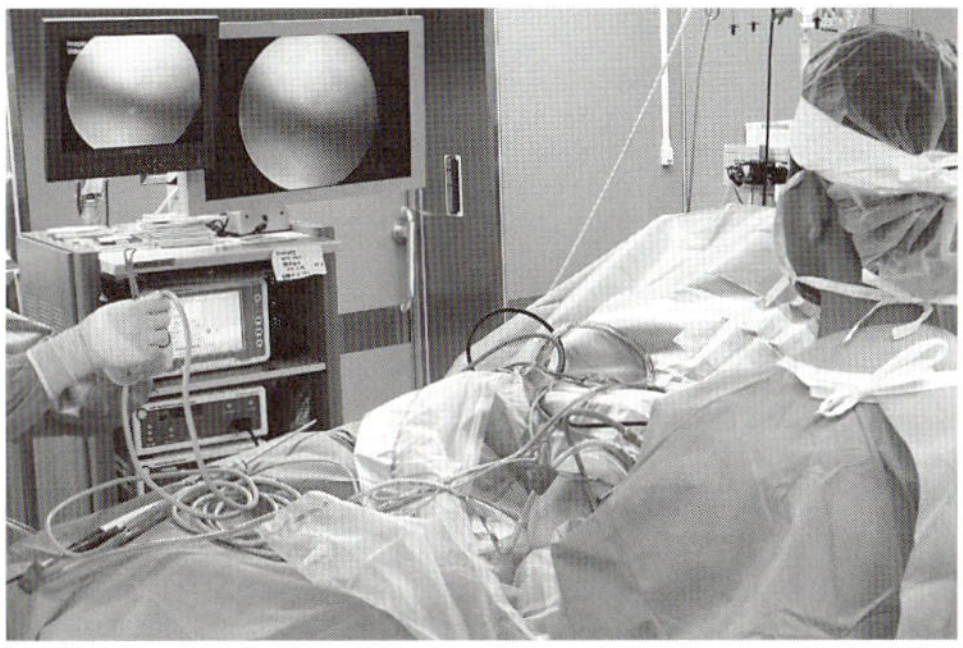

関節鏡を入れて、膝関節内を観察する

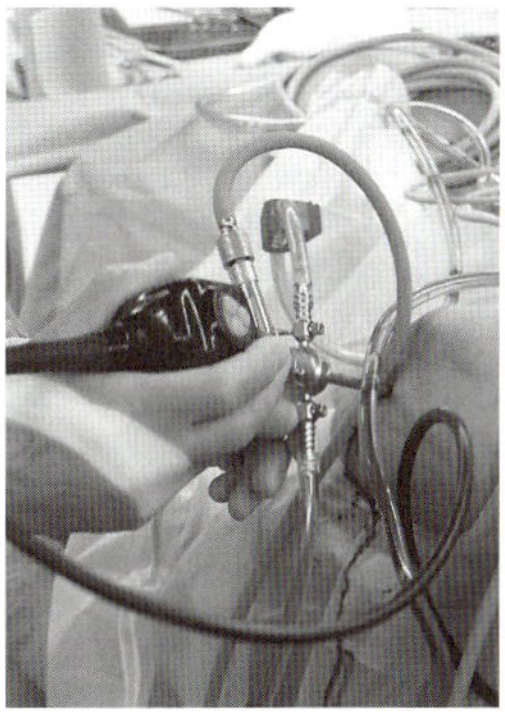

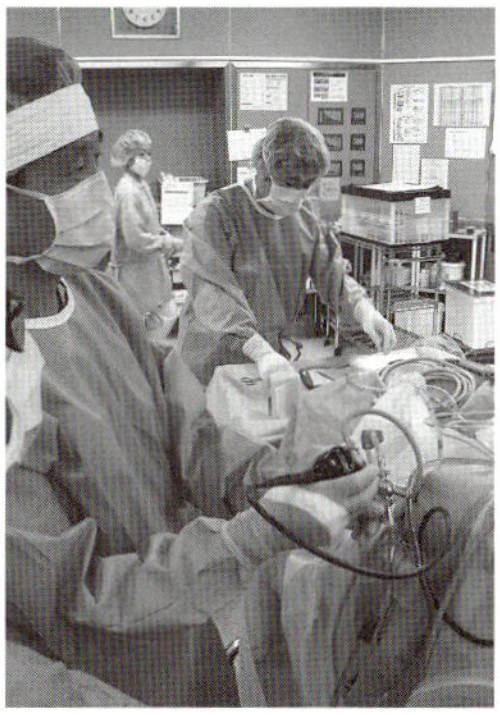

写真提供：千葉大学医学部整形外科

関節軟骨を再生するようにという狙いで行うものです。

また、関節軟骨のすり減りが大きくなり、関節の骨どうしがぶつかるようになると、骨棘《こつきょく》といってとがった骨が増殖するようになります。この骨棘が痛みの原因になったり、膝を動かすじゃまをしたりしていると思われる場合は切除します。

変形性膝関節症の痛みは、損傷した半月板や関節軟骨に刺激された滑膜の炎症からおこります。そこで、炎症をおこして厚くなっている滑膜も切除します。

続けて後内側解離術をする場合は、さらに脛骨に癒着した内側の関節包をはがします。

必要な処置が終わったら、関節内を洗浄し、出血がないか、切除した半月板や関節軟骨のかけらなどが残っていないかなどを確認し、関節内をきれいに整えます。手術器具や関節鏡を抜き取り、皮膚を縫合して手術を終えます。

手術にかかる時間は、1時間程度です。

●手術のようす

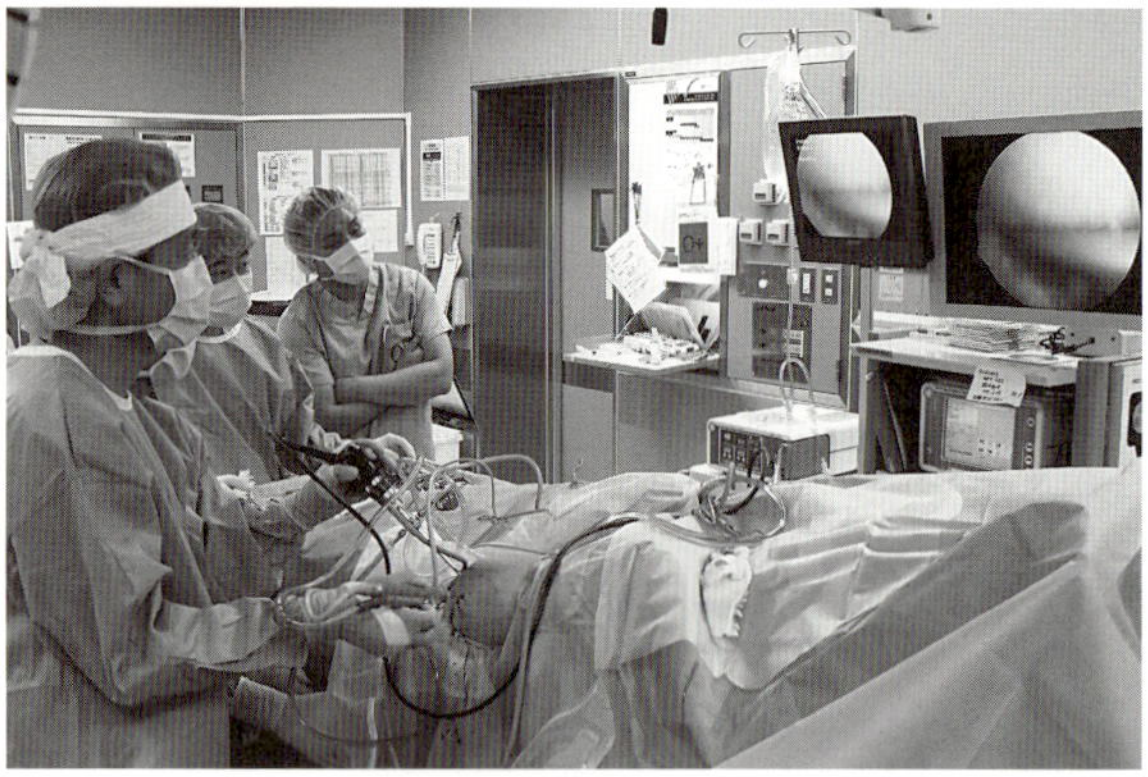

モニターを見ながら手術を進める

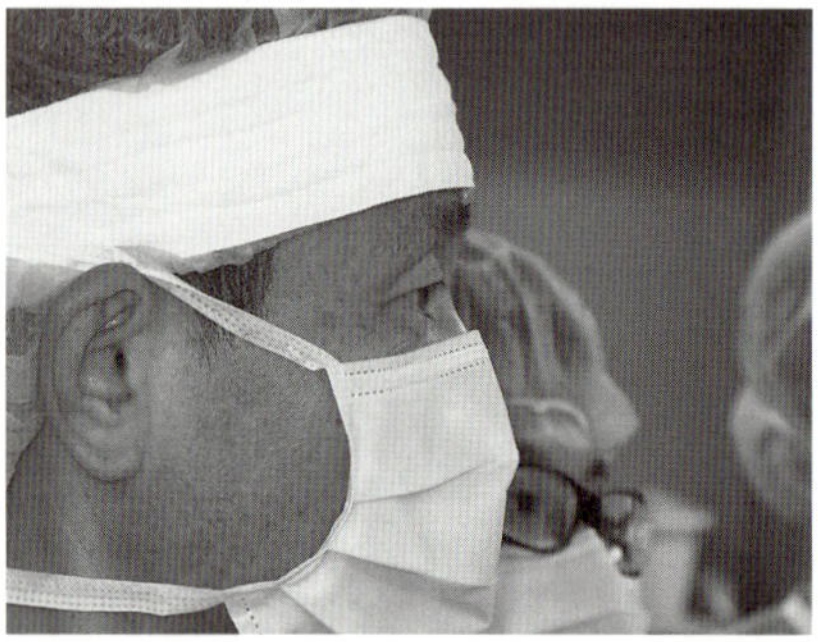

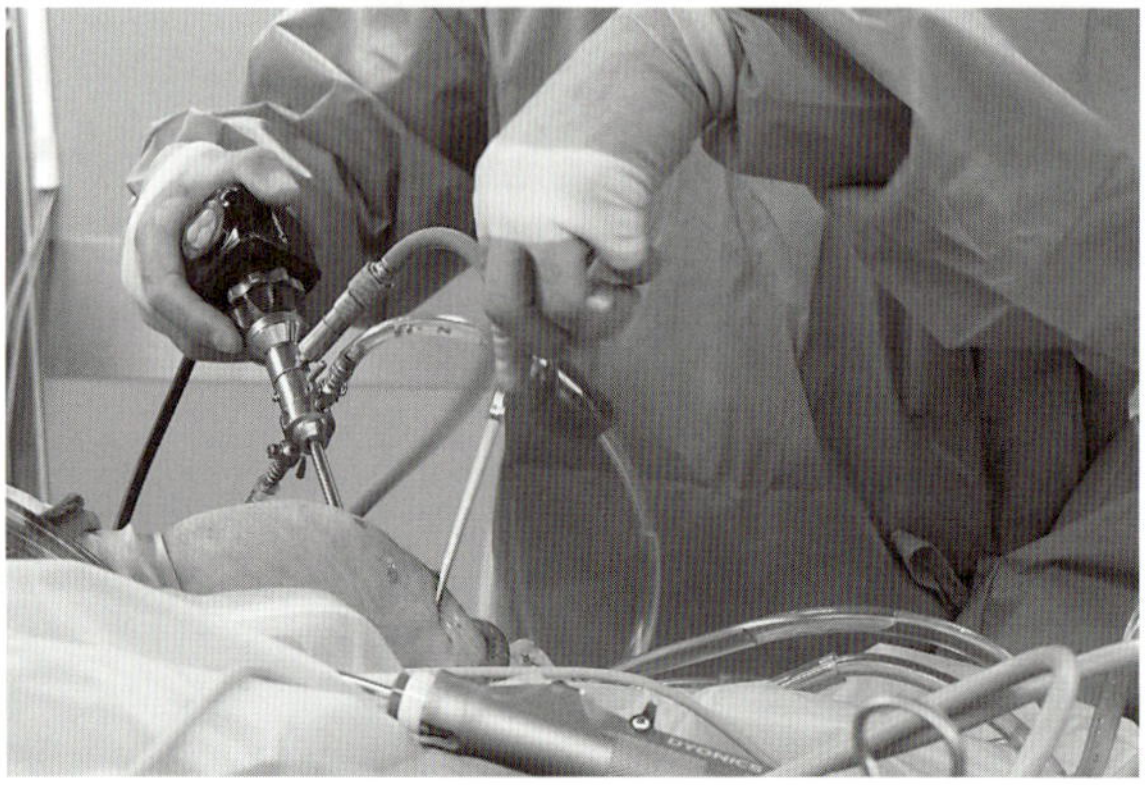

片手に関節鏡、片手に手術器具を持ち、傷んだ関節軟骨や半月板を切除する

写真提供：千葉大学医学部整形外科

●手術の手順

手術のための孔をあける

▼

関節鏡を入れ、膝関節内を観察

▼

手術器具を入れ、傷んだ半月板や関節軟骨を切除

▼

関節軟骨表面を整える

▼

状態によりマイクロフラクチャーを実施

▼

状態により骨棘《こっきょく》や滑膜《かつまく》を切除

▼

関節内を洗浄

▼

残った半月板や関節軟骨のかけらを除去

▼

皮膚縫合

●関節鏡で見た膝関節内部

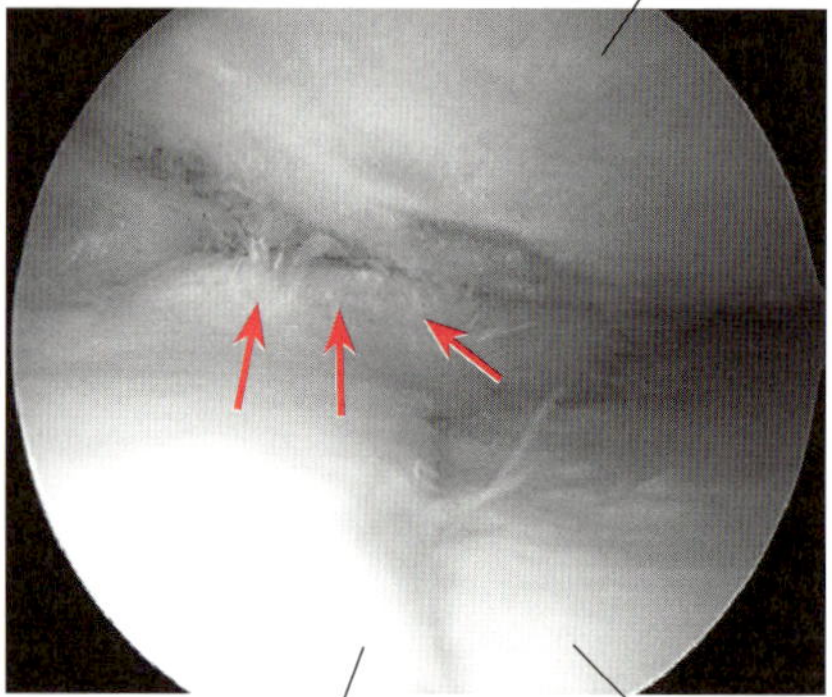

損傷を受けた半月板。矢印部分に毛羽《けば》立ちがみられ、半月板内部が断裂していることをうかがわせる

術後の経過は？

手術の翌日から、歩くことができます。入院は通常2〜3日。1泊2日も可能です。術後3〜6カ月で膝の違和感がなくなり、7〜8割の患者さんが手術に満足しています。

手術当日はベッド上で安静に翌日からは積極的に運動療法

手術後は、手術したほうの脚に弾性ストッキングをはき、患部をアイシング（冷却）します。また、座布団を使って手術したほうの脚を少しだけ高くする体位をとります。

手術を受けた当日は、ベッド上で安静に過ごすことが大切です。病室に戻って3時間たって異常がなければ、水を飲んでも大丈夫です。また、6時間たって異常がなければ、普通の食事をとることができます。看護師の介助を受けながら、車いすでトイレに行くことができます。

術後、数日間は手術部位が痛みます。痛みが強い場合は、非ステロイド性消炎鎮痛薬を内服してもらいます。場合によっては、非ステロイド性消炎鎮痛薬の坐剤《ざざい》を用います。

手術翌日から、体重をかけて普通に歩くことができます。血栓を予防し、関節が硬くなるのを防ぐため、ベッド上でも、できる範囲で脚の曲げ伸ばしをしてもらいます。

特に問題がなければ手術翌日、または手術後2日目に退院できます。

ただし、普段どおりの生活に戻るまでには、2〜3週間程度かかります。膝の痛みはすぐには消えず、痛みがなくなってもしばらくは違和感が残ります。膝が安定してくるまでに3〜6カ月程度かかります。

手術後に大切なことは、運動療法を続けることです。膝を支える筋肉をきたえることにより、再び痛みが現れないよう予防に努めましょう。

退院後は1カ月までは毎週1回、その後半年までは1カ月に1回受診してもらい、手術の効果を確認します。効果がみられない場合、関節鏡視下手術をもう一度行うこともあります。また、人工膝関節置換術を検討する場合もあります。

年齢や合併症を考慮すると有力な治療の選択肢となる

膝の関節鏡視下手術では、7〜8割の患者さんに、満足が得られています。

膝の関節鏡視下手術を受けた患者さんを対象に、満足度を調べたことがあります。千葉大学医学部附属病院で、１９９７年から２００５年までの間に膝の関節鏡視下手術を受けた60歳以上の患者さんを対象にした

●入院から退院まで

入院 手術前日または当日	・手術前の検査と説明
手術当日	・手術室に入る。麻酔開始 ・手術 ・手術した脚に弾性ストッキング着用 ・ベッド上で安静 ・手術した脚を少し上げる ・患部をアイシング ・痛みが強ければ痛み止め服用 ・病室に戻って３時間後飲水可、６時間後普通食可 ・ベッドを90度まで起こせる ・車いす移動でトイレ排尿可
術後1日目	・体重をかけての歩行可 ・ベッド上で関節の屈伸運動 ・退院準備、退院後の注意を説明
退院 術後1日目または2日目	・次回外来予約

ものです。

満足度はＪＯＡスコア（171ページ参照）、患者さんの満足度、追加手術の割合で調べました。ＪＯＡスコアは日本整形外科学会が定めた変形性膝関節症の治療判定基準で、点数が高いほどよい状態であることを示しています。患者さんの満足度は「大変満足」「満足」「どちらともいえない」「不満」の４段階で質問し、「大変満足」もしくは「満足」の回答を「満足している」として扱いました。

次ページの表がその結果です。ＪＯＡスコアを術前、術後で比較すると、ほとんどの場合、術後に点数が高くなっています。唯一、術後の点数が低くなっているのは、膝関節の内側が傷んでいる内側型変形性膝関節症で後内側解離術を受けた、75歳以上の患者さんです。

患者さんの満足度では、デブリードマンを受けた患者さんは、おおむね８割程度の人が満足していることがわかります。後内側解離術を受けた患者さんの場合は、デブリードマンを受けた患者さんよりも満足度が低くなっています。

追加手術の割合は、膝関節の外側が傷んでいる外側型変形性膝関節症では１例もありません。このタイプの患者さんには、関節鏡視下手術のデブリードマンが非常に適していることがわかります。

一方、内側型変形性膝関節症では、デブリードマンを受けた患者さんの約15％、後内側解離術を受けた患者さんの約30％が、追加手術を受けています。

全体として後内側解離術の成績が、デブリードマンの成績より劣るのですが、もともと膝関節の状態が悪い人が後内側解離術を受けていることも背景にあると考えられます。
　患者さんの満足度が約８割という数字は、手術としては必ずしも高いものではありません。しかし、体への負担が小さい、入院期間が短い、再手術が可能といった、ほかの治療法にないメリットもあります。年齢や合併症、あるいは仕事や家事の都合など、さまざまな問題を考えるときに、関節鏡視下手術は変形性膝関節症に対する有力な選択肢の一つだと思われます。

●関節鏡視下手術の基本情報

腰椎《ようつい》麻酔	
手術時間	約１時間
入院期間	２～３日
費用	約30万円

＊費用は2012年9月現在のもの。今後変更の可能性がある。
（千葉大学医学部附属病院の場合）

●変形性膝関節症の関節鏡視下手術の治療成績

デブリードマンを受けた患者さんの満足度はほぼ80%。膝関節の内側が傷んでいる内側型変形性膝関節症に、追加手術がみられる。

病名	術式	年齢	対象人数	経過観察期間	術前	術後	満足の割合	追加手術の割合
内側型変形性膝関節症	鏡視下デブリードマン	60～64歳	12人	6年8カ月	69.2	88.1	81.7%	17%
		65～69歳	12人		66.3	83.4	81.7%	8%
		70～74歳	14人		62.7	75.1	75.0%	14%
		75歳以上	6人		63.2	73.0	83.3%	0%
	鏡視下後内側解離《こうないそくかいり》術	60～64歳	11人	7年2カ月	57.6	72.4	62.7%	27%
		65～69歳	11人		55.3	64.2	50.0%	27%
		70～74歳	18人		62.8	69.7	50.0%	33%
		75歳以上	16人		59.4	56.8	68.7%	0%
外側型変形性膝関節症	鏡視下デブリードマン	平均70.9歳	10人	4年8カ月	72.3	84.6	80.0%	0%

・1997～ 2005年　調査対象は60歳以上
・術前、術後の数値はJOAスコアによる
・経過観察期間と、術前、術後のJOAスコアは平均値
（JOAスコア：171ページ参照）

千葉大学医学部整形外科資料より作成

Interview

佐粧孝久（さしょう・たかひさ）

千葉大学医学部附属病院
整形外科講師

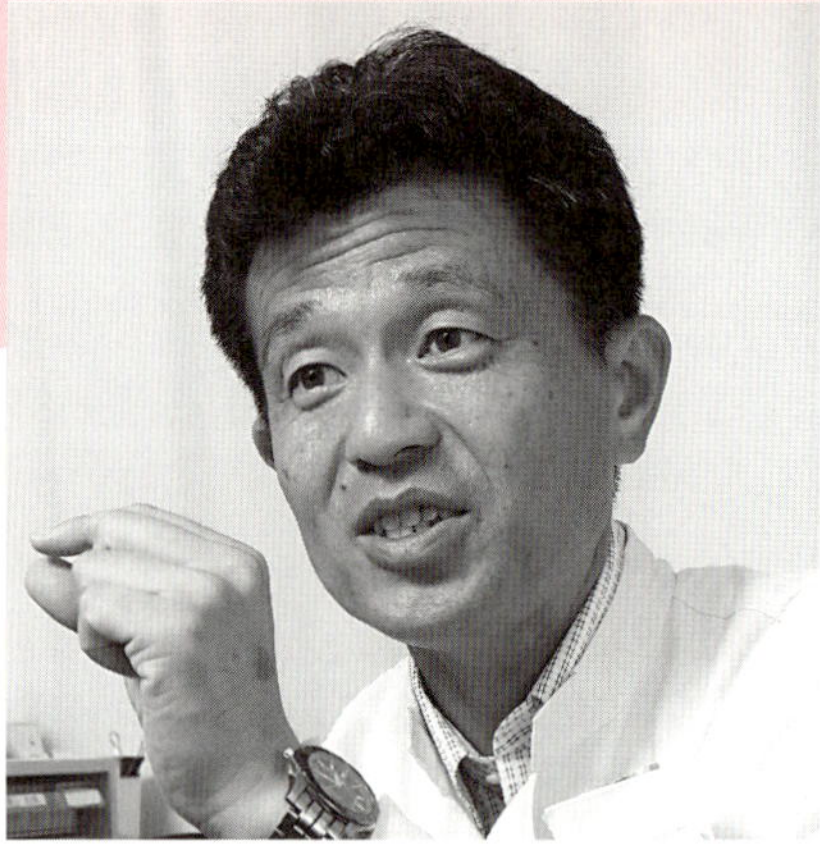

われわれは医療サービスを提供するサービス業の一員なのです。若手をガソリンスタンドで修行させたいくらいに思っています。

「先生は車いすに乗ればいいと簡単におっしゃいますが、私はゆっくりでもいいから、自分で歩いてトイレに行きたいのです」

佐粧先生は整形外科の研修医時代に、関節リウマチの患者さんからこう訴えられてハッとしたといいます。関節リウマチは全身の関節が痛む病気です。

「膝の関節が痛い患者さんは、車いすで移動すればいいと安易に考えていました。ところが、その患者さんは、病気が悪化していくなかで、自力で歩いてトイレに行くことが譲れない一線だと考えていたのです。自力で歩くことは、健康な人にとってあまりに当たり前で、意識もしないことです。でも、歩くということが、人にとって重い意味をもつ場合もあるということを思い知りました」

この当時、佐粧先生は関節リウマチの治療に関心をもち、まだ膝の病気を専門にはしていませんでした。のちに、整形外科の膝領域の大家だった守屋《もりや》秀繁《ひでしげ》先生（千葉大学名誉教授）に誘われて、膝の病気を専門とすることになりましたが、歩くことの重要性を訴えた患者さんの言葉は、今も深く心に刻まれているそうです。

そんな佐粧先生ですが、もともとは歯科志望でした。

「チョコ好きで子どものころよく虫歯になっていたのですが、治療がとにかく痛くて辛い。それで、痛くない虫歯の治療を自分で開発しようと思ったわけです」

大学受験を前にして、歯科医より医師のほうがいろいろなことに挑戦できるとアドバイスを受け、少し方向転換することになりました。

千葉大学の整形外科は、スポーツ整形に興味をもって入局する医師が多いのですが、佐粧先生の場合は特別にスポーツに興味があったわけではないようです。しかし、膝の病気を専門にしたため、結果的にスポーツで膝を悪くした患者さんを多数診《み》ることになりました。

「バスケットボール、サッカーをやっている患者さんをよく診ています。最近はママさんバレーをやっている患者さんも多いですね」

研究面では、変形性膝関節症の診断を進歩させることに意欲を燃やします。

「糖尿病なら血糖値を測ることによって、病気を発見したり治療効果を確かめたりすることができますよね。変形性膝関節症でも、たとえば、血液検査で何かを測ることによって、診断を確実にしたり進行度を調べたりすることができないものかと考えています。また、ＭＲＩを使った病気の進行度の評価法の確立も研究テーマの一つです」

このほか、関節軟骨の修復に役立つ遺伝子の発見や、数日の入院で施行可能な人工関節の開発なども大きなテーマです。

一方、医師の教育面では、社会人としてのマナーの重要性を強調。

「私たちは医療サービスを提供するサービス業の一員なのです。若手を全員、店員さんのマナーがしっかりしているハンバーガーショップとか、ガソリンスタンドとかで修行させたいと思っているくらいです」

変形性膝関節症の患者さんには、こうアドバイスをしています。

「痛みがあると、患者さんはどんどん悪くなってしまうのではと不安にかられますが、決してそんなことはありません。痛みには波があって、波を越えると痛みが軽くなることもあります。変形性膝関節症だけで寝たきりになるようなことはありません。治療も一刻を争うような緊急性はありませんから、担当医とゆっくり相談して方針を決めてほしいと思います」

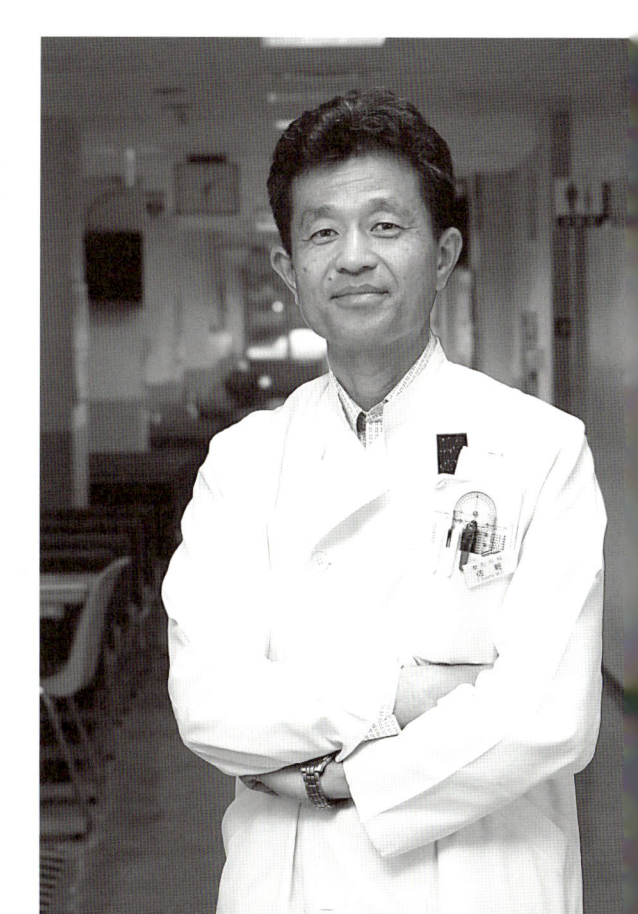

佐粧孝久（さしょう・たかひさ）

1961年千葉県生まれ。89年千葉大学医学部卒業。同年同大医学部整形外科学教室入局。鹿島労災病院、千葉県立東金病院を経て、千葉大学医学部整形外科助手。2001年から2年弱、米国カリフォルニア大学に留学、07年千葉大学医学部整形外科助教、10年から現職。

手術療法
高位脛骨骨切り術

膝関節を残してO脚を矯正、痛みをやわらげる

国立病院機構宇都宮病院 副院長
田中孝昭（たなか・たかあき）

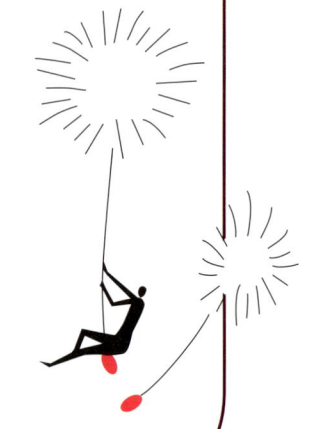

吸収されて骨になる人工骨素材「β–TCP」を開発し、脛《けい》骨《こつ》の矯正角度を調節しやすい骨《こつ》切り法式を採用。田中孝昭先生に、高位脛骨骨切り術のメリットと手術における独自の工夫についていただいた。

どんな治療法ですか？

O脚で内側の傷みが激しい膝《ひざ》関節の脛骨を切って外向きに反るように傾きを矯正。体重の負担を受ける位置を変えて、痛みを抑え、膝関節を生かす手術です。

日本人に多い、O脚タイプの変形性膝関節症を治療する

日本人の変形性膝関節症のほとんどは、膝関節の内側の関節軟骨がすり減って、大腿骨《だいたいこつ》と脛骨の隙間《すきま》が狭くなってしまい、O脚になっているタイプです。

O脚になると体重が膝関節の内側にかかるようになるため、ますます負担が集中して関節軟骨の損傷が進み、痛みも強くなるという悪循環をたどります（139ページ図参照）。

そこでO脚を矯正してX脚方向になるよう、脛骨を切って角度を変えます。そうすることで、体重を支える位置を膝関節の外側にずらし、膝関節内側の傷んだ部分の負担を減らすのが高位脛骨骨切り術です。脛骨の上のほう、膝関節寄りの高い位置で骨を切るので、このような名前で呼ばれています。

高位脛骨骨切り術では、患者さん自身の膝関節が残されます。そのため、関節そのものを取りかえてしまう人工膝関節置換術では制限を受ける正座や運動なども可能です。人工膝関節に比べて、手術後も膝の曲げ伸ばしをするときの、本来の感覚は保たれるので、膝に無理な負担をかけ過ぎないという意味でも利点があります。

また、最終的に人工膝関節置換術を受けることもできます。人工膝関節は一般に20年程度が寿命と考えられているので、比較的若い人は特に高位脛骨骨切り術をするメリットがあるといえるでしょう。

ただし、高位脛骨骨切り術は、骨を切って再びくっつける手術であるため、骨がくっつくまでの回復期間が必要です。人工膝関節置換術に比べると入院期間が長く、歩けるようになるまで5～6週間かかります。焦らずに治療に取り組むことが大切です。

●高位脛《けい》骨《こつ》骨《こつ》切り術の特徴

- 自分の膝《ひざ》関節を生かし、O脚を矯正する
- 痛みを抑え、正座が可能になる
- 将来、人工膝関節置換術に移行できる
- 入院期間、回復までの期間が長いというデメリットがある

高位脛骨骨切り術には二つの方法がある

　高位脛骨骨切り術には、二つの方法があります。一つは脛骨の外側から骨を楔《くさび》形状に切り取る方法で、クローズド・ウェッジ法といいます。もう一つは、脛骨の内側で骨に切り込みを入れて楔形状に開く方法で、オープニング・ウェッジ法といいます。ウェッジとは楔形を意味する言葉です。

　クローズド・ウェッジ法は、骨を切り取って残った断面どうしを合わせるように脛骨を動かします。すると、脛骨の傾きが外側に反る形になり、O脚が改善されて膝関節の外側に体重がかかるようになります。骨のくっつきをよくするために、断面どうしを合わせるときに、切り取った骨の一部を残して押しつぶすようにします。角度を矯正したあとに金属製のプレートを入れて、しっかりと固定します。

　一方、オープニング・ウェッジ法は、内側から脛骨に切り込みを入れ、器具を用いて切り口を少しずつ、楔形状に広げていきます。すると、脛骨は外側に反っていき、O脚が改善されて、膝関節の外側に体重がかかる形になります。その後、楔形状にあいた脛骨の切り口を金属製のプレートで固定し、人工骨を入れます。

利点を生かし、改善を加えたオープニング・ウェッジ法を実施

　歴史的にはオープニング・ウェッジ法の開発のほうが古いのですが、先に普及したのはクローズド・ウェッジ法でした。クローズド・ウェッジ法は現在でも使われていますが、いくつかの弱点があります。

　クローズド・ウェッジ法で手術をする場合、骨の長さを合わせるため、腓骨《ひこつ》も一部切り取ることになります（次ページ図参照）。そのため、一時的ですが、腓骨神経という足首を動かすことに関係している神経がまひすることがあります。また、脛骨の骨を切り取る角度の調整が難しいという問題もあり、これらが弱点といえます。

　それに比べ、オープニング・ウェッジ法で手術をする場合は、腓骨を切り取る必要がないので、腓骨神経がまひすることはありません。

　また、骨に切り込みを入れてから、切り込みを開いて角度を調整していくので、狙った角度にO脚を矯正しやすいといえます。

　手術時間も短く、入院期間、歩けるようになるまでの期間もクローズド・ウェッジ法より短くなります。オープニング・ウェッジ法は骨を切除しないので、将来、人工膝関節置換術が必要になった場合に、問題がおこりにくいのも利点です。

　ただし、経験が豊富で手術に慣れた医師が執刀するのであれば、どちらの方法で手術を受けたとしても、患者さんとして大きな問題はないと思います。

　私自身は自分で開発した人工骨と、特殊な形の小さな金属製プレートを用いたオープニング・ウェッジ法で、高位脛骨骨切り術を行っています。

●高位脛骨骨切り術の手法

O脚の脛骨を切ってX脚方向に傾きを変え、体重がかかる位置を膝関節の内側から外側へと移す。

●オープニング・ウェッジ法

脛骨の内側から骨に切り込みを入れ、切った部分を楔《くさび》形状に広げて人工骨を挿入する。骨を開いた分、脚の長さがやや伸びる

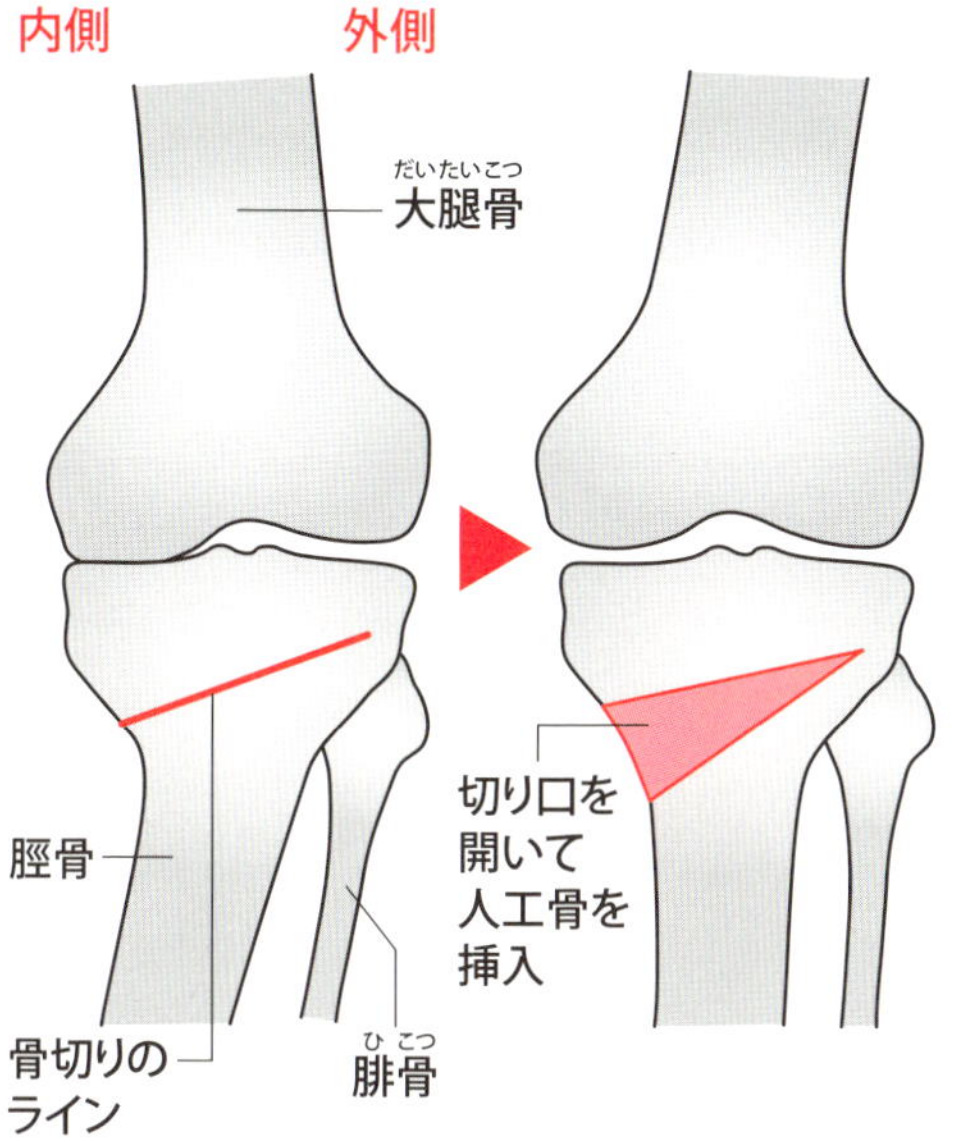

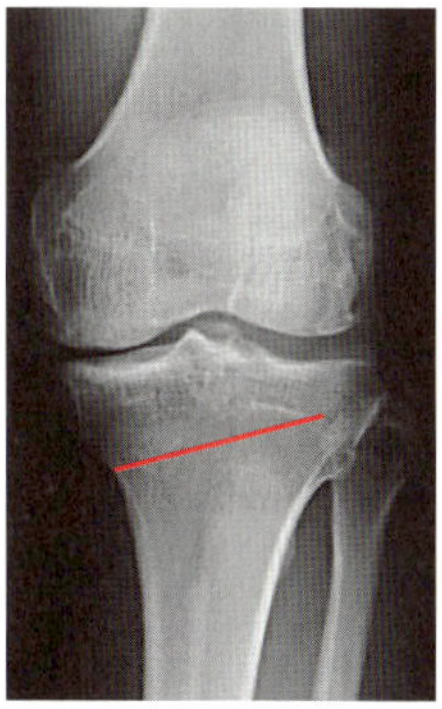

手術前。O脚の膝関節

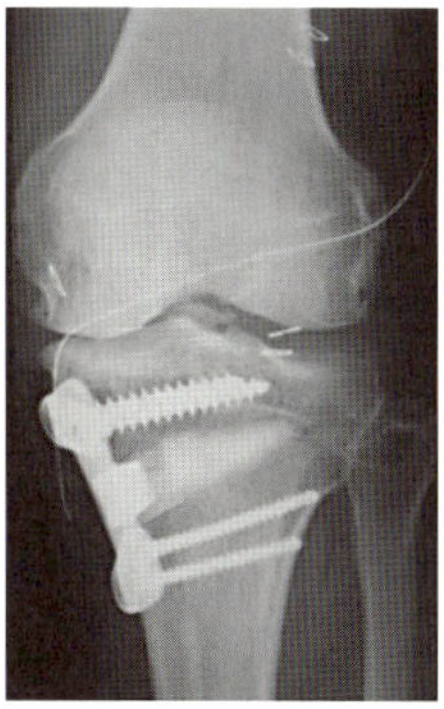

プレートをスクリュー（ねじ）で固定して、人工骨を入れている

写真提供：国立病院機構宇都宮病院整形外科

●クローズド・ウェッジ法

脛骨の外側から骨を楔形状に切り取り、断面を合わせる。長さをそろえるため、腓骨も切り取る。脚の長さがやや短くなる

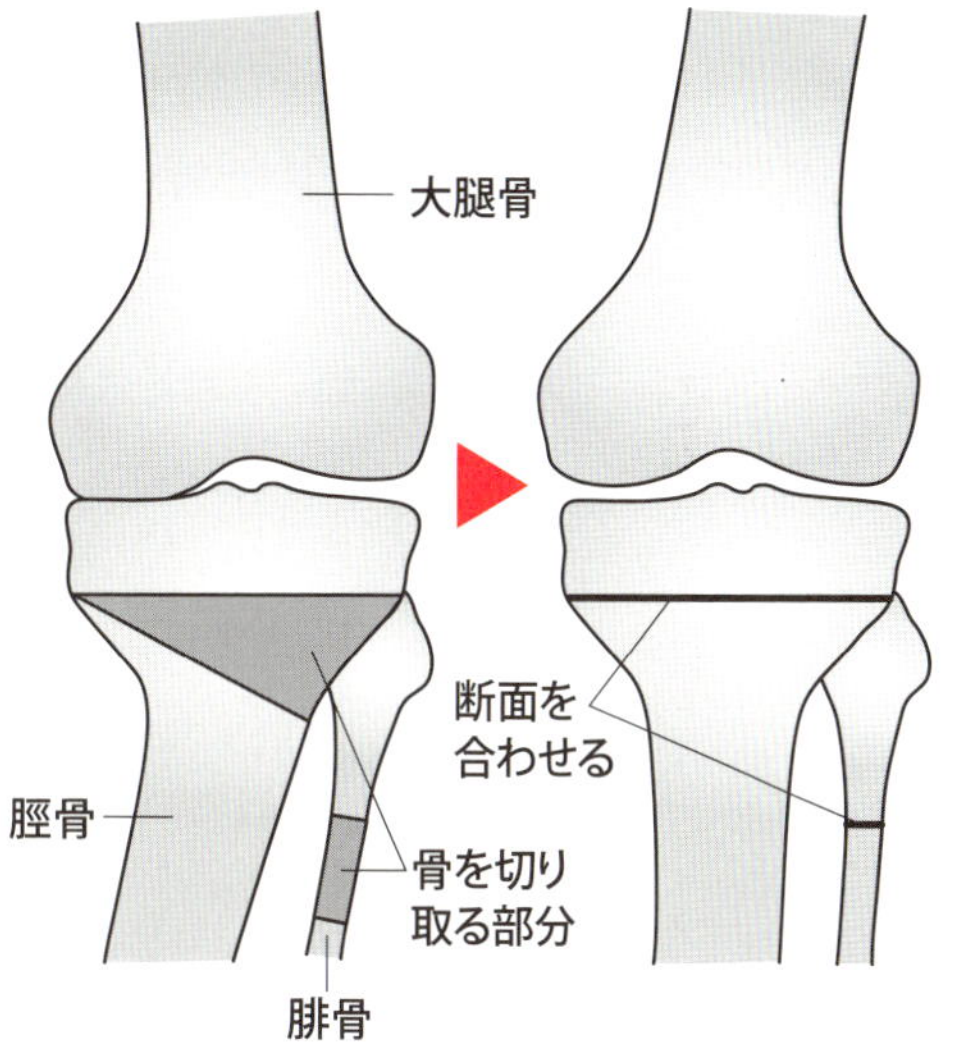

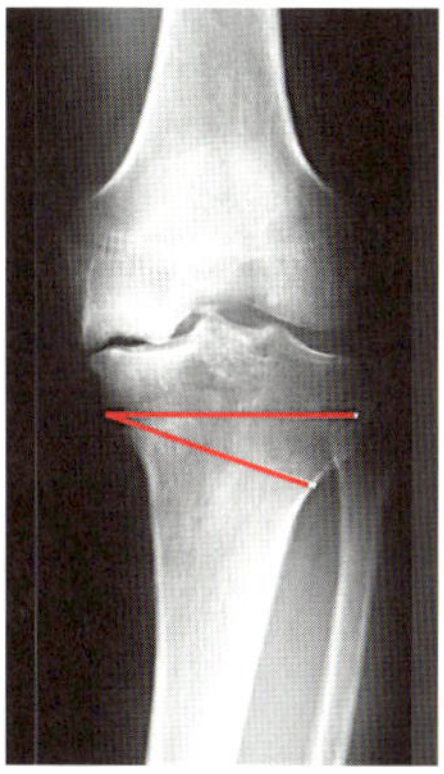

手術前。O脚の膝関節

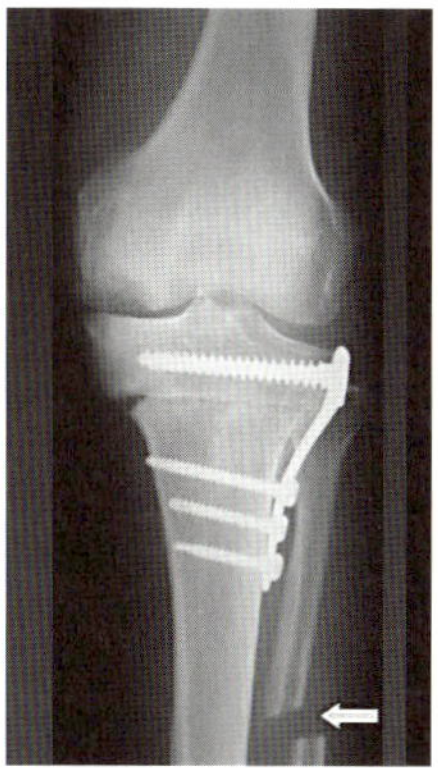

断面を合わせ、プレートで固定している。矢印は腓骨の切断部分

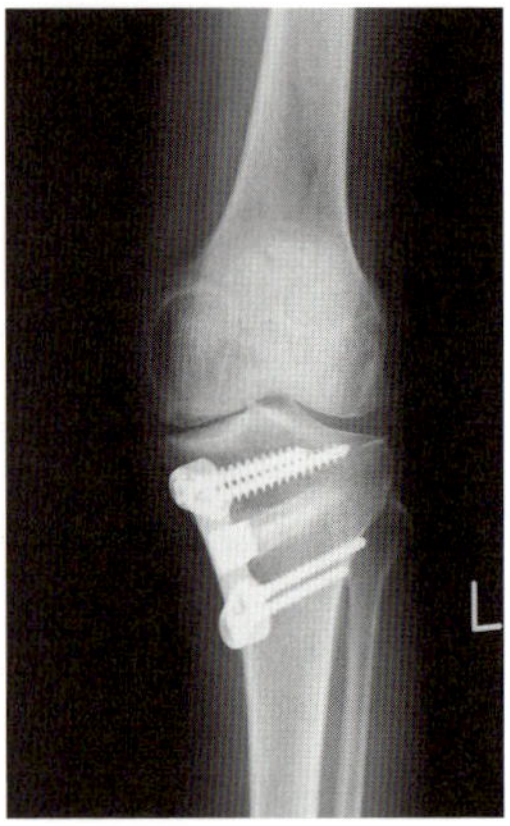

患者さんのＸ線写真

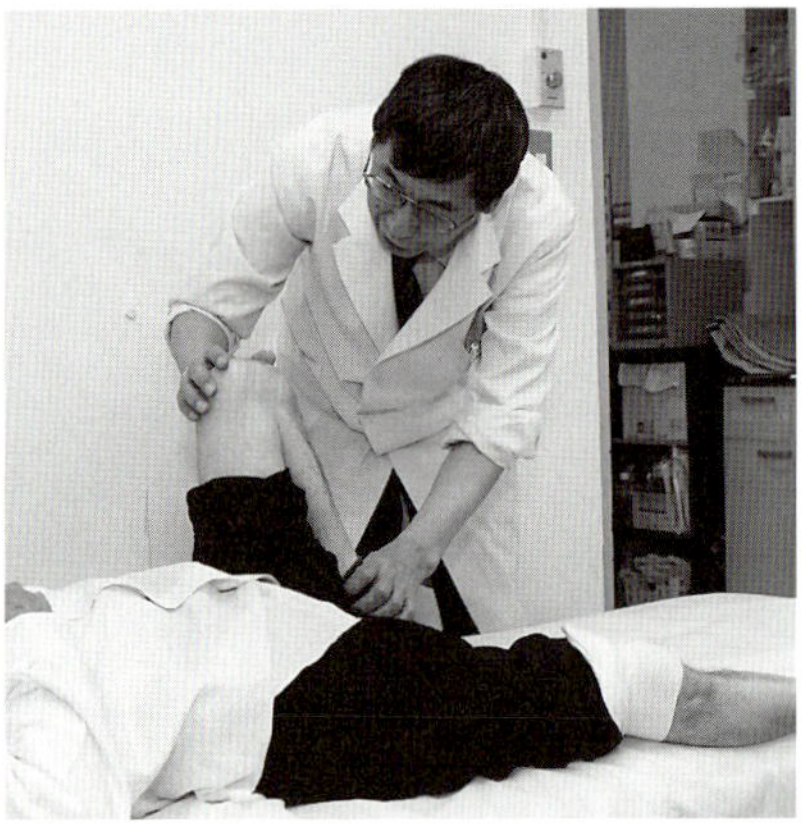

膝の動きに問題がないかをみる

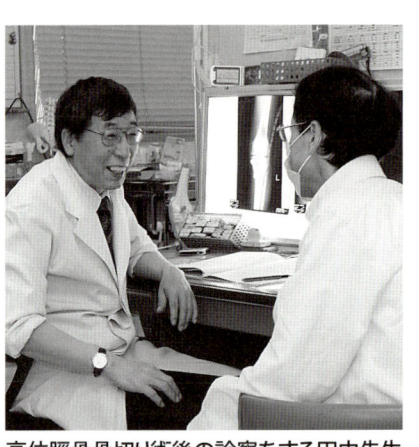

高位脛骨骨切り術後の診察をする田中先生

軽度～中等度の患者さんで膝関節の外側は健常が適応

変形性膝関節症の病期でいえば、高位脛骨骨切り術は軽度から中等度の患者さんに適しています（142ページ参照）。また、膝関節の外側部分は、ある程度、健康に近い状態で保たれていることが必要です。

Ｏ脚の程度があまり強い場合には、高位脛骨骨切り術はできません。大腿骨と脛骨の関係を示すＦＴＡという指標があります（次ページの図参照）。立ち姿勢で正面から撮影したＸ線画像上で、大腿骨と脛骨のつくる外側角度のことで、１７４～１７５度が正常、この角度が大きいとＯ脚、小さいとＸ脚になります。オープニング・ウェッジ法が行えるのは原則としてＦＴＡが１８５度以内程度までのＯ脚、クローズド・ウェッジ法はやや範囲が広くなり２００度くらいまでのＯ脚が対象となります。なお、手術後のＦＴＡはややＸ脚の１６９度が目標となります。

さらに、膝関節の動き自体はそれほど悪くない状態で、日常生活でもある程度活発に動いている人が、この手術に適しています。自分の関節を生かす手術なので、膝関節の動きや活動性が著しく低下していると、その状態の改善は難しいためです。

年齢は50～70歳くらい活動的な人に向く手術

年齢は50～70歳くらいの人が適していますが、若いときに靱帯《じんたい》や半月《はんげつ》板《ばん》を損傷してしまった人は、30歳代、40歳代でも高位脛骨骨切り術の対象となりますし、活動性の高い人なら80歳でもこの手術を行います。

私の患者さんでは、70歳ですが社交ダンスをやっていて、あと４、５年は楽しみたいという人がいます。年齢的には人工膝関節置換術でもよいのですが、「人工膝関節を入れるとタンゴが踊れなくなる」ということで、本人が高位脛骨骨切り術を強く希望されました。タンゴのリズムに合わせて、体の向きをキュッと変えるような動作は、人工膝関節を入れると難しいのです。このほか、日本

●膝の角度を示すFTA（大腿骨脛骨角）

X線画像上で見た、大腿骨と脛骨のつくる外側角度。膝の曲がり具合がわかる。

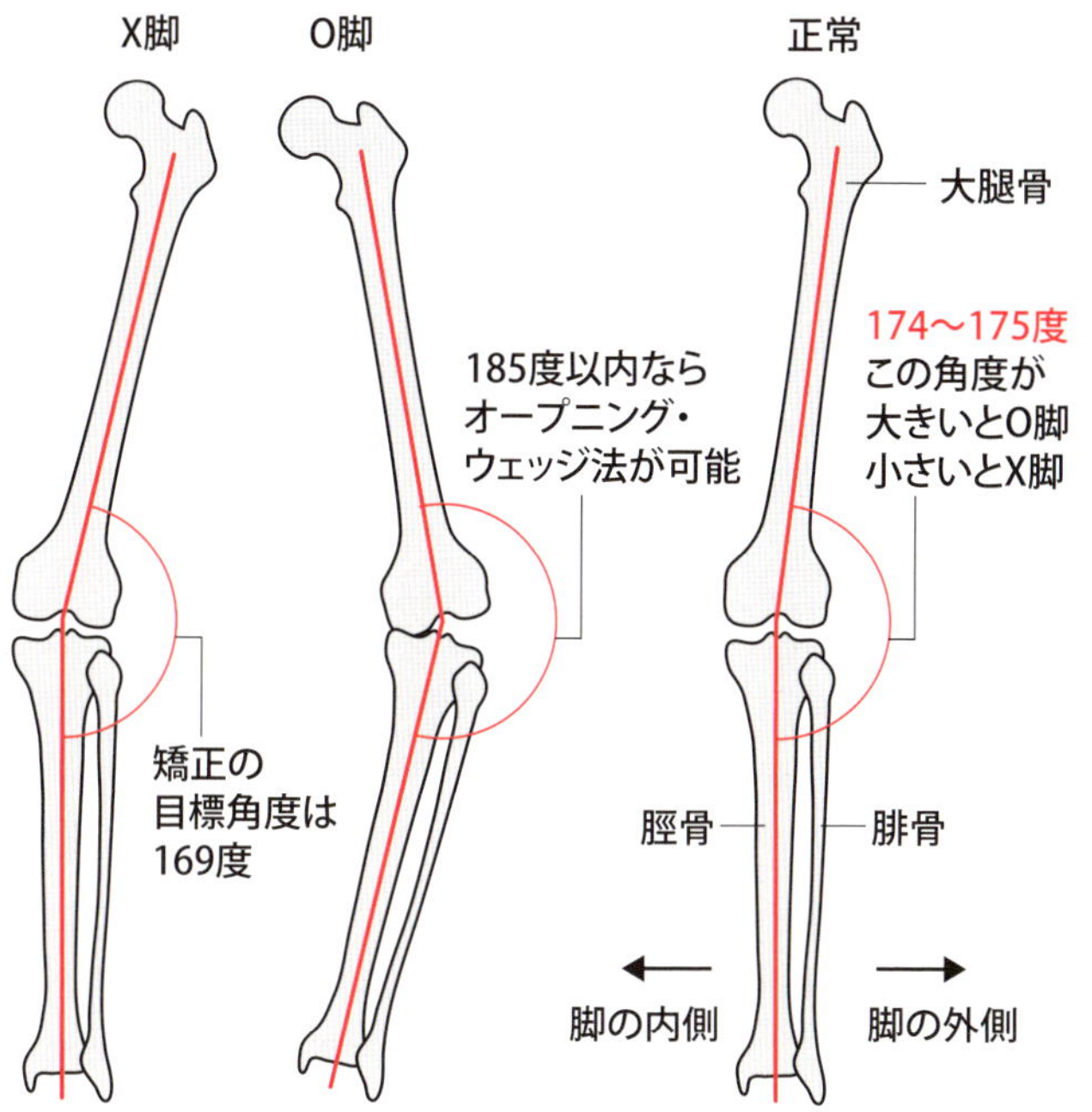

●高位脛骨骨切り術が適する人

- 病期では軽度から中等度
- 膝関節の外側部分は、ある程度健康な状態
- ＦＴＡ値185度以内程度のO脚（クローズド・ウェッジ法は200度程度まで可）
- 膝関節の動きが極度に低下していない
- 日常の活動性が、ある程度保たれている
- 年齢は50～70歳程度（これより若くても可）
- 肥満度が高い人には向かない
- 骨粗しょう症、関節リウマチなどの場合は行えない

舞踊をやっている患者さんで正座が必要だとか、大工さんで膝を地面につく動作ができないと仕事にならないとか、いろいろな理由で高位脛骨骨切り術を選ぶ人がいます。

肥満がある人もこの手術は慎重に考える必要があります。術後の回復を考えると、肥満を解消し、膝関節への負担はなるべく軽くしておくほうが望ましいといえるでしょう。また、肥満のある人は、手術をしたときに血栓症になるリスクも高くなるので、合併症予防のためにも、高位脛骨骨切り術をする前に、体重をある程度軽くしておくことは大切です。

そこで私は、肥満度が高い人には、手術前に減量をお願いして、1kgでも2kgでも減量してもらいます。この手術は術後のリハビリテーションが非常に大切なので、治療意欲のある人でないと、よい結果を得られないという意味合いもあります。

このほか、骨の強度が弱い骨粗しょう症の人や、人工透析を受けている人、関節リウマチの人などは、この手術を受けることができません。

治療の進め方は？

脛骨を切って楔形状に広げ、膝の角度をO脚からX脚方向へと変えます。広げたスペースは人工骨で埋めると、数年後に自分の骨に置きかわります。

全例で関節鏡視下手術を先行 骨切り術の効果を高める

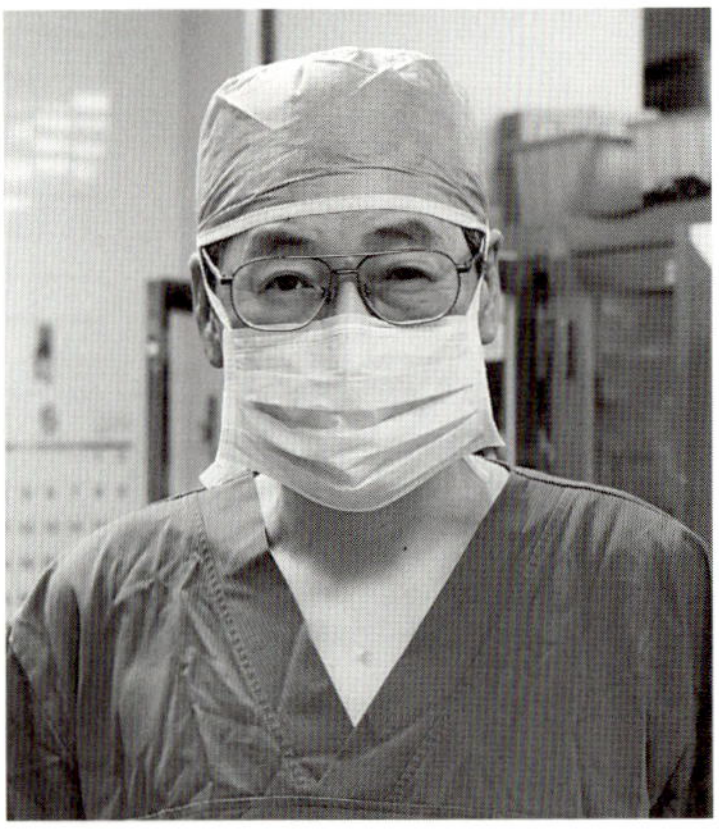

手術室に向かう田中先生

ここでは、私が実施している、β－ＴＣＰという人工骨を使ったオープニング・ウェッジ法による高位脛骨骨切り術の進め方について、説明していきます。β－ＴＣＰについては、あとで詳しく説明します（168ページコラム参照）。

この手術は、硬膜《こうまく》外麻酔という下半身麻酔、または全身麻酔をかけて行います。

私は高位脛骨骨切り術をする場合、全例で関節鏡視下手術を、先に行っています。関節鏡で見て関節内部の状態を確認し、半月板が毛羽《けば》立ったり切れたりしていたら、その場で切除します。また、関節軟骨がすり減って、その下の骨がむき出しになっているところには、先のとがった器具で小さな孔《あな》をたくさんあける、マイクロフラクチャーという処置を実施します。骨髄細胞をしみ出させることで再生機能を引き出し、元のとおりとはいかないまでも、軟骨様の物質で、関節軟骨の再生を図ります。

こうして関節内の状態をあらかじめ整えておくと、高位脛骨骨切り術の効果を高めることができます。関節鏡視下手術が終了したら、骨切りにかかります。

β－ＴＣＰという人工骨と小さなプレートの使用が特徴

骨切りの際は、手術をしないほうの脚の側に術者が立ちます。手術をする脚の側にはX線透視装置を配置し、必要に応じてX線画像を確認しながら手術を進めます。

患者さんはあお向けになった状態で手術を受けます。手術をする膝関節は軽く曲げ、術者が処置しやすいように持ち上げた状態にします。

膝のお皿と脛骨を結ぶ膝蓋腱《しつがいけん》の内側に沿うようにして7㎝ほど縦に皮膚を切開し、神経・血管の保護をしたり、腱や靭帯をはがしたりして、

●手術室のセッティングと手術の開始

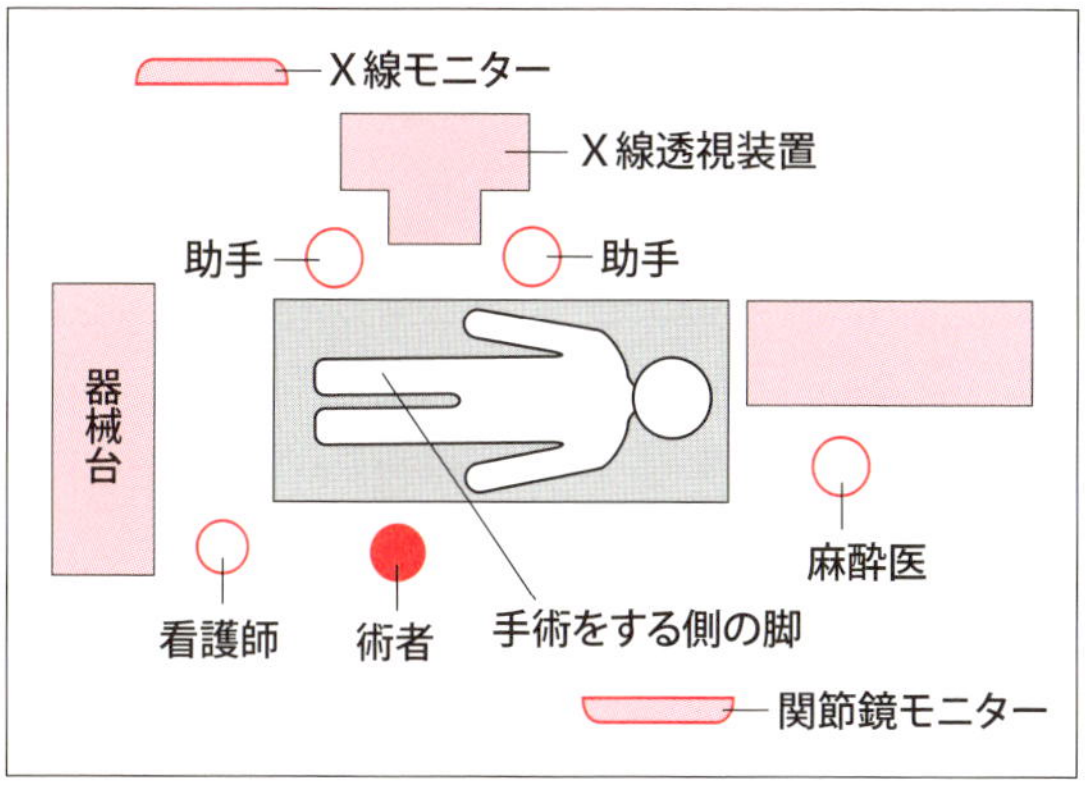

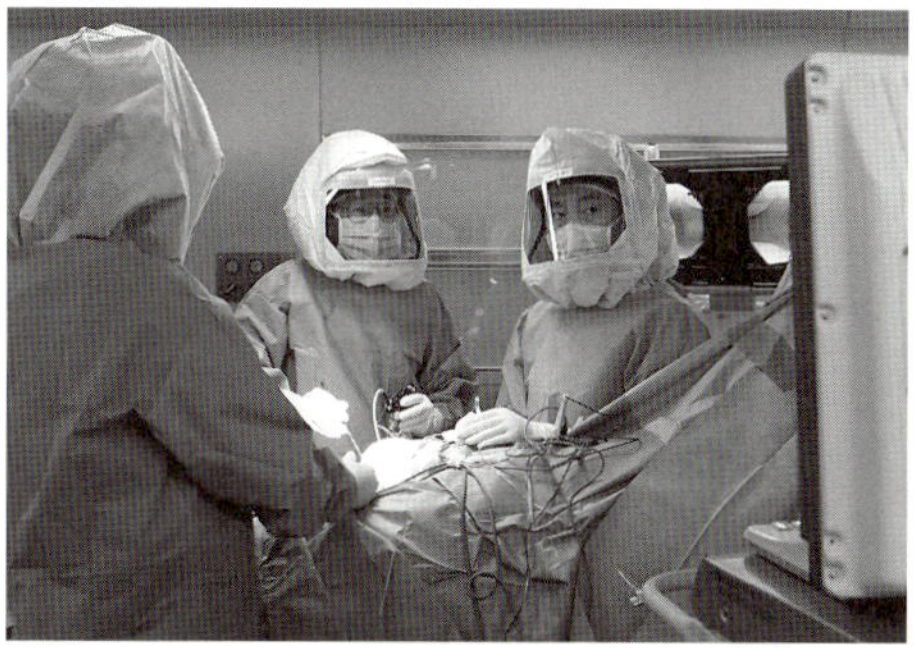

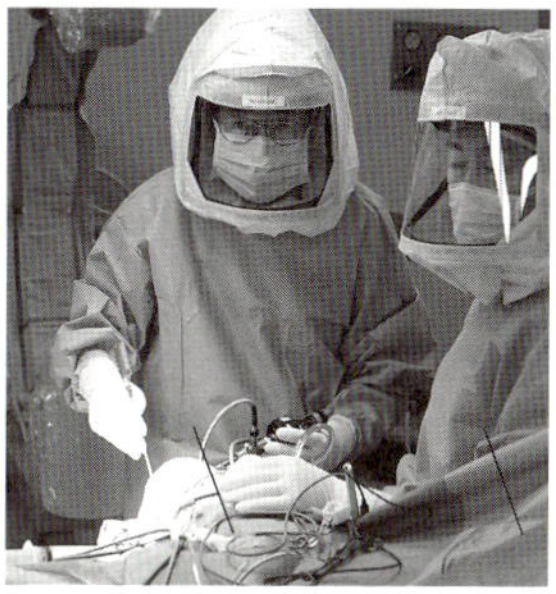

最初に関節鏡視下で傷んだ半月板などを切除。関節の骨を突いて骨髄細胞をしみ出させるマイクロフラクチャーを行い、関節軟骨の再生を図る

●膝前面で約7㎝の切開を行う

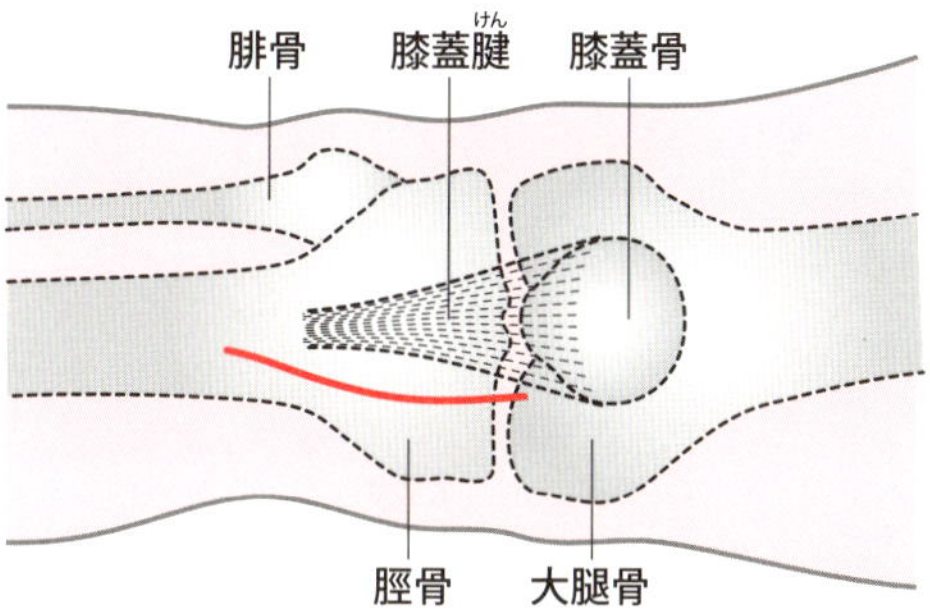

写真はプローブという細い棒で軟骨の消失とその下の骨の露出を確認しているところ

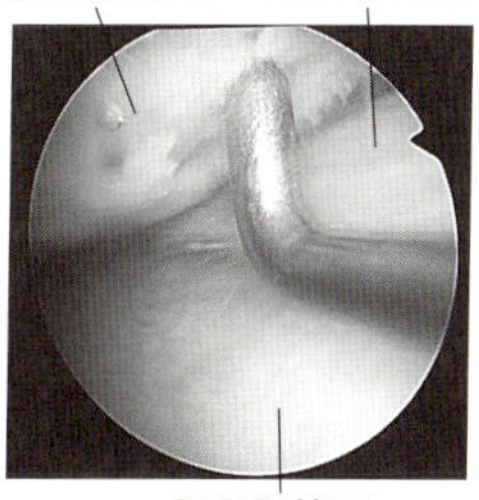

骨切りする脛骨を露出し、骨切りの準備を整えます。

　脛骨が見えたら、ワイヤーなどの器具を入れて、あらかじめ決めた角度になるように、骨切りのラインを定めます。そのラインに沿い、骨切り用のノコギリやノミを用いて、脛骨の内側から切り込みを入れていきます。脛骨は完全には切り離さず、外側を7～8㎜残して骨切りを止めます。

　切り込みの部分に切り口を開いていく器具を入れ、測定器で正確に開く幅を測りながら、ゆっくりと骨を開いていきます。急速に開くと骨折の危険があるため、慎重に少しずつ開いていく必要があります。

　目的の角度まで開いたら、開きを維持するための金属製プレートをはめ込んで、スクリュー（ねじ）4本で固定します。私は体内に入っても気にならない小さなサイズのプレートを使っています。このプレートには、ちょうど骨を開いた部分にはまる突起がついているため、元に戻ろうとする骨の力に抗して、開きをし

●骨を切り、切り込んだ部分を広げる

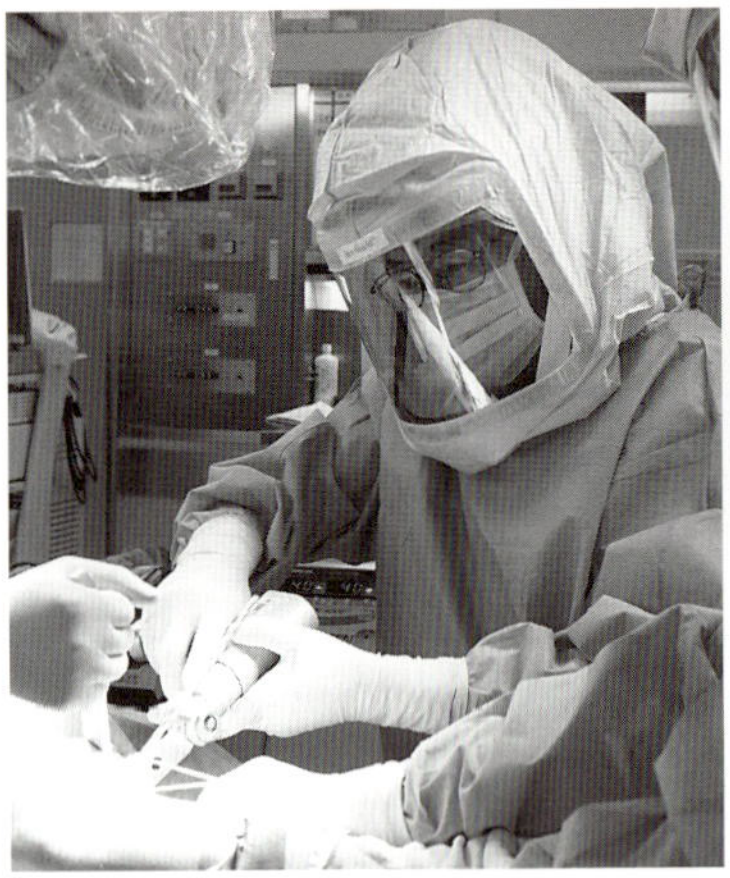

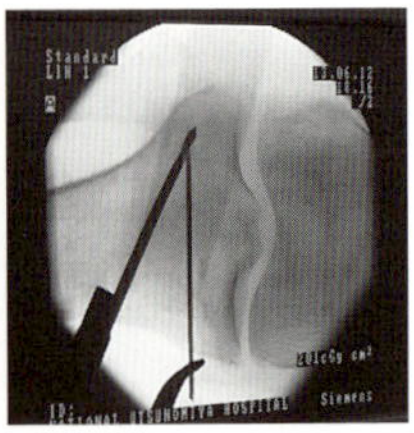

骨を切るラインを示すワイヤーを入れ、X線透視装置で確認しながら骨切りを進める

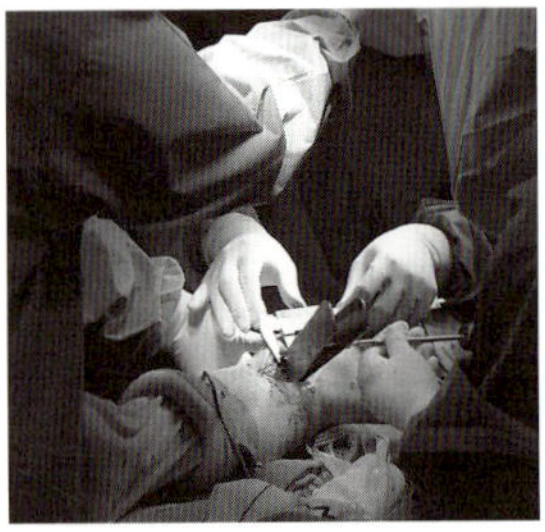

測定器で測りながら正確に切り口から骨を開いていく

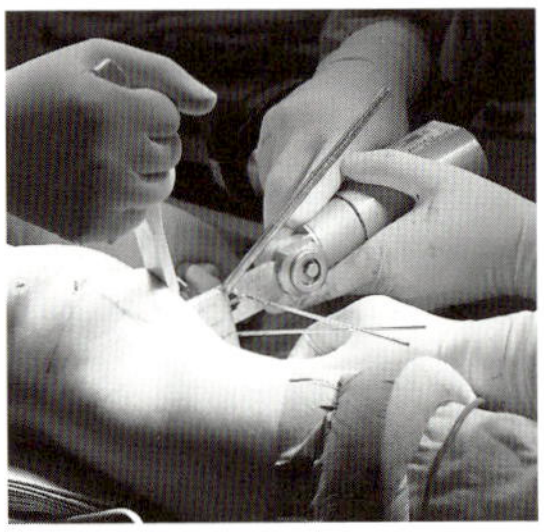

骨切り用のノコギリで脛骨を切り込む

●手術の手順

関節鏡視下で傷んだ半月板などを切除

▼

マイクロフラクチャーを実施

▼

皮膚を切開する

▼

神経、血管の保護、腱や靱帯《じんたい》をはがし、骨切り部を露出

▼

脛骨の内側から切り込みを入れる

▼

切り込みのところで骨を開く

▼

プレートをはめ、スクリューで固定する

▼

骨切り部分を洗浄する

▼

β-TCPを楔形に加工する

▼

骨の隙間《すきま》にβ-TCPを挿入する

▼

ドレーン設置、皮膚縫合

つかりと保つことができます（次ページ写真参照）。

この状態で骨切りした部分を洗浄し、プレートの奥の骨を開いてできた楔形状の空間に、β-TCPと呼ばれる人工骨を入れます。β-TCPはサイコロのような形状の製品で、手術室で楔形のいくつかの小片に加工し、プレートの隙間から挿入します。まず軟らかいタイプのβ-TCPを壊さないように注意しながら奥のほうに詰め、骨が閉じようとする力が加わる開口部付近には硬いタイプのβ-TCPを入れます。

β-TCPはいずれ吸収されてなくなり、自分の骨に置きかわっていきます。

β-TCPを詰め終わったら、はがしていた腱でプレートの部分を覆い、最後に血液などを体外に排出するための管（ドレーン）を設置してから、皮膚を縫い合わせて手術を終えます。

手術時間は関節鏡視下手術も含め、1時間半程度です。

●プレートで固定、人工骨を挿入

骨を開いたらプレートをはめて固定し、隙間に人工骨を詰めて、傷口を閉じる。

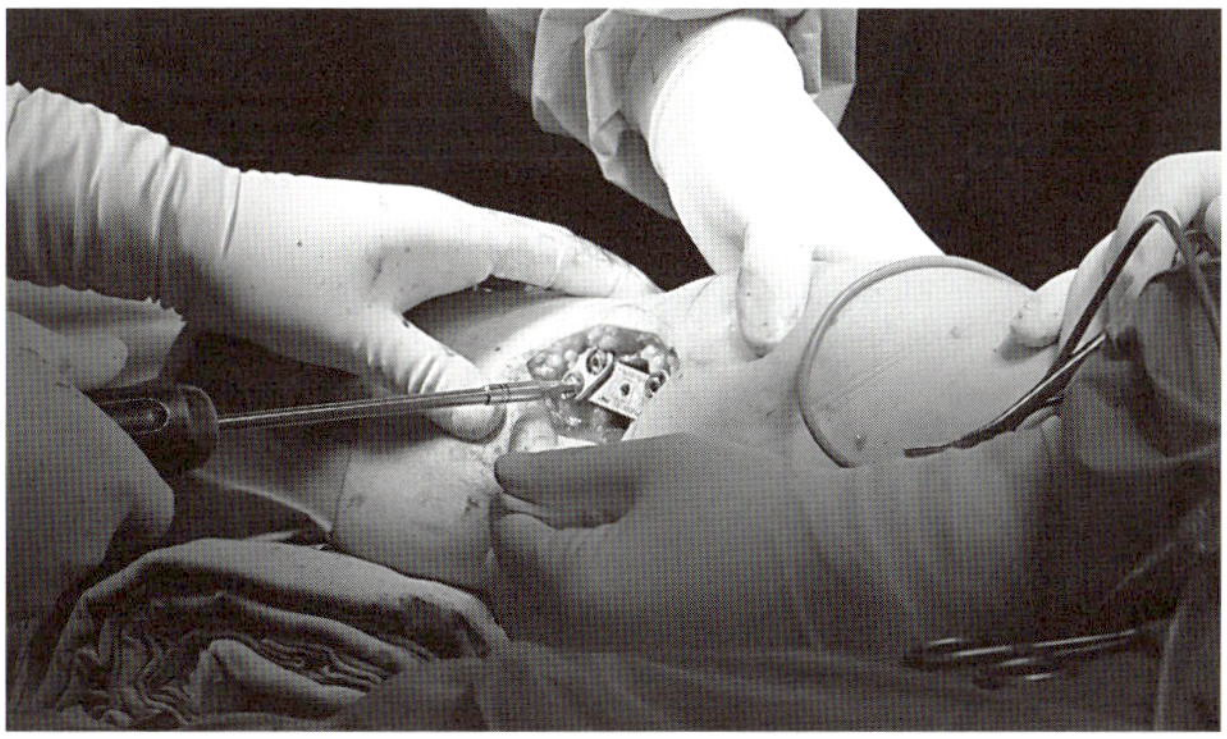

プレートをはめて、スクリューで固定する

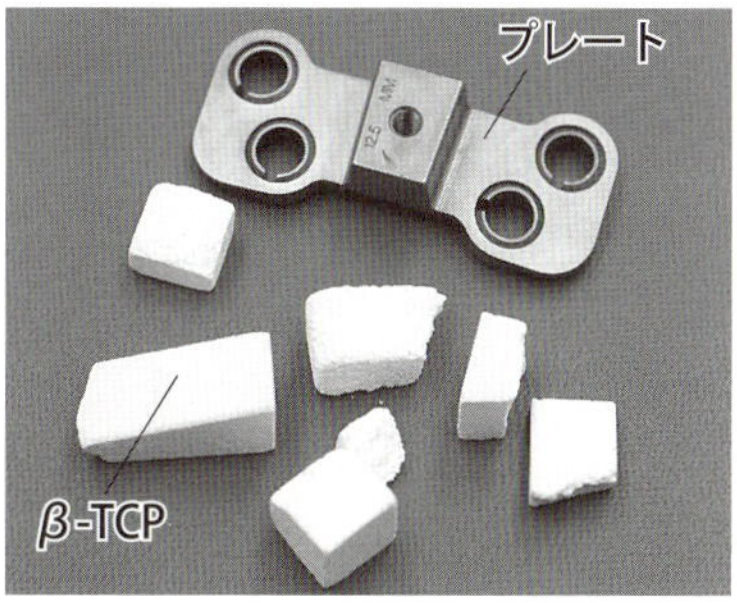

この手術に使用されているプレートとβ-TCP。プレート中央部の突起が骨の開口部にはまり、骨が閉じないように押さえる働きをしている

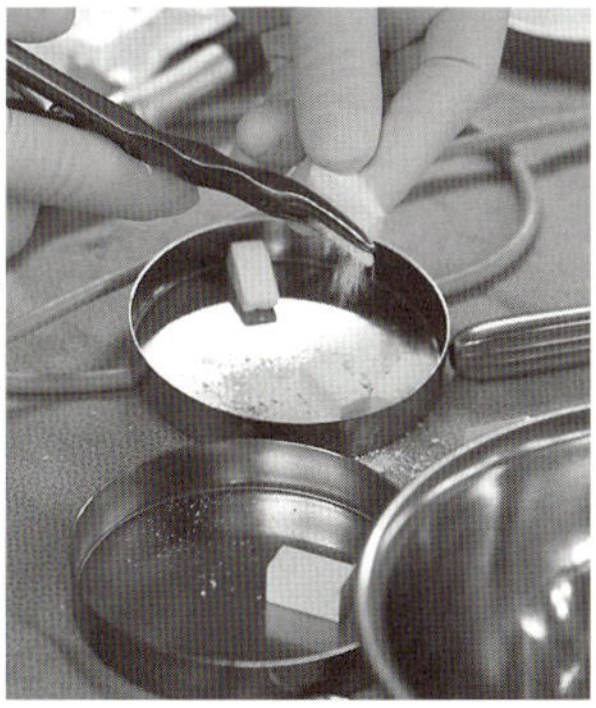

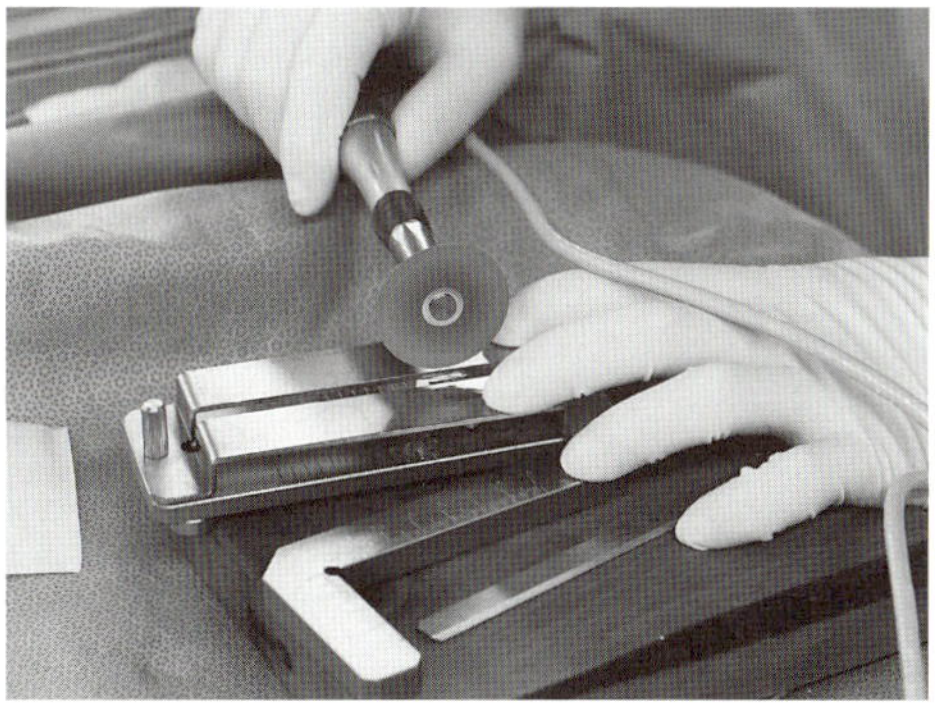

β-TCPには二つのタイプがある。軟らかいものは手で削り、硬いものは機械で削って、楔形に成形する

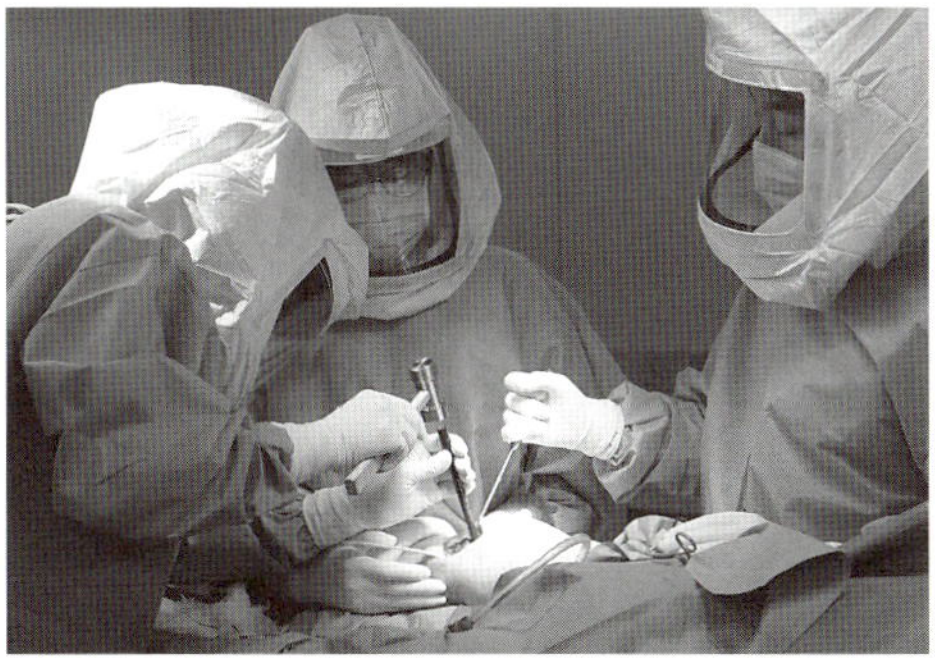

骨の隙間にβ-TCPを挿入。壊さないように注意しながら、奥のほうからしっかり詰める

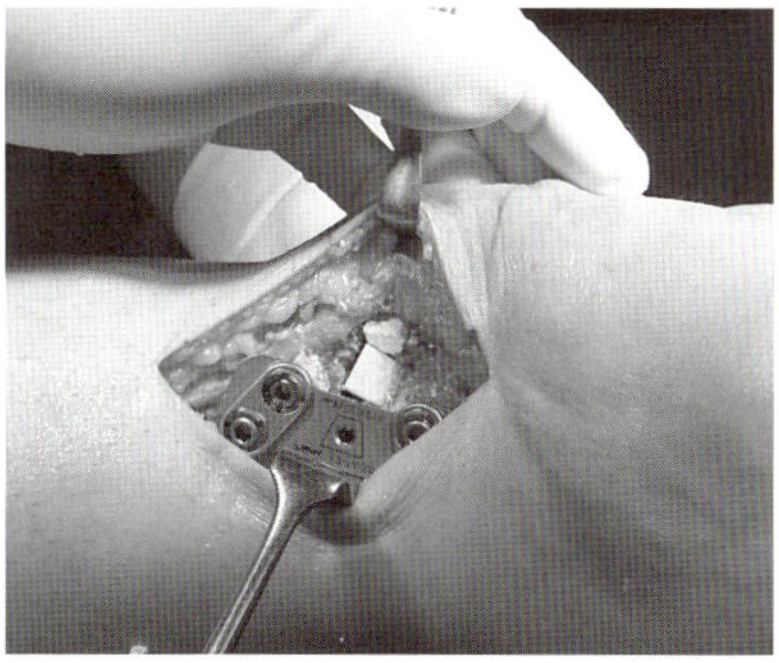

最後に硬いタイプのものをプレートのわきに入れる

人工骨β-TCPとは何か

微細な孔の構造により吸収されて骨に置きかわる

β-TCPは、骨の欠けている部分を補うための人工骨です。私が東京慈恵《じけい》会医科大学の先輩の研究を引き継ぎ、メーカーと共同で開発しました。β-TCPはβ-リン酸三カルシウムの略で、リンとカルシウムからできています。

この素材を上手に加工すると、内部にたくさん小さな孔があいたスカスカの物質（多孔質体）ができます。

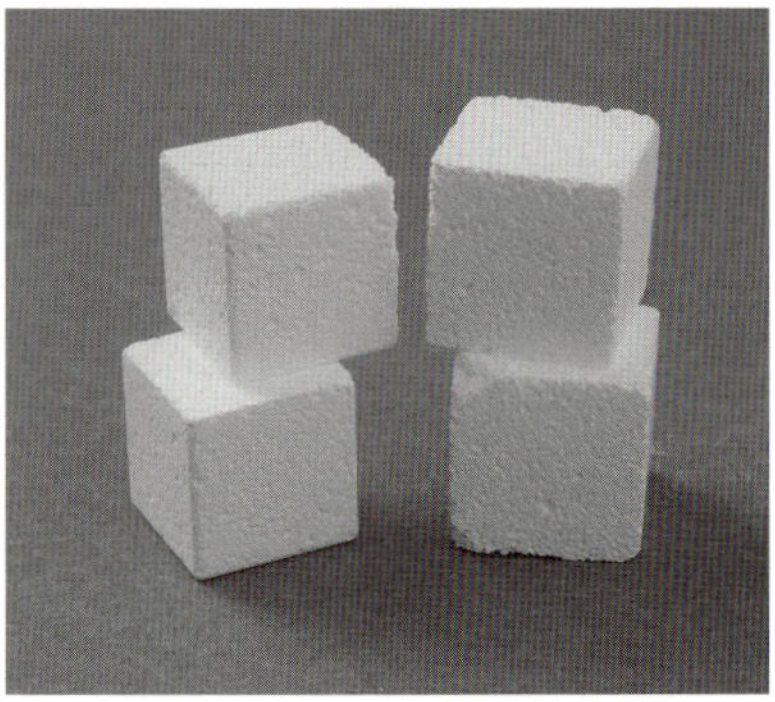

右は気孔率75%、左は60%のβ-TCPブロック「オスフェリオン」

この小さな孔はたくさんあいているだけでなく、すべての孔が互いにつながり合っています。

ほかの体の組織と同様、骨にも新陳代謝があり、骨を壊して吸収する破骨《はこつ》細胞と、骨をつくる骨芽《こつが》細胞が働いています。β-TCPを体に移植すると、破骨細胞がその孔に入り込み、自分の骨だと思い込んでβ-TCPを壊して吸収するという現象がおこります。そこに、今度は骨芽細胞が現れて骨をつくりはじめ、結果的にβ-TCPが骨に置きかわってしまうのです。

β-TCPには孔があいている割合（気孔率）が全体の75%に及ぶものと、60%のものとがあります。75%のもののほうが、孔が多いだけ効率よく骨にかわってくれるのですが、その分、軟らかくて強度が弱いという難点があります。そのため、高位脛骨骨切り術のオープニング・ウェッジ法を行う場合、以前は、圧力がかかる開口部には骨盤の腸骨《ちょうこつ》から採取した自分の骨を用いていました。そこで、さらに強度を高めた気孔率60%の製品を開発しました。現在、私の高位脛骨骨切り術では、切り込みの奥には75%のものを、開口部から1〜1・5㎝部分には60%のものを用いています。

私がβ-TCPを初めて手術に使ったのは、２００１年のことです。この素材は１９９９年に75%のものが、２００８年に60%のものがオリンパステルモバイオマテリアル社で製品化され、「オスフェリオン」という商品名で販売されています。

骨の欠損部を補う人工骨素材としては、骨の成分であるハイドロキシアパタイトなども使われていますが、吸収されて骨になるのはわずかです。β-TCPは、手術後3〜4年で大半が吸収され、自分の骨に置きかわります。

術後の経過は？

5〜6週間の入院後、自宅での筋力強化が必要。

早期に歩くことにこだわらず、焦らず治療に取り組むことが大切です。6カ月後には運動もできるようになります。

術後3週目、両側に松葉杖で歩行練習を始める

高位脛骨骨切り術の術後は脚を動かせないため、脚の静脈に血栓ができやすくなる深部静脈血栓症を予防することが重要で、脚を圧迫するフットポンプをつけます。血栓が血流に乗って肺動脈に詰まる危険を避けるためです。

手術当日はベッド上で安静にして過ごしてもらいます。

尿の管は、男性は術後1日目に、女性は術後2日目に抜きます。フットポンプも取りはずします。術後2日目にはドレーンを抜き、その後は車いすでの移動ができます。

術後は膝を安定させるために装具をつけますが、膝はいくら曲げてもかまいません。傷の痛みの状態をみながら膝を動かします。ベッド上で、CPMと呼ばれる自動的に脚を動かす機械を使って膝を曲げる運動を行います。抜糸は術後10〜14日目になります。

体重の軽い人、もしくは矯正の角度が小さい人は、術後3週目から膝に装具をつけた状態で、両側に松葉杖《づえ》をつき、体重の2分の1程度の荷重をかけ、歩行練習を始めます。歩行練習は、術後4週目には3分の2程度の荷重へと、荷重を増やしていき、松葉杖も両側から片側にします。

体重の重い人、もしくは矯正の角度が大きい人は、この歩行練習を1週遅れで術後4週目から始め、5週目で3分の2荷重となります。

体重の軽い人、もしくは矯正の角度が小さい人は、術後5週目で松葉杖なしで、普通に体重をかけて歩く練習をします。これがスムーズにできるようであれば、退院しても大丈夫です。体重の重い人、もしくは矯正の角度が大きい人は、松葉杖なしで普通に歩く練習は術後6週目からになります。

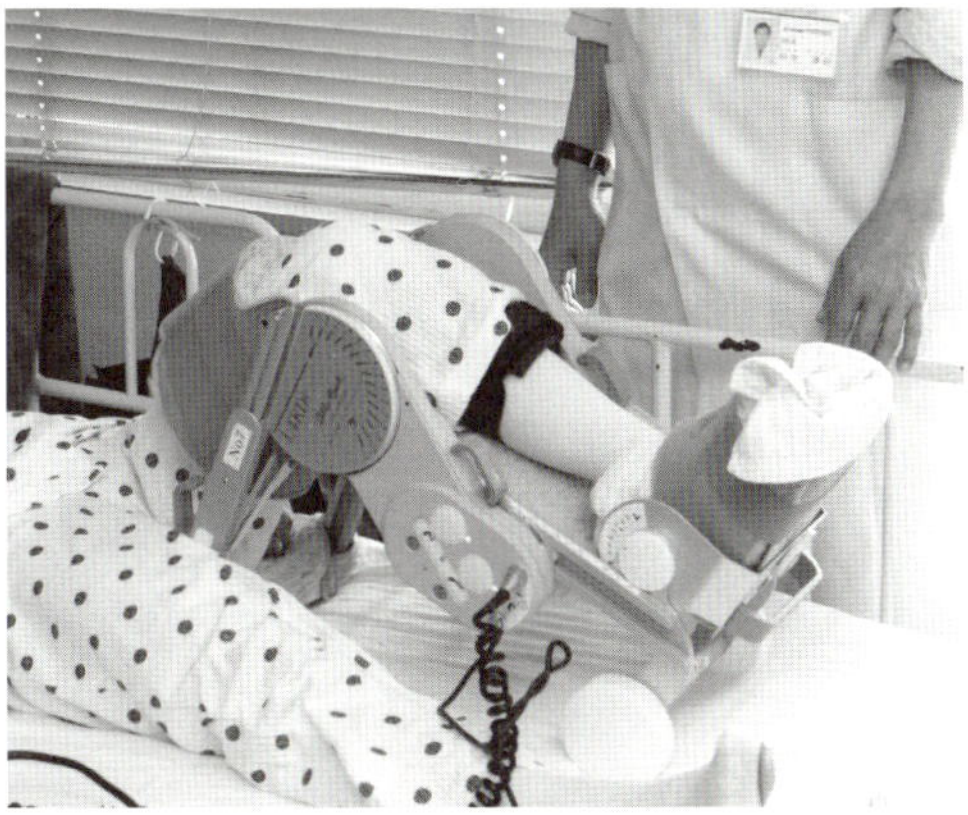

自動的に膝を曲げるCPMで術後のベッド上リハビリ

●β-TCPは、自分の骨に置きかわる

骨を開いた部分に挿入した人工骨β-TCPは術後3〜4年で吸収され、自分の骨に置きかわる。

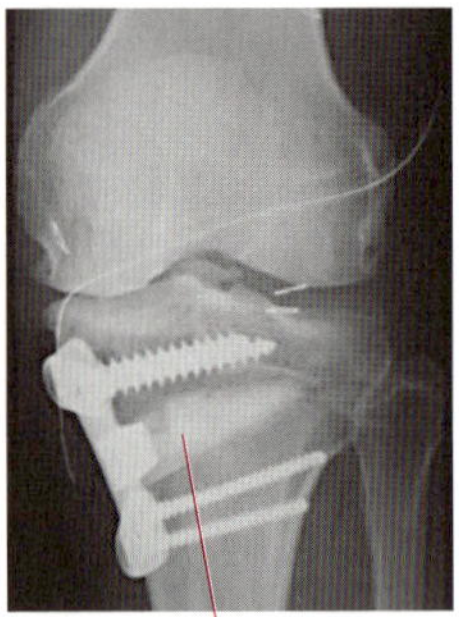

手術直後

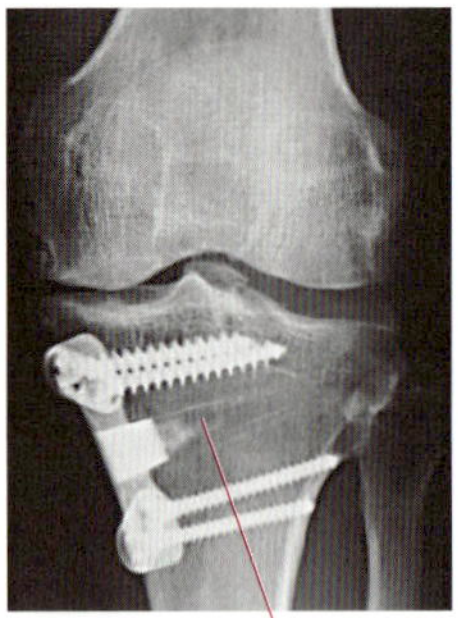

手術後2年半

β-TCP

骨と区別がつかない

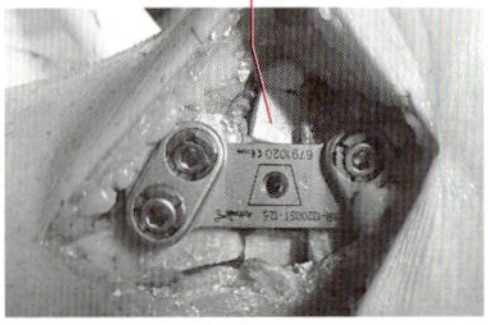

プレートの隙間からβ-TCPを挿入し終わったところ

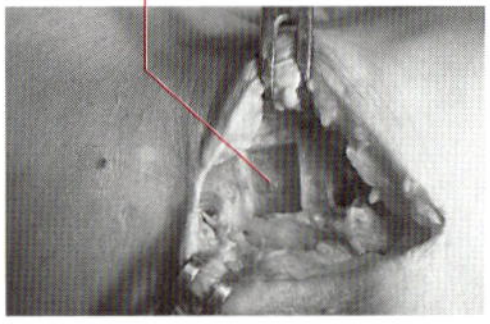

プレート除去時にはβ-TCPはほぼなくなり、骨に置きかわっている

写真提供：国立病院機構宇都宮病院整形外科

●入院から退院まで

入院 手術前日まで	・手術前検査 ・手術内容、リハビリ、車いす使用などについて説明
手術当日	・飲食禁止 ・弾性ストッキング着用 ・手術室に入る。麻酔開始 ・手術 ・ベッド上であお向け、安静 ・合併症予防のため、フットポンプ
術後1日目〜1週	・食事は全がゆから常食へ ・1〜2日目に尿の管を抜く ・2日目にドレーンを抜く ・車いす可 ・フットポンプを取り、膝を動かす運動
術後2〜4週	・術後10〜14日目で抜糸 ・シャワー可 ・リハビリ室でリハビリテーション開始 ・松葉杖《づえ》を2本使った2分の1荷重歩行開始 ・1週間後に3分の2荷重歩行。松葉杖1本に。
術後5〜6週	・松葉杖なしでの全荷重歩行開始 ・階段の歩行練習、退院後の動作練習、説明など
退院	・松葉杖なしでスムーズに歩けるようになれば退院 ・次回外来予約

退院時には早歩きも可能な状態なので、自宅療養や通院してのリハビリは必要ありません。デスクワークなら、退院後すぐに復職が可能ですが、長時間立っていると脚がむくんだりする場合があるので、術後3カ月間は長時間の立ち仕事は避けたほうがよいでしょう。車の運転も退院時から許可しています。

手術後、筋力はかなり低下します。退院後は筋力回復のために、運動療法に取り組んだり、積極的に歩いたりすることが大切です。ただし、膝に負担をかけすぎるトレーニ

●治療効果を判定するJOAスコア

日本整形外科学会が作成した変形性膝関節症の膝治療判定基準がJOAスコア。治療前後の、当てはまる項目の合計点数を比べ、どのくらい治療効果があったかを、患者さんの状態で判断する。

		右	左
疼痛《とうつう》・歩行能	1km以上歩行可。通常疼痛ないが、動作時たまに疼痛あってもよい	30	30
	1km以上歩行可、疼痛あり	25	25
	500m以上、1km未満の歩行可、疼痛あり	20	20
	100m以上、500m未満の歩行可、疼痛あり	15	15
	室内歩行または100m未満の歩行可、疼痛あり	10	10
	歩行不能	5	5
	起立不能	0	0
疼痛・階段昇降能	昇降自由・疼痛なし	25	25
	昇降自由・疼痛あり、手すりを使えば疼痛なし	20	20
	手すりを使っても疼痛あり、一歩一歩なら疼痛なし	15	15
	一歩一歩でも疼痛あり、手すりを使い一歩一歩なら疼痛なし	10	10
	手すりを使い一歩一歩でも疼痛あり	5	5
	できない	0	0
屈曲角度および強直《きょうちょく》・高度拘縮《こうしゅく》＊1	正座可能な可動域	35	35
	横座り・あぐら可能な可動域	30	30
	110度以上屈曲可能	25	25
	75度以上屈曲可能	20	20
	35度以上屈曲可能	10	10
	35度未満の屈曲、または強直・高度拘縮	0	0
腫脹《しゅちょう》	水腫・腫脹＊2なし	10	10
	ときに穿刺《せんし》＊3必要	5	5
	頻回に穿刺必要	0	0
	総計		

＊1　膝がこわばって極度な可動域制限がある状態
＊2　関節内に水がたまって、腫《は》れた状態
＊3　注射針を刺し、水を抜くこと

日本整形外科学会資料より作成

●高位脛骨骨切り術の基本情報

全身麻酔、または硬膜《こうまく》外麻酔
手術時間―関節鏡視下手術を含めて約1時間半
入院期間――――――――5～6週間
費用――――――手術した月は約100万円（入院費等含む。健康保険適用：70歳未満30％負担で30万円。70歳以上10％負担で10万円。高額療養費制度適用）

＊費用は2012年9月現在のもの。今後変更の可能性がある。
（国立病院機構宇都宮病院の場合）

ングは避けるようにします。筋力が回復し、骨の形成がかなり進むには、少なくとも半年くらいはかかります。

なお、術後3年ほどしたら、通常4日間の入院で、プレートを取る手術を行います。

術後10年で98％の患者さんが自分の膝関節で過ごしている

手術の成績については、高位脛骨骨切り術後2年以上経過した女性25例、男性12例（平均年齢64歳）を対象にデータをまとめたことがあります。変形性膝関節症の膝治療判定基準（JOAスコア）では、術前に平均64点だったものが、術後には平均89点と高くなっていました。

また、すべての患者さんで、しっかり骨がくっついていることも確認でき、手術成績はおおむね良好と考えています。これまでの経験では、術後10年で約98％の人が人工膝関節を必要とせずに過ごしています。

Interview

田中孝昭（たなか・たかあき）

国立病院機構宇都宮病院 副院長

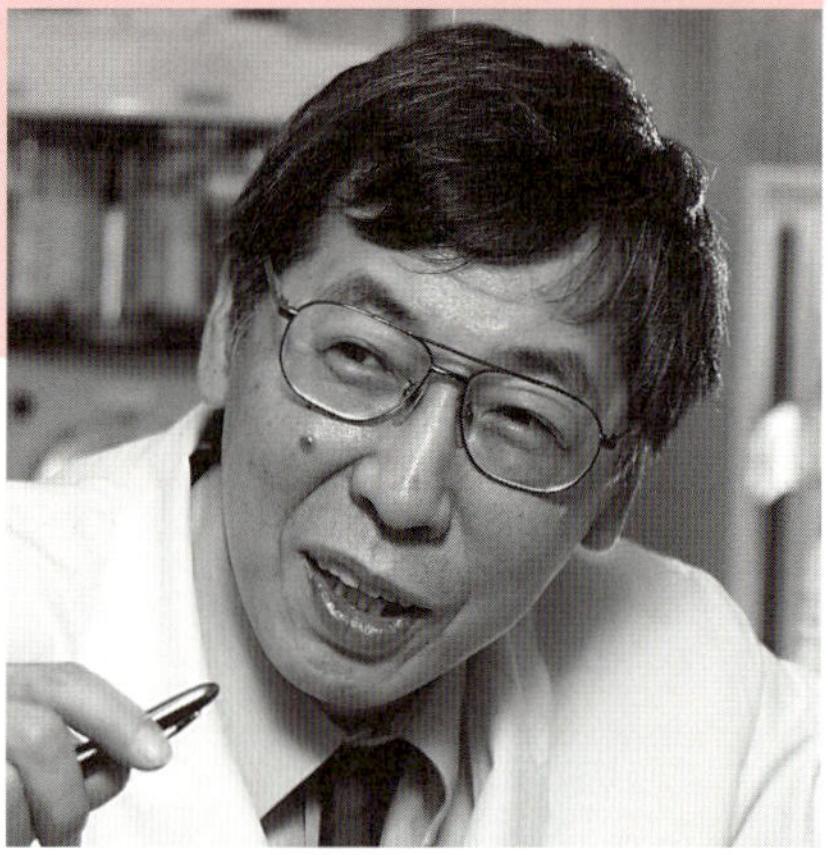

「なにかおかしい!」疑問をもったら五感をフル稼働。原因を探り、対策を立てる必要があるのです。

「なにかおかしいと感じたら徹底的に調べる」。

田中先生は診療上のモットーをこんな言葉で説明してくれました。

「治療中になにかおかしいぞという疑問をもったなら、五感をフル稼働して、原因を探ったり、対策を立てたりする必要があるのです」

仕事に厳しい田中先生は、こういうところで若手医師の対応が十分でないとカミナリを落とすようです。

「たとえば、ノミをハンマーでたたいて骨切りをしていると、『カーン』という音が聞こえます。それが『コンコン』という音に変化したとすれば、ノミが当たっている骨の硬さが変化したということですから、ノミの位置を推測することができます。そういう音の変化を聞き逃してはいけません。診察中も手術中も医師には集中力が求められます」

高位脛骨骨切り術をした患者さんのなかでは、50歳代の大工さんが印象深いといいます。

「両方の膝に問題があって、ほかの病院ではどこも人工膝関節を勧められたそうです。ただ、大工さんの仕事では膝を深く曲げて地面につくことが多いようで、人工膝関節にすると、それが難しくなり、仕事を続けられないかもしれないという悩みをおもちでした」

田中先生の診察でも、片方の膝は人工膝関節を入れるしか方法がないと考えられました。しかし、もう片方の膝は高位脛骨骨切り術で対応できると判断できたのです。

「変形が強くて手術もいろいろ工夫が必要だったのですが、今は大工さんの仕事に復帰できました。変形性膝関節症は女性の患者さんが多いのですが、膝に負担のかかる仕事をなさっている男性の患者さんもいらっしゃいます。同じ変形性関節症でも股《こ》関節の場合は、赤ちゃんのときの脱臼《だっきゅう》とか、臼蓋《きゅうがい》形成不全とか、遺伝的な要素も強いのですが、膝関節の場合は、肥満で膝に負担をかけていたり、仕事やスポーツで本人も気づかないうちに靱帯や半月板を傷めていたりします。それが変形に関係していることもあるのです」

最近はβ-ＴＣＰという人工骨に関する研究と診療への応用が、田中先生の大きなテーマになっています。β-ＴＣＰは人工的に作る素材であるにもかかわらず、体に移植すると吸収されて骨に置きかわってしまう不思議な性質があります。

「アメリカに留学したときに、軟骨の、ある遺伝子の複製に取り組み、世界的に注目していただける成果を挙げたのですが、この研究には軟骨をどうすれば修復したり、再生したりできるのか、という問題意識が背景にありました。β-ＴＣＰも、どうすれば自分の骨を再生できるのかという問題意識があって取り組んでいるのです」

田中先生は父親が外科医で、３人兄弟すべてが医師になったという家系。高校生のときには国体選抜メンバーに選ばれるほどサッカーに打ち込み、大学でもサッカーを続けました。整形外科を選んだのも、もともとはスポーツ・ドクターに興味があったからでした。多忙となった今でも、東京都サッカー協会の医事委員として、国立競技場で行われる試合にスタンバイしていることもあるそうです。

「出身大学である慈恵医大の整形外科チームや、慈恵医大のサッカー部ＯＢチームに所属している、現役プレーヤーですよ」

変形性膝関節症の患者さんに対しては、正しい知識をもってほしいと話しています。

「無理をしてでもたくさん歩くべきだとか、水を抜くと癖になってよくないとか、ご飯をおかゆにしたら太らないとか、間違った知識を信じている患者さんが多いのです。膝の痛みが続くようなら、まずは膝の病気に詳しい専門の医師の診察を受けることが大切です。正しいアドバイスをもとに、治療法についてよく相談していただければと思います」

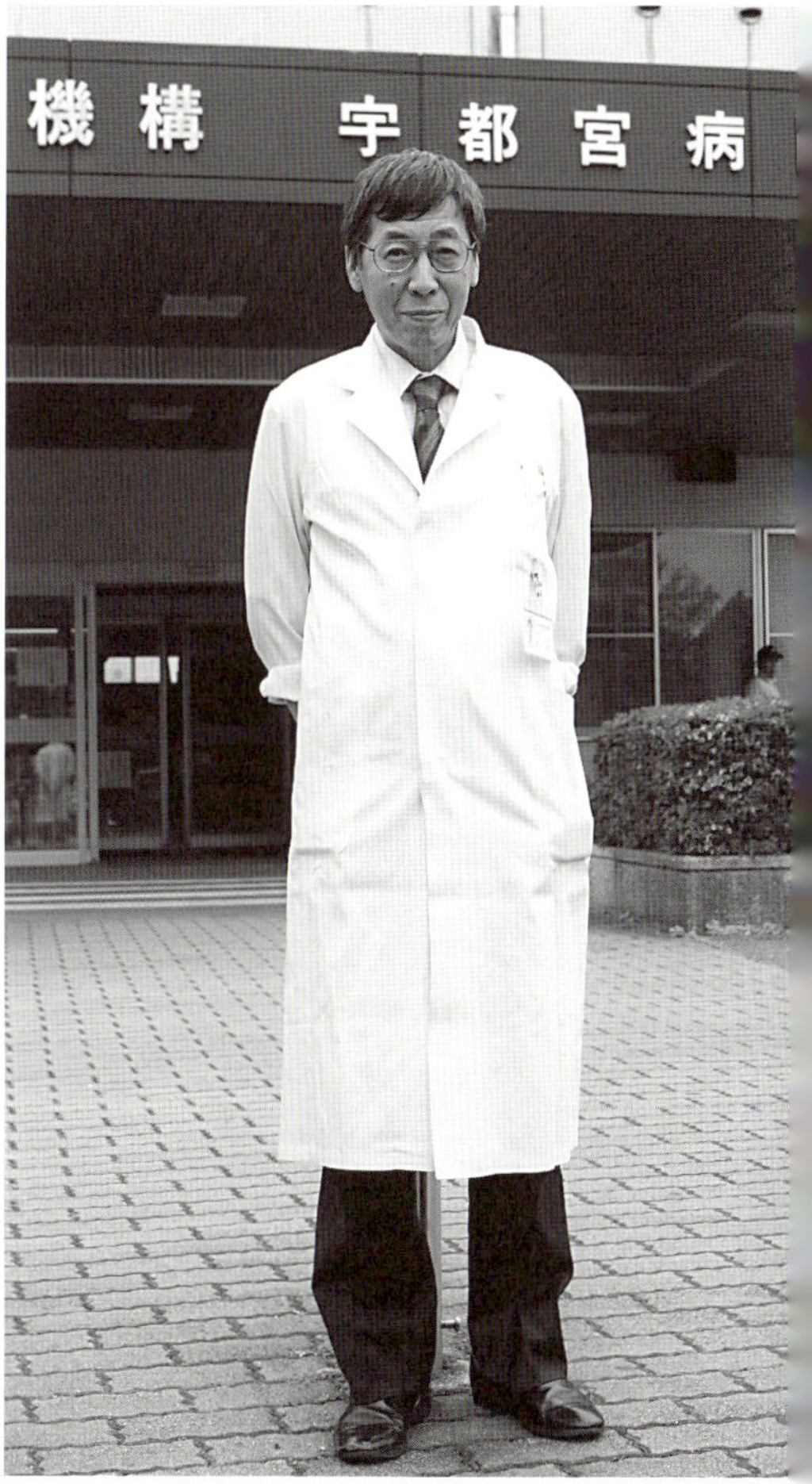

田中孝昭（たなか・たかあき）

1957年群馬県生まれ。82年東京慈恵会医科大学卒業。84年同大整形外科学教室助手。85年から２年半、米国コネチカット州立大学生化学教室留学。94年東京慈恵会医科大学整形外科学講座講師、2001年国立療養所東宇都宮病院（現国立病院機構宇都宮病院）臨床研究部長、02年東京慈恵会医科大学整形外科学講座准教授を経て、08年から現職。11年東京慈恵会医科大学整形外科学講座客員教授。

手術療法

人工膝関節全置換術

傷んだ膝関節を入れかえ、膝の動きを回復させる

東京慈恵会医科大学 整形外科学講座教授
丸毛啓史（まるも・けいし）

正確な位置に設置することが術後の生活に大きな影響を与える。個々の患者さんに合わせた、的確な手術を行うためのコンピュータを利用したさまざまな工夫と手術の実際を、丸毛啓史先生に話していただいた。

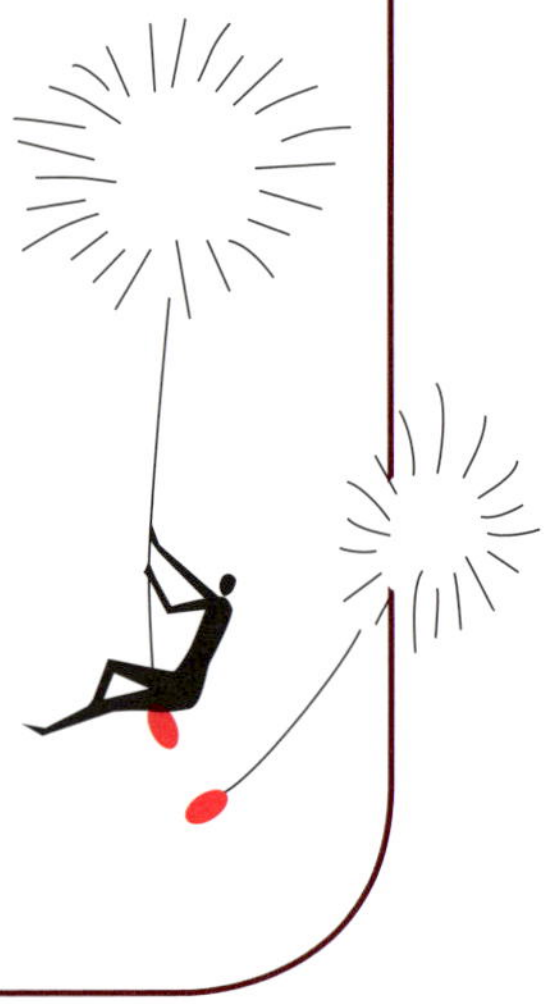

どんな治療法ですか？

膝《ひざ》の関節の傷んだ部分をきれいに切除し、代わりに人工膝関節をはめ込む治療法です。激しい痛みのために大きく活動が制限される患者さんに対して、検討されます。

患者さんの痛みや生活環境などいろいろな条件を加味して検討

人工膝関節置換術は、膝関節のすり減って傷んだ部分をきれいに取り去り、その代わりに、人工物を入れ込む手術です。膝全体を入れかえる全置換術と、内側あるいは外側のみ入れかえる部分置換術がありますが、ここでは、主に全置換術について述べていきます。この手術によって、歩行時の痛みは取れ、その患者さんのもともとの状態に近い膝の形が回復されます。

変形性膝関節症は、いったん発症すると、急速に悪化する時期や比較的安定する時期があるなど、症状の現れ方は一定ではありませんが、確実に進行する病気です。痛みが出ていないとしても関節軟骨のすり減りや、関節の破壊は進んでいきます。

ただし、必ずしも、関節の変形度合いと痛みの強さは一致しないというのが、この病気の一つの特徴でもあります。目で見てはっきりわかるほど変形が進んでいても、痛みがなく動き回れる人、変形の度合いはそれほどでもないのに、痛くて歩けず、外出や日常生活が大きく制限される人など、患者さんによって、病状の現れ方はさまざまです。

そこで、人工膝関節全置換術を受ける時期の見極めというのも、一概に語ることは難しく、患者さんの状況に応じて検討し、相談しながら決めていくことになります。

大きな目安は、運動療法をはじめ、痛み止めを用いた薬物療法などの保存療法によっても、痛みがコントロールできなくなり、通常の生活が送れなくなることです。歩行や階段の昇り降りが思うようにできない、そのために外出をためらう、仕事や家事、趣味の活動が妨げられる、また、安静にしているとき、寝ているときにも痛みがある、といっ

●人工膝《ひざ》関節全置換術の特徴

- 膝関節の傷んだ部分を切除し、人工の膝関節と入れかえる
- 歩行時の膝関節の痛みが取れる
- 元の状態に近い膝の形が得られる
- 骨《こつ》切り術より、入院期間、リハビリ期間が短い

た状態が続くようであれば、人工膝関節全置換術を考慮するタイミングといえます。

　もう一つの目安は年齢です。人工膝関節には耐用年数があると考えられており、現在はおよそ20～25年と推測されています。そこで、再手術をできるだけ避けるには、55～60歳以上の患者さんに行うのが一般的とされています。ただし、これはあくまで目安であり、それ以下の年齢であっても、症状をやわらげる治療法がほかにないと判断されれば、人工膝関節全置換術を行います。

傷んだ関節を人工膝関節と交換痛みが取れ、活動度を取り戻せる

　人工膝関節に置き換えることにより、痛みはなくなります。痛みのためにあきらめざるをえなかった、さまざまな動作・活動が可能になり、発病前の日常生活を取り戻すことができることは、患者さんにとって大きなメリットです。

　関節軟骨のすり減りによって変形したO脚（あるいはX脚）も改善されます。人工膝関節によって大腿骨《だいたいこつ》と脛骨《けいこつ》が本来の角度に修復されるので、体重のかかり方の偏りが分散され、腰や足首への負担も軽減されて、そちらに出ていた痛みが取れることも期待できます。

　比較的症状が進んだ変形性膝関節症に対して行われる手術としては、ほかに骨《こつ》切り術があります。それと比べると、置換術のほうが入院期間やリハビリの期間が短くて済むので、仕事への復帰なども含め、より早く通常の生活に戻ることができるのもメリットの一つです。

　患者さんのなかには、手術というものに対する漠然とした不安や恐れ

●人工膝関節全置換術の手法

変形している膝関節の大腿骨と脛骨の、傷んだ部分を切り取って、それぞれ人工膝関節に置き換える。

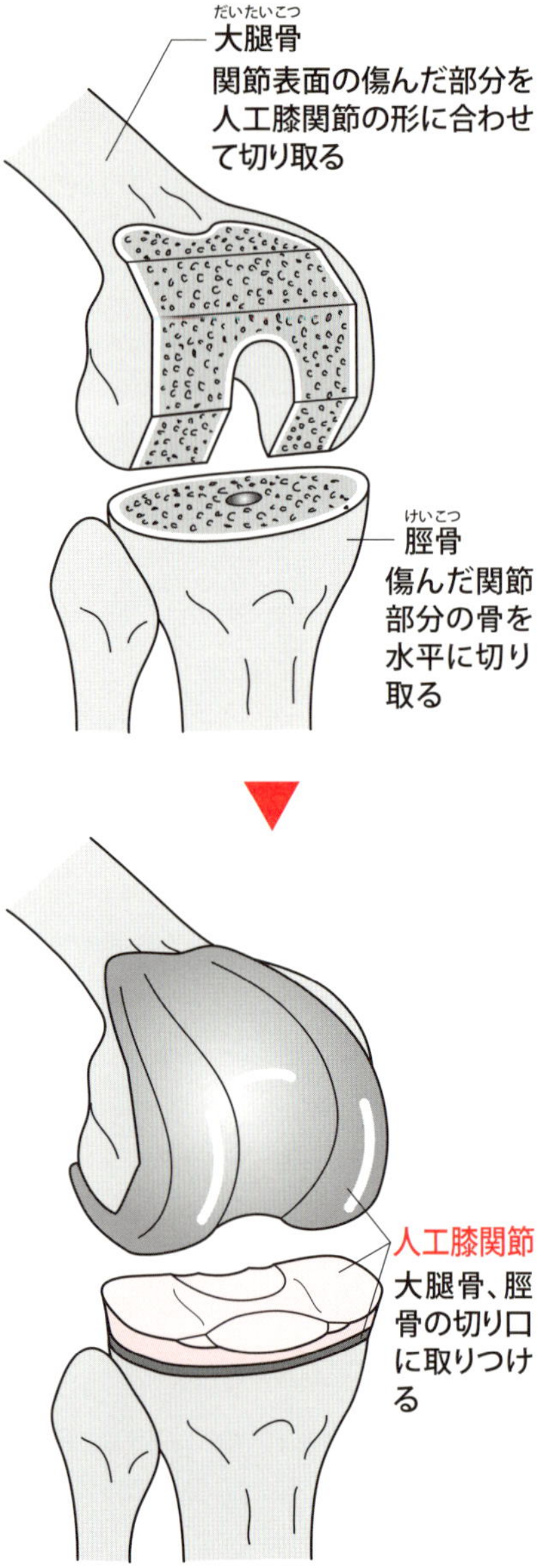

大腿骨《だいたいこつ》
関節表面の傷んだ部分を人工膝関節の形に合わせて切り取る
脛骨《けいこつ》
傷んだ関節部分の骨を水平に切り取る
人工膝関節
大腿骨、脛骨の切り口に取りつける

をもち、ためらう人も少なくありません。しかし、症状が悪化してからの期間が長引き、動けず、引きこもりがちの生活が続いてしまうと、膝を支える筋力がどんどん低下し、腰や足首などほかの部分への負担も増えます。筋力や骨の強度が極端に落ち込むと、手術後の回復や経過が遅れることになります。

　そうした患者さんには、人工膝関節全置換術は、有効性が十分確立された手術法であることを説明し、手術のタイミングを逃さないように努めています。

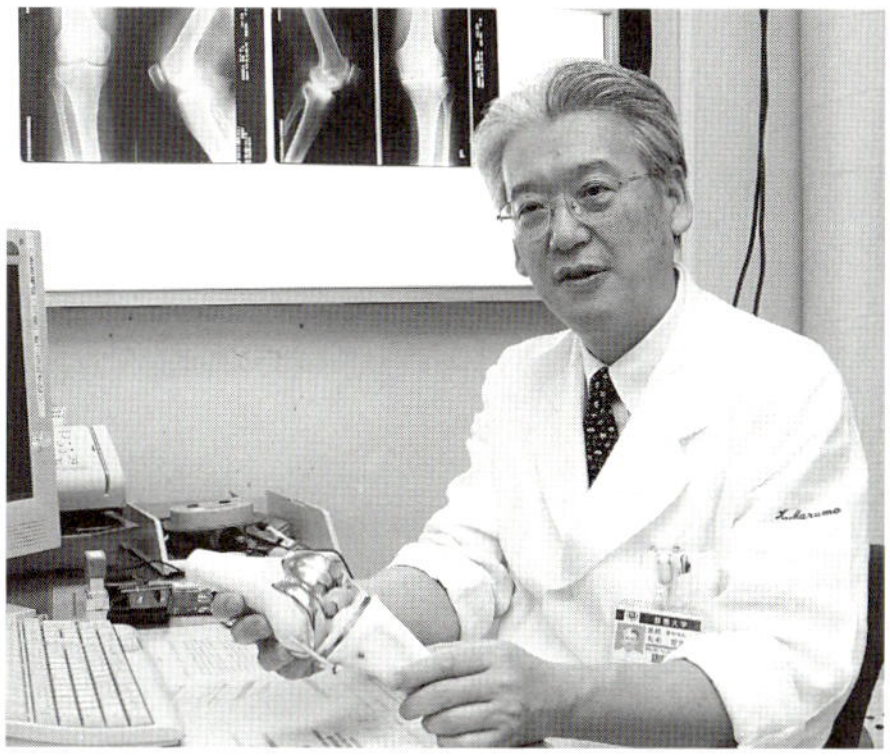

人工膝関節を設置した膝の模型を手に、説明をする丸毛先生

　なお、関節に感染性の炎症をおこしている場合（感染性関節炎）や、持病や体力の低下で麻酔に耐えられない全身状態の場合は、この手術を受けることはできません。

高齢人口の増加に伴い今後さらに増えると予測される

　現在、日本全国で行われている人工膝関節置換の手術は、年間約6万〜7万件といわれています。この10年で約2倍に増加し、これは、65歳以上の人口が増え続けている日本の高齢化を反映していると考えられます。ただし、欧米と比べると、人口1、000人当たりの手術件数は少なく、アメリカでは日本の4〜5倍となっています。

　今後も、日本の高齢化は続くと予測され、高齢者とされる世代の人の生活様式、活動度もさらに多様化していくと思われます。人生に対する価値観や意識の変化は、変形性膝関節症の治療選択にも影響を与え、これからは置換術を求める人がさらに増加していく可能性があるのではないかと考えています。

大腿骨・脛骨部分は主に金属軟骨にあたる部分はポリエチレン

　膝関節は、大腿骨、脛骨、膝蓋骨《しつがいこつ》の三つの骨から成り、それぞれの骨の表面は、直接ぶつかり合わないようにクッションの役割をする関節軟骨で覆われています。さらに大腿骨と脛骨の間にある半月板《はんげつばん》が、衝撃を吸収しています（137ページ参照）。

　人工膝関節は、この膝の構造を再現できるように、三つの骨と軟骨を模した四つの部品、大腿骨コンポーネント、脛骨インサート（関節軟骨と半月板の役割をする）、脛骨コンポーネント、膝蓋骨コンポーネントでできています。大腿骨、脛骨は傷んだ部分を取り除き、半月板は切除して、おのおのの部品に置き換えますが、膝蓋骨を交換するかどうかは患者さんの状態によって決めます。

　素材は、骨に当たる部品は主にチタン合金やコバルトクロム合金など生体にとって安全な金属が用いられ、軟骨の役割をする部品は、すり減りに強い加工を施した医療用ポリエチレンが用いられています。金属の代わりにセラミックを用いたものもあります。セラミックは耐久性に優れているものの、衝撃にはやや弱いといった特性がありますが、改良が重ねられ、現在は金属とほとんど変わらない品質になっています。当施設では、基本的には金属のものを使用し、年に1～2例、金属アレルギーの患者さんなどにセラミック素材のものを使うことがあります。

　人工膝関節全置換術は、計画した設置位置に、それぞれの部品をどれだけ正確に入れ込めるかが問われる手術です。患者さんにとって適切な大腿骨・脛骨の角度、位置関係が再現できれば、それだけ自然で安定した膝の動きが可能になり、本来の機能が発揮され、長期の経過もよくなります。

　一方、設置位置や角度が適切でないと、軟骨の役割を果たすポリエチレンの部分への負担が大きくなり、短期の人工膝関節の破損や緩みにつながります。安定した人工膝関節を維持し、耐用年数を延ばすためにも、正確な設置が不可欠です。

　そこで、現在は、コンピュータを利用した手術や、できるだけ正確な位置・角度になる骨の切除法の工夫などをはじめとした、さまざまな技術を取り入れ、患者さんの生活の質をより高める手術が行われるようになっています。

●人工膝関節の構造

大腿骨、脛骨、膝蓋骨《しつがいこつ》、関節軟骨と半月板のそれぞれの役割をもつ部品からできている。

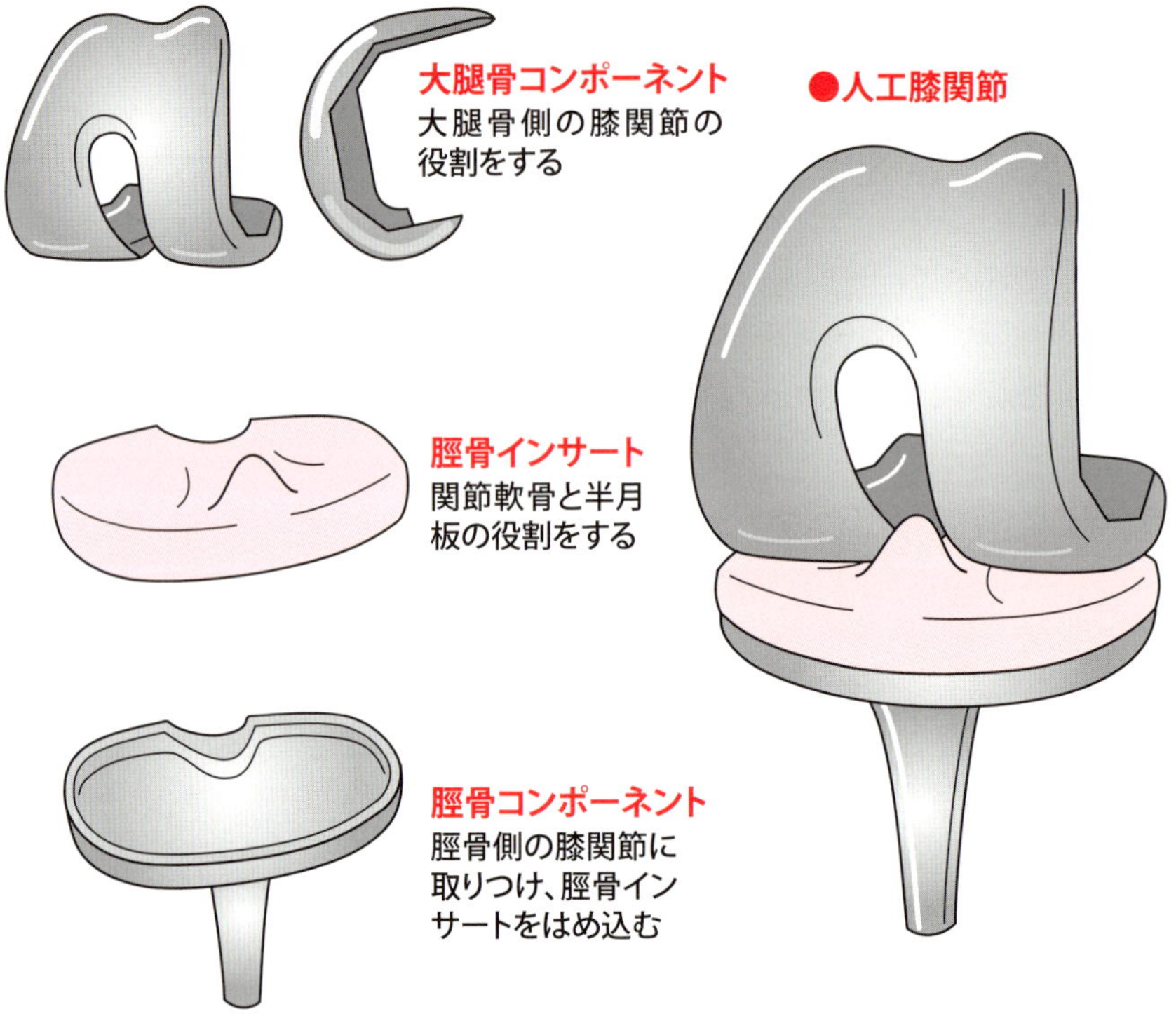

大腿骨コンポーネント
大腿骨側の膝関節の役割をする
●人工膝関節
脛骨インサート
関節軟骨と半月板の役割をする
脛骨コンポーネント
脛骨側の膝関節に取りつけ、脛骨インサートをはめ込む

人工膝関節単顆置換術

変形が膝の一部に限られている場合の選択肢

　変形性膝関節症には、主に膝関節の内側が大きく変形する内反型《ないはん》（O脚）と、外側の変形が強い外反型《がいはん》（X脚）があります。どちらの型であっても、病状が進行するとすり減りや痛みが広がってしまいますが、それ以前に置換術を検討できれば、人工膝関節単顆《たんか》置換術という部分置換術を選択できる可能性があります。

　人工膝関節単顆置換術は、膝関節の病変のある内側または外側だけの骨を一部切除し、人工物に置き換える方法で、全置換術と比較すると次のようなメリットが考えられます。

・大腿骨、脛骨の切除範囲、使用する部品のサイズが小さいので、傷口が小さくて済み、回復が早い
・出血量が少ない
・損傷を受ける組織が少なく、手術後の痛みが抑えられる
・自分の骨、靭帯《じんたい》が温存されるので、膝の動きはより自然で滑《なめ》らか。患者さんの違和感も少ない

全体的に患者さんの負担が小さくなる手術ですが、この手術で回復が見込めるかどうかは、きちんと見極める必要があります。

　主な条件は、以下のとおりです。

・すり減りや痛みが膝の片側（内側または外側）に限られている
・膝にとって重要な働きをしている四つの靭帯（前・後十字靭帯、内側・外側側副《そくふく》靭帯）に損傷がない
・変形があまり進んでいない

　事前の診断で、これらの条件を満たしていると考えられても、実際に手術で骨や靭帯の状態を確認すると、予想以上に症状が進んでいる場合もあります。そうした場合には全置換術に切りかえます。

　医師にとっては、実際の骨と、材質の違う金属の部品とを共存させ、バランスのとれた一つの膝関節として安定させるのは、決して容易ではなく、それなりの技術や経験が求められる手術でもあります。ただし、うまく設置できれば、患者さん自身の骨や靭帯が残っているぶん、機能的には非常にスムーズで、高い満足度が期待できます。

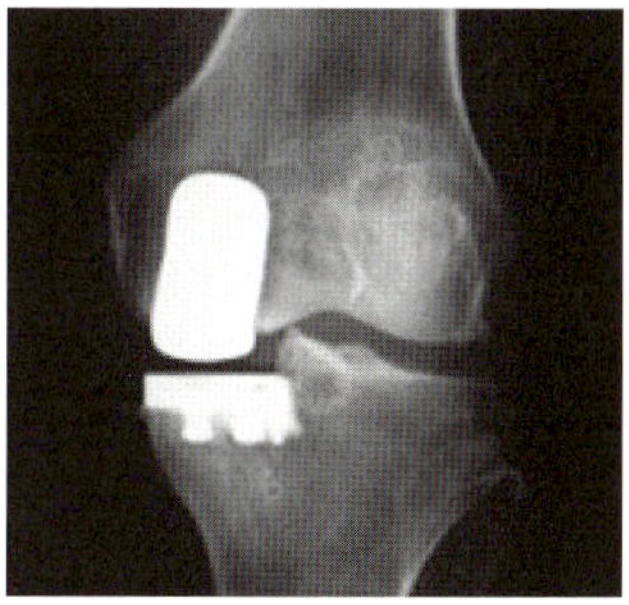

左脚の内側関節のみを置き換えた単顆《たんか》置換術後のX線写真

写真提供：東京慈恵会医科大学整形外科学講座

●単顆型人工膝関節

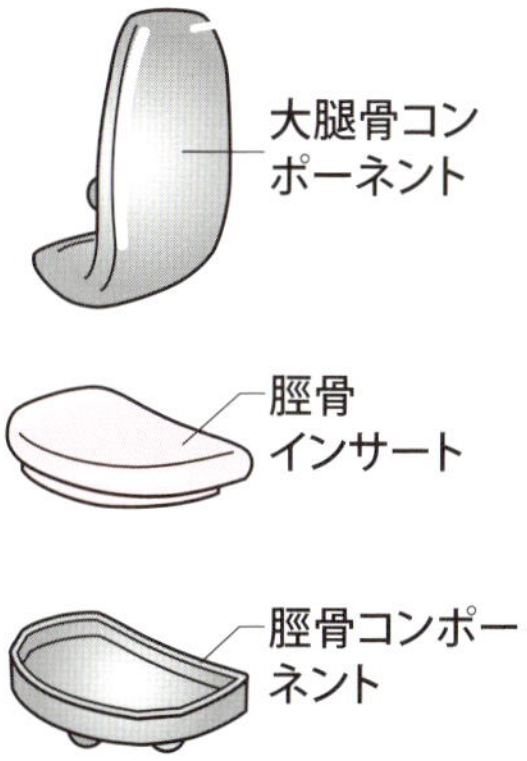

治療の進め方は？

人工膝関節の設置位置、骨切りの角度や範囲など綿密な計画を立て、手術に臨むことが重要です。大腿骨・脛骨の切除、関節周囲の靭帯の調整後、人工膝関節の設置を行います。

大腿骨と脛骨の角度を正常にする正確な位置に設置

人工膝関節全置換術は、大腿骨と脛骨それぞれの傷んでいる部分を切り取り、はめ込む人工膝関節にぴったりと合うように形を整え、残った骨と人工膝関節を接着、固定する手術です。それによって、大腿骨と脛骨が正しい角度になり、変形が改善され、安定した膝関節としての機能を取り戻すことができます。

　この手術のポイントの一つは、事前に大腿骨と脛骨のコンポーネントの正確な設置位置を割り出し、切り取る骨の範囲を決め、人工膝関節の形状やサイズを選択する計画づくりといえます。

　立った姿勢で、最も無理なく体重を支えるには、大腿骨頭《こっとう》の中心、膝関節の中心、足首の関節（足関節）の中心が一直線に並ぶのが理想的だといわれています。

　しかし、変形性膝関節症の患者さんの場合、関節軟骨がすり減って膝関節の変形が進むと、体重のかかり方が内側か、外側に偏ってしまうため、大腿骨と脛骨の角度が大きくゆがみ、いわゆるO脚（または、X脚）になってしまいます。この状態では、膝関節の中心は、大腿骨頭中心と足首の関節の中心を結ぶ線（下肢機能軸）よりだいぶずれています。

　そこで、そのずれを正して、大腿骨頭、足首の関節の中心を結ぶ線が人工膝関節の中心を通るように人工

●人工膝関節の設置位置の割り出し

立った姿勢で大腿骨頭の中心、膝関節の中心、足首の関節の中心が一直線に並ぶのが、最も無理なく体重を支えられる脚の状態。

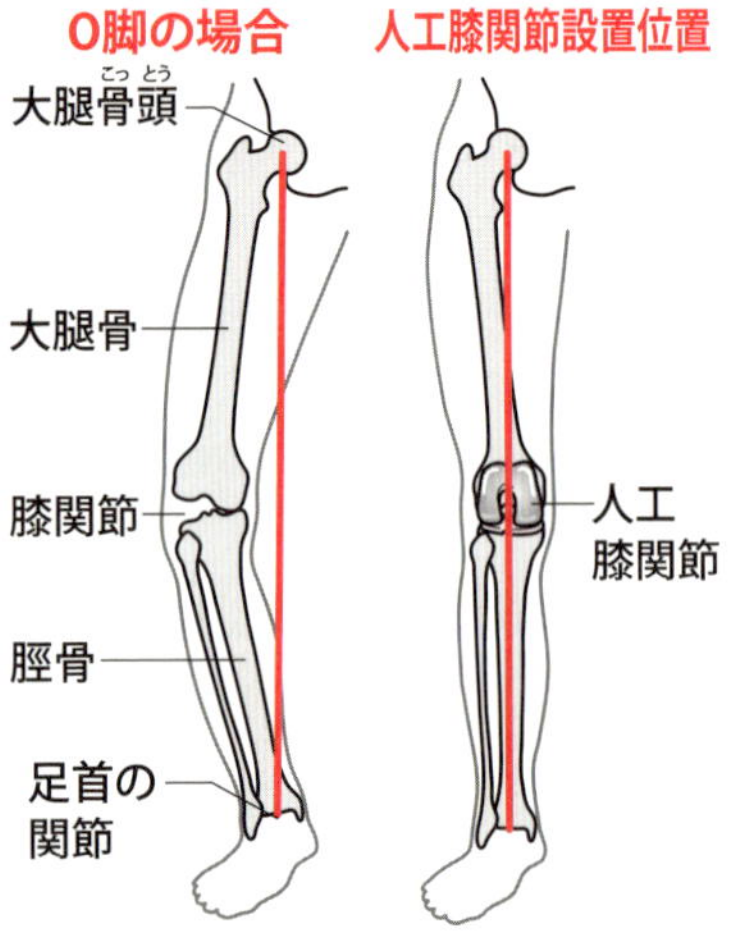

変形が進みO脚になると、膝関節の中心は大腿骨頭の中心と足首の関節の中心を結ぶ線から大きくずれる

人工膝関節は大腿骨頭の中心と足首の関節の中心を結ぶ線が、膝関節の中心を通る位置に設置する

●ナビゲーションシステムのしくみ

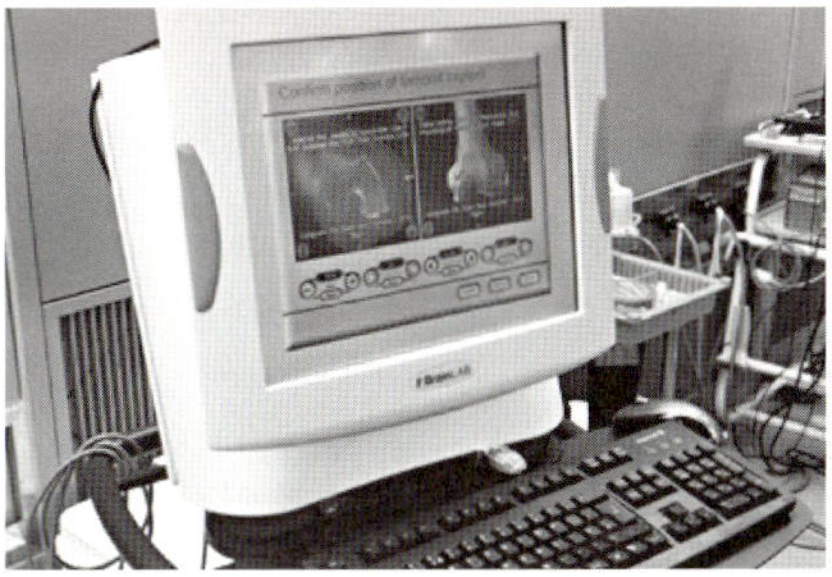

コンピュータ画面上に、患者さんの立体化した膝関節の画像を表示し、手術のシミュレーションを行う。これにより、的確な人工膝関節の設置位置、大腿骨、脛骨の正確な骨切り位置を計画

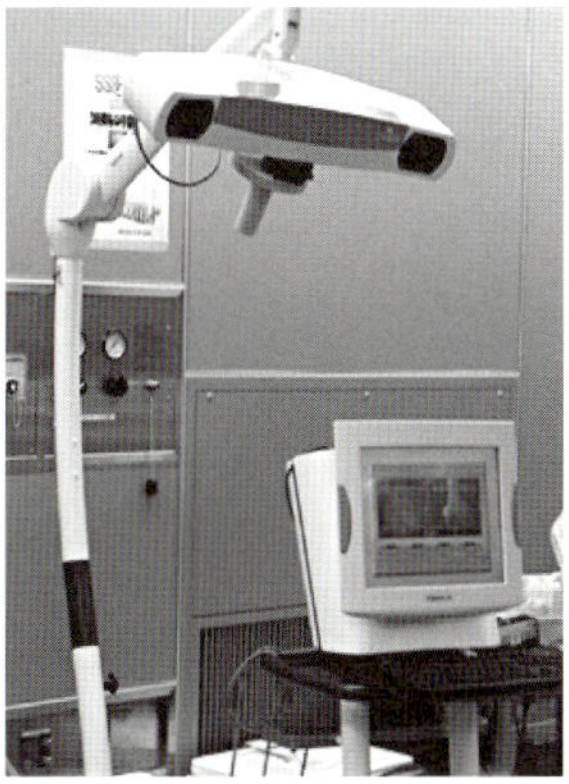

手術室で使用するナビゲーション装置。赤外線を出して、反射した赤外線をとらえ、モニターに反映させる

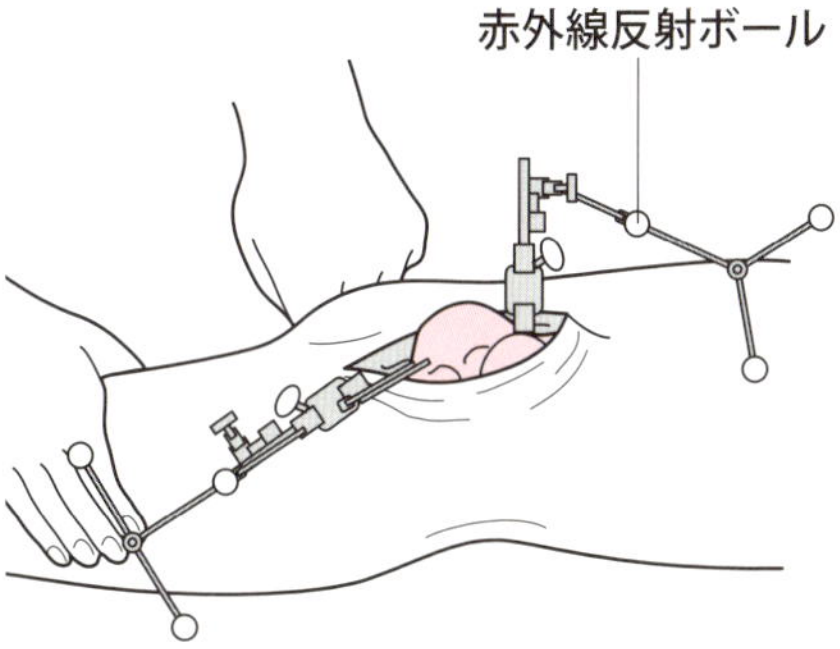

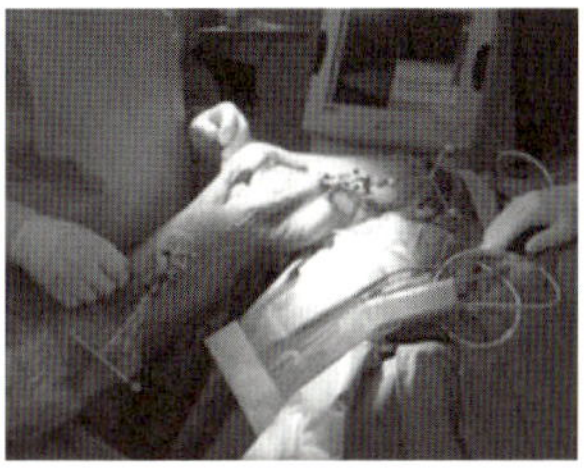

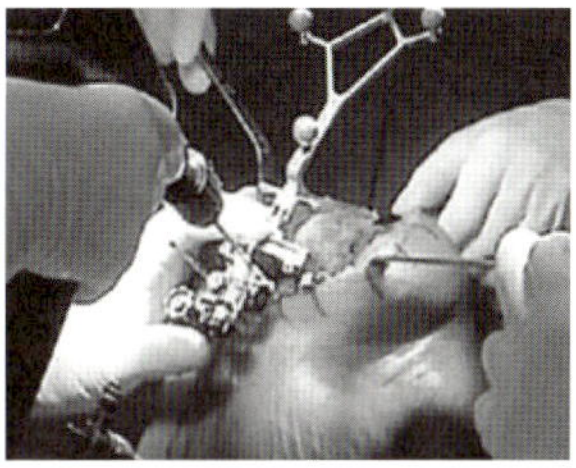

小さな赤外線反射ボールのついた器具を、大腿骨側、脛骨側、手術器具に取りつけ、位置情報を読み込んで、モニターの計画画像に反映。確認しながら手術を進める

写真提供：東京慈恵会医科大学整形外科学講座

膝関節を設置すれば、脚の形が改善され、下半身にかかる体重の偏りもなくなることがわかっています。

骨棘《こつきょく》が増殖して変形やゆがみが出た骨に対して、位置や角度を計測し、人工膝関節を下肢機能軸に対して直角に設置するのは簡単ではありません。大腿骨、脛骨の切除部分をどれだけの範囲にし、いかに適切な方向・角度で切り取るかを細かく決定する術前計画の意義は非常に大きくなります。

CTを用いた三次元術前計画がより正確な設置を可能にする

当施設では、この術前計画の作成に、コンピュータを活用したナビゲーションシステムを導入し、人工膝関節のより正確な設置を目指しています。ナビゲーションシステムでは、患者さんの脚のCTをコンピュータに取り込んでデータを再構成し、現在の骨の状態を反映し、立体化した患者さんの脚の骨の画像を、コンピュータの画面上に再現することができます。

これまでの平面的なX線写真とは違って、骨の形が立体的なので、骨の形がどれくらい変わってしまっているか、奥行きや、厚みをもって理解できます。

その画像上に、人工膝関節の設置位置の目安となる直線を引いたり、それぞれの部品がその線の中心を通るように操作したりしながら、大腿骨、脛骨をどんなラインで骨切りすればいいのかを表します。

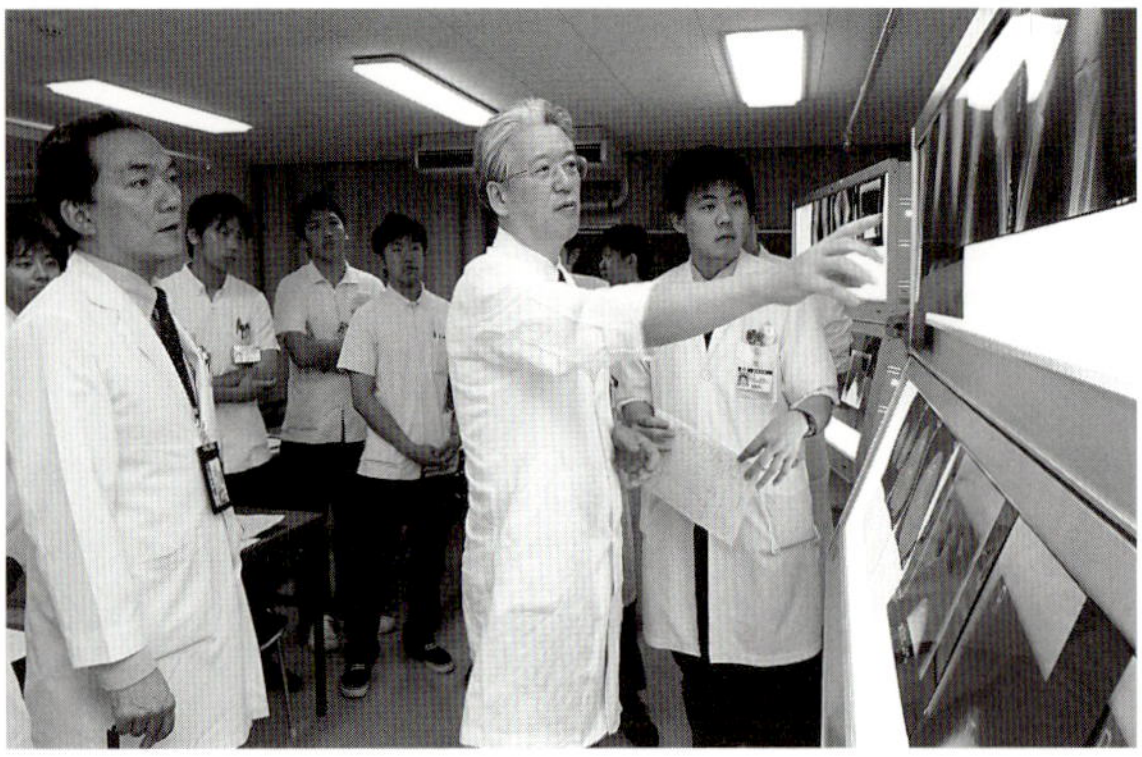
カンファレンス（症例検討会）。スタッフが集まり、個々の患者さんに適した治療法を検討する

従来の二次元の情報では、想像するしかなかった部分も把握できるので、実際の患者さんの膝関節に即した、より正確な骨切りのラインの角度・方向や骨切りの範囲を割り出すことができます。大腿骨や脛骨自体の変形の度合い、骨の欠損なども事前に確認できます。それによって、人工膝関節のサイズの誤差を少なくしたり、適切な形状を選んだりすることが可能になります。

作成した計画はデータとして保存し、実際の手術を行う際に、手術室に設置しているナビゲーション装置に入れ込みます。

モニターには、リアルタイムの患者さんの骨や器具の動きが立体画像として描き出されます。それらの画像を確認しながら手術を進めていきます。

従来は、実際に膝関節を開いてみて、肉眼で確認してみなければわからなかった情報も少なくありませんでしたが、事前に十分にそれを加味した計画が立てられるようになり、より安全で正確な手術が可能になっています。

手術を受けるにあたって、いくつかの注意点がある

では、手術の実際の流れを簡単に解説しましょう。

人工膝関節全置換術を行うことが決まったら、入院する前に、患者さんにはいくつか準備してもらうことがあります。

手術を選ぶ患者さんの多くは、強い痛みで活動が制限されています。基本となる運動療法も行えなくなっている人がほとんどだと思いますが、少しずつでも、できる範囲で運動療法を再開し、筋力の強化に努めることが大切です。手術後も、それを続けることで、膝の動きがスムーズになります。

手術前には、未治療の虫歯や歯周病のある人は治療を済ませておくことが勧められます。口内の菌が血流に乗って、手術の箇所に移動し、感染症を発症する可能性が指摘されているからです。

出血や血圧の管理のため、持病の飲み薬のチェックも大切なので、服

●手術室のセッティングと手術の開始

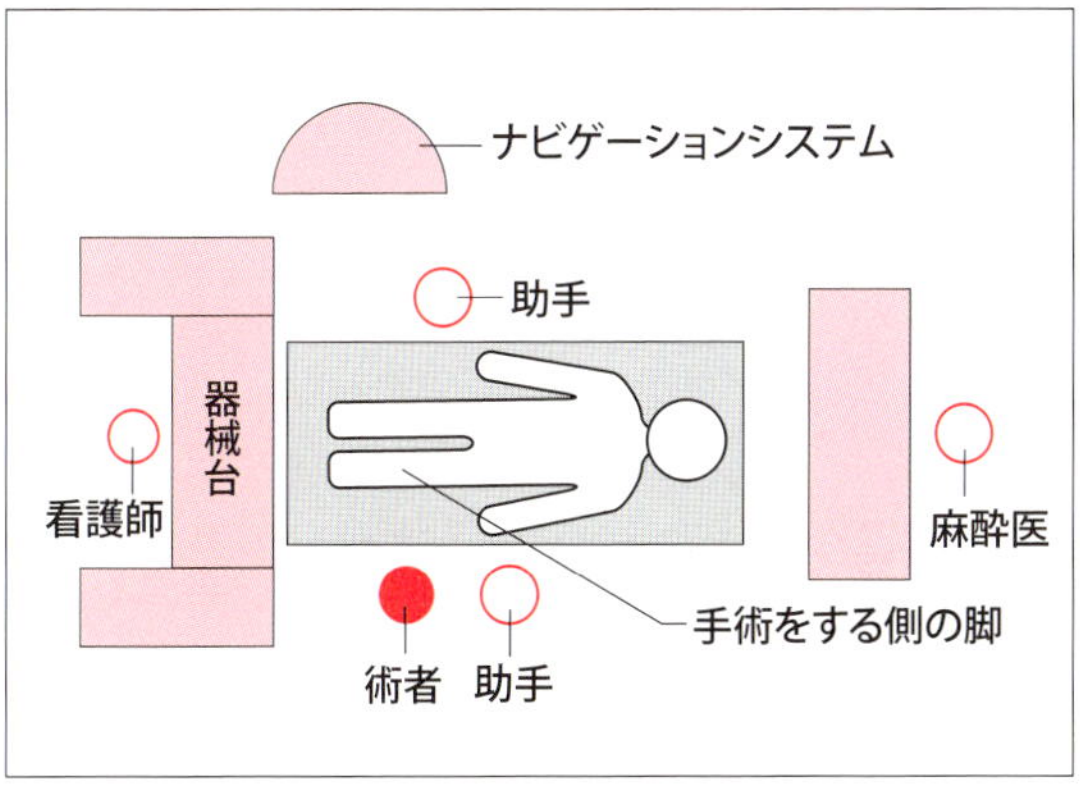

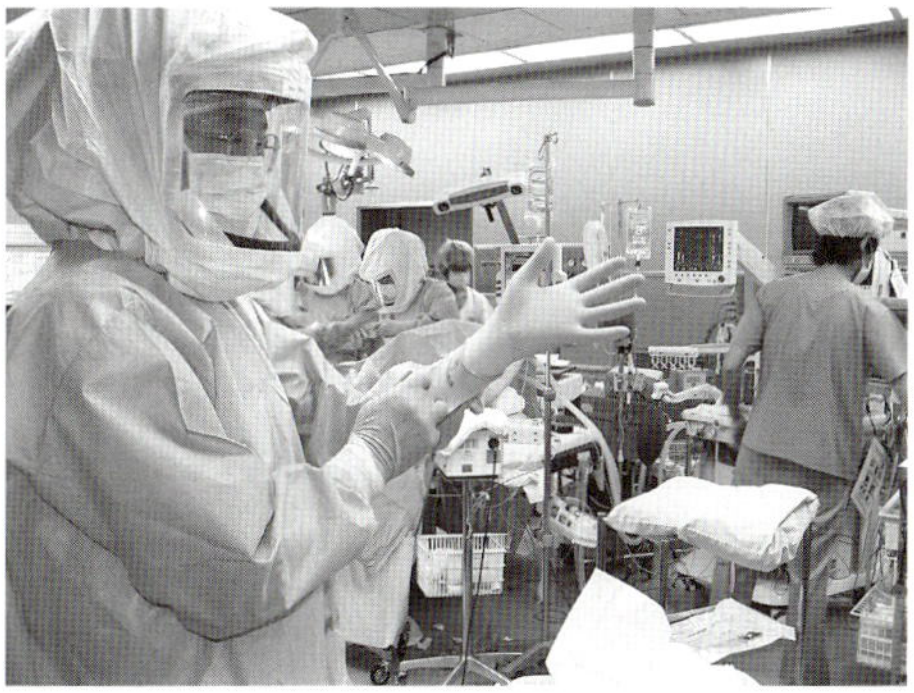

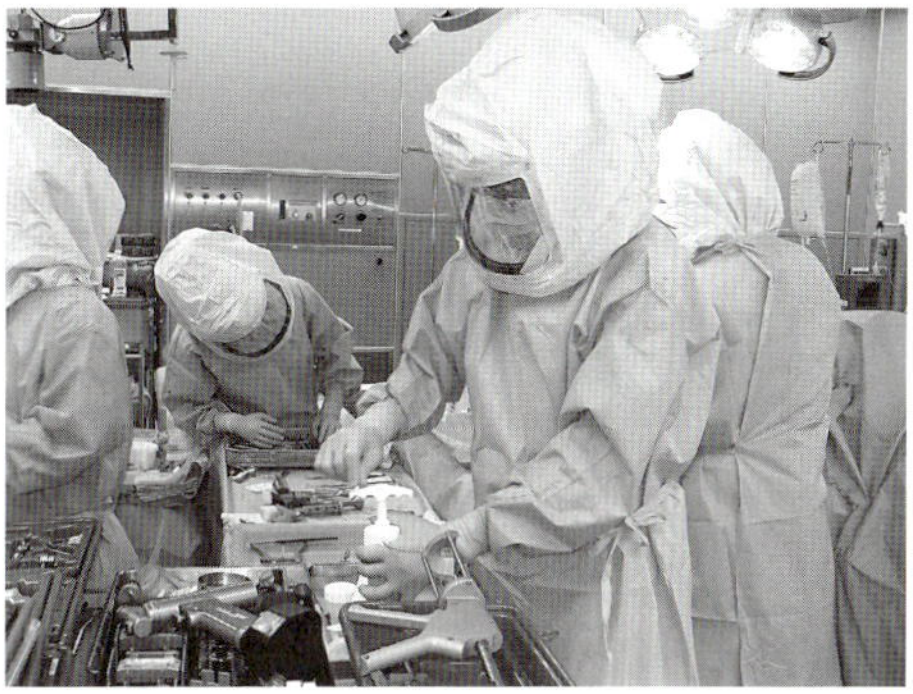

手術の準備を進める

写真提供：東京慈恵会医科大学整形外科学講座

●中央付近をやや内側よりにまっすぐ切開する

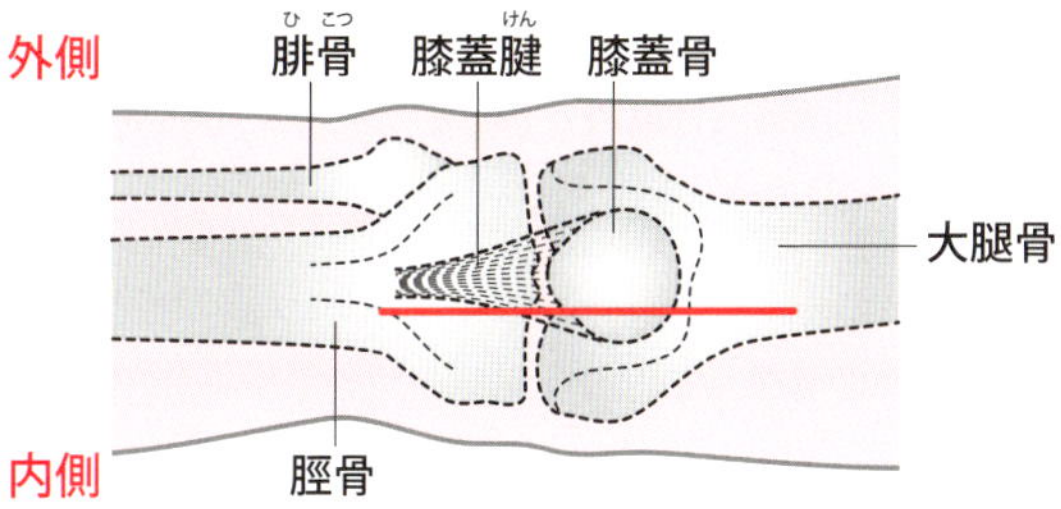

用している薬がある場合は、すべて担当医に伝えるようにします。必要に応じて、薬を中止することもあります。

手術は全身麻酔で合併症の予防の処置をする

このような準備を進め、手術前日までに入院します。前日は、麻酔の説明、合併症や手術後の経過についての説明があります。

　麻酔は、医療機関や麻酔医によってさまざまな選択がありえますが、当施設では、基本的に全身麻酔で行い、術後の痛みを抑えるために、硬《こう》膜《まく》外麻酔、大腿神経ブロックを組み合わせることもあります。

　まず、患者さんに手術台にあお向けに寝てもらい、体は動かないように固定します。

　この手術で最も注意しなければならない合併症の一つが深部静脈血栓症です。この予防として、下肢の静脈の血流が滞らないように弾性ストッキングを着用し、フットポンプ（間欠的空気圧迫装置）をつけます。

●脛骨、大腿骨を切る

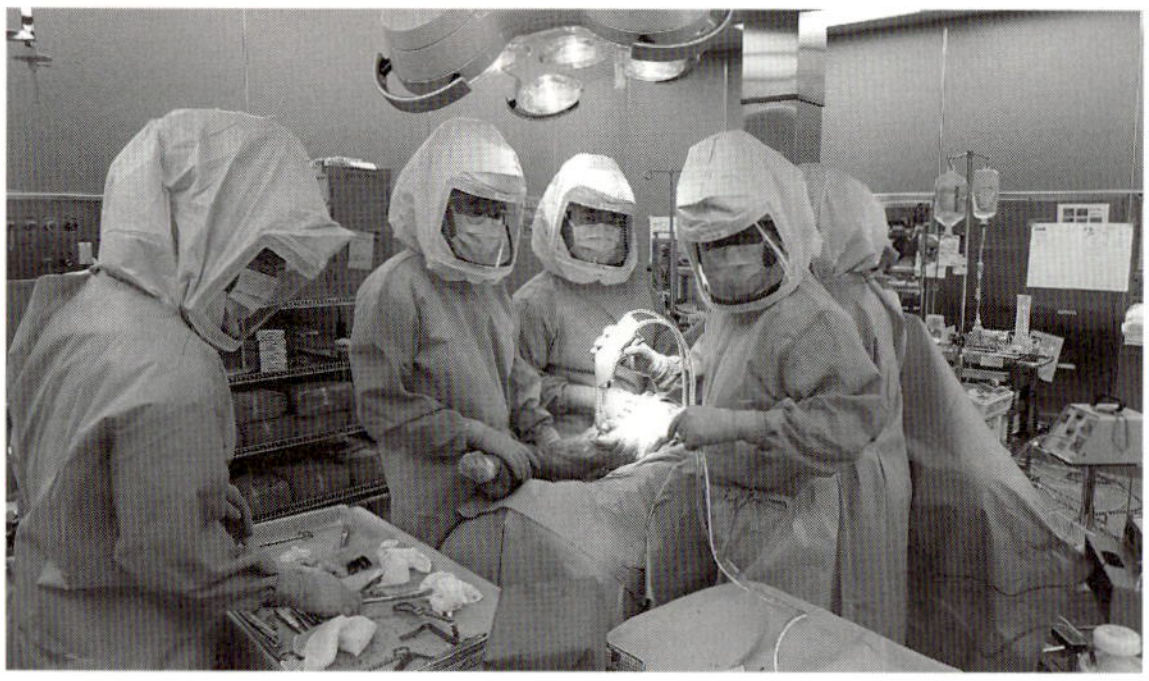

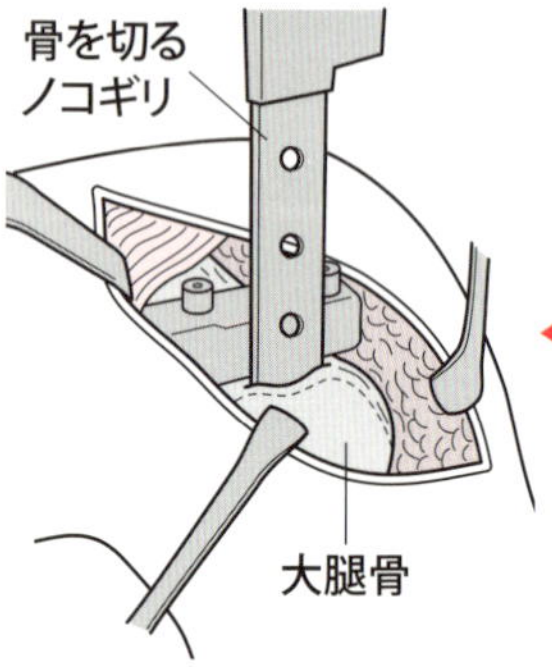

骨切り位置を確認後、骨ノコギリを使用して、脛骨、大腿骨の順に骨切りをする

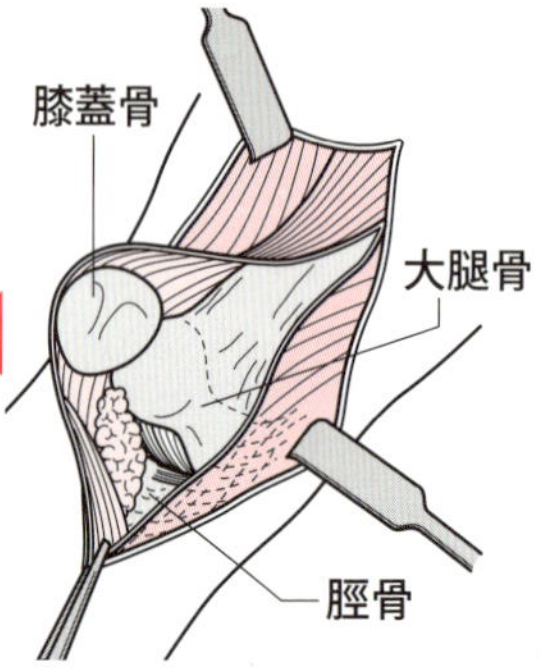

膝蓋骨は反転させて外側によけ、大腿骨、脛骨を視野に出す

●手術の手順

皮膚を切開
▼
筋肉や腱などを剥離《はくり》、関節包《ほう》切開
▼
骨棘《こつきょく》を切除
▼
腱や靭帯《じんたい》のバランスを調整
▼
脛骨の骨切り
▼
大腿骨の骨切り
▼
仮の部品をはめてサイズや動きを確認
▼
人工膝関節を設置、固定
▼
関節内を洗浄
▼
ドレーン設置、皮膚を縫合

写真提供：東京慈恵会医科大学整形外科学講座

もう一つ重要な合併症が感染症です。手術は、特殊な空調設備によって無菌状態を保つことができる手術室で行いますが、手術する箇所に細菌が入らないようにしっかりと消毒します。

骨切りと靭帯のバランス調整が経過を左右する重要な手技

手術は、最初に膝蓋骨(膝のお皿)のやや内側を縦に12〜15㎝ほど切開します。筋肉や腱《けん》などの組織を傷つけてダメージを残さないように、それらを慎重に剥離《はくり》していきます。膝蓋骨まで達したら、関節包《ほう》を切開し、滑膜《かつまく》の下の大腿骨と脛骨がよく見えるように、大きく広げ、術野を確保します。

大腿骨、脛骨それぞれの状態を目で見て、よく観察・確認します。精密な術前計画の画像でも、関節面や骨棘の状態などは把握しきれません。周囲を覆って骨切り面や靭帯や腱の状態などを見えにくくしていたり、靭帯や腱を圧迫するように増殖していたりする骨棘はきれいに取り

●動きを確認し、人工膝関節を設置

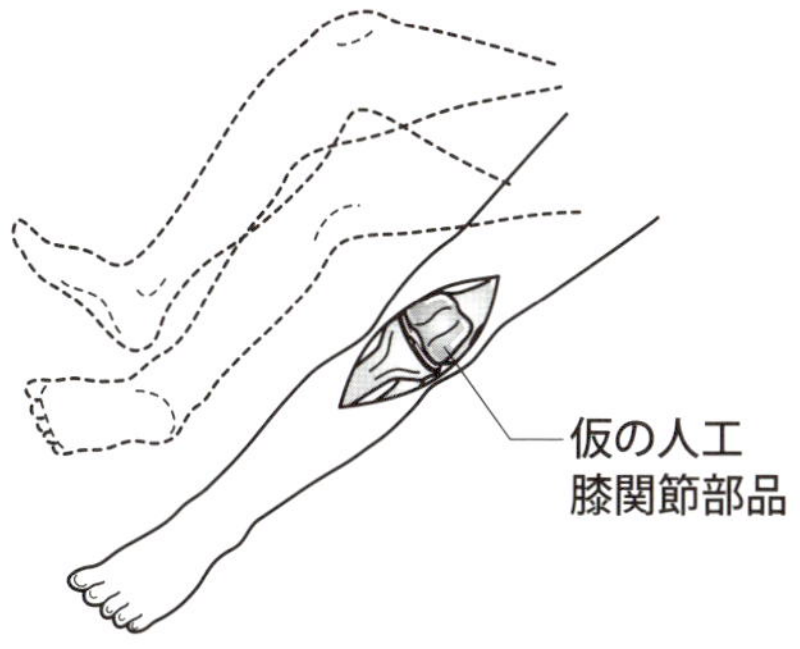

骨切り後、仮の部品を入れて、サイズや関節の動きを確認し、調整を図る

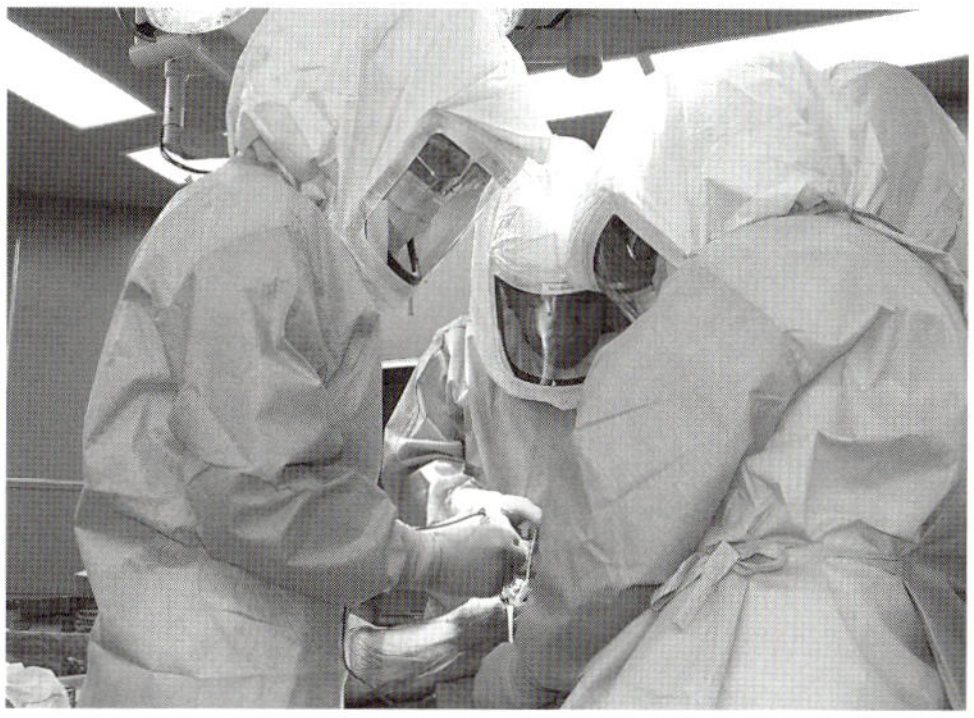

写真提供：東京慈恵会医科大学整形外科学講座

●人工膝関節を取りつける

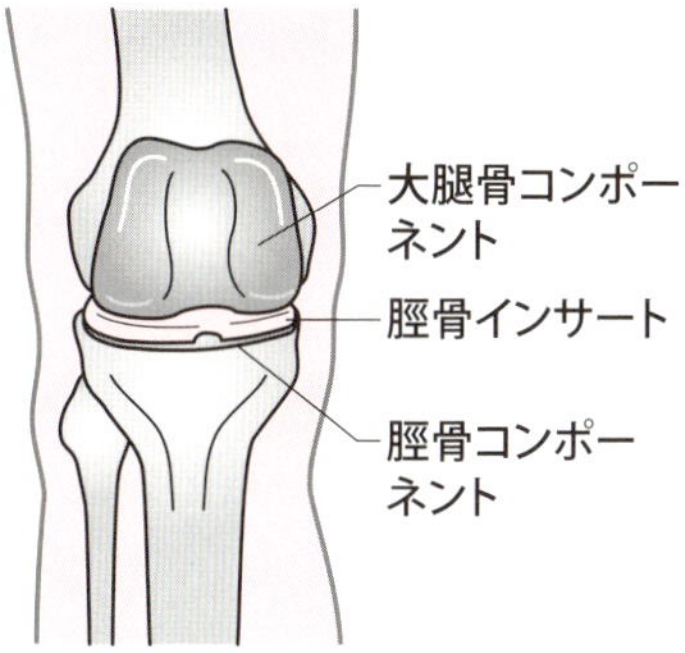

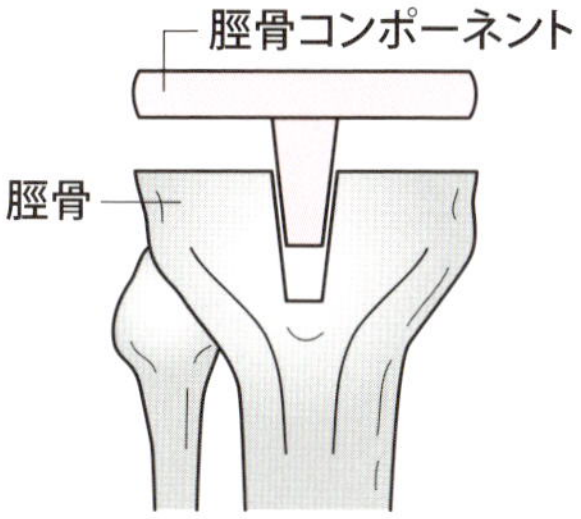

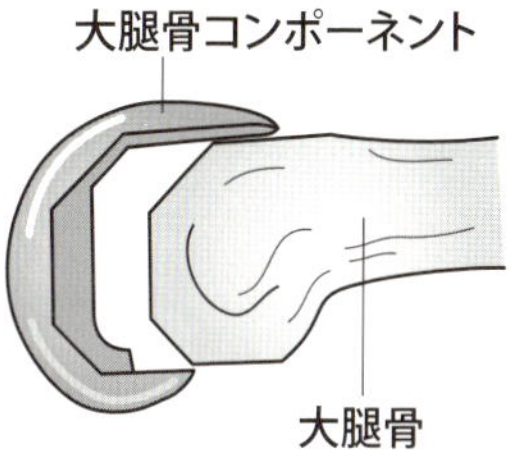

調整が終わったら、骨セメントを用い、実際の人工膝関節を切り口にピッタリとはめ込む

除きます。

骨の変形に伴って、そこに付着する腱や靱帯なども硬く縮まってしまったり、逆に伸びきってしまったりとバランスが崩れています。そのままでは、せっかく人工膝関節を入れても、ある方向にだけ過度の緊張がかかったり、緩みが出たりして、安定した関節の設置、動きができなくなってしまいます。そこで、前後・内側・外側、膝関節の動きにかかわる腱や靱帯全体のバランスを調整し直します。手術後の人工膝関節の機能や耐用年数に大きくかかわる処置なので、慎重に、入念に進めます。

膝を曲げた状態、伸ばした状態、回転させた状態などいろいろな角度で、腱や靱帯の動きを見て、ていねいに剥離などの処置をくり返していき、緊張の偏りを改善して、本来のバランスにできるだけ近づけるようにします。

関節周囲の準備が整ったら、骨切りに入ります。事前の計画どおりに、傷んだ部分を過不足なく切断します。

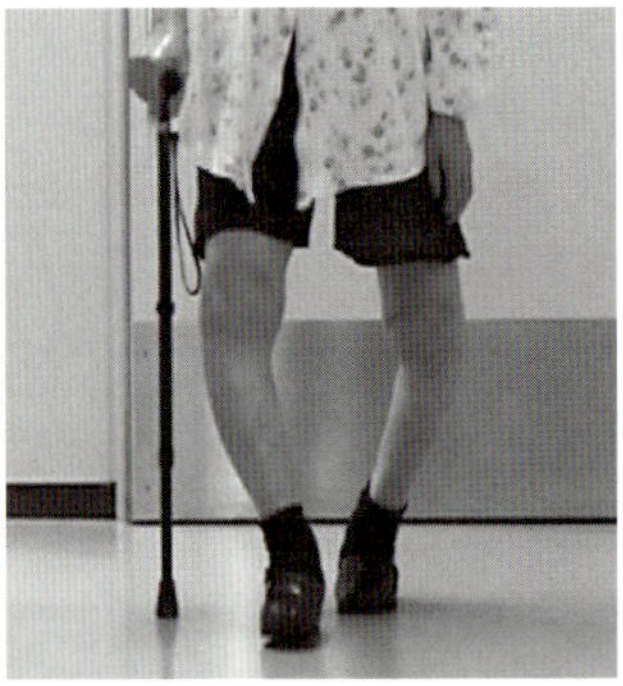

手術前は強度のＯ脚だった患者さん

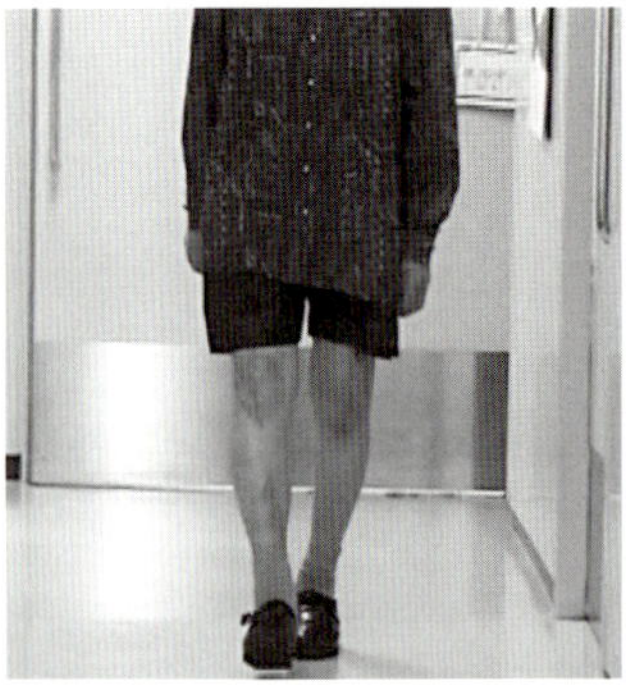

的確な位置に人工膝関節を設置することで脚の形が改善された

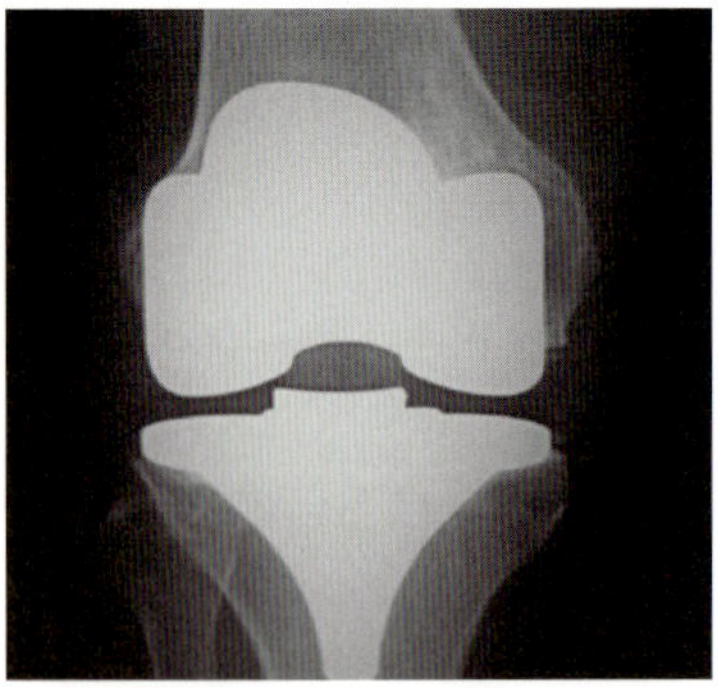

人工膝関節設置後のＸ線写真

写真提供：東京慈恵会医科大学整形外科学講座

すでに説明したように、ナビゲーションシステムを用いている場合には、患者さんの骨に位置情報を発する赤外線反射ボールのついた、アンテナの役割をする器具が取りつけてあり、その瞬間、瞬間の三次元画像がモニターに映し出されています。このリアルタイムの画像と、事前に計画した画像とを重ね合わせれば、画像上に、正確な位置、角度で設定した骨切りのラインと範囲が示されます。手術器具にもアンテナをつけているので、今どこを切っているかもモニターで確認できます。計画のラインに沿うように、器具を操作し、正確に切り取っていきます。先に脛骨から始め、大腿骨に移ります。

仮部品を入れて調整後 人工膝関節をはめ込む

骨切りのあとは、実際に設置する予定の人工膝関節と同じ形状、サイズの仮の部品を入れてみて、サイズの確認、骨との装着面の具合や、装着角度にずれが出ていないか、無理なく伸ばしたり曲げたりできるか、腱や靭帯に不自然な緊張や緩みがないかなどを調べます。必要に応じて、腱や靭帯への処置を追加します。

確認し終わったら、仮の部品を取りはずし、実際の人工膝関節をはめ込み、固定します。

現在、われわれが用いている人工膝関節はＰＳ型といって、後十字靭帯を切除して、その機能も代替するタイプのものです。このタイプは、膝をより深く曲げることができるというメリットがあります。

人工膝関節を固定する方法としては、医療用のセメントを使用する方法、セメントを使わずに人工膝関節の表面に特殊な加工をして接着する方法、スクリュー（ねじ）を使う方法などがあります。われわれは主に、初期にしっかりと固定できるセメント固定を行っています。

最後に、関節内をよく洗浄し、血液などがたまらないように体の外に排出するための細い管（ドレーン）を設置し、縫合して、手術を終了します。

手術時間は1時間半程度です。

カッティングガイドの作製

ナビゲーションシステムをさらに進化させた手術法

ナビゲーションシステムの導入により、患者さんの膝の骨の状態を、事前に立体的にとらえることができるようになり、より現状に即した術前の計画づくりが可能になってきました。

　計画上の骨切りラインに沿って操作を進めれば、正確な骨切り面を得られます。しかし、モニターの画面を見ながら、同時に、限られた術野で数ミリあるいは数度という繊細な操作を展開するには、一種の慣れ、経験が必要とされます。

　そこで、当施設では、さらに簡便かつ正確な骨切りを可能にする方法として、患者さんごとにカッティングガイドを作製する試みを臨床研究として行っています。

　術前計画については、通常のナビゲーションシステムを用いる手術と同様に進めます。このとき、従来は画像情報を取り込み、モニター上に立体画像を再現する処理をしますが、新しい試みでは、患者さんの膝関節をそのまま実物大の模型にしてしまいます。この模型を使って骨切り面を設定し、手術時に骨切りの補助となる鋳型を作ります。

　鋳型には二つのタイプがあり、一つは、正しい骨切りのためには、どこにガイド用の器具を固定すればよいかを示すタイプ、もう一つは、実際にそこに刃を挿入できるようなスリットが入ったタイプです。

　これらの鋳型を用いることで、医師の経験のみに頼ることなく、より正確な骨切りができるようになっています。

大腿骨側　　　　脛骨側

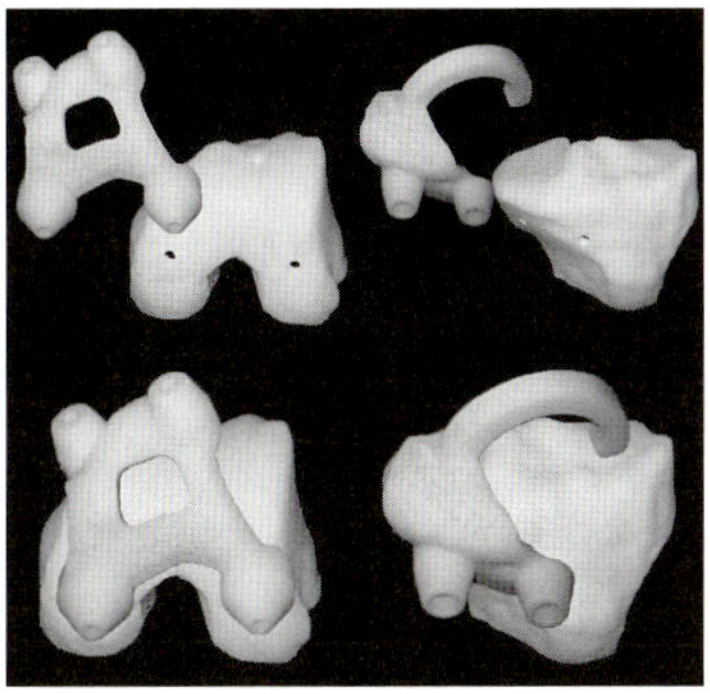

患者さんの膝関節の正確な模型をもとにカッティングガイドを作製。手術の際、骨切りのガイド器具を骨に止めるピンの位置が組み込まれている

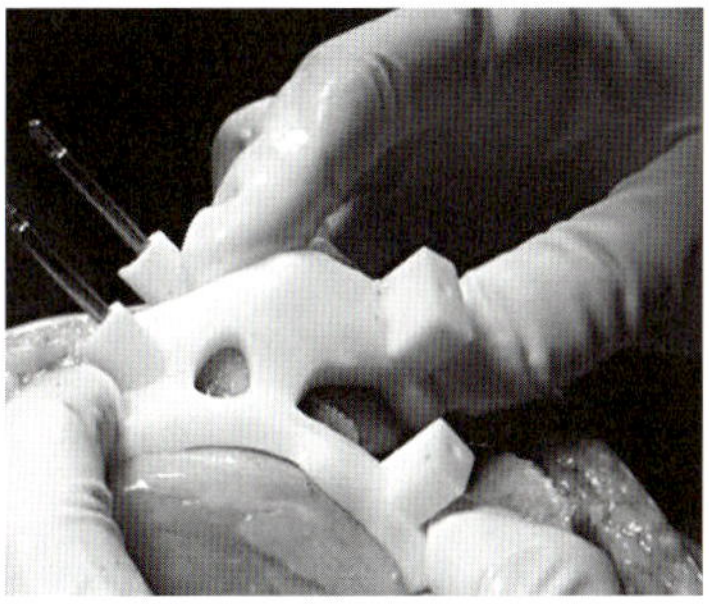

上のカッティングガイドを用いた手術のようす

大腿骨側　　　　脛骨側

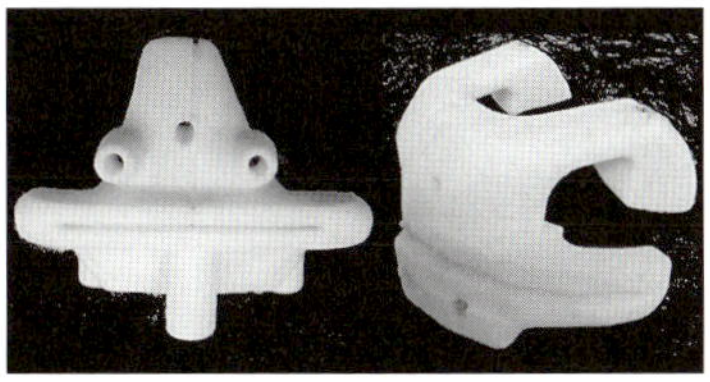

スリットタイプのカッティングガイド。手術の際、関節面に固定し、スリットから手術用のノコギリを入れて、そのまま骨切りができる

写真提供：東京慈恵会医科大学整形外科学講座

術後の経過は？

手術後は、車いす、歩行器、杖《つえ》歩行と順番に練習を進めながら、退院に備えます。退院後は痛みも取れ、関節の動きもよくなるので、種目によってはスポーツを楽しむこともできます。

入院期間の目安は約1カ月
転倒や負担の大きい姿勢に注意

手術当日は、安静となりますが、翌日から車いすで動いてもらいます。痛みや、膝の曲がり具合に応じて、歩行器、杖歩行の練習をし、杖歩行に慣れ、安全に行えるようになったら、階段の歩行を始めます。患者さんの病状と環境を考慮し、退院後の生活に向け、適宜リハビリを進めていきます。一人でトイレに行き用が足せる、杖歩行で安全に階段の昇り降りができるなどが、退院の目安です。当施設では、入院期間は平均して約1カ月です。

退院後は、定期的に通院し、その後の経過、人工膝関節に緩みがないかといった確認を行います。

関節を支える大腿の筋力がアップすると、関節の安定性が増すのは、人工膝関節であっても同様です。そ

●入院から退院まで

入院 手術前日まで	・麻酔、合併症、手術後の経過などの説明 ・21時以降、飲食禁止
手術当日	・手術室に入る。麻酔開始 ・弾性ストッキング着用 ・手術 ・ベッド上で安静 ・足首の運動をする ・術後、許可が出れば飲水可。食禁止
術後1日目	・車いすで移動 ・朝食は粥《かゆ》食、夕食から常食 ・排尿のための管、硬膜《こうまく》外麻酔の管を抜く ・抗菌薬点滴
術後2～11日目	・大腿神経ブロックを抜く ・痛みに応じて車いすの練習 ・リハビリ開始 ・5日目から、痛みに応じて膝への荷重可 ・5日目から歩行器を使った歩行練習、松葉杖《づえ》歩行指導 ・8日目で膝屈曲90度可能に
術後12～14日目	・1本杖歩行開始 ・傷の状態を見ながら抜糸 ・抜糸翌日、傷のチェック後シャワー可 ・随時、階段歩行など開始 ・退院日程検討
術後15～28日目	・1本杖歩行、痛みのコントロール、階段昇降、床からの立ち上がり ・膝関節屈曲100～120度可能に ・退院後の生活、リハビリの訓練 ・上記条件が整えば退院可
退院	・次回外来予約

こで、運動療法はぜひ続けましょう。

日常生活の注意点としては、大切に使う、無理なく使うという意識をもって、膝に負担のかかる姿勢は避けることが大切です。あぐらや足を組むといった姿勢は好ましくありません。また、転倒にはくれぐれも気をつける必要があります。

飛んだり跳ねたりは避ける 工夫で楽しめるスポーツもある

そのほか、患者さんからはスポーツに関する質問が多いようです。確かに、スポーツに対しては勘違いがみられたり、患者さんどうしで誤った情報交換がされたりすることがあり、できるスポーツ、してはいけないスポーツに関しては、その理由を含めて正しい理解が必要です。

基本的に、人工膝関節は、飛んだり跳ねたりといった瞬時に衝撃が加わる動作が苦手です。絶対にしてはいけないのが、ジョギングです。

また、荷重のかけ過ぎも避けたほうがよいといわれます。中高年では、よく勧められるウオーキングですが、1日に5、000～6、000歩にとどまる範囲であれば問題はありませんが、毎日1万歩以上となると、負担が大き過ぎます。

ゴルフやテニスも一概にやってはいけないというわけではなく、ゴルフなら、うまくカートを使う、テニスであれば、ダブルスでスマッシュは控えるといった工夫で楽しむことができます。

安全な方法や工夫があるかもしれないので、やりたいスポーツなどがあったら、その都度、担当医に相談することをお勧めします。

●人工膝関節全置換術の基本情報

全身麻酔（硬膜外麻酔、大腿神経ブロック併用あり）	
手術時間	約1時間半
入院期間	約1カ月
費用	年齢、収入により違いはあるが、健康保険、高額療養費制度の適用により、1カ月当たり10万円以下

＊費用は2012年9月現在のもの。今後変更の可能性がある
（東京慈恵会医科大学附属病院の場合）

耐用年数は20年以上 ただし、感染や緩みで再置換も

手術後の経過として、専門の施設では、20年生存率（再置換することなく当初の人工膝関節の機能が維持されている）が90～95％を超えるようになってきたといわれています。

しかし、感染がおこったり、痛みが出たり、骨と人工膝関節の固定に緩みが生じてきたりすると、再置換が必要になることもあります。緩みを放置しておくと、徐々に骨が削り取られていってしまい、土台となる骨が減るに従って、手術は難しくなっていきます。緩みを防ぐには、やはり、最初の置換術での正確な設置が大きなポイントとなります。

今後、変形性膝関節症の患者さんも増え、人工膝関節全置換術を受ける患者さんの増加も予測されるなか、ナビゲーションシステムなどの利用、その普及によって、少しでも精度の高い手術が実施されることを望みます。

Interview

丸毛啓史（まるも・けいし）

東京慈恵会医科大学
整形外科学講座教授

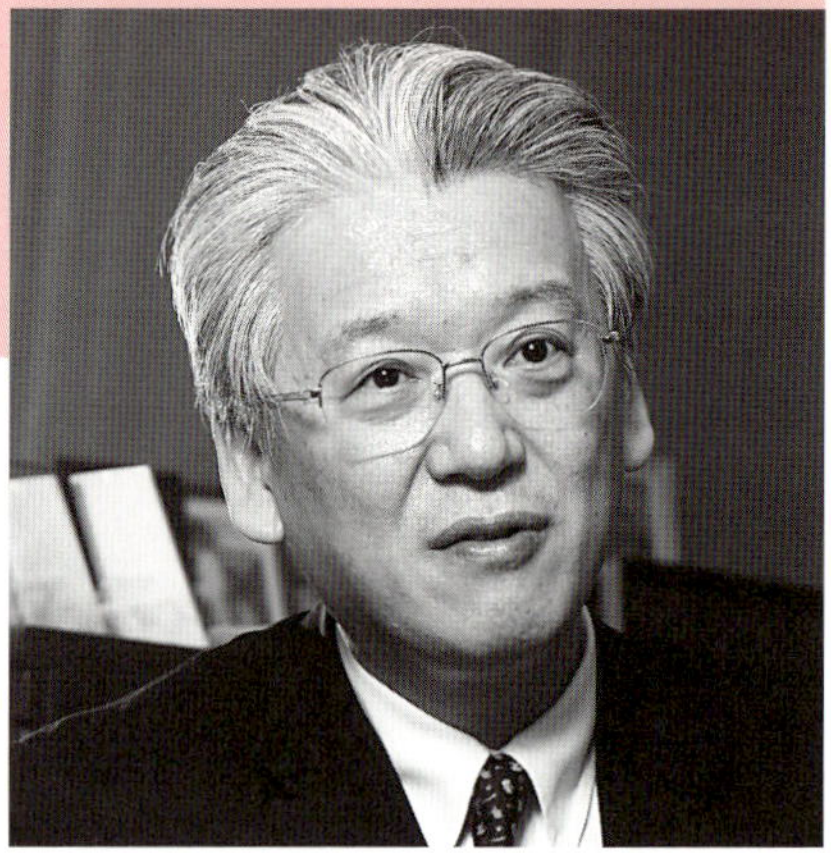

日々の、一歩一歩の痛みは我慢せず、ぜひ一度相談を。十分満足が得られる、よい選択肢を提案できます。

丸毛先生の略歴を見せていただくと、アメリカの留学先が目にとまります。「デラウェアー州立大学海洋学講座」。

一体何を研究しに行かれたのか尋ねると「二枚貝から採取した接着性のたんぱく質の研究です」との答えが返ってきました。船底や岩場にへばりつくようにしている貝はよく目にします。あれは、貝が産生する特殊なたんぱく質が接着剤として働いているからだそうです。

「自動車や船、スペースシャトルにだって接着剤は使われます。非常に熱に強い接着剤などは開発されていますが、水の中、それも塩水の中で接着性を保てるのは、貝の出す接着性物質以外にないんです」

血液が流れる体内は、どこも塩分と水分がある環境です。貝の出すたんぱく質を医療材料として応用できないか。「粉々に砕けてしまった骨折にも、こんな接着剤があれば、ジグソーパズルのピースをペタペタっと貼りつけるように治してしまえますよ」。夢のような話ですが、残念ながら、医療用の材料として治療に使用するには至っていません。

「自分の重みにも耐えられるほどの接着性、貝のもつ不思議」に着目するように、丸毛先生は生化学アプローチ的な研究に関心があるといいます。膝の分野では、前十字靱帯の再生が研究の一つのテーマです。整形外科は対象が運動器であるため、形だけ再生できても、力学的なパフォーマンス、つまり、きちんと動いたり支えたりといった機能が果たされなくては意味がありません。

「前十字靱帯再生術では、体内のほかの腱組織をもってきます。それが本当に靱帯になるのか。どんな経時的な変化を重ね、どのくらいの年月で、どんなメカニズムで前十字靱帯化していくのか」

すぐには答えが出ませんが、将来をみすえた研究が、けがで泣く若いスポーツマンたちに福音をもたらす日がくるかもしれません。

日常臨床では、今さらながら心に響くのが「病気を診《み》ずして病人を診よ」の言葉。東京慈恵《じけい》会医科大学の創始者が遺《のこ》した、医師としての心構えです。

「ただ病気を治すだけでなく、患者さん一人ひとりの背景を十分配慮して診療にあたれということ。当然といえば当然ですが、日々忙しいと、なかなかできなかったり、ついおろそかになったりする。だからこそ、それを大事にしろ、ということなのだと思います」

患者さんの抱えるものを共有するには、医師の人間としての成長、精神の強靭《きょうじん》さ、しなやかさが問われます。「僕がまだ若いころ、骨肉腫《こつにくしゅ》の5年生存率は非常に低く、ほとんどの患者さんが亡くなられていった。それも10歳代の若い人が」

当時、骨肉腫の病状の進行は残酷で、肺に転移し、呼吸困難に陥り、意識が落ちて死を迎えたといいます。丸毛先生にとっては大きなショック。「死にかかわることがないと思って選んだ整形外科、精神的には参りました。しかし、これは医師としての宿命ですよね」

少ないとはいえ、避けて通れない生と死の狭間《はざま》。しかも、整形外科の扱う運動器は日々の暮らしと密着しているだけに、治療にごまかしがきかないといいます。「効果があるかないか、患者さんにはすぐわかりますから」

変形性膝関節症は、今後もどんどん増えると予測する丸毛先生。変形が強いからといって手術を勧めることは絶対ないとしながら「昔の女性は我慢強かった。でも、日々、歩くたびに痛みが出るという状態になったら我慢しないで。手術というと、怖いものと思うかもしれませんが、十分に安全な手術法が確立しています。勇気を出して、悩みを相談していただければ、きっと満足のいく方法を提案できると思います」

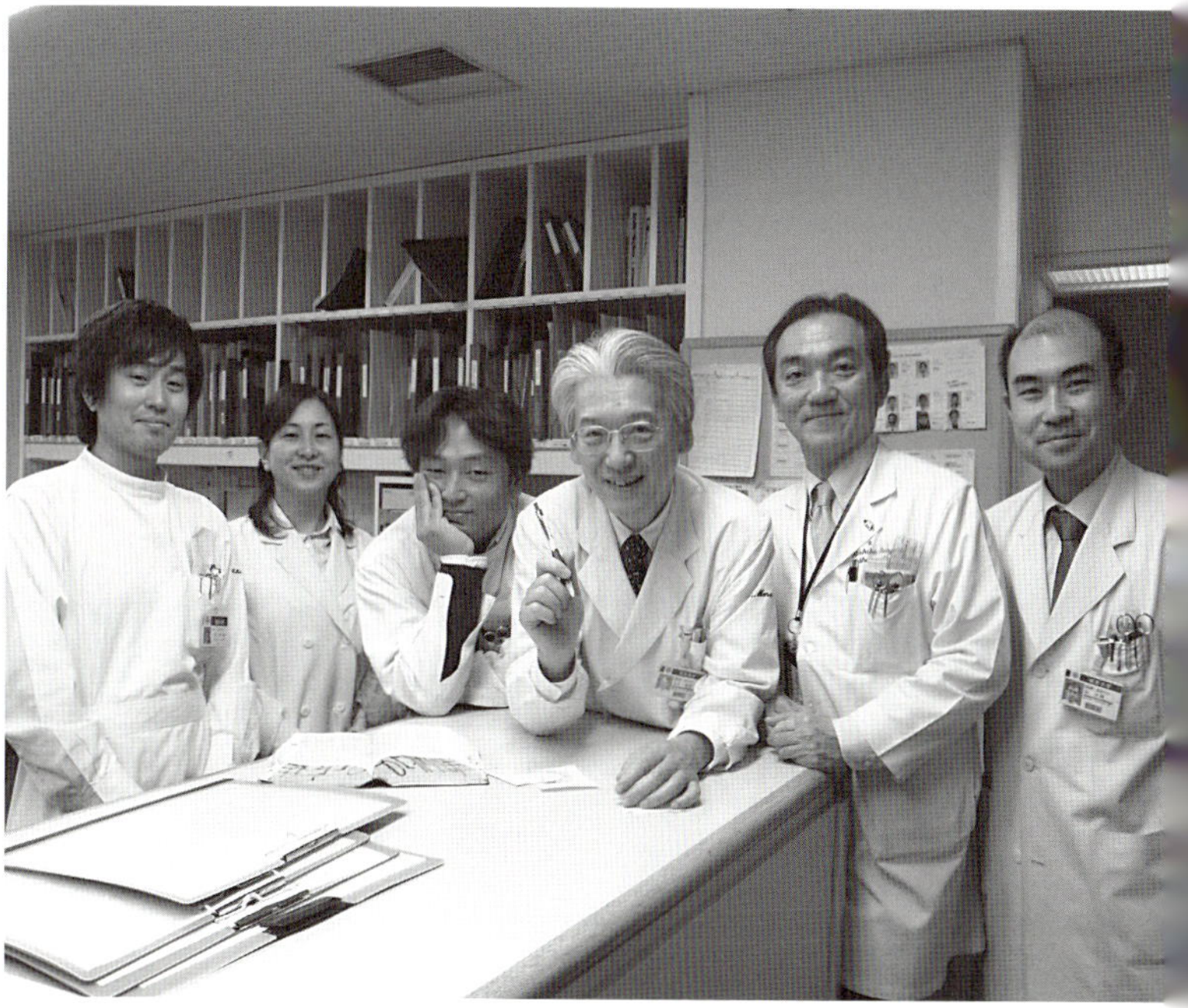

丸毛啓史（まるも・けいし）

1954年東京生まれ。81年東京慈恵会医科大学卒業。82年同大大学院整形外科学専攻入学。84年米国コネチカット州立大学整形外科学講座へ留学。一時帰国後、86年デラウェアー州立大学海洋学講座へ留学。東京慈恵会医科大学整形外科学講座講師などを経て、2006年より現職。

保存療法

運動療法

毎日続けていくことで効果が上がる

順天堂大学医学部 整形外科学講座准教授
石島旨章（いしじま・むねあき）

運動療法は進行度にかかわらず大切であると説き、
診察時に自ら徹底指導する石島旨章先生に、
膝《ひざ》に負担をかけずに筋力を強化する方法や
治療効果の評価法などについてお話をうかがった。

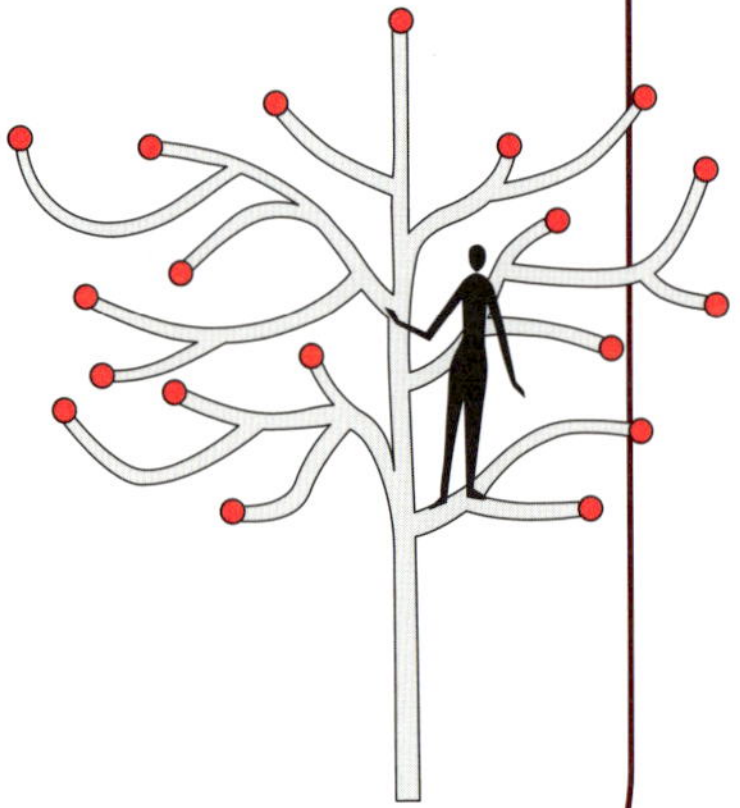

どんな治療法ですか？

膝の痛みを軽くし、膝関節の可動域が狭くならないように保つことで、日常生活を支障なく送れるようにする治療法です。筋力強化に加え、代謝改善効果も期待されます。

軽症者ほど効果が高い手術後も取り組む必要が

変形性膝関節症に対する運動療法は、科学的な臨床研究によって確かな効果が認められている治療法です。変形性膝関節症では、X線画像に基づいて4段階に進行度を分類していますが（142ページ参照）、どの段階においても運動療法は有効とされています。

運動療法の効果が特に高いのは、進行度の比較的軽い患者さんで、変形の度合いが進んでいくにつれて、運動療法の効果は低くなっていきます。ただし、進行度が高くても一定の効果は見込めます。また、膝関節の手術後においても運動療法は有効で、取り組む必要があります。

運動療法の目的は、膝の痛みを軽くし、膝関節の可動域が狭くならないように維持することで、QOL（生活の質）を高めることです。膝に痛みを抱えているために、外出を控えて家に閉じこもる生活をしている人が少なくありません。痛みを軽くし、活動的な日常生活を送っていただくことが運動療法の大きな目的となります。

変形性膝関節症は、膝の関節軟骨や半月板《はんげつばん》がすり減ったり、傷ついたりすることで、関節の変形をまねき、膝の動きが悪くなって、痛みを伴うようになる病気で、少しずつ進行していく性質があります。運動療法に取り組んでも、残念ながら傷んだ関節を元に戻したり、この病気の進行自体を完全に止めたりすることはできません。

このため、運動療法は痛みを改善する効果がある一方で、限界もあります。軽度や中等度の患者さんであれば、運動療法だけで膝に痛みのない生活を5～10年過ごすことができる可能性がありますが、どこかの時

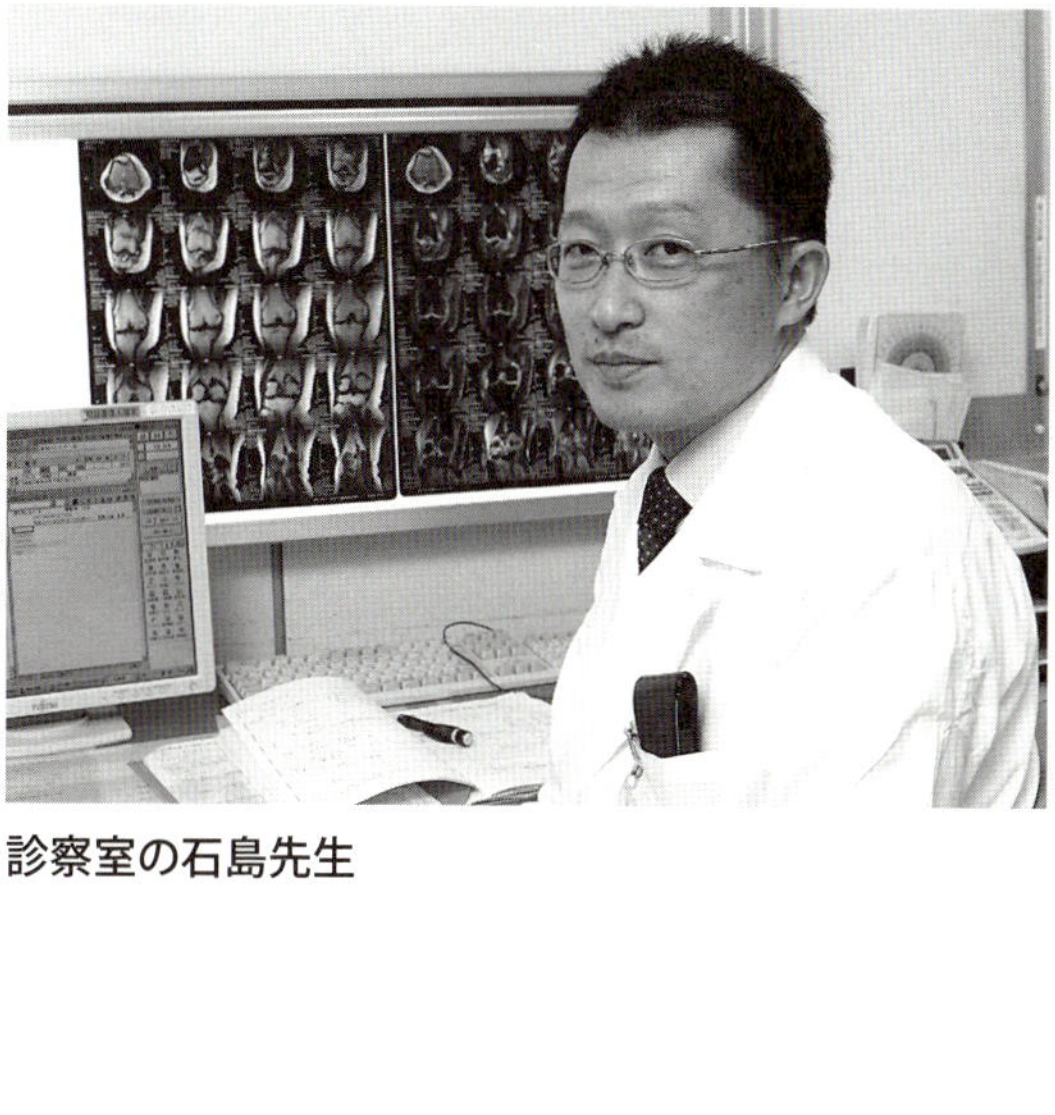

診察室の石島先生

●運動療法の継続が活動的な日常生活につながる

痛みのために動かないと、ますます動けなくなる悪循環に。運動療法を根気よく続けていけば、症状が改善し、困難なく普通に日常生活が送れる。

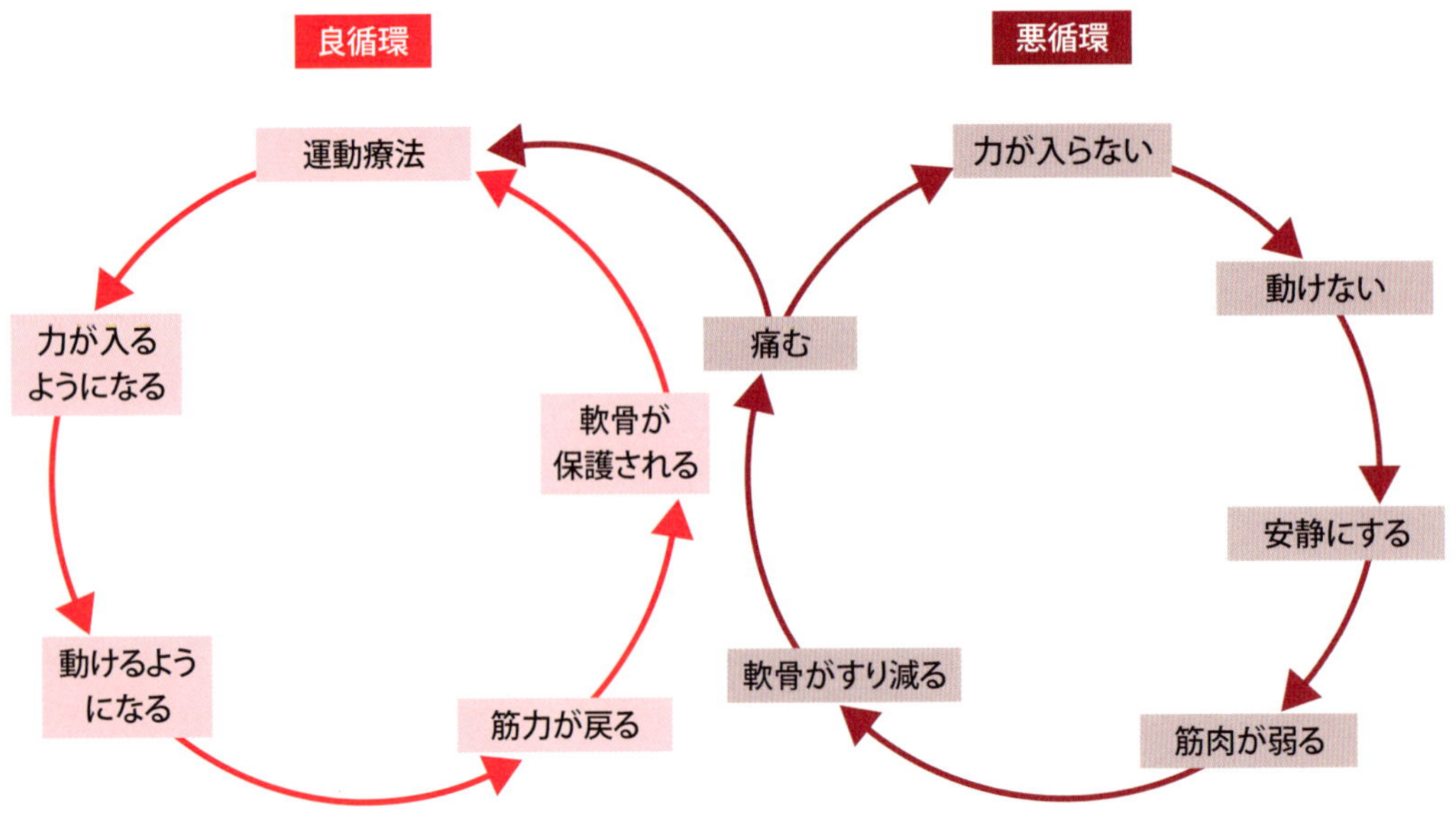

順天堂大学医学部附属順天堂医院ホームページより

点で手術をしなければならない場合もあるのです。特に、関節軟骨や半月板がほとんどなくなり、骨と骨が直接ぶつかり合うような重度の状態になると、運動療法だけで手術を回避するのは難しいといわざるをえません。

　そのような限界はあるのですが、それでも痛みをやわらげ、活動的な日常を送ることが期待できるので、運動療法に取り組むことには大きな意義があります。痛いからといって安静にしていては、下半身の筋肉が弱って、病気の進行を速めることにもなりかねません。運動療法を積極的に行いながら、日常の活動性を低下させないようにしましょう。

　われわれの大学では、自宅でできる運動療法のプログラムを開発しています。詳しい中身は後述しますが、膝関節には負担をかけず、痛みがない状態で筋力を維持する、また可能であればきたえる内容のものになっています。

　運動療法は毎日少しずつでよいので、続けることが大切です。私たちの推奨するホームエクササイズは、1日2回、朝と夕方にそれぞれ15分くらいの時間がかかります。この15分を1時間に延ばして運動量を増やしても、効果は期待できません。むしろ、そのようなやり方は長続きしないため、かえってマイナスになってしまう可能性もあります。15分の運動を1日2回、毎日コツコツと続けることがなによりも大切です。

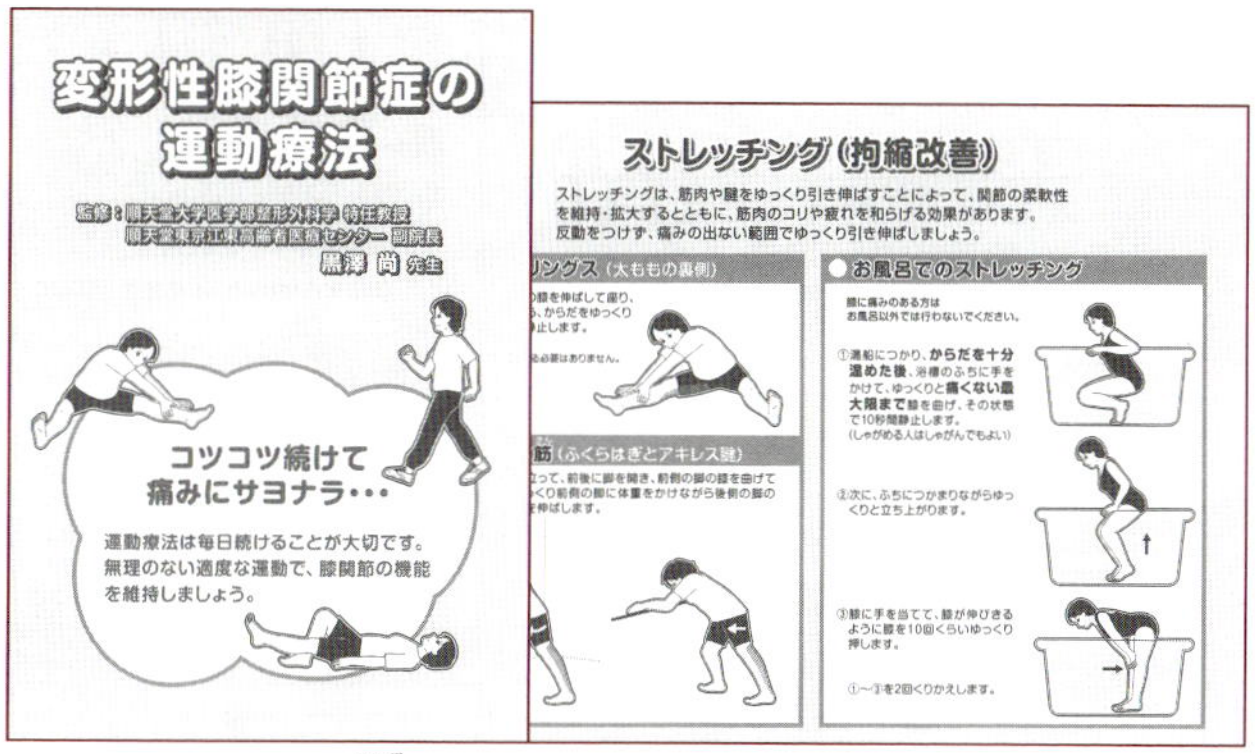

石島先生が変形性膝《ひざ》関節症の患者さんに渡している運動療法のパンフレット（順天堂医院整形外科にて配布のもの）

国際学会も運動療法を奨励 自己修復力を高める可能性

米国では変形性膝関節症の予防・治療に国を挙げて取り組んでいます。変形性膝関節症の原因ははっきりとはわかっていませんが、病気を悪化させる要因として、年齢、肥満、女性であることが関係しています。米国では肥満の人が多いため変形性膝関節症を悪化させる人が多く、一種の社会問題となっています。

米国疾病予防管理センター（CDC）が発表した「変形性膝関節症の国家戦略２０１０」では、①自己管理方法の教育、②運動療法、③外傷予防、④体重管理の4項目を重点項目に定めています。

また、変形性膝関節症の唯一の国際学会である国際関節病学会（OARSI：Osteoarthritis Research Society International）のガイドラインでも、運動療法は確かな証拠（エビデンス）のある治療法として推奨されています。

わが国でも日本整形外科学会などが行った臨床試験で、運動療法が変形性膝関節症に効果をもつことが明らかにされています。

では、なぜ運動療法は痛みを軽減する効果があるのでしょうか。運動療法によって筋力が強化されることは、痛みの改善につながります。しかし、筋力のアップには数カ月を要するにもかかわらず、運動療法による痛みの改善は1カ月程度で効果が現れてきます。これは筋力アップだけが痛みを改善する理由ではない可能性を示しています。

そこで今考えられているのは、運動療法によって、膝の関節内の代謝がよくなるのではないかということです。関節軟骨を含めて関節内の細胞は、自己の力で傷を治す自己修復力を、わずかですがもっています。運動療法はこの自己修復力を高めている可能性があるのです。

患者さん自身が書き込む評価表で効果を確認

変形性膝関節症の治療効果を測るものとして、日本整形外科学会、日

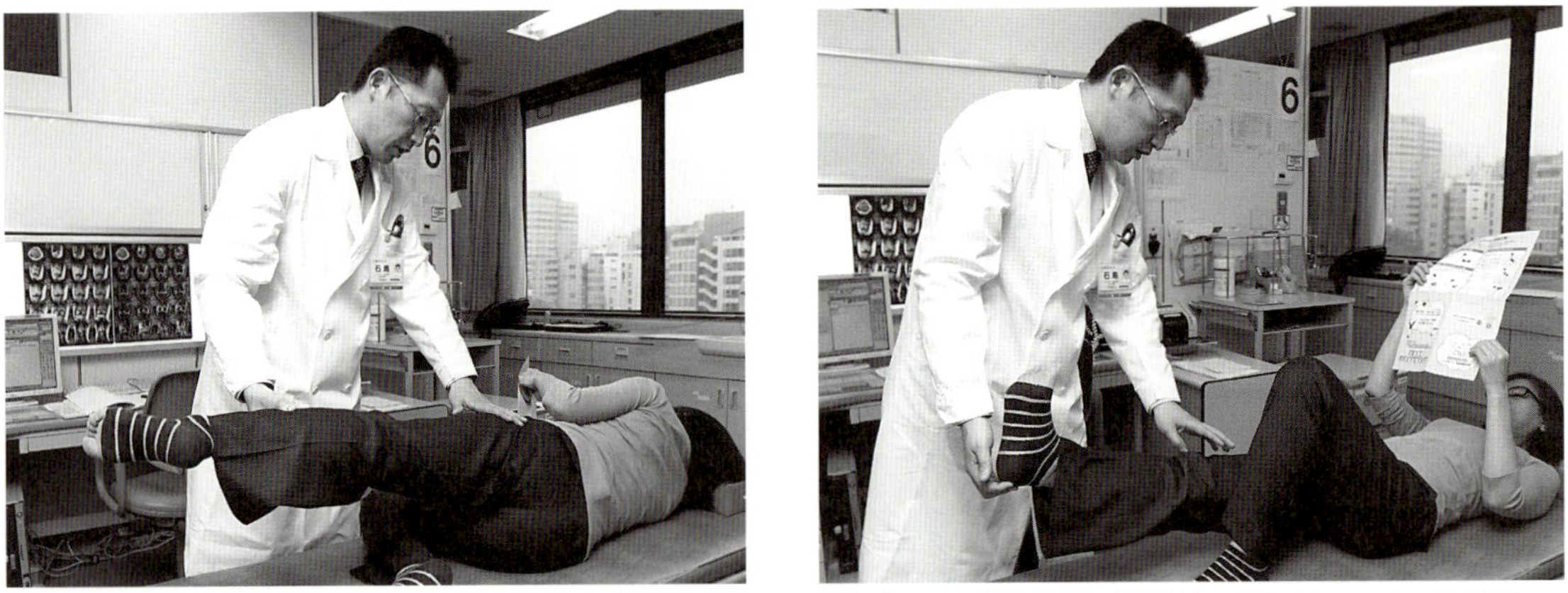

石島先生は外来診察室でホームエクササイズプログラムを患者さんに直接指導（運動法の詳細は200ページ参照）

本運動器リハビリテーション学会（現・日本運動器科学会）、日本臨床整形外科学会により、患者さん自身が症状を書き込む形式の「日本版変形性膝関節症患者機能評価表（ＪＫＯＭ）」（次ページ参照）が開発されました。「日本版」とあるのは、世界的に使われている形式のものがあるからです。「日本版」は日本人の生活様式を加味したものになっています。

具体的には、「膝の痛みやこわばり」について8問、「日常生活の状態」について10問、「普段の活動など」について5問、「健康状態」について2問の質問があります。各質問項目には5個の選択肢があり、0～4点で評価します。症状が悪いほど得点が高くなり、１００点がいちばん悪い状態であることを示します。

われわれの施設では、診察の待ち時間を利用して、この評価表を毎回、患者さんに書いていただいています。これによって、運動療法をはじめとした変形性膝関節症の治療がどの程度効果を上げているのか、医師はもちろん、患者さん自身もわかるしくみです。

運動療法に取り組んでも、傷んだ関節軟骨や半月板などを正常な状態に戻すことはできません。人工膝関節置換術を行う場合も、関節の状態があまりに悪いと手術の成績にも悪い影響を与えます。そこで、Ｘ線などの画像検査の結果や痛みの症状、ＪＫＯＭの点数などを考慮して、早めに手術を勧める場合もあります。

ＪＫＯＭで初診時に65点を超えている進行した重度の患者さんは、そうでない患者さんに比べて、半年以内に手術を受けることになる確率が約2倍高いことが、私たちの調査でわかりました。

また、運動療法を3～6カ月行っても効果がなく、手術によって痛みの解消が期待できる場合も、手術を勧めることにしています。

温熱療法や寒冷療法で痛みをやわらげる

薬を使わない保存療法の主役は運動療法ですが、ほかに物理療法も行われています。

●変形性膝関節症の自己評価表

日本版変形性膝関節症患者機能評価表（JKOM）より作成

この数日間、1カ月の状態についての25項目の質問。各項目＜最も軽症０点　少し１点　中程度２点　かなり３点　最も重症４点＞として、患者さんが自分で記入し、合計点数を出す。

●膝の痛みやこわばり

1	この数日間、朝、起きて動き出すときに膝がこわばりますか。
2	この数日間、朝、起きて動き出すときに膝が痛みますか。
3	この数日間、夜間、睡眠中に膝が痛くて目が覚めることがありますか。
4	この数日間、平らなところを歩くとき膝が痛みますか。
5	この数日間、階段を昇るときに膝が痛みますか。
6	この数日間、階段を降りるときに膝が痛みますか。
7	この数日間、しゃがみ込みや立ち上がりのとき膝が痛みますか。
8	この数日間、ずっと立っているとき膝が痛みますか。

●日常生活の状態

9	この数日間、階段の昇りや降りはどの程度困難ですか。
10	この数日間、しゃがみ込みや立ち上がりはどの程度困難ですか。
11	この数日間、洋式トイレからの立ち上がりはどの程度困難ですか。
12	この数日間、ズボン、スカート、パンツなどの着替えはどの程度困難ですか。
13	この数日間、靴下を履いたり脱いだりすることはどの程度困難ですか。
14	この数日間、平らなところを休まずにどれくらい歩けますか。
15	この数日間、杖《つえ》を使っていますか。
16	この数日間、日用品などの買い物はどの程度困難ですか。
17	この数日間、簡単な家事（食卓の片づけや部屋の整理など）はどの程度困難ですか。
18	この数日間、負担のかかる家事（掃除機の使用、布団の上げ下ろしなど）はどの程度困難ですか。

●普段の活動など

19	この１カ月、催し物やデパートなどへ行きましたか。
20	この１カ月、膝の痛みのため、普段していること（おけいこごと、お友達とのつきあいなど）が困難でしたか。
21	この１カ月、膝の痛みのため、普段していること（おけいこごと、お友達とのつきあいなど）を制限しましたか。
22	この１カ月、膝の痛みのため、近所への外出をあきらめたことがありますか。
23	この１カ月、膝の痛みのため、遠くへの外出をあきらめたことがありますか。

●健康状態について

24	この１カ月、ご自分の健康状態は人並みによいと思いますか。
25	この１カ月、膝の状態はあなたの健康状態に悪く影響していると思いますか。

物理療法は患部を温めたり冷やしたりして、痛みをやわらげ、膝関節を動かしやすくする治療法です。物理療法が有効なのは、進行度分類で中等度までの患者さんです。

　慢性の痛みをやわらげる場合は、患部を温めることによって血行をよくし、新陳代謝を活発にする「温熱療法」が適しています。ホットパックなどを使って皮下組織の浅いところを温める方法と、マイクロ波などで深いところまで温める方法があります。

　一方、膝が腫《は》れたり、熱をもったりしている場合は、膝関節内に炎症がおこっていると考えられます。このような状態のときには患部を冷やして炎症を抑え、痛みの感覚を鈍くする「寒冷療法」が適しています。ビニール袋などに入れた氷をタオルで包み、20分程度、位置を移動させながら患部に押し当てるとよいでしょう。ウオーキングのあとなどに膝が腫れたり、熱をもったりしている場合にも勧められます。

　このほか、患部に低周波の電流を流して刺激したり、低出力のレーザーや赤外線を照射したりする物理療法も行われています。

膝の内側にかかる負荷を外に移動させる足底板

　保存療法には装具を用いる方法もあり、われわれは足底板《そくていばん》を使用しています。日本人の変形性膝関節症の患者さんの多くは膝の内側の関節軟骨のすり減りが進み、やがて、その部分の骨の変形も進んでO脚になっていきます。足底板は、足の裏の外側を底上げすることで、膝の内側ばかりにかかる負荷をわずかでも膝の外側に逃がし、痛みをやわらげるものです。

　足底板には、靴の中敷として使うタイプ、足に直接装着し靴もそのまま履くタイプなどがあります。

●足底板で膝の角度を調整

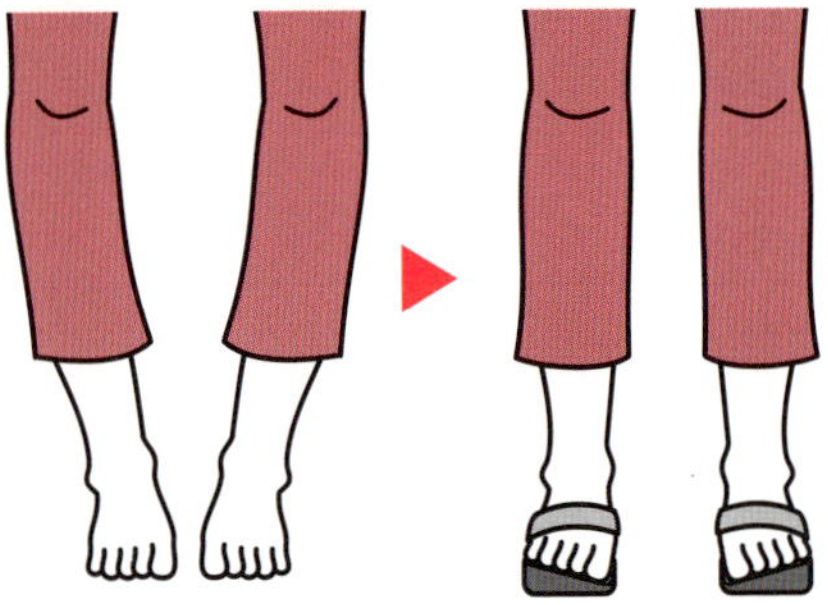

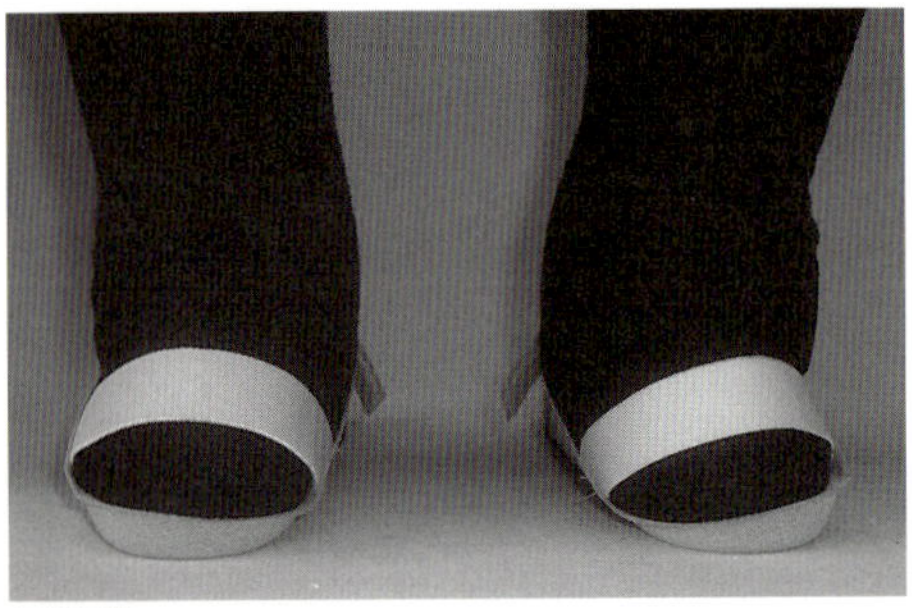

足底板《そくていばん》：足の外側部分が厚くなっていて、O脚のため膝の内側ばかりにかかる負荷を、外側に移動させる。原則として常に着用、外出の際はこれを中敷として靴を履く。

写真提供：株式会社武内義肢製作所

新たな診断法の開発

ＭＲＩ検査とバイオマーカー

変形性膝関節症はＸ線検査に基づいて進行度が分類されていますが、実はこのＸ線画像と患者さんの痛みの訴えは、必ずしも一致しません。Ｘ線の検査画像上ではまだ異常がみられない場合でも、患者さんが痛みを訴えることも少なくないのです。

こうした患者さんの場合、Ｘ線画像上では膝関節に異常がみられなくても、ＭＲＩ（磁気共鳴画像法）で観察すると関節軟骨の変化がすでに始まっていることがわかります。Ｘ線では骨の画像しか得られませんが、ＭＲＩでは関節軟骨や半月板の傷つき程度、内部の炎症（滑膜《かつまく》炎）など多くの情報が得られ、変形性膝関節症におけるＭＲＩ検査の有用性がわかってきています。

最近、国際関節病学会では、変形性膝関節症におけるＭＲＩとバイオマーカー分野の研究に力を入れ、プロジェクトを組んでいます。

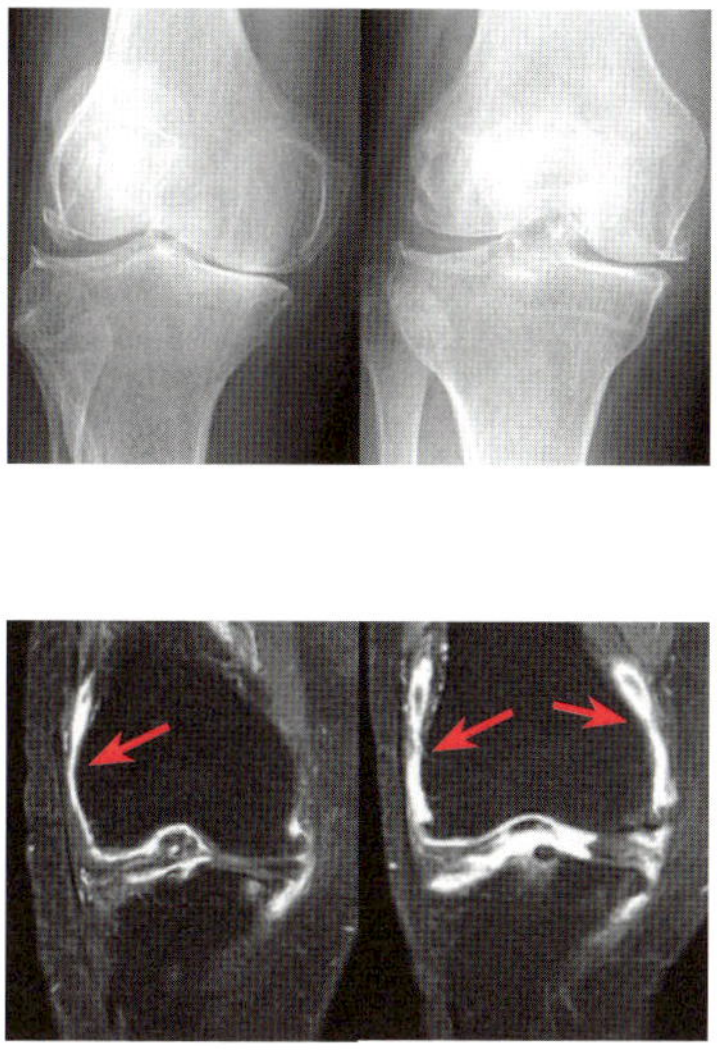

上はＸ線、下はMRIの画像。重度の変形性膝関節症の患者さん2名を比較。Ｘ線画像では進行度は同程度だが、痛みは右の患者さんに強い。MRIで見ると滑膜《かつまく》の炎症の程度がわかり（矢印部分）、症状の強さと一致する。

写真提供：順天堂大学医学部整形外科

バイオマーカーとは、血液検査や尿検査で測定されるたんぱく質などの物質のことで、糖尿病のときのヘモグロビンA1cや、各種がんの際の腫《しゅ》瘍《よう》マーカーなどがこれにあたります。変形性膝関節症でも関節軟骨や骨、滑膜などの状態に関係するバイオマーカーをみつけることで、病状の把握ができるのではないかと考えているわけです。

ＭＲＩの画像にバイオマーカーを組み合わせることで、関節内にどのような異常がおこっているのかを正確に把握し、その変化を観察していきたいというのが、国際関節病学会のプロジェクトの狙いです。このプロジェクトがうまく進めば、変形性膝関節症の早期発見、進行予測、治療効果の有無の早期把握などに役立つと考えられます。

研究はまだ途上ですが、的確な指標となるバイオマーカーをみつけることができれば、変形性膝関節症の診断・治療に大きな進展をもたらすことになるでしょう。

治療の進め方は？

太ももの筋肉をきたえる運動を朝・夕に15分ずつ毎日続け、ストレッチを加えます。膝に痛みを感じずに動けるメニューなので、無理なく筋肉をきたえることができます。

太ももの筋肉をきたえると膝の痛みを防ぐことができる

われわれの施設では、自宅でできる変形性膝関節症の運動療法「ホームエクササイズプログラム」として、「太ももの筋肉をきたえる運動」と「ストレッチ」を勧めています。

太ももの筋肉をきたえる運動には、「脚上げ体操」「横上げ体操」「ボール体操」の3種類を取り上げています。これらは、膝の屈伸に働く大腿《だいたい》四頭《しとう》筋（太ももの前側の筋肉）をきたえるための運動となります。大腿四頭筋が強くなると膝関節への負担が軽減されて、膝の痛みを防ぐことができます。

この3種類の体操は20回を1セットとして、朝に3セット、夕方に3セットを行うことを基本としており、かかる時間は朝夕それぞれ15分ほどになります。これだけの回数をこなすのが難しいようなら、回数を減らして自分の状態に合わせて行うようにします。この3種類の体操は、横になったまま、座ったままで行うため、負荷が膝自体にはかからないことが特徴です。

これらのホームエクササイズプログラムは、毎日続けることが大切です。重症度にかかわらず、変形性膝関節症の患者さんであれば、誰でも実行するとよいものです。手術を受けた患者さんも、自宅でできるリハビリテーションとして、このプログラムを実行していただきたいと思います。

ただし、無理な運動をして病気を進行させることになってはなんにもなりません。このプログラムを始める前に、かかりつけの医師や理学療法士に相談して、自分に合った正しい方法で運動をするようにしましょう。また、運動をするしないにかかわらず、膝の腫れや痛みが続く場合は、無理をしたり、自己判断に頼ったりせずに、早めに専門の医師の診察を受けることが大切です。

膝関節の柔軟性を保つストレッチはお風呂でも

ストレッチは筋肉や腱《けん》をゆっくり引き伸ばすことにより、関節の柔軟性を維持・拡大するものです。ストレッチをすると、筋肉の凝りや疲れをやわらげる効果もあります。反動をつけず、痛みの出ない範囲でゆっくり引き伸ばすのがコツです。

●脚上げ体操

左右各20回×朝夕各3セット

①あお向けになり、片方の膝を直角に曲げる。

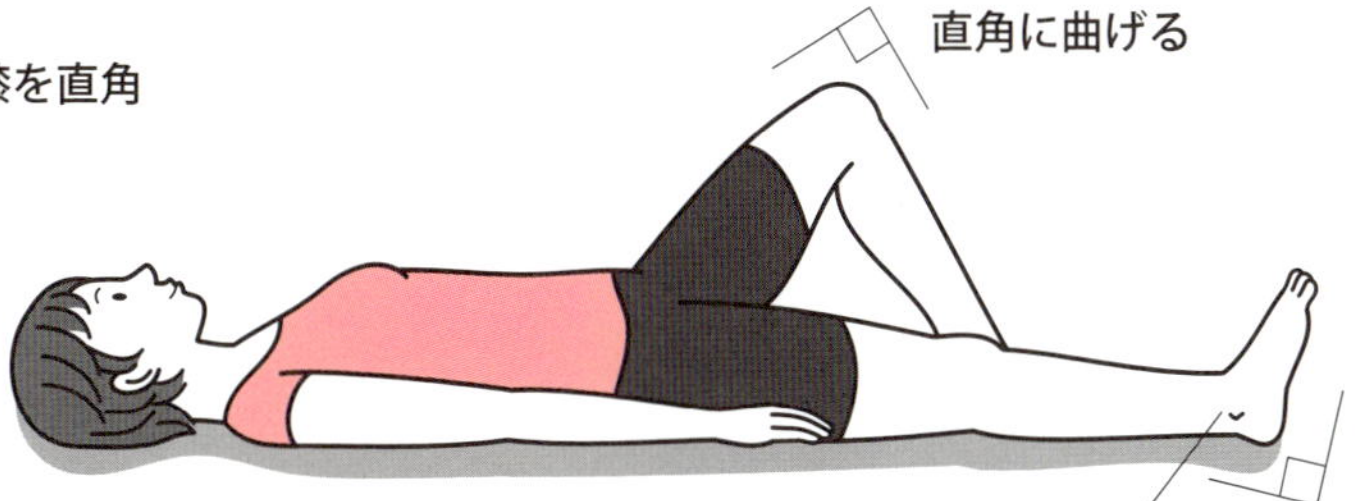
伸ばしたほうの
足首も直角に

▼

②もう片方の膝は伸ばしたままで、ゆっくり上げ、床から10㎝のところで5秒間脚を静止する（脚は上げ過ぎないように注意）。

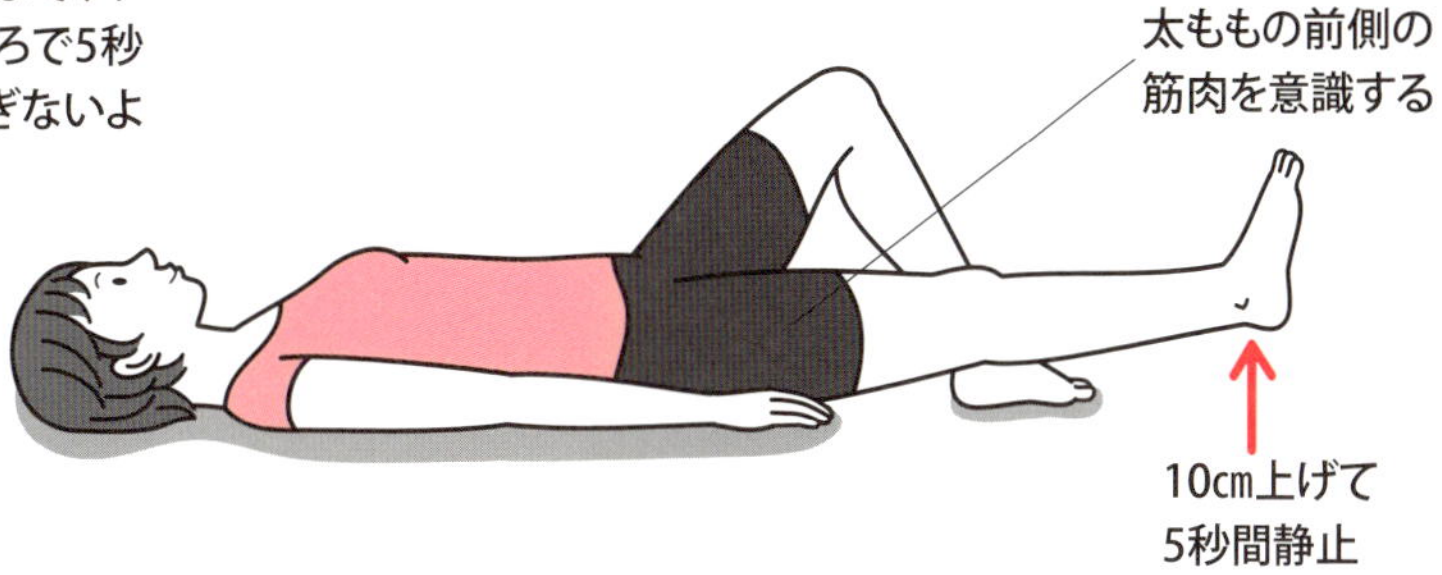

▼

③ゆっくりと脚を床に下ろし、2〜3秒間休む。

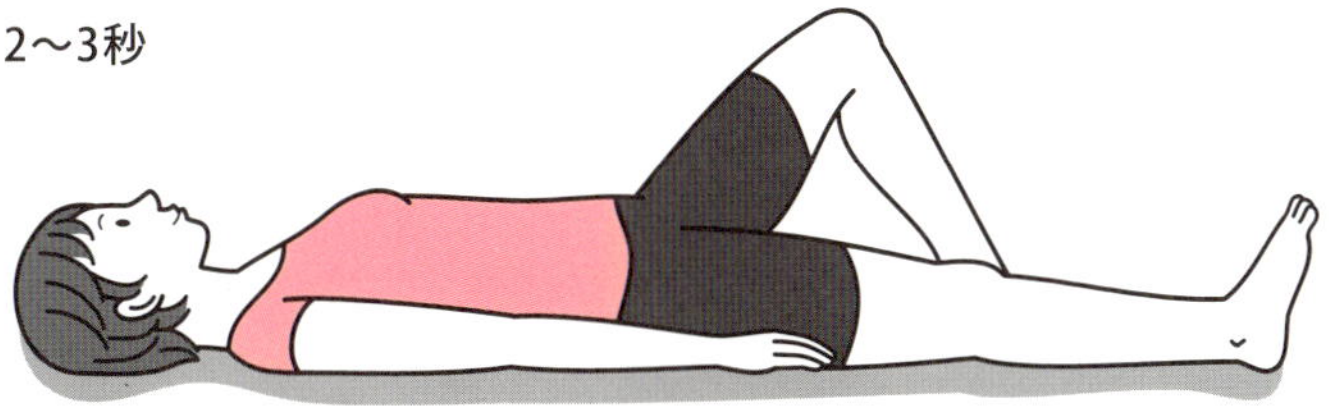

②〜③を20回くり返し、左右の脚をかえて同様の動作をくり返す。

●横上げ体操　左右各20回×朝夕各3セット

①腕を楽な位置に置いて、横になる。下の膝は直角に曲げる（難しい場合は伸ばしてもよい）。

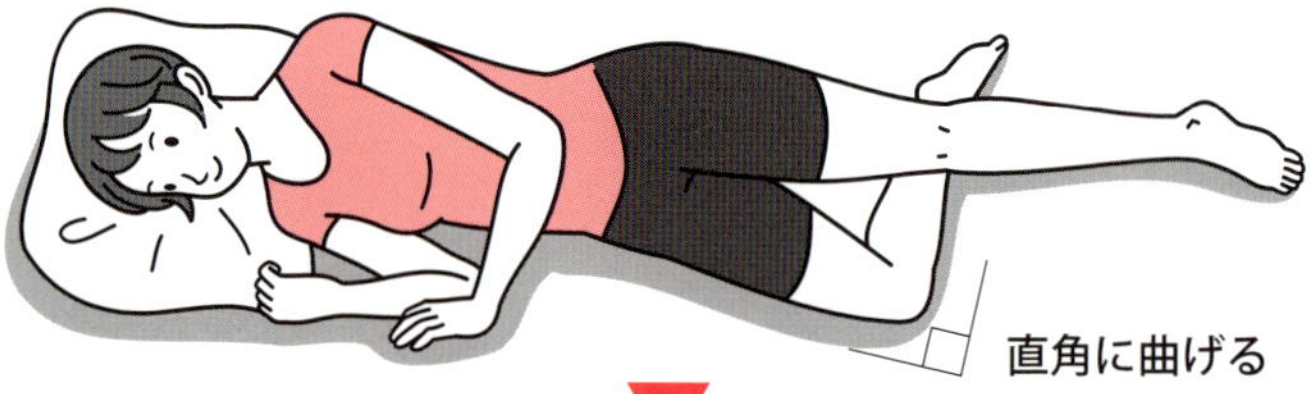

②膝を伸ばしたまま脚を床から10㎝のところまで上げ、5秒間保つ。次に、5秒間かけて脚を床まで戻し、2秒間ほど休む。

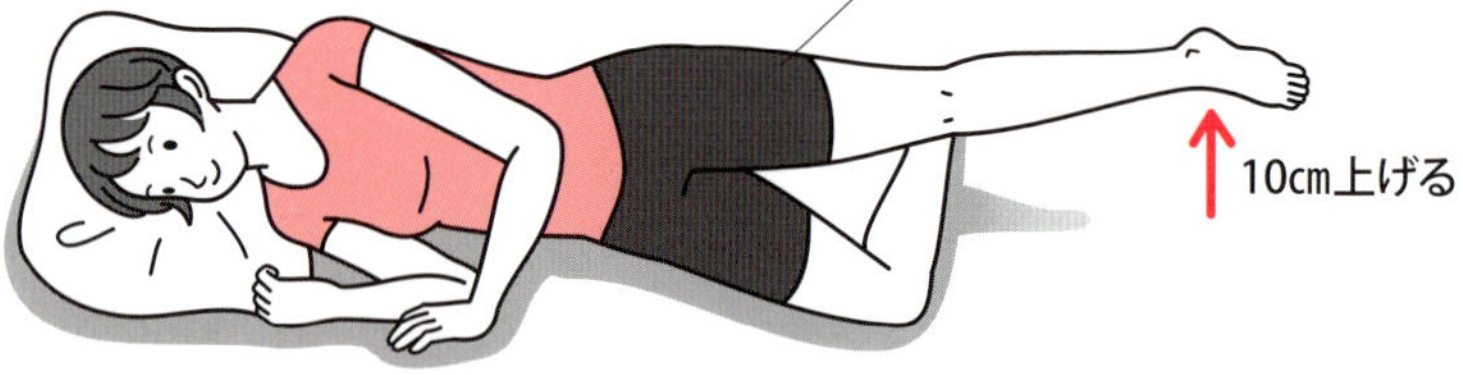
太ももの外側の
筋肉を意識する

①～②を20回くり返し、左右の脚をかえて同様の動作をくり返す。

●ボール体操　20回×朝夕各3セット

①ボールを太ももの間にはさみ、脚はボールの幅に開く。ボールは床につけて行う。

②ボールの重心を太ももで5秒間押しつぶす。

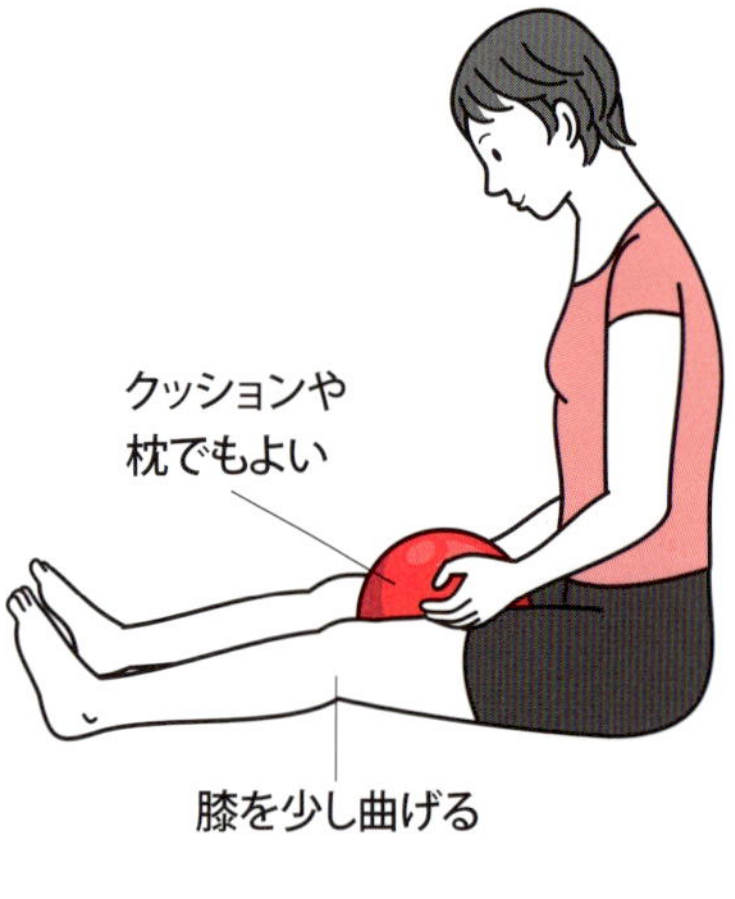

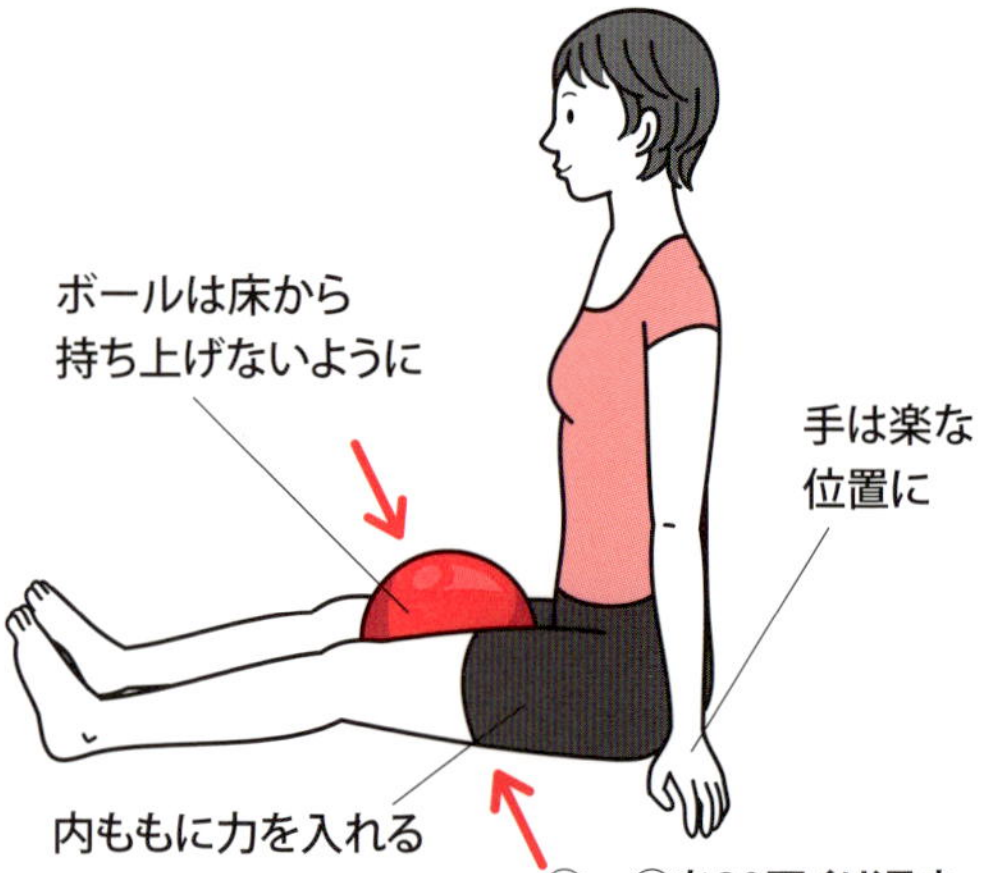

①～②を20回くり返す。

●ストレッチ　（ 部分を伸ばす）

・ハムストリングス（太ももの裏側）のストレッチ　左右各3〜5回

伸ばそうとする側の膝を伸ばして座り、背筋を伸ばしながら、体をゆっくり倒し、10秒間程度静止する。

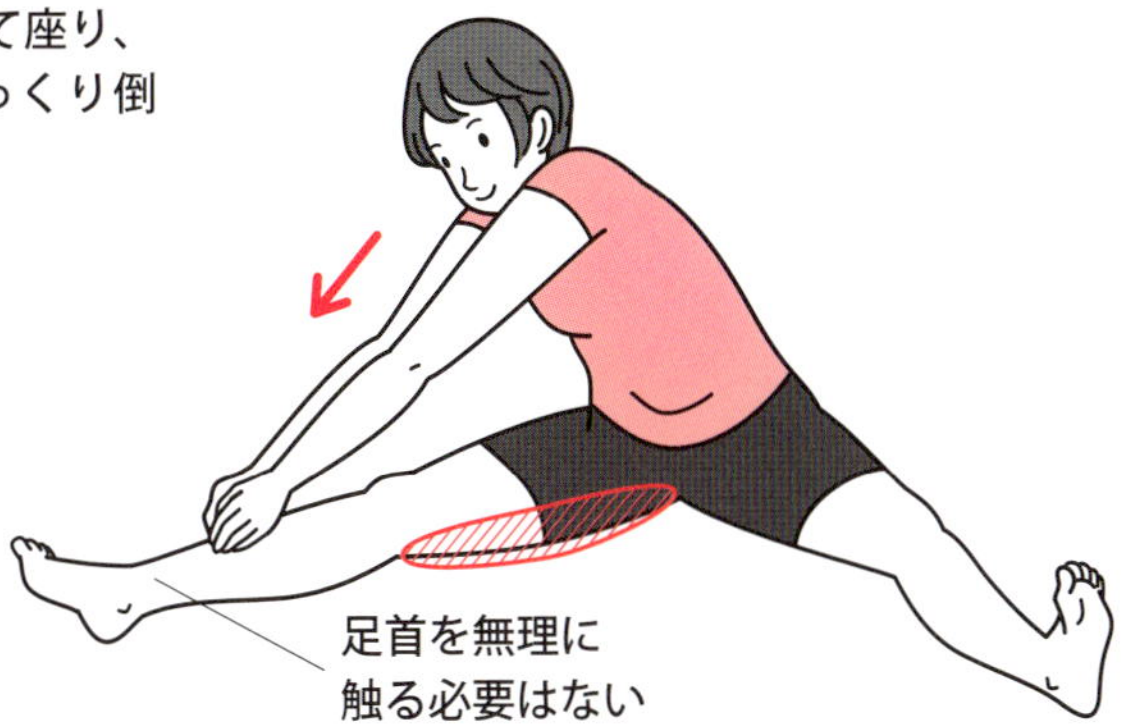
足首を無理に
触る必要はない

・下《か》腿《たい》三《さん》頭《とう》筋（ふくらはぎとアキレス腱《けん》）のストレッチ　左右各3〜5回

壁か手すりの前に立って、前後に脚を開き、前側の脚の膝を曲げて腰を前に入れ、ゆっくり前側の脚に体重をかけながらうしろ側の脚のふくらはぎの筋肉を伸ばす。

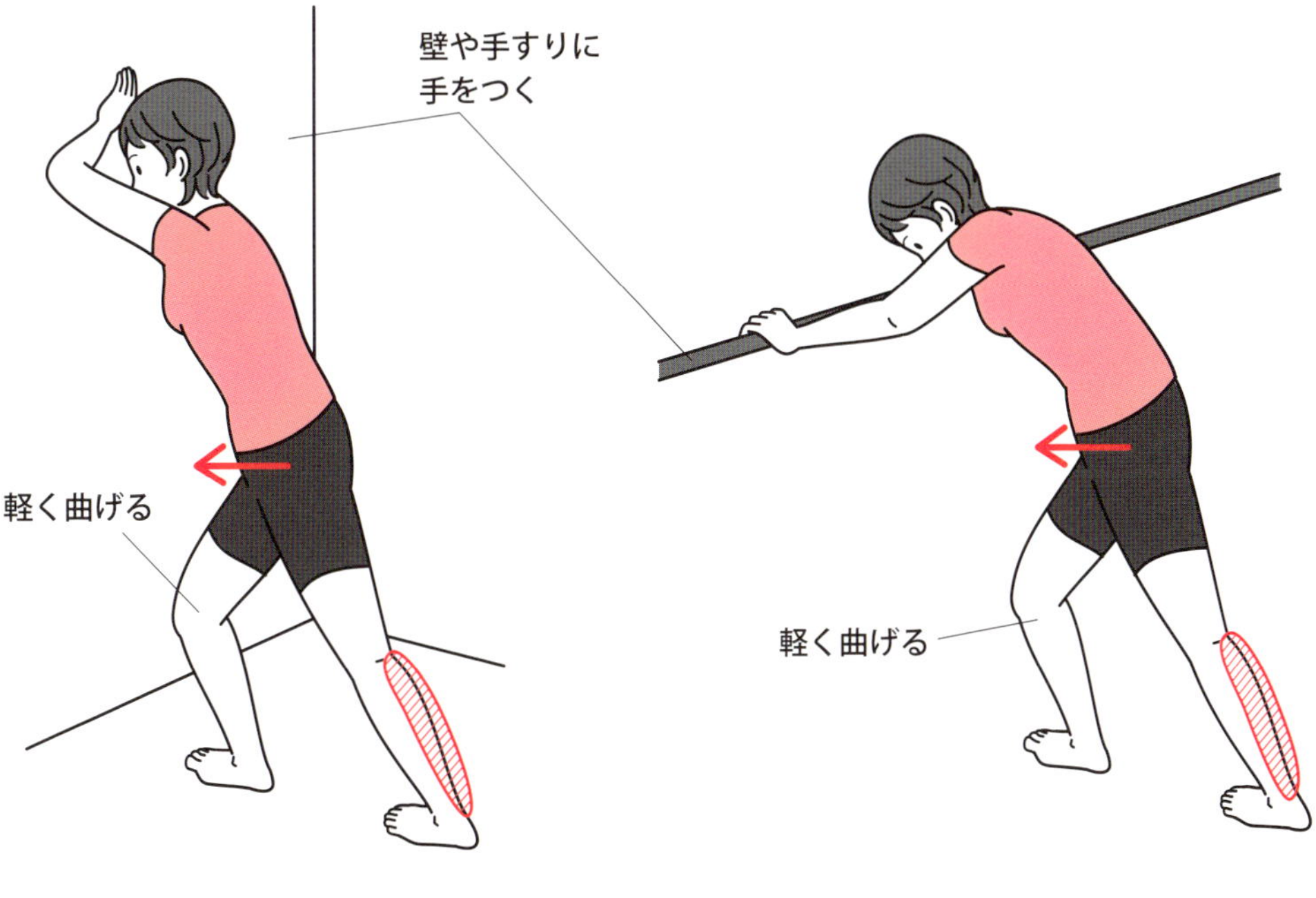
壁や手すりに
手をつく
軽く曲げる
軽く曲げる

膝関節の動きをよくするためのストレッチとしては、太ももの裏側にある筋肉のハムストリングスを伸ばすものと、ふくらはぎ(下腿三頭《かたいさんとう》筋)とアキレス腱を伸ばすものが効果的です。

また、お風呂《ふろ》でのストレッチも紹介しています。普段は膝に痛みがあってできない屈伸なども、浮力があって関節への負担が少なくなる水中なら痛みを感じずに行える場合が多いのです。お風呂で温まると血行が

●お風呂《ふろ》でのストレッチ

※膝に痛みのある方は、お風呂以外では行わないでください

①湯船に浸かり、体を十分に温める。浴槽のふちに手をかけ、ゆっくりと痛くない最大限まで膝を曲げ、その状態で 10 秒間静止する（しゃがめる人はしゃがんでもよい）。

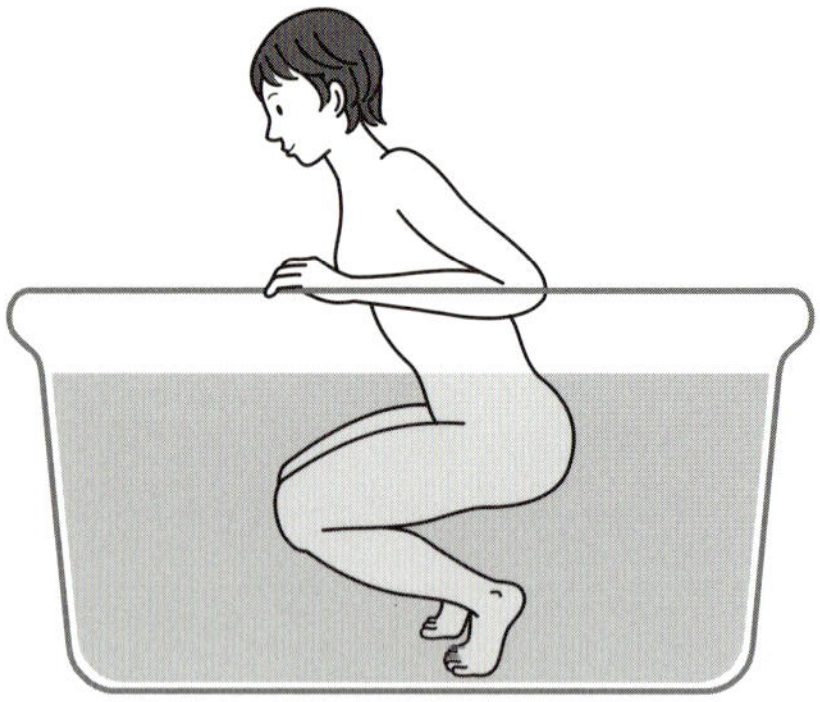

②ふちにつかまりながら、ゆっくりと立ち上がる。

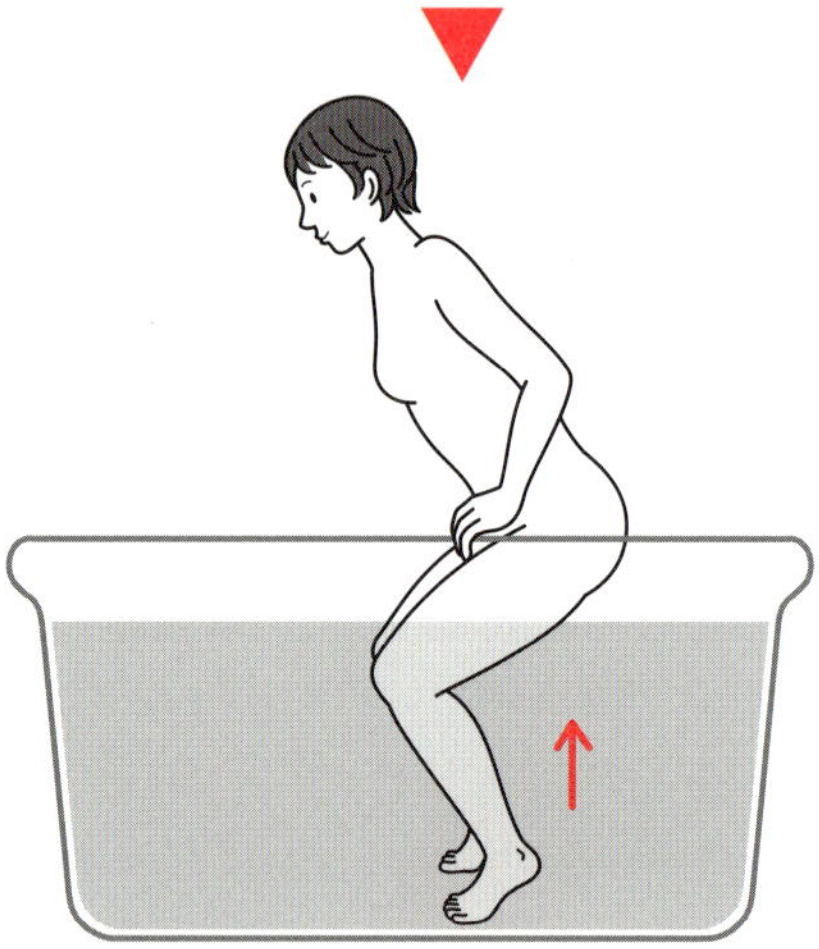

③膝に手を当てて、膝が伸びきるように膝を10回くらいゆっくりと押す。

①～③を2回くり返す。

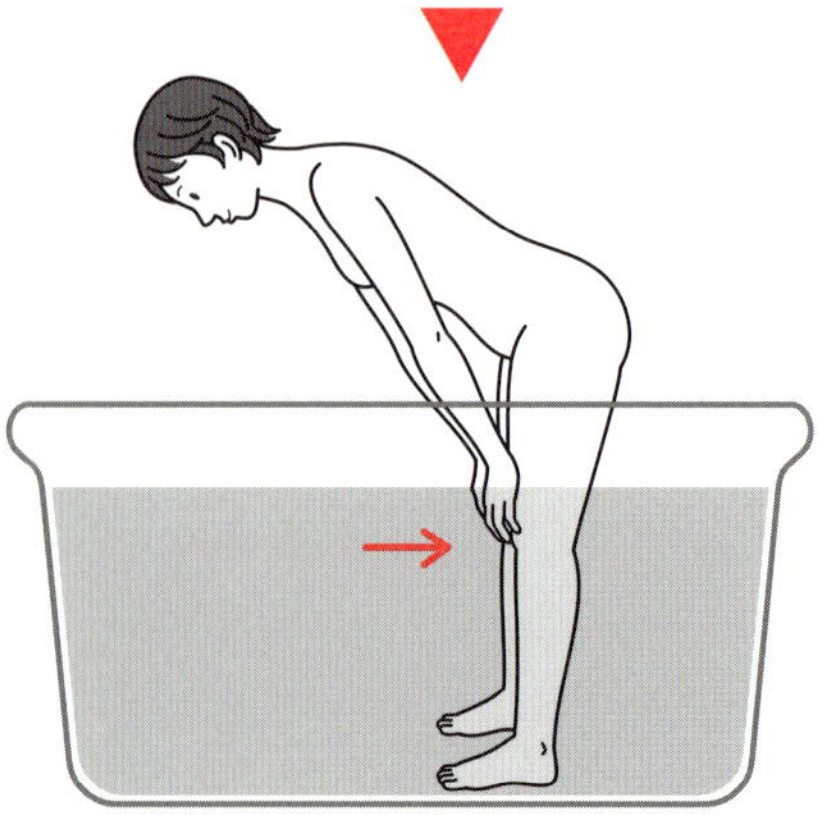

●ウオーキング

・歩いてもそれほど痛みがない場合
――ウオーキング

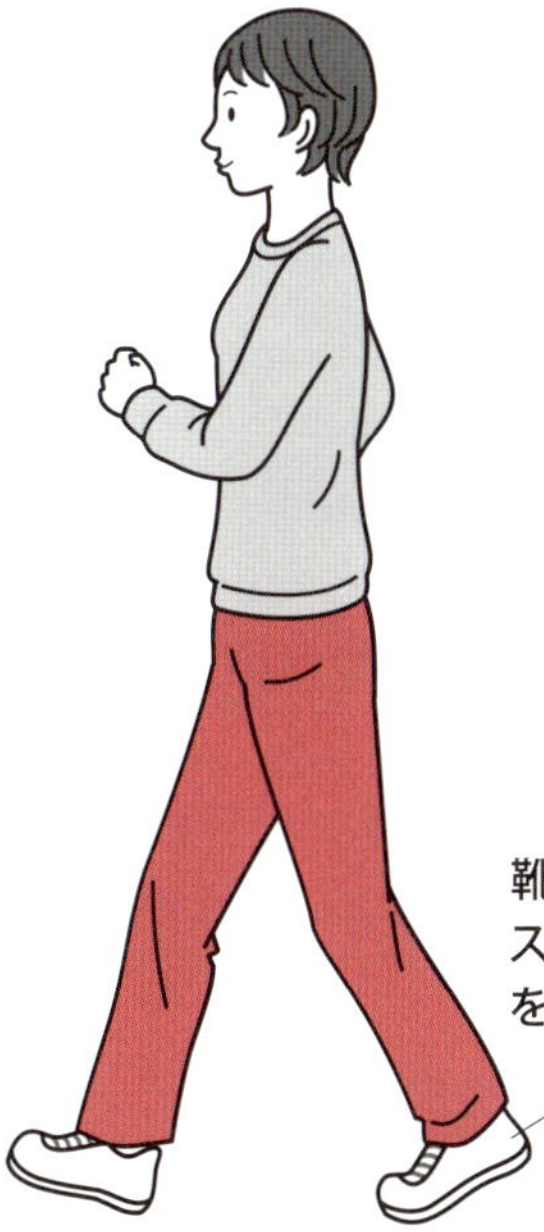

戸外で1回に20～30分間、1週間に3～5回
ウオーキングを行う。
膝に痛みのある人は無理に行わない。

・歩くと痛みがある場合
――つかまり足踏み

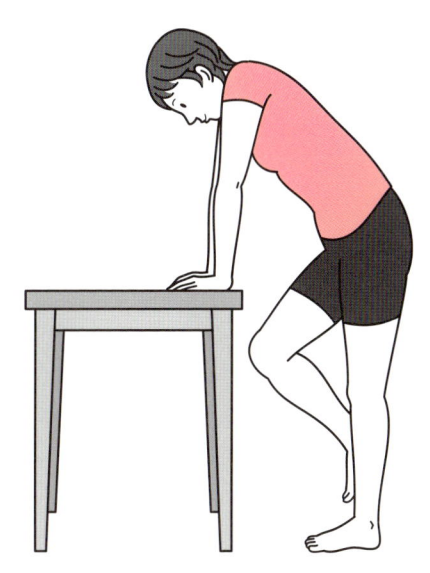

テーブルに両手をついて足踏みをする。
1回100歩で1セットとして、朝晩1セットずつ
計1日2セット行う。

よくなり、硬くなっている筋肉が動かしやすくなるという効果もあります。よく温まり、脚の筋肉を優しくマッサージしてから、ストレッチをしてください。

痛みがなければウオーキングを負担のない程度で

このほか、歩いてあまり痛みを感じない患者さんには、ウオーキングも勧めています。ウオーキングは膝に負担がかかりますが、1回20～30分、1週間に3～5回程度行うと効果があります。ウオーキングのときには底の柔らかいスポーツシューズを履き、リズミカルに歩きましょう。

ただし、歩くと膝に痛みを感じる人は、無理にウオーキングをしてはいけません。痛むときに無理に運動をするのは逆効果です。歩くと痛む場合は、テーブルに両手をついて膝関節への負担を減らしながら、足踏みをする運動から始めます。その後、少しずつ痛みが軽くなってきた段階で、ウオーキングを行うようにしてください。

石島旨章（いしじま・むねあき）

順天堂大学医学部
整形外科学講座准教授

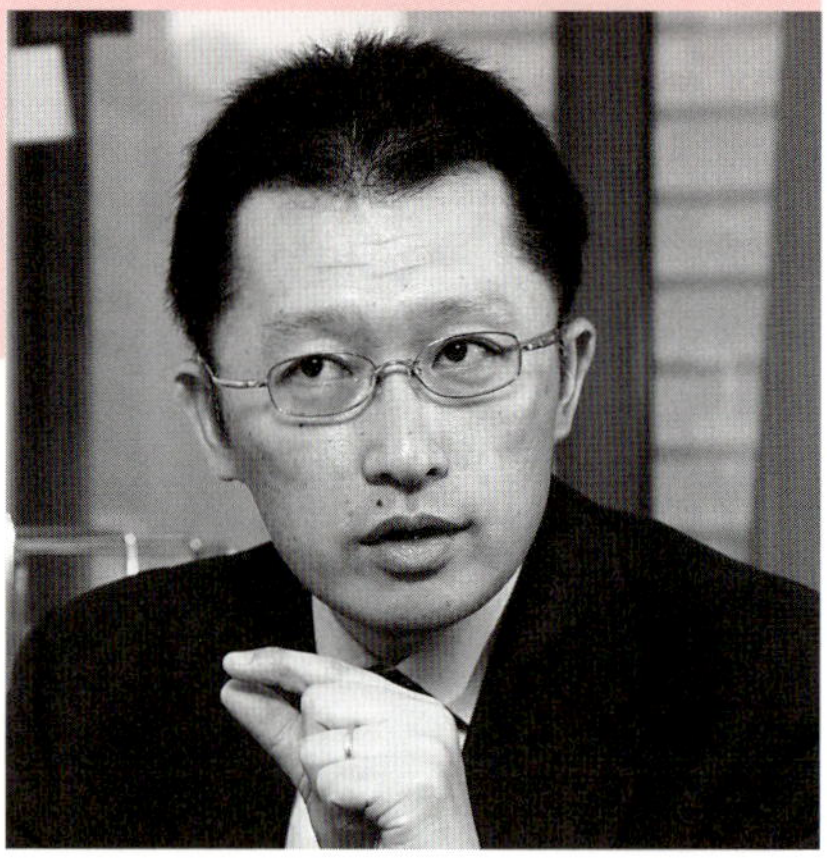

紙１枚渡しただけでは正しい方法で運動に取り組んでもらえません。くり返し指導して、なんとか理解も深まるのです。

石島先生は自宅で取り組む運動療法について、診察室で自ら患者さんに指導します。整形外科の医師が、時間をかけてそこまで指導するのは非常に珍しいことです。

「順天堂《じゅんてんどう》大学の整形外科では、黒澤《くろさわ》尚《ひさし》前教授（現整形外科学特任教授・順天堂東京江東高齢者医療センター副院長）が運動療法に力を入れていて、そのやり方を見て育ちました。運動のやり方はイラスト入りのパンフレットになっていて患者さんにお渡しするのですが、紙1枚ではなかなか正しい方法で継続してこの運動療法に取り組んでもらえません。ていねいに指導して、次の診察のときに、また指導してということをくり返し、なんとか患者さんの理解も深まるのです」

石島先生が直接指導を受けた黒澤先生は、１９９０年代前半から運動療法に取り組まれていました。

「その頃からのデータは豊富で、いまだに多方面で引用されています。やっと時代が追いついてきたのかもしれません」

さらに最近の、石島先生の研究テーマの一つが、血液検査や尿検査で変形性膝関節症の診断ができる指標、バイオマーカーについてです。

「変形性膝関節症の診断では関節の隙間《すきま》を基準にしていますが、関節軟骨がすり減るといっても年間０・１㎜程度です。このレベルだと1年たってX線で検査をしても、病気が進行したかどうか、ほとんどわかりません。つまり、変形性膝関節症の診断は、まだまだ感度が低く、今後発展が期待されている分野だということです。たとえば、なんらかのバイオマーカーを用いて、X線検査ではわからないごく初期の膝関節の関節軟骨の変化をとらえることができれば、その段階で関節軟骨を修復できる可能性があるかもしれません」

骨粗しょう症の分野で骨代謝の解明が、有効な新薬やバイオマーカーの開発につながったように、変形性膝関節症においても、関節軟骨をはじめとする関節内の代謝の解明が望まれます。

「東京大学の調査で、日本の変形性

膝関節症の患者さんは、40歳以上で2,500万人と推計されています。そのなかで手術に至る患者さんはわずか0・5%未満です。日本の学会では手術の話題が多いのですが、海外の学会ではいかに手術をしないでこの病気を克服するか、という点に研究の焦点が当たっています。手術をしない患者さんのほうが圧倒的に多いので、そこにアプローチしたいと考えているのでしょう」

　ところで、石島先生は全国の医師が集まる日本整形外科学会のときに行われる野球大会への出場を、ひそかな楽しみにしています。実は10歳代のころは熱血高校球児だったのですが、肩を傷めて自らも手術を受けている、そんな青春の血が騒ぐようです。

「学会に支障がないように、朝6時プレーボールで、7時15分に終了。出場選手は、それから学会にちゃんと出席します」

　高齢化が進むなか、運動器の大切さを改めて思う石島先生。

「アスリートに感動するのは、きたえられた体で、上手に跳んだり、速く走ったりする姿に誰もがあこがれるから。一般の人だって、一流ではなくても、足腰をいつまでも元気に動かしたいはず。人生80年、90年という時代になって、膝の痛みを感じないまま一生を過ごすことのほうが珍しいくらいです。変形性膝関節症と診断されてもがっかりすることなく、生活を楽しんでいけるように、治療に取り組んでください。私たち整形外科医も支えます。運動療法でいえば、とにかく続けることが大切です。治療体系も少しずつ整備されているので、焦らずに病気とつきあいましょう」

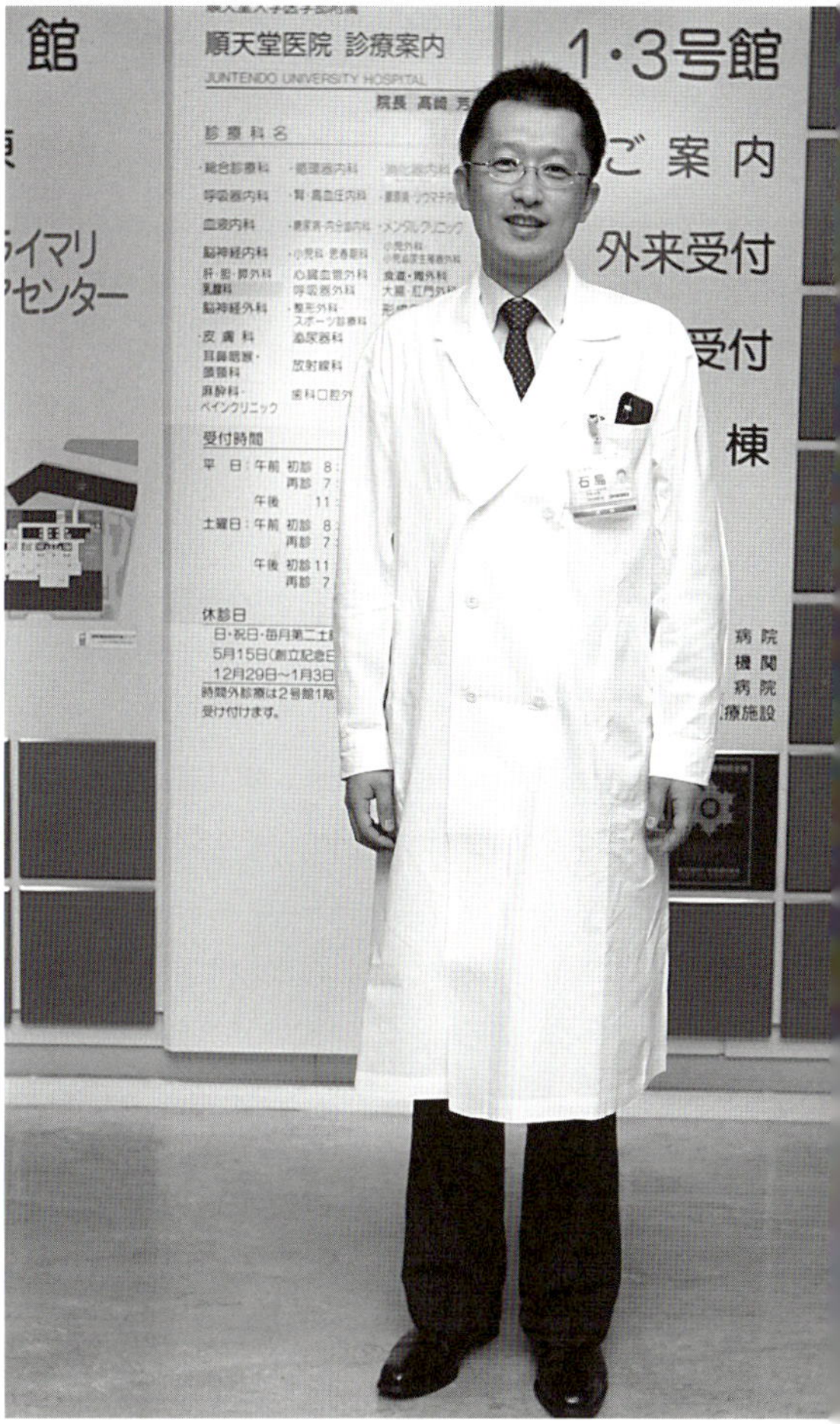

石島旨章（いしじま・むねあき）

1970年東京都生まれ。96年順天堂大学医学部卒業。同年同大整形外科学講座入局。98年東京医科歯科大学難治疾患研究所分子薬理学教室留学、2003年順天堂大学医学部整形外科学講座助手、05年米国立衛生研究所留学、07年順天堂大学医学部整形外科学講座助教、11年順天堂大学大学院医学研究科整形外科・運動器医学助教を経て、12年から現職。同大学院医学研究科整形外科・運動器医学准教授併任。

保存療法

薬物療法

炎症を鎮めて、痛みをやわらげる

慶應義塾大学医学部 整形外科学教室専任講師
榎本宏之（えのもと・ひろゆき）

薬物療法では、すり減った関節軟骨の再生は不可能だが、痛みを抑え、動きを楽にすることは十分に可能だ。変形性膝《ひざ》関節症の薬物療法に詳しい榎本宏之先生に、膝の痛みに対処する方法をうかがった。

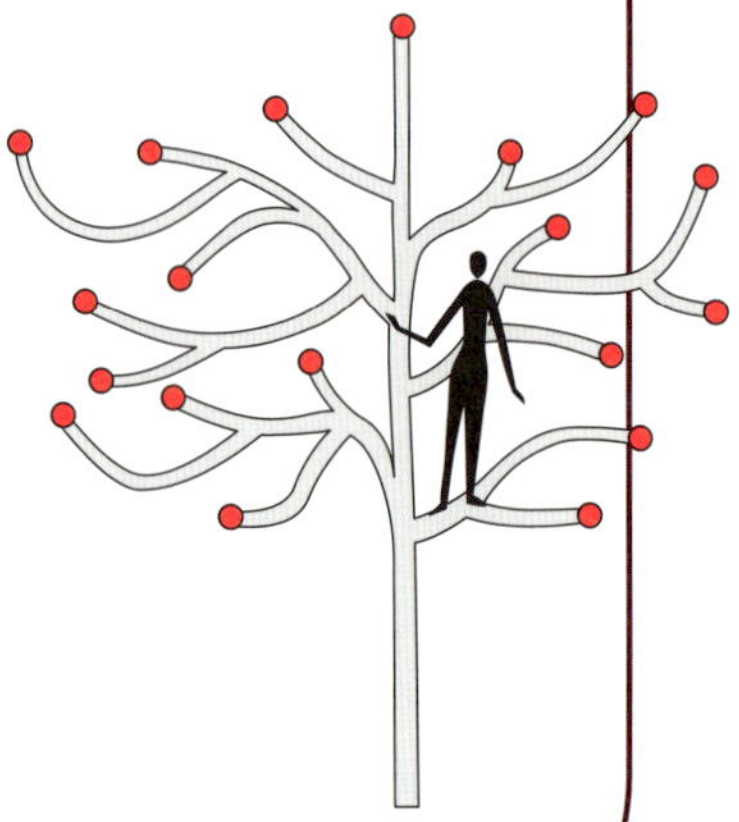

どんな治療法ですか？

痛みをやわらげることが治療の目的です。外用薬、内服薬、関節内注射などがあり、痛みに応じて使う薬を変えていきます。漫然と長期間使うことはできません。

痛みの原因は滑膜の炎症 筋力低下も悪循環を招く

変形性膝関節症の痛みは、関節軟骨がすり減ることが引き金になって始まります。関節軟骨自体には神経がないので、関節軟骨から痛みが発生するわけではありません。関節軟骨のすり減りが引き金となり、滑膜《かつまく》が炎症をおこすために痛みが生じると考えられています。滑膜は関節を包む関節包《ほう》の内側を覆っている薄い膜で、関節の滑《なめ》らかな動きを助け、関節軟骨に栄養を与える関節液という粘りのある液体を関節包内に分泌しています（136ページ参照）。

変形性膝関節症の患者さんは、半《はん》月板《げつばん》が毛羽《けば》立ったり、すり切れたりしていることが多いのですが、これが刺激となって滑膜に炎症がおこることもあります。関節軟骨や半月板が削られてできた軟骨片が滑膜に取り込まれると、これも炎症の原因となります。

また、滑膜炎に伴い、関節軟骨の下にある骨（軟骨下骨）の骨髄内に水分がたまって腫《は》れる（骨髄内浮《ふ》腫《しゅ》）ことがあります。骨髄内浮腫があると、非常に痛みが強くなり、安静に過ごしている夜中でも痛みはおさまりません。その状態がさらに進むと、骨が損傷されていき骨壊《え》死《し》になります。また、骨髄内浮腫があると、関節軟骨が著しくすり減っていきます。

変形性膝関節症の患者さんの膝関節では、このような状態がいろいろ重なり合い、そのために痛みを感じると考えられています。

変形性膝関節症の治療には、膝関節に負担をかけない生活の工夫や運動療法が欠かせませんが、それでも痛みがとれないときは、薬物療法を試みることになります。関節軟骨を再生したり、関節軟骨のすり減りを直接的に予防したりする薬があれば

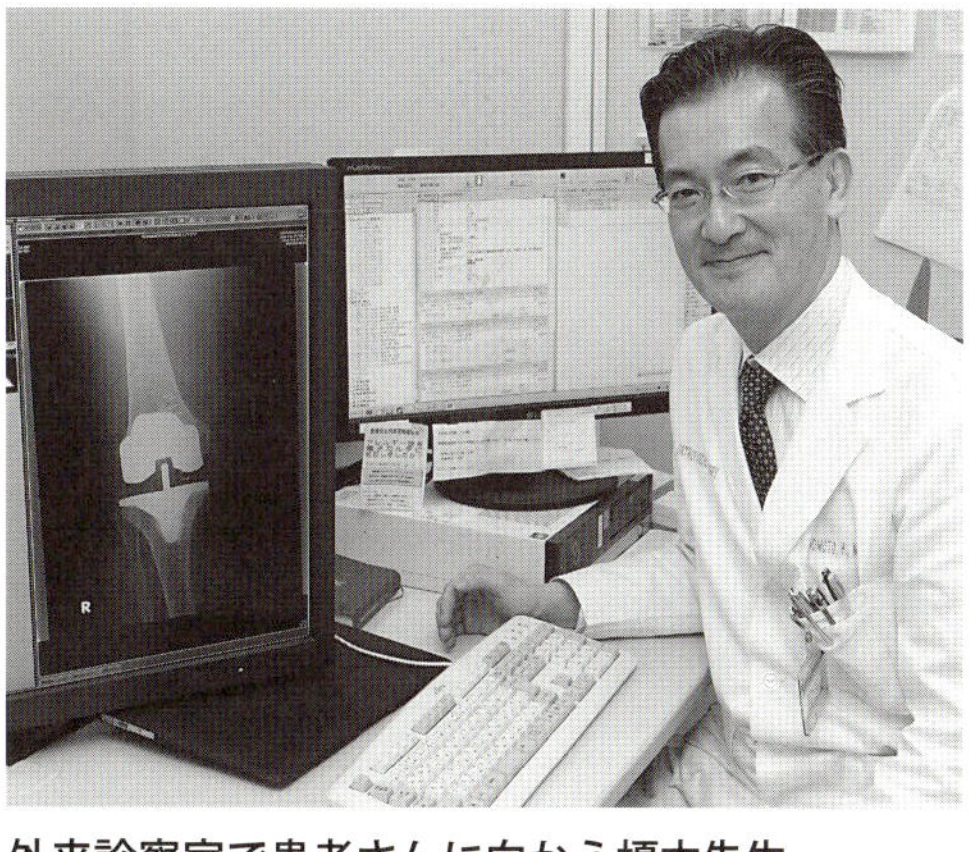
外来診察室で患者さんに向かう榎本先生

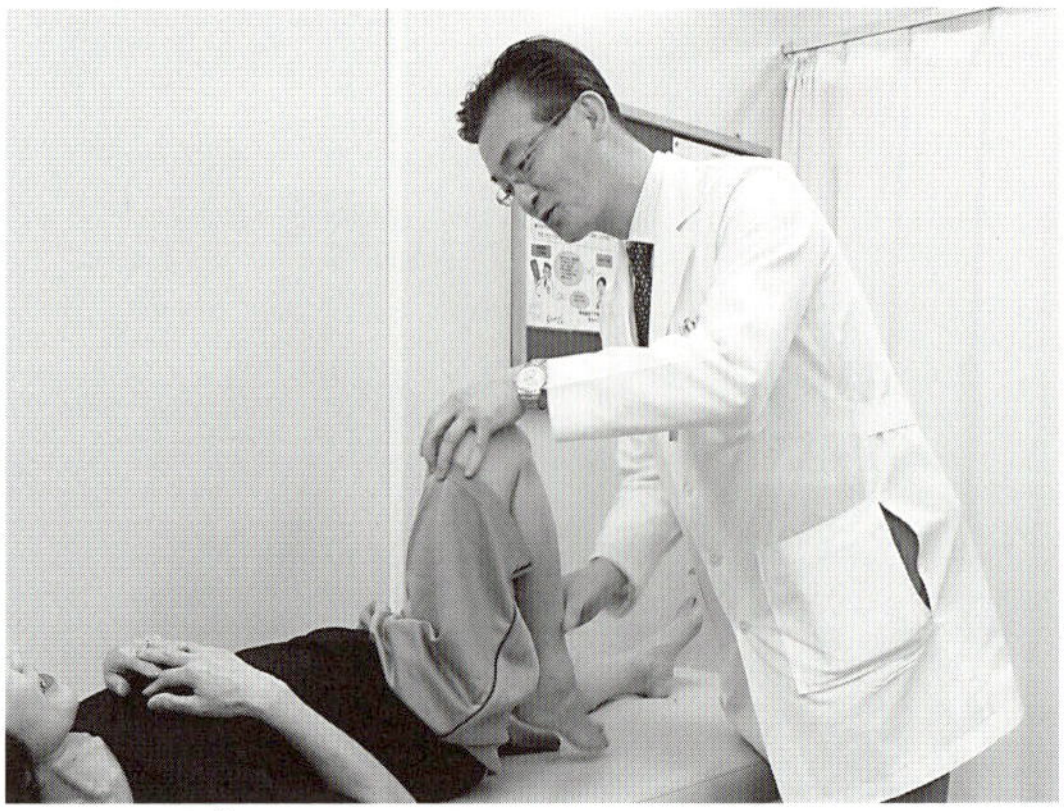
診察では膝《ひざ》の動きや痛みを確認する

いちばんよいのですが、現在のところそのような薬はありません。そこで、薬物療法は痛みをやわらげることが目的となります。

　さらに、膝の痛みがあると、歩くのがおっくうになってしまい、動かさないために膝周囲の筋力が低下し、関節包が硬くなり、膝関節の動かせる範囲（可動域）が狭くなります。立ったときに体重を支えるももの前側の筋肉（大腿四頭《だいたいしとう》筋）も萎縮《いしゅく》してしまい、ますます歩きにくくなるという悪循環に陥ります。痛みを抑えて、この悪循環を防ぐことも、薬物療法の目的の一つです。

炎症を鎮め、痛みを抑える関節内の潤滑を高める治療も

　変形性膝関節症では、一般にX線の検査画像をもとに進行度を４段階に分類しています（142ページ参照）。しかし、この進行度の分類とは関係なく、我慢できない痛みがあれば、薬物療法の対象となります。

　変形性膝関節症の薬物療法に使われる薬は、外用薬（塗り薬、貼り薬）、内服薬（飲み薬）、関節内注射があります。使い方としては、炎症が強いと考えられる場合は、まず炎症を鎮める内服薬・外用薬、その後、膝関節の潤滑を高める高分子のヒアルロン酸の関節内注射を開始します。

　抗炎症作用のある湿布薬や塗り薬から始めるのが原則で、効果がなければ痛みを抑えるアセトアミノフェン、非ステロイド性消炎鎮痛薬（ＮＳＡＩＤｓ：エヌセイズ）の飲み薬を使います。変形性膝関節症の痛みに対して最もよく用いられるのは非ステロイド性消炎鎮痛薬ですが、この薬には胃腸障害をはじめとするさまざまな副作用があり、漫然と長く使い続けることは避けるべきです。

　炎症が少し落ち着いてきたら、ヒアルロン酸の関節内注射を始めます。実際には、注射を薬物療法の最初から始める場合もあります。ヒアルロン酸は粘りと弾力の両方の性質をもつ物質で、もともと滑膜から関節内に分泌されている関節液の成分であり、膝関節への衝撃を吸収する働きや、潤滑を高める働きがあります。さらに、抗炎症作用や鎮痛効果も認められています。

　こうした薬を用いていても、痛みが改善しない場合は、より鎮痛効果が強力なオピオイド鎮痛薬の貼り薬や内服薬を用います。

　また、ステロイド薬の関節内注射をする場合もあります。この治療法は、短期的に痛みを止める強い効果がありますが、長期間使うとかえって関節内の状態を悪化させて、結局は痛みが強くなってしまうため、限定的にしか使えません。

過剰に分泌された関節液を抜き取る

変形性膝関節症の患者さんは、しばしば関節の中に水（関節液）がたまって、膝が腫れます。これを関節水腫と呼びます。正常な膝関節では、関節液の量は1～5㎖程度なのですが、炎症が強い場合や関節軟骨のすり減り方が激しいと、関節軟骨の補修や、関節内の潤滑のために滑膜が関節液をたくさん分泌することになり、20㎖以上の関節液がたまってしまいます。

関節液の量が20㎖を超えると、膝を曲げたときに張った感じが出てきます。膝が曲げにくい、しゃがむ動作が難しいという状態です。関節の内圧が高まって、炎症反応も強まると考えられ、このため、痛みを感じるようになります。

このような場合には、注射器を使って膝関節から関節液を抜くと、関節水腫としての症状はなくなります。一般に〝水を抜く〟といっている治療です。「水を抜くと癖になる」と敬遠する向きもありますが、抜いたからたまるのではなく、関節液が過剰に分泌される状態がおさまっていないため、一度抜いても、くり返し水がたまることになるのです。

このような治療を行っていって、痛みがおさまれば、薬物療法を必要としなくなります。痛みがおさまってきたら、患者さんと相談しながら、定期的に使っていたものを、痛みが強いときだけ使うといった工夫をし、薬を使わずに生活する方向にもっていくわけです。

ただし、その場合も、膝関節に負担となる動作を避ける生活の工夫や、運動療法を続け、変形性膝関節症の進行を遅らせるようにすることが大切です。

●膝に水がたまる

炎症が強いと関節液が過剰に分泌され、膝関節内に水がたまる状態になる。放っておくと関節の内圧が高まり痛みが増すので、注射器で関節液を抜き取る治療が行われる。

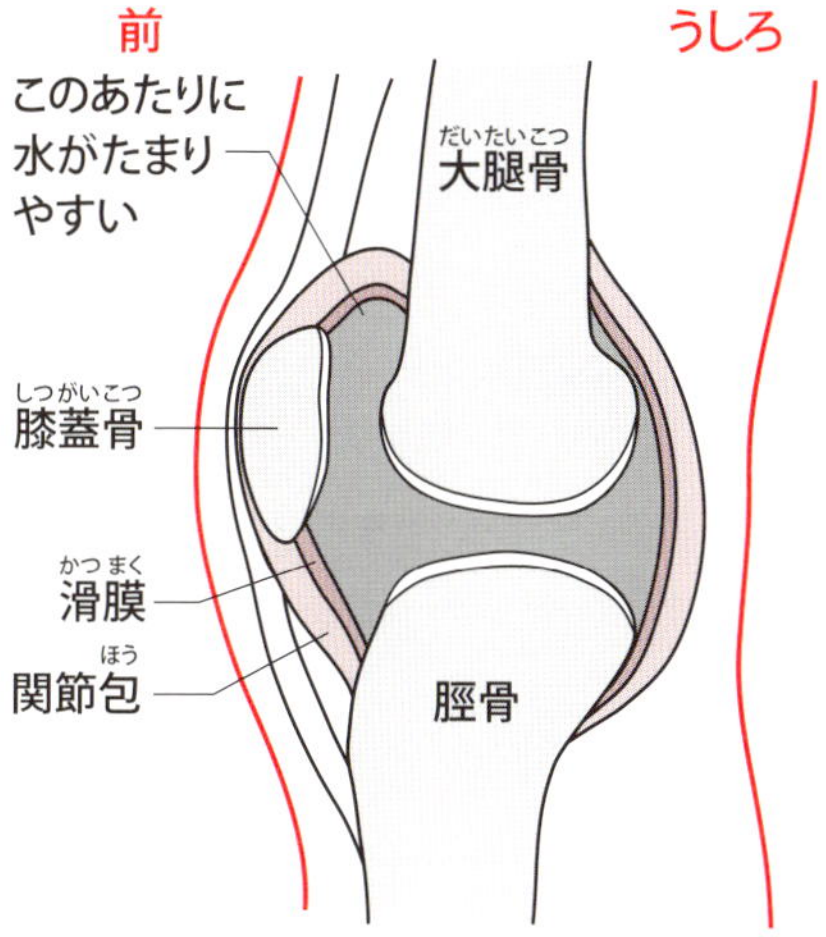

●膝に水がたまっていないか調べる検査

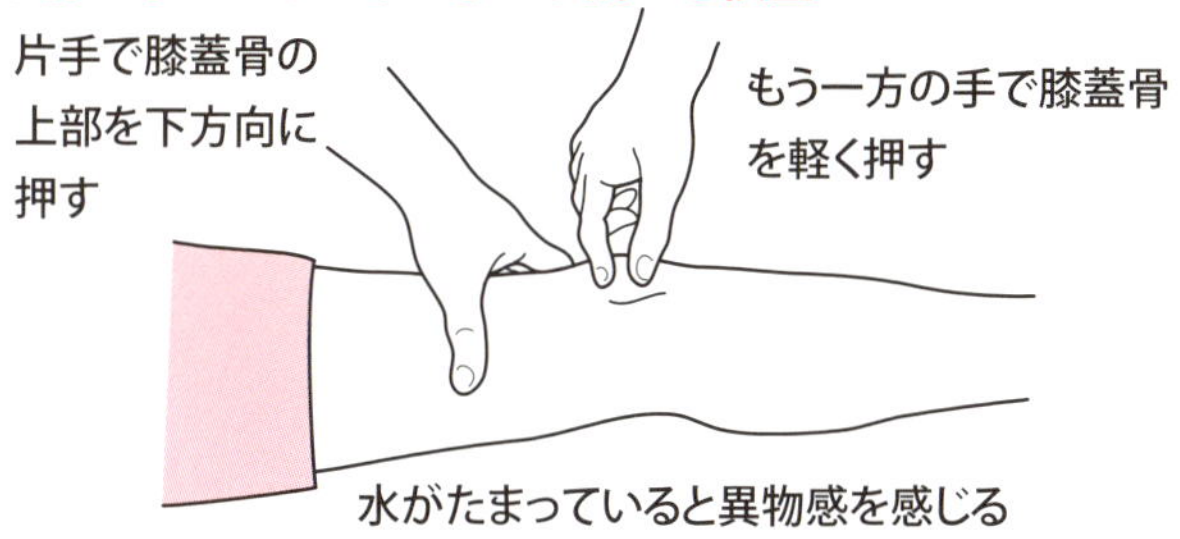

治療の進め方は？

炎症を鎮める外用薬や内服薬は作用の穏やかな薬から強い薬へが原則です。炎症が落ち着いたらヒアルロン酸の関節内注射を始めます。

胃粘膜の障害の少ない薬が使われはじめている

薬物療法を始めるときに大切なことは、膝関節の負担を減らす生活上の工夫や、運動療法を継続することです。薬物療法を継続できる期間には限りがあるので、変形性膝関節症の場合、薬だけで痛みを抑えるのは難しいと考えなければなりません。

最初に使う薬物は、抗炎症作用のある外用薬、いわゆる湿布薬です。抗炎症作用のある湿布薬を貼ると、炎症を鎮める成分が浸潤、または血流に乗って患部に届くしくみです。

湿布薬で効果がみられないときは、アセトアミノフェンを試します。アセトアミノフェンには抗炎症作用はほとんどありませんが、痛みに関連する物質の産生を抑える働きがあり、解熱鎮痛薬として使われています。強い副作用のない安全性の高い薬ですが、痛みを抑える作用はマイルドです。

アセトアミノフェンで効果がない場合は、非ステロイド性消炎鎮痛薬（ＮＳＡＩＤｓ）を使います。作用が弱いアセトアミノフェンを使わずに、最初から非ステロイド性消炎鎮痛薬を使う医師が多いです。

非ステロイド性消炎鎮痛薬は、痛みに関する酵素の働きを抑えることで炎症を鎮める性質があり、その酵素にはＣＯＸ《コックス》-1とＣＯＸ-2があります。最初、ＣＯＸ-1とＣＯＸ-2の両方とも抑える薬が開発されたのですが、ＣＯＸ-1の働きを抑えると胃粘膜が障害されるため、新しくＣＯＸ-2の働きだけを抑える薬が開発されました。これをＣＯＸ-2選択的阻害薬と呼んでいます。

非ステロイド性消炎鎮痛薬を使う場合、胃腸障害の副作用がおこりにくいＣＯＸ-2選択的阻害薬から使うのが原則です。ただし、非ステロイド性消炎鎮痛薬のなかには、ロキソプロフェンナトリウム水和物（商品名ロキソニンなど）、ジクロフェナクナトリウム（商品名ボルタレン、ナボールＳＲなど）といった有名な薬があります。これらの薬は古くから使われていて、痛みをやわらげる効果も高いことから、医師のなかには実績のあるこれらの薬を最初に使う人もいます。ただし、これらの薬を使う場合は、胃粘膜保護作用のある薬を同時に服用することが大切です。

●変形性膝関節症の痛みを抑えるために用いられる薬

薬の種類	薬の形	主な特徴
アセトアミノフェン	内服薬・坐剤《ざざい》	・作用が穏やかで比較的安全だが、効果はNSAIDsに劣る ・痛みを抑える効果はあるが、炎症を鎮める働きはない ・食欲不振、胃痛などの副作用
非ステロイド性消炎鎮痛薬（NSAIDs）	外用薬・内服薬	・最もよく使われる痛み止めで、炎症を鎮める働きももつ ・最近は胃腸障害がおこりにくいCOX《コックス》-2選択的阻害薬がよく用いられる ・COX-2選択的阻害薬以外の薬を使用する際は、特に胃粘膜を保護する薬を併用 ・胃腸障害、血栓、発疹《ほっしん》、腎《じん》障害、肝障害、眠気などが主な副作用
オピオイド鎮痛薬	外用薬・内服薬	・鎮痛効果が高い ・便秘、めまい、吐き気、眠気などが主な副作用

●関節内の潤滑を高める薬

ヒアルロン酸	関節内注射	・関節内の潤滑を高め、軟骨の損傷と痛みを抑える ・まれに細菌感染、アレルギー反応の副作用

ステロイド薬の使用は慎重かつ限定的に

変形性膝関節症の薬物療法の主役は、非ステロイド性消炎鎮痛薬ですが、なかなか効果がみられないこともあります。

その場合は、強力な鎮痛作用をもつオピオイド鎮痛薬を使います。オピオイド鎮痛薬は中枢神経に作用して痛みを鎮める効果があります。変形性膝関節症に使うオピオイド鎮痛薬には、内服薬と貼り薬があり、患者さんに合わせて使い分けることができます。

また、痛みが非常に強い場合は、例外的にステロイド薬を関節内に注射することがあります。この治療は、痛みを抑える効果は非常に高いのですが、ステロイド薬が関節軟骨の新陳代謝を妨げたり、骨の再生を妨げたりするため、1回注射したら最低でも6週間、できれば3カ月は使わないほうがよいと考えられています。また、使う回数も1～2年間にせいぜい2回程度です。

実は、かつてステロイド薬の関節内注射が積極的に行われていた時期があったのですが、骨壊死がおこるなど強い副作用がみられたため、今は慎重かつ限定的に使うことになっています。

潤滑を高めるヒアルロン酸の関節内注射

炎症を鎮めるための薬物を使う一方で、関節内の潤滑を高めて、痛みを抑える方法もあります。ヒアルロン酸の関節内注射です。

ヒアルロン酸はもともと関節の中の関節液に含まれている成分で、関節のすべりをよくする潤滑油のような役割を果たしています。これを関節内注射で、直接補うわけですから、潤滑の悪くなった機械に、潤滑油をさすのと同じようなものと考えてよいでしょう。

ヒアルロン酸の関節内注射は、炎症が少し鎮まった状態で始めたほうが効果が高いことがわかっています。また、関節内に水がたまっている状態（関節水腫）の場合は、炎症が強い時期だと考えられるので、ヒアルロン酸の関節内注射は行わないのが原則です。

変形性膝関節症の関節内注射に使われるヒアルロン酸は、その分子量によって3種類に分けることができます。分子量が90万、１８０万、６００万という3種類です。分子量が高いものほど、潤滑性は高いと考えられます。

また、関節内に注射したあとに、どれだけの期間、そこにとどまるかにも違いがあります。分子量が高いもののほうが、長く関節内にとどまるとされています。

このような性質の違いから、分子量によって注射の頻度、回数は異なります。分子量が90万、もしくは１８０万のヒアルロン酸の場合は、週1回の注射を5回行います。分子量が６００万のヒアルロン酸の場合は、週1回の注射を3回行います。分子量が６００万のヒアルロン酸の場合、3回注射したら、その後、半年間は効果が持続します。

ヒアルロン酸の関節内注射を打った場合、何回目の注射で効果がみられるかは、患者さんによって異なります。炎症がある程度落ち着いている場合には、ヒアルロン酸の関節内注射の効果は非常に高いと考えてよいでしょう。

ヒアルロン酸の関節内注射に効果がみられた場合は、頻度を減らして続けていきます。分子量が90万、もしくは１８０万のヒアルロン酸の場合は、2週間に1回、1カ月に1回といった具合に注射を打つ間隔を広げていきます。分子量が６００万のヒアルロン酸の場合は、6カ月以上の間隔をあける必要があります。

ヒアルロン酸の関節内注射は、副作用の少ない治療法ですが、まったくないわけではありません。注射することによって、体内に細菌が入って、関節内で増えてしまう場合がまれにあります。また、これも極めてまれですが、ヒアルロン酸に対してアレルギー反応を示す人もいます。

さらに、膝関節の変形が強いと、注射針を刺すスペースをみつけるのが難しく、ヒアルロン酸が関節の外

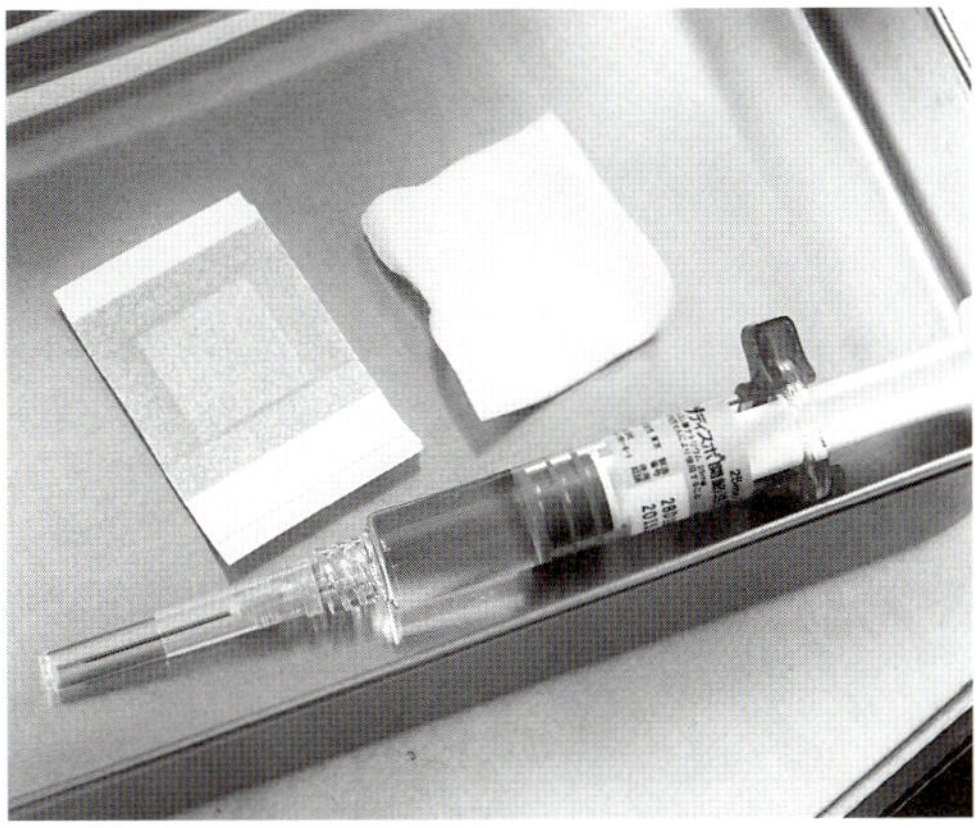

ヒアルロン酸注射薬と用具一式

●ヒアルロン酸注射を打つ目安

分子量90万 または180万	週1回注射×5回 効果があれば間隔をあけていく →2週間に1回→1カ月に1回
分子量600万	週1回注射×3回 半年間効果が持続 →6カ月以上間隔をあける

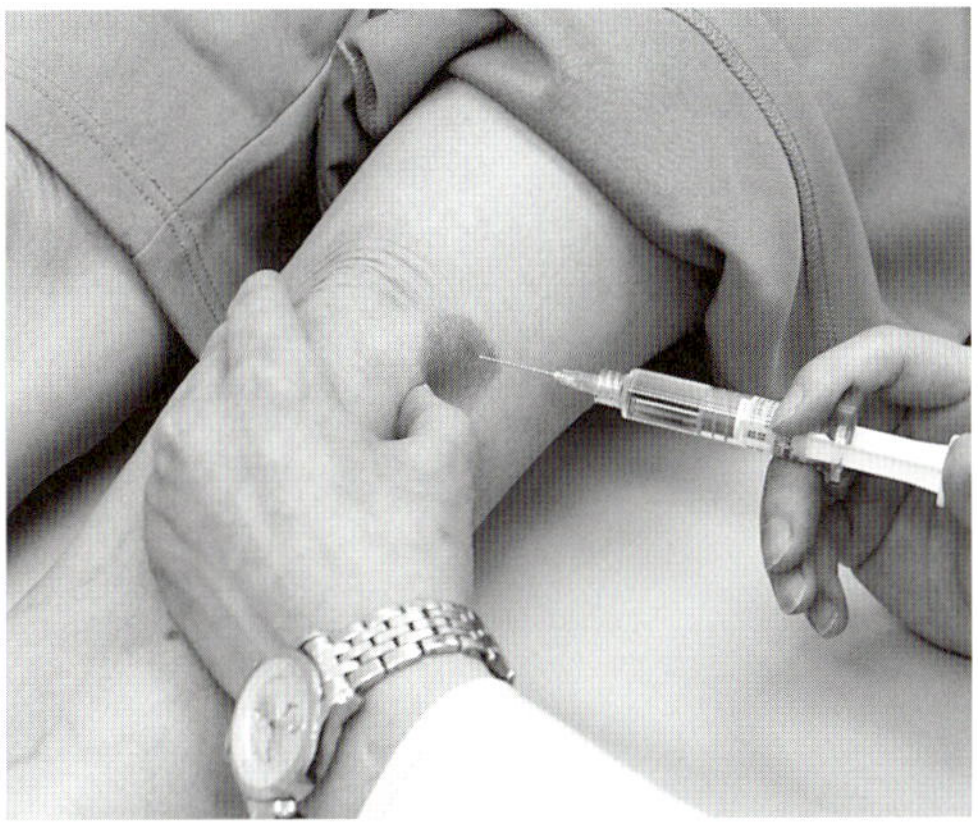

針を刺す場所の周囲を消毒してから注射を打つ

に入ってしまって一時的に痛む場合があります。ただし、関節の外にヒアルロン酸が入っても、一時的な痛み以外に特に問題はありません。

薬物療法は、生活の工夫、運動療法との併用が原則

薬物療法に取り組む患者さんは、ともすれば薬物に頼りきりになって、変形性膝関節症の基本的な治療をおろそかにしがちです。適正体重を維持することや、ジャンプする動作を避けるといった日常生活の工夫は、薬物療法に取り組む患者さんも、気をつけることが大切です。

階段の下りは膝にかかる負担が平地の5倍になるといわれています。エスカレーターやエレベーターを利用するなどして、なるべく階段を降りる動作を避けるようにしましょう。また、人混みのなかをあまり歩かないように注意することも大切です。人とぶつからないように避けて歩くときに、膝の関節にねじれの動作が加わるからです。こうした日常生活での注意を守り、運動療法も続けたうえで、薬物療法に取り組んでいただきたいと思います。

各種の薬物療法でも痛みをやわらげることができない場合、漫然と続けることは勧められません。そのような場合は手術を検討することになります。

膝関節に負担のかからない生活の工夫、大腿四頭筋の筋力強化を含む運動療法、各種の薬物療法などを3カ月以上行ったうえで、それでも平らなところを歩くときに、常に痛みを感じる場合は、手術を考えるタイミングです。

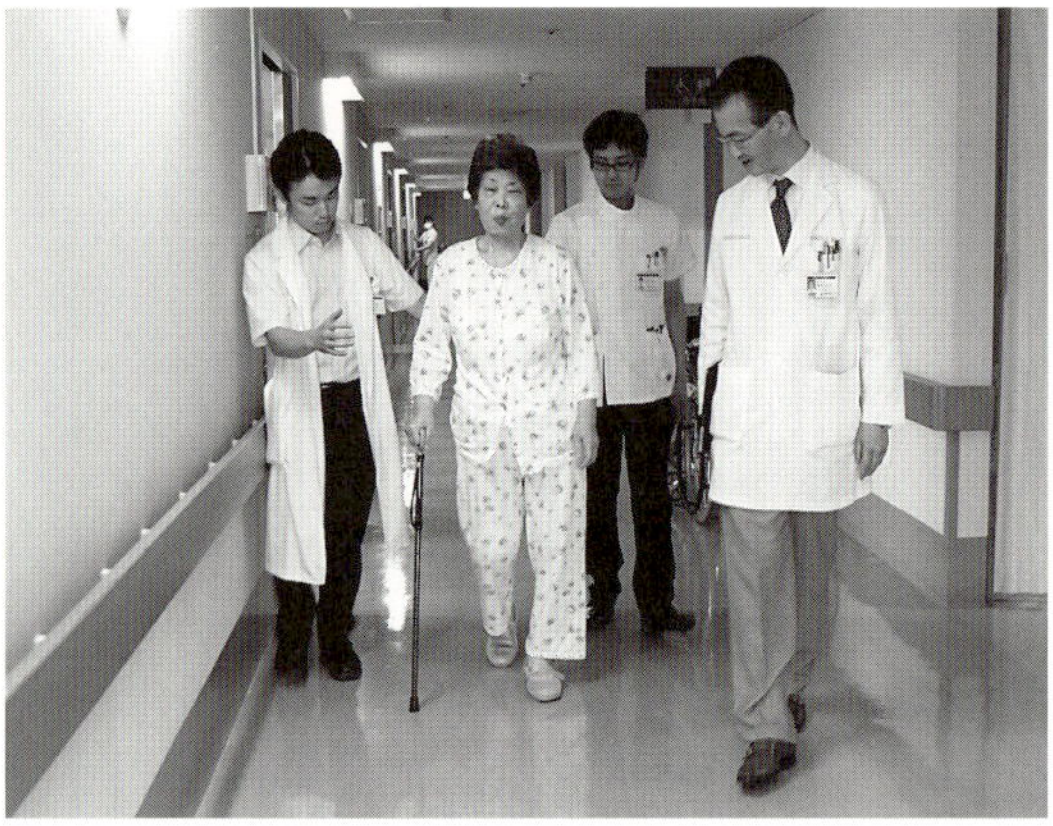

病棟廊下での歩行練習

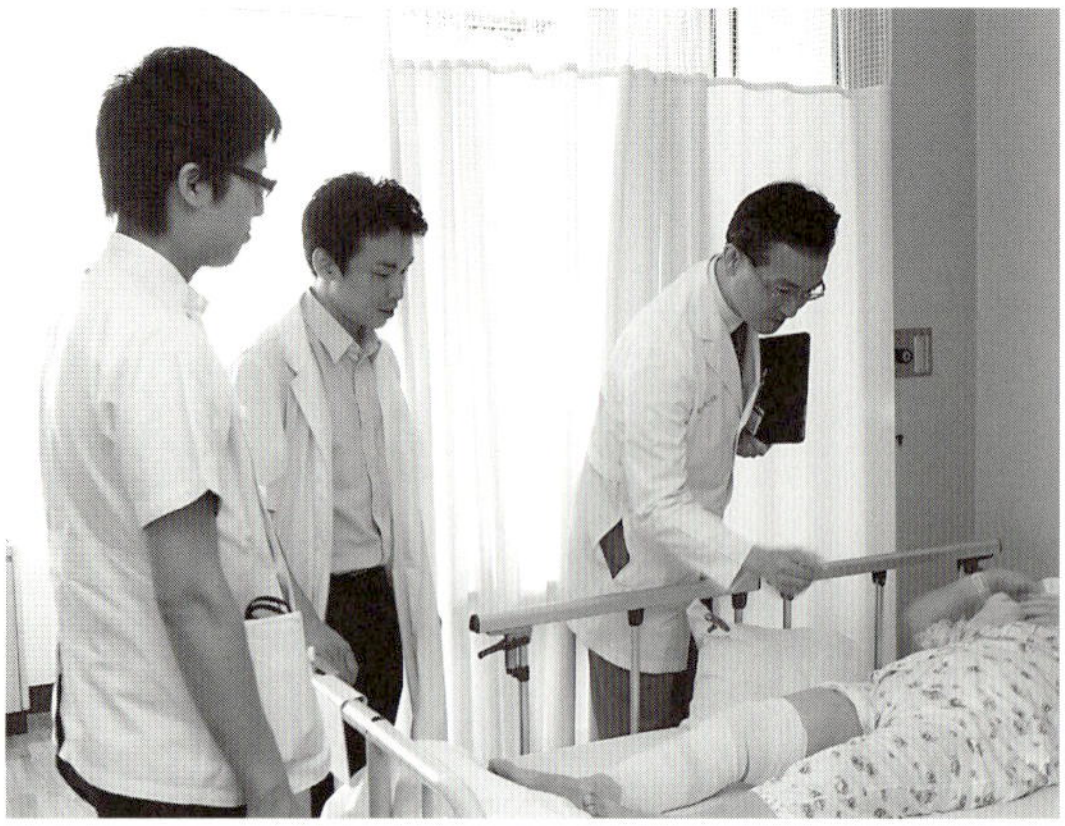

膝を手術した患者さんを回診

関節軟骨の再生を可能にする研究成果が待たれる

最後に新しい薬物の研究について少し触れておきましょう。関節軟骨の細胞を再生する薬物の研究が行われていますが、そもそも関節軟骨の新陳代謝が非常に遅いことが一つの障害になっています。関節軟骨に多く含まれているコラーゲンは、半分が入れかわるのに１３０年かかる計算になります。これでは人生が終わってしまうので、なんとか回転を速くできないか研究がなされています。また、軟骨細胞自体を効率的に増やす方法はないかという観点からも、研究が進められています。

患者さん自身の軟骨細胞を採取して、それを移植し、関節軟骨の再生を図る研究も行われています。短期的にはよい成績が出ているようですが、長期的な成績にはまだつながらない状況です。

このような研究により、関節軟骨再生が現実のものとなる日が待たれます。

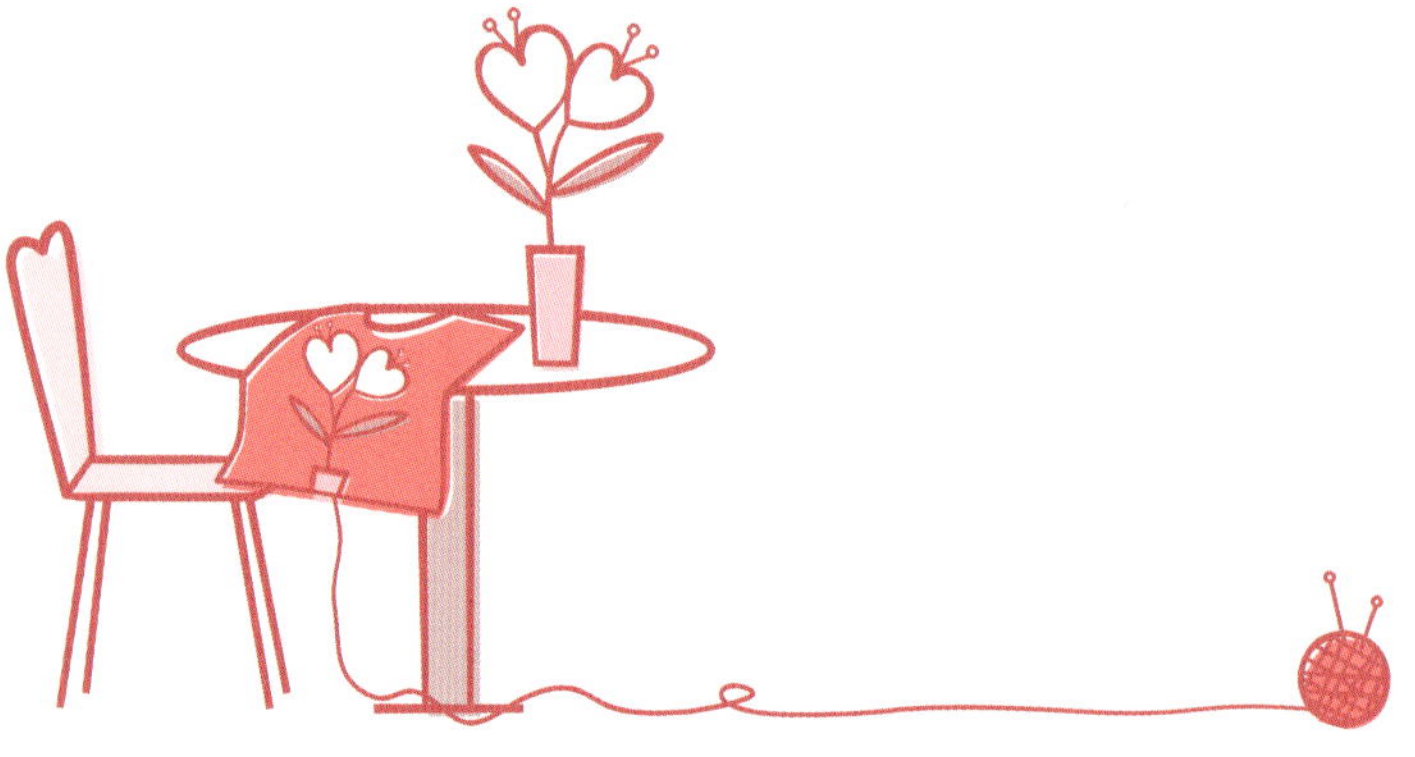

サプリメントの効果は？

ヨーロッパ中心に効果が認められるグルコサミン

変形性膝関節症の治療に効果があるのではないかと期待されているサプリメントの代表格は、おそらくグルコサミンでしょう。グルコサミンは、軟骨や靭帯などを構成しているたんぱく質に多く含まれており、関節の軟骨の生成や維持に欠かせない物質として知られています。

その体内での働きから、グルコサミンには、①軟骨の再生や修復を促進する作用、②軟骨の破壊を抑える作用、③痛みを抑えたりやわらげたりする作用などが期待されていると考えられます。これらのうち①と②の効果については、動物に対する実験など、実験室レベルでは確認されています。

一方、③の痛みを抑える効果については、ヨーロッパを中心に、実際の患者さんを対象にした臨床試験が多数行われています。それらの結果によると、短期間では、痛みを抑える効果があることが認められるという報告がみられます。

ただし、グルコサミンには、グルコサミン硫酸塩とグルコサミン塩酸塩の2種類があり、これらの臨床試験で用いられているのは、グルコサミン硫酸塩です。一方、日本国内でサプリメントとして流通しているグルコサミンの多くは、グルコサミン塩酸塩です。両者が体内で全く同じように働き、同じ効果をもたらすかどうかについては、まだ明らかではなく、さらなる研究による解明が待たれるところです。

また、変形性膝関節症にかかる人の割合は、人種によって異なっているため、グルコサミンの効果も人種によって違うかもしれないという指摘もあります。

いずれにしろ、グルコサミンの効果については、日本人を含むアジアでの大規模で、信頼性の高い臨床研究の実施が、今後の課題といえます。

摂取量は守り保存療法はきちんと続ける

グルコサミンと並んでコンドロイチンも変形性膝関節症に効果があるサプリメントとして宣伝されています。コンドロイチンはグルコサミンからつくられる関節軟骨の成分ですが、コンドロイチンはグルコサミンほど痛みを抑える作用はないと考えられています。

診察室で私が患者さんからサプリメントの使用について質問を受けることがあります。そのときは、「期待するほどの効果は約束できませんが、どうしても試したいということであれば、ぜひ、1日の摂取量は守ってください。そして、生活の工夫、運動療法、薬物療法などは必ず継続してください」とアドバイスしています。

Interview

榎本宏之（えのもと・ひろゆき）

慶應義塾大学医学部
整形外科学教室専任講師

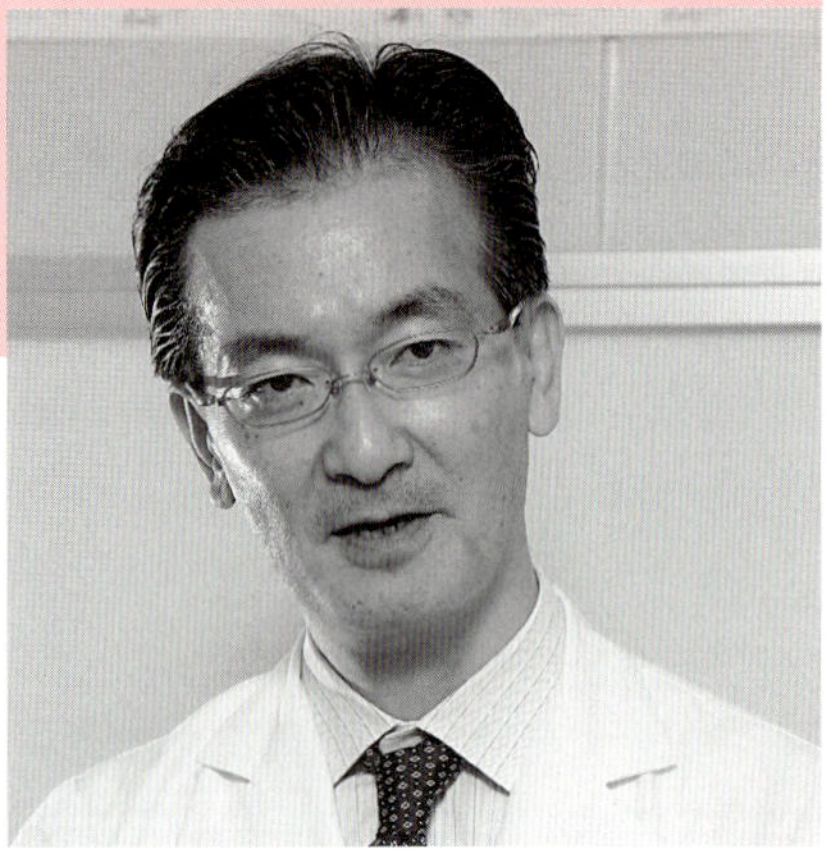

すべて医師任せではなく、自ら治療に取り組むことが大切。一緒になって、病気とうまくつきあっていきましょう。

榎本先生は父親が航空エンジニアだったこともあり、パイロットになるか、医師になるかで迷ったといいます。

「視力が悪かったので、結局、パイロットは断念しました。医師は地道な努力が必要な職業だと思いますが、それは自分に向いているような気がしました」

大学ではラグビー部の主将として活躍したスポーツマンです。ラグビーは肉体と肉体がぶつかり合う競技だけに、けがが絶えず、医師の卵でありながらよく病院に通う羽目になりました。

「脳外科、眼科、耳鼻科といろいろな診療科にお世話になりましたが、いちばんパフォーマンスに影響したのは、整形外科領域のけがです。整形外科の治療体系を習得することで、なんとか練習・試合への復帰を早められないか、などと考えていたことが、整形外科入局のきっかけとなりました」

ただし、社会人になって以降、ラグビーは封印したそうです。今はストレッチとジョギングで体調管理をする程度。

「けがをすると、いろいろな人に迷惑をかけますからね」

博士論文で関節に関する基礎的な研究をテーマにしたことで、その後は膝関節を専門とすることになりました。

米国クリーブランドクリニックに2年間の留学経験があります。心臓外科では全米ナンバーワン、整形外科もベスト5に入るほどの著名な施設です。オックスフォード大学出身で、ハーバードでキャリアを積んだインド人をリーダーに、イギリス、フランス、中国、アメリカ、日本、韓国と多数の国から研究者が集まっていました。

「靱帯《じんたい》や腱《けん》の成熟や、関節炎のメカニズムについて、遺伝子レベルでの基礎的な研究をしていました。多国籍の集団のなかで、仕事をどのように進め、どのようにアピールしていくか、日本では絶対に学べないことを濃密に体験した2年間でした」

診療面では北海道からやってきた

50歳代の女性が思い出に残っているといいます。

「地元で骨折の治療を受けた方なのですが、治療がうまくいかず骨がくっつかないため、痛みから歩くこともできない状態でした。骨盤から骨を移植、固定していた金具をすべてはずして固定し直すという大手術をしたのですが、これがうまくいき、半年ほどで骨がくっつきました。今は元気に歩けるようになって、とても感謝されました」

　レクリエーションでサッカーをしていて、脛骨《けいこつ》（すねの骨）を粉砕骨折した30歳代の男性も、難しい手術が必要でした。勤務先はスーパーで、立ったりしゃがんだりという動作が必要な職場でした。

「この方は膝蓋骨《しつがいこつ》（膝のお皿）の下の腱も切れていたのですが、最初に診断されたときに見過ごされていました。腱はX線に映らないので、わかりにくいのです。世界的にもあまり例のない難しい手術で、グループでアイデアを出し合って乗り切りました。歩けるようになって、退院するときには涙を流して感謝してくださいました。私も胸が熱くなりましたね。自分が患者さんのお役に立っているという実感をもてました」

　変形性膝関節症について、榎本先生は患者さん自身の実践が必要になる病気だといいます。

「炎症を鎮める薬を飲むとか、ヒアルロン酸の関節内注射を受けるとか、いろいろな薬物療法を紹介しましたが、これらはどちらかというと受け身の治療。一方で、肥満にならないように体重をコントロールするとか、運動療法は能動的な治療になります。この病気は、特に患者さんが自らの意思で治療に取り組むことが非常に大事なのです。すべてを医師任せにするのではなく、一緒になって病気とうまくつきあっていきましょう」

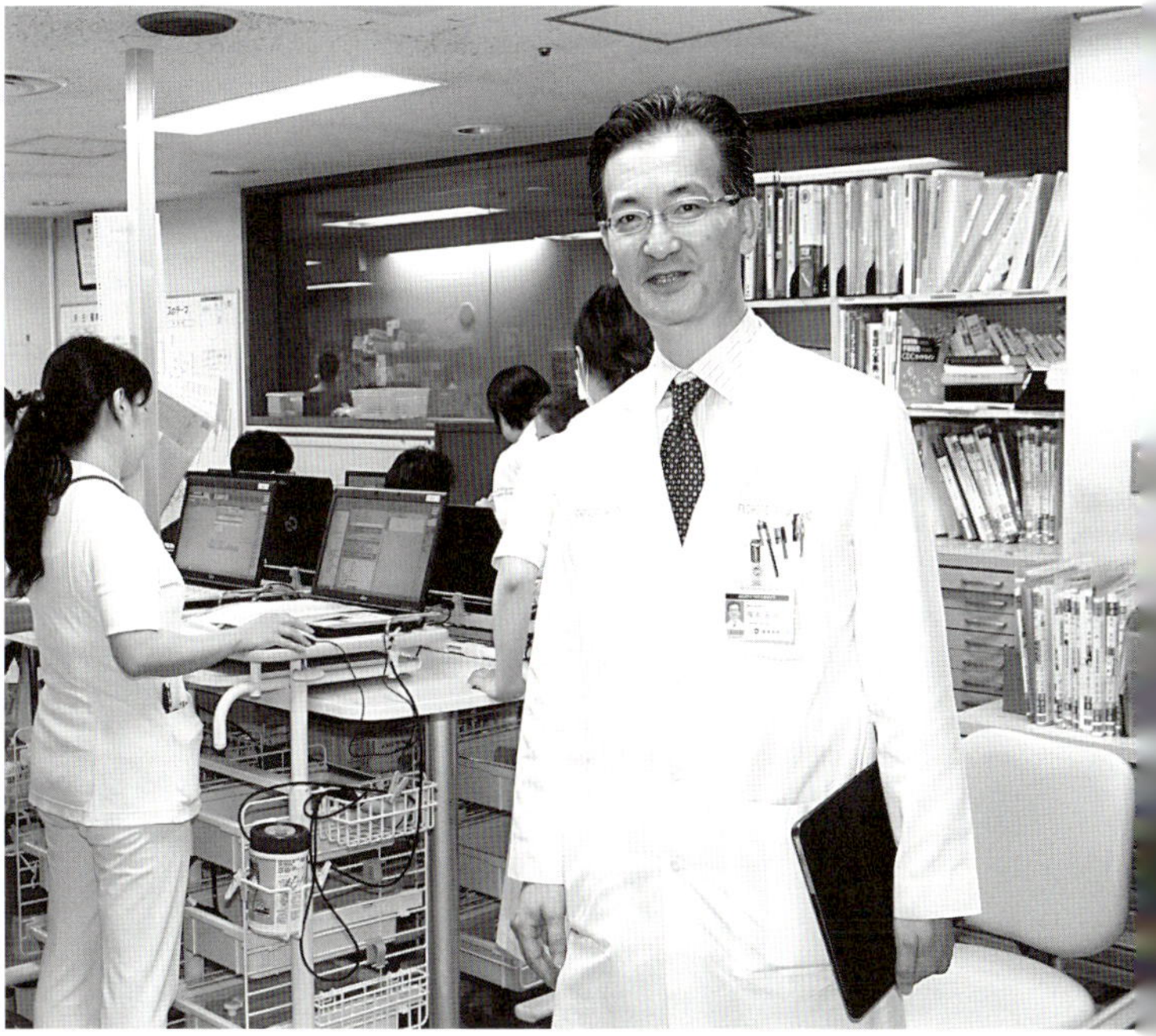

榎本宏之（えのもと・ひろゆき）

1965年神奈川県生まれ。91年慶應義塾大学医学部卒業。同年医学部整形外科学教室助手。東京専売病院整形外科副部長、厚生連佐野厚生病院整形外科医長などを経て、2004年から2年間、米国クリーブランドクリニックに留学。06年慶應義塾大学医学部整形外科学教室助教、09年から現職。

明野中央病院
〒870-0161　大分県大分市明野東2-7-33
TEL：097-558-3211

新別府病院
〒874-0833　大分県別府市鶴見3898
TEL：0977-22-0391

潤和会記念病院
〒880-2112　宮崎県宮崎市大字小松1119
TEL：0985-47-5555

医療法人社団光学堂あたご整形外科
〒882-0872　宮崎県延岡市愛宕町3-161
TEL：0982-22-7575

整形外科米盛病院
〒890-0014　鹿児島県鹿児島市草牟田2-29-50
TEL：099-226-3232

はやしだ整形外科病院
〒899-2501　鹿児島県日置市伊集院町下谷口2423
TEL：099-272-2121

豊見城中央病院
〒901-0243　沖縄県豊見城市上田25
TEL：098-850-3811

浦添総合病院
〒901-2132　沖縄県浦添市伊祖4-16-1
TEL：098-878-0231

変形性膝関節症に対する高位脛骨骨切り術で実績のある主な医療機関

北海道大学病院
〒060-8648　北海道札幌市北区北14条西5丁目
TEL：011-716-1161

札幌整形循環器病院
〒004-0861　北海道札幌市清田区北野1条2-11-30
TEL：011-881-1100

国立病院機構宇都宮病院
〒329-1193　栃木県宇都宮市下岡本町2160
TEL：028-673-2111

横浜市立大学附属病院
〒236-0004　神奈川県横浜市金沢区福浦3-9
TEL：045-787-2800

横須賀市立市民病院関節外科・人工関節センター
〒240-0195　神奈川県横須賀市長坂 1-3-2
TEL：046-856-3136

富山市民病院
〒939-8511　富山県富山市今泉北部町2-1
TEL：076-422-1112

やわたメディカルセンター
〒923-8551　石川県小松市八幡イ12-7
TEL：0761-47-1212

大阪大学医学部附属病院
〒565-0871　大阪府吹田市山田丘2-15
TEL：06-6879-5111

回生病院関節外科センター
〒762-0007　香川県坂出市室町3-5-28
TEL：0877-46-1011

浜の町病院
〒810-8539　福岡県福岡市中央区舞鶴3-5-27
TEL：092-721-0831

福岡大学病院
〒814-0180　福岡県福岡市城南区七隈7-45-1
TEL：092- 801-1011

関西労災病院
〒660-8511　兵庫県尼崎市稲葉荘3-1-69
TEL：06-6416-1221

市立伊丹病院
〒644-8540　兵庫県伊丹市昆陽池1-100
TEL：072-777-3773

西の京病院
〒630-8041　奈良県奈良市六条町102-1
TEL：0742-35-1121

社会医療法人高清会香芝旭ヶ丘病院
〒639-0265　奈良県香芝市上中839
TEL：0745-77-8101

国立病院機構岡山医療センター
〒701-1192　岡山県岡山市北区田益1711-1
TEL：086-294-9911

岡山労災病院
〒702-8055　岡山県岡山市南区築港緑町1-10-25
TEL：086-262-0131

岡山旭東病院
〒703-8265　岡山県岡山市中区倉田567-1
TEL：086-276-3231

倉敷中央病院
〒710-8602　岡山県倉敷市美和1-1-1
TEL：086-422-0210

浜脇整形外科病院
〒730-0051　広島県広島市中区大手町4-6-6
TEL：082-240-1166

広島市立広島市民病院
〒730-8518　広島県広島市中区基町7-33
TEL：082-221-2291

中国労災病院
〒737-0193　広島県呉市広多賀谷1-5-1
TEL：0823-72-7171

広島県立障害者リハビリテーションセンター医療センター
〒739-0036　広島県東広島市西条町田口295-3
TEL：082-425-1455

山口県立総合医療センター
〒747-8511　山口県防府市大字大崎77
TEL：0835-22-4411

徳島市民病院
〒770-0812　徳島県徳島市北常三島町2-34
TEL：088-622-5121

海里マリン病院
〒781-0112　高知県高知市仁井田1617-5
TEL：088-847-0101

独立行政法人労働者健康福祉機構九州労災病院
〒800-0296　福岡県北九州市小倉南区曽根北町1-1
TEL：093-471-1121

杉岡記念病院
〒813-0017　福岡県福岡市東区香椎照葉3-6-1
TEL：092-662-3535

九州大学病院
〒812-8582　福岡県福岡市東区馬出3-1-1
TEL：092-641-1151

福岡整形外科病院
〒815-0063　福岡県福岡市南区柳河内2-10-50
TEL：092-512-1581

福岡リハビリテーション病院
〒819-8551　福岡県福岡市西区野方7-770
TEL：092-812-1880

福岡大学病院
〒814-0180　福岡県福岡市城南区七隈7-45-1
TEL：092-801-1011

飯塚病院
〒820-8505　福岡県飯塚市芳雄町3-83
TEL：0948-22-3800

佐賀大学医学部附属病院
〒849-8501　佐賀県佐賀市鍋島5-1-1
TEL：0952-31-6511

日本赤十字社長崎原爆病院
〒852-8511　長崎県長崎市茂里町3-15
TEL：095-847-1511

熊本機能病院
〒860-8518　熊本県熊本市北区山室6-8-1
TEL：096-345-8111

熊本整形外科病院
〒862-0976　熊本県熊本市中央区九品寺1-15-7
TEL：096-366-3666

猫山宮尾病院
〒950-1151　新潟県新潟市中央区湖南14-7
TEL：025-282-2323

富山県立中央病院
〒930-8550　富山県富山市西長江2-2-78
TEL：076-424-1531

社会福祉法人聖隷福祉事業団 総合病院聖隷三方原病院
〒433-8558　静岡県浜松市北区三方原町3453
TEL：053-436-1251

西島病院
〒410-0022　静岡県沼津市大岡2835-7
TEL：055-922-8235

国立病院機構名古屋医療センター
〒460-0001　愛知県名古屋市中区三の丸4-1-1
TEL：052-951-1111

京都下鴨病院
〒606-0866　京都府京都市左京区下鴨東森ケ前町17
TEL：075-781-1158

大阪市立総合医療センター
〒534-0021　大阪府大阪市都島区都島本通2-13-22
TEL：06-6929-1221

大阪厚生年金病院
〒553-0003　大阪府大阪市福島区福島4-2-78
TEL：06-6441-5451

大阪赤十字病院
〒543-8555　大阪府大阪市天王寺区筆ケ崎町5-30
TEL：06-6774-5111

大阪市立大学医学部附属病院
〒545-8586　大阪府大阪市阿倍野区旭町1-5-7
TEL：06-6645-2121

大阪府立急性期・総合医療センター
〒558-8558　大阪府大阪市住吉区万代東3-1-56
TEL：06-6692-1201

健保連大阪中央病院
〒530-0001　大阪府大阪市北区梅田3-3-30
TEL：06-4795-5505

大阪府済生会中津病院
〒530-0012　大阪府大阪市北区芝田2-10-39
TEL：06-6372-0333

国立病院機構大阪医療センター
〒540-0006　大阪府大阪市中央区法円坂2-1-14
TEL：06-6942-1331

東住吉森本病院
〒546-0014　大阪府大阪市東住吉区鷹合3-2-66
TEL：06-6606-0010

大阪労災病院
〒591-8025　大阪府堺市北区長曽根町1179-3
TEL：072-252-3561

阪和第二泉北病院阪和人工関節センター
〒599-8271　大阪府堺市中区深井北町3176
TEL：072-277-1401

市立吹田市民病院
〒564-0082　大阪府吹田市片山町2-13-20
TEL：06-6387-3311

愛仁会高槻病院
〒569-1192　大阪府高槻市古曽部町1-3-13
TEL：072-681-3801

関西医科大学附属滝井病院
〒570-8507　大阪府守口市文園町10-15
TEL：06-6992-1001

関西医科大学附属枚方病院
〒573-1191　大阪府枚方市新町2-3-1
TEL：072-804-0101

医療法人宝持会池田病院
〒577-0805　大阪府東大阪市宝持1-9-28
TEL：06-6721-0151

神戸海星病院
〒657-0068　兵庫県神戸市灘区篠原北町3-11-15
TEL：078-871-5201

あんしんクリニック
〒650-0047　兵庫県神戸市中央区港島南町1-4-12
TEL：078-304-5252

兵庫県立リハビリテーション中央病院
〒651-2181　兵庫県神戸市西区曙町1070
TEL：078-927-2727

姫路赤十字病院
〒670-8540　兵庫県姫路市下手野1-12-1
TEL：079-294-2251

埼玉社会保険病院
〒330-0074　埼玉県さいたま市浦和区北浦和4-9-3
TEL：048-832-4951

千葉大学医学部附属病院
〒260-8677　千葉県千葉市中央区玄鼻1-8-1
TEL：043-222-7171

北習志野花輪病院
〒274-0063　千葉県船橋市習志野台2-71-10
TEL：047-462-2112

船橋整形外科病院
〒274-0822　千葉県船橋市飯山満町1-833
TEL：047-425-5585

鎌ケ谷総合病院
〒273-0121　千葉県鎌ケ谷市初富929-6
TEL：047-498-8111

東京慈恵会医科大学附属病院
〒105-8471　東京都港区西新橋3-19-18
TEL：03-3433-1111

慶應義塾大学病院
〒160-8582　東京都新宿区信濃町35
TEL：03-3353-1211

順天堂大学医学部附属順天堂医院
〒113-8431　東京都文京区本郷3-1-3
TEL：03-3813-3111

東京医科歯科大学医学部附属病院
〒113-8519　東京都文京区湯島1-5-45
TEL：03-3813-6111

東邦大学医療センター大橋病院
〒153-8515　東京都目黒区大橋2-17-6
TEL：03-3468-1251

東邦大学医療センター大森病院
〒143-8541　東京都大田区大森西6-11-1
TEL：03-3762-4151

総合東京病院
〒165-0022　東京都中野区江古田3-15-2
TEL：03-3387-5421

日本大学医学部附属板橋病院
〒173-8610　東京都板橋区大谷口上町30-1
TEL：03-3972-8111

苑田会人工関節センター病院
〒121-0064　東京都足立区保木間1-21-10
TEL：03-5831-1811

江戸川病院
〒133-0052　東京都江戸川区東小岩2-24-18
TEL：03-3673-1221

済生会横浜市東部病院
〒230-0012　神奈川県横浜市鶴見区下末吉3-6-1
TEL：045-576-3000

横浜市立大学附属市民総合医療センター
〒232-0024　神奈川県横浜市南区浦舟町4-57
TEL：045-261-5656

横浜市立大学附属病院
〒236-0004　神奈川県横浜市金沢区福浦3-9
TEL：045-787-2800

昭和大学藤が丘病院
〒227-8501　神奈川県横浜市青葉区藤が丘1-30
TEL：045-971-1151

関東労災病院
〒211-8510　神奈川県川崎市中原区木月住吉町1-1
TEL：044-411-3131

社会医療法人 ジャパンメディカルアライアンス 海老名総合病院
〒243-0433　神奈川県海老名市河原口1320
TEL：046-233-1311

湘南第一病院
〒252-0804　神奈川県藤沢市湘南台1-19-7
TEL：0466-44-7111

湯河原厚生年金病院
〒259-0396　神奈川県足柄下郡湯河原町宮上438
TEL：0465-63-2211

貢川整形外科病院
〒400-0066　山梨県甲府市新田町10-26
TEL：055-228-6381

長野松代総合病院
〒381-1231　長野県長野市松代町松代183
TEL：026-278-2031

飯田病院
〒395-8505　長野県飯田市大通1-15
TEL：0265-22-5150

変形性膝関節症の手術療法で実績のある主な医療機関

桑園整形外科
〒060-0008　北海道札幌市中央区北8条16-28-30
TEL：011-633-3636

北海道整形外科記念病院
〒062-0937　北海道札幌市豊平区平岸7条13-5-22
TEL：011-812-7001

山の手通八木病院
〒063-0033　北海道札幌市西区西野3条5-1-35
TEL：011-663-3100

新札幌整形外科病院
〒004-0022　北海道札幌市厚別区厚別南2-2-32
TEL：011-893-1161

医療法人悠康会函館整形外科クリニック
〒041-0802　北海道函館市石川町2-115
TEL：0138-34-5700

函館五稜郭病院
〒040-8611　北海道函館市五稜郭町38-3
TEL：0138-51-2295

釧路三慈会病院
〒085-0836　北海道釧路市幣舞町4-30
TEL：0154-41-2299

豊岡中央病院
〒078-8237　北海道旭川市豊岡7条2-1-5
TEL：0166-32-8181

えにわ病院
〒061-1449　北海道恵庭市黄金中央2-1-1
TEL：0123-33-2333

弘前記念病院
〒036-8076　青森県弘前市大字境関字西田59-1
TEL：0172-28-1211

東北労災病院
〒981-8563　宮城県仙台市青葉区台原4-3-21
TEL：022-275-1111

医療法人城東整形外科
〒010-0003　秋田県秋田市東通6-7-6
TEL：018-832-0023

町立羽後病院
〒012-1131　秋田県雄勝郡羽後町西馬音内字
大戸道44-5　TEL：0183-62-1111

済生会山形済生病院
〒990-8545　山形県山形市沖町79-1
TEL：023-682-1111

星総合病院
〒963-8501　福島県郡山市大町2-1-16
TEL：024-923-3711

福島県厚生農業協同組合連合会 坂下厚生総合病院
〒969-6593　福島県河沼郡会津坂下町字逆水50
TEL：0242-83-3511

いちはら病院
〒300-3295　茨城県つくば市大曽根3681
TEL：029-864-0303

筑波学園病院
〒305-0854　茨城県つくば市上横場2573-1
TEL：029-836-1355

宇都宮記念病院
〒320-0811　栃木県宇都宮市大通り1-3-16
TEL：028-622-1991

国立病院機構宇都宮病院
〒329-1193　栃木県宇都宮市下岡本町2160
TEL：028-673-2111

社会保険群馬中央総合病院
〒371-0025　群馬県前橋市紅雲町1-7-13
TEL：027-221-8165

善衆会病院
〒379-2117　群馬県前橋市二之宮町1381
TEL：027-268-3321

慶友整形外科病院
〒374-0011　群馬県館林市羽附町1741
TEL：0276-72-6000

さいたま赤十字病院
〒338-8553　埼玉県さいたま市中央区上落合8-3-33
TEL：048-852-1111

京都府立医科大学附属病院
〒602-8566　京都府京都市上京区河原町通広小路上ル梶井町465　**TEL：**075-251-5111

京都大学医学部附属病院
〒606-8507　京都府京都市左京区聖護院川原町54
TEL：075-751-3111

洛陽病院
〒606-0017　京都府京都市左京区岩倉上蔵町143
TEL：075-781-7151

京都市立病院
〒604-8845　京都府京都市中京区壬生東高田町1-2
TEL：075-311-5311

大阪府済生会中津病院
〒530-0012　大阪府大阪市北区芝田2-10-39
TEL：06-6372-0333

大阪市立大学医学部附属病院
〒545-8586　大阪府大阪市阿倍野区旭町1-5-7
TEL：06-6645-2121

大阪大学医学部附属病院
〒565-0871　大阪府吹田市山田丘2-15
TEL：06-6879-5111

関西医科大学附属枚方病院
〒573-1191　大阪府枚方市新町2-3-1
TEL：072-804-0101

近畿大学医学部附属病院
〒589-8511　大阪府大阪狭山市大野東377-2
TEL：072-366-0221

関西労災病院
〒660-8511　兵庫県尼崎市稲葉荘3-1-69
TEL：06-6416-1221

奈良県立医科大学附属病院
〒634-8522　奈良県橿原市四条町840
TEL：0744-22-3051

益田赤十字病院
〒698-8501　島根県益田市乙吉町イ103-1
TEL：0856-22-1480

岡山大学病院
〒700-8558　岡山県岡山市北区鹿田町2-5-1
TEL：086-223-7151

川崎医科大学附属病院
〒701-0192　岡山県倉敷市松島577
TEL：086-462-1111

広島大学病院
〒734-8551　広島県広島市南区霞1-2-3
TEL：082-257-5555

独立行政法人労働者健康福祉機構 九州労災病院
〒800-0296　福岡県北九州市小倉南区曽根北町1-1
TEL：093-471-1121

製鉄記念八幡病院
〒805-8508　福岡県北九州市八幡東区春の町1-1-1
TEL：093-672-3176

九州大学病院
〒812-8582　福岡県福岡市東区馬出3-1-1
TEL：092-641-1151

福岡大学病院
〒814-0180　福岡県福岡市城南区七隈7-45-1
TEL：092-801-1011

久留米大学医療センター
〒839-0863　福岡県久留米市国分町155-1
TEL：0942-22-6111

佐賀大学医学部附属病院
〒849-8501　佐賀県佐賀市鍋島5-1-1
TEL：0952-31-6511

長崎大学病院
〒852-8501　長崎県長崎市坂本1-7-1
TEL：095-819-7200

宮崎大学医学部附属病院
〒889-1692　宮崎県宮崎市清武町木原5200
TEL：0985-85-1510

鹿児島大学病院
〒890-8520　鹿児島県鹿児島市桜ヶ丘8-35-1
TEL：099-275-5111

琉球大学医学部附属病院
〒903-0215　沖縄県中頭郡西原町字上原207
TEL：098-895-3331

順天堂大学医学部附属練馬病院
〒177-8521　東京都練馬区高野台3-1-10
TEL：03-5923-3111

江戸川病院
〒133-0052　東京都江戸川区東小岩2-24-18
TEL：03-3673-1221

西東京中央総合病院
〒188-0014　東京都西東京市芝久保町2-4-19
TEL：042-464-1511

横浜市立大学附属市民総合医療センター
〒232-0024　神奈川県横浜市南区浦舟町4-57
TEL：045-261-5656

昭和大学藤が丘病院
〒227-8501　神奈川県横浜市青葉区藤が丘1-30
TEL：045-971-1151

聖マリアンナ医科大学病院
〒216-8511　神奈川県川崎市宮前区菅生2-16-1
TEL：044-977-8111

北里大学病院
〒252-0375　神奈川県相模原市南区北里1-15-1
TEL：042-778-8111

北里大学東病院
〒252-0380　神奈川県相模原市南区麻溝台2-1-1
TEL：042-748-9111

神奈川リハビリテーション病院
〒243-0121　神奈川県厚木市七沢516
TEL：046-249-2612

諏訪赤十字病院
〒392-8510　長野県諏訪市湖岸通り5-11-50
TEL：0266-52-6111

亀田第一病院・新潟股関節センター
〒950-0165　新潟県新潟市江南区西町2-5-22
TEL：025-382-3111

新潟大学医歯学総合病院
〒951-8520　新潟県新潟市中央区旭町通一番町754
TEL：025-223-6161

新潟臨港病院
〒950-0051　新潟県新潟市東区桃山町1-114-3
TEL：025-274-5331

新潟県立新発田病院
〒957-8588　新潟県新発田市本町1-2-8
TEL：0254-22-3121

中条中央病院
〒959-2656　新潟県胎内市西本町12-1
TEL：0254-44-8800

富山市民病院
〒939-8511　富山県富山市今泉北部町2-1
TEL：076-422-1112

金沢医科大学病院
〒920-0293　石川県河北郡内灘町大学1-1
TEL：076-286-3511

岐阜大学医学部附属病院
〒501-1194　岐阜県岐阜市柳戸1-1
TEL：058-230-6000

聖隷浜松病院
〒430-8558　静岡県浜松市中区住吉2-12-12
TEL：053-474-2222

順天堂大学医学部附属静岡病院
〒410-2295　静岡県伊豆の国市長岡1129
TEL：055-948-3111

はちや整形外科病院
〒464-0821　愛知県名古屋市千種区末盛通2-4
TEL：052-751-8188

名古屋大学医学部附属病院
〒466-8560　愛知県名古屋市昭和区鶴舞町65
TEL：052-741-2111

藤田保健衛生大学病院
〒470-1192　愛知県豊明市沓掛町田楽ヶ窪1-98
TEL：0562-93-2111

愛知医科大学病院
〒480-1195　愛知県長久手市岩作雁又1-1
TEL：0561-62-3311

三重大学病院
〒514-8507　三重県津市江戸橋2-174
TEL：059-232-1111

京都第二赤十字病院
〒602-8026　京都府京都市上京区釜座通丸太町上ル
春帯町355-5　**TEL：**075-231-5171

本書で紹介した手術療法で実績のある主な医療機関リスト（2012年9月現在）

本書で紹介した変形性股関節症・変形性膝関節症の手術療法を受けられる主な医療機関を紹介します。このリストは、編集部にて作成しました。

なお、実際に治療を受けるにあたっては、紹介状などが必要な場合がありますので、詳しくは各医療機関にお問い合わせください。また、治療の手順や治療費、入院期間などは、それぞれの医療機関によって異なります。

変形性股関節症の手術療法で実績のある主な医療機関

旭川医科大学病院
〒078-8510　北海道旭川市緑が丘東2条1-1-1
TEL：0166-65-2111

えにわ病院
〒061-1449　北海道恵庭市黄金中央2-1-1
TEL：0123-33-2333

弘前大学医学部附属病院
〒036-8563　青森県弘前市本町53
TEL：0172-33-5111

松田病院東北股関節疾患センター
〒981-3217　宮城県仙台市泉区実沢字立田屋敷17-1
TEL：022-378-5666

筑波大学附属病院
〒305-8576　茨城県つくば市天久保2-1-1
TEL：029-853-3900

埼玉医科大学病院
〒350-0495　埼玉県入間郡毛呂山町毛呂本郷38
TEL：049-276-1111

松戸市立病院
〒271-8511　千葉県松戸市上本郷4005
TEL：047-363-2171

千葉県済生会習志野病院
〒275-8580　千葉県習志野市泉町1-1-1
TEL：047-473-1281

東京慈恵会医科大学附属病院
〒105-8471　東京都港区西新橋3-19-18
TEL：03-3433-1111

慶應義塾大学病院
〒160-8582　東京都新宿区信濃町35
TEL：03-3353-1211

東京医科歯科大学医学部附属病院
〒113-8519　東京都文京区湯島1-5-45
TEL：03-3813-6111

昭和大学病院
〒142-8666　東京都品川区旗の台1-5-8
TEL：03-3784-8000

玉川病院
〒158-0095　東京都世田谷区瀬田4-8-1
TEL：03-3700-1151

日本大学医学部附属板橋病院
〒173-8610　東京都板橋区大谷口上町30-1
TEL：03-3972-8111

帝京大学医学部附属病院
〒173-8606　東京都板橋区加賀2-11-1
TEL：03-3964-1211

板橋中央総合病院
〒174-0051　東京都板橋区小豆沢2-12-7
TEL：03-3967-1181

●著者

杉山 肇
神奈川リハビリテーション病院
整形外科部長

安永裕司
広島大学大学院 医歯薬保健学研究院
人工関節・生体材料科学講座教授

高平尚伸
北里大学医療衛生学部
リハビリテーション学科教授
北里大学東病院 整形外科診療科長

菅野伸彦
大阪大学大学院 医学系研究科
運動器医工学治療学寄附講座教授

金 誠熙
神奈川リハビリテーション病院
理学療法科 理学療法士

相馬光一
神奈川リハビリテーション病院
理学療法科 理学療法士

三谷 茂
川崎医科大学
骨・関節整形外科学教授

丸毛啓史
東京慈恵会医科大学
整形外科学講座教授

佐粧孝久
千葉大学医学部附属病院
整形外科講師

田中孝昭
国立病院機構宇都宮病院
副院長

石島旨章
順天堂大学医学部
整形外科学講座准教授

榎本宏之
慶應義塾大学医学部
整形外科学教室専任講師

（掲載順）

ベスト×ベストシリーズ
名医が語る最新・最良の治療
変形性関節症（股関節・膝関節）

平成24年10月23日　第１刷発行

著　　者　杉山 肇　ほか
発 行 者　東島俊一
発 行 所　株式会社 法 研
〒104－8104　東京都中央区銀座1－10－1
電話03（3562）7671（販売）
http://www.sociohealth.co.jp
編集・制作　株式会社 研友企画出版
〒104－0061　東京都中央区銀座1－9－19
法研銀座ビル
電話03（5159）3722（出版企画部）
印刷・製本　研友社印刷株式会社

SOCIO HEALTH
小社は㈱法研を核に「SOCIO HEALTH GROUP」を構成し、相互のネットワークにより、“社会保障及び健康に関する情報の社会的価値創造”を事業領域としています。その一環としての小社の出版事業にご注目ください。

ISBN 978-4-87954-944-0　定価はカバーに表示してあります。
乱丁本・落丁本は小社出版事業課あてにお送りください。
送料小社負担にてお取り替えいたします。